H. KAHR †
KONSERVATIVE THERAPIE DER FRAUENKRANKHEITEN

ANZEIGEN, GRENZEN UND METHODEN
EINSCHLIESSLICH DER REZEPTUR

ACHTE, VOLLKOMMEN NEUBEARBEITETE AUFLAGE

VON

PRIV.-DOZ. Dr. H. A. MÜLLER
OBERARZT DER UNIVERSITÄTS-FRAUENKLINIK, MARBURG/LAHN

MIT EINEM GELEITWORT VON

PROFESSOR Dr. H. HUBER
DIREKTOR DER UNIVERSITÄTS-FRAUENKLINIK, MARBURG/LAHN

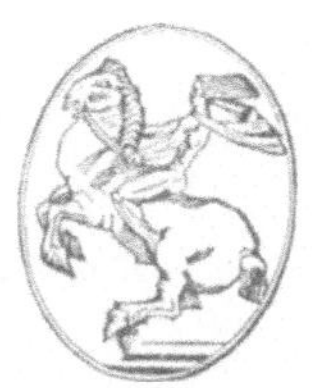

WIEN
SPRINGER-VERLAG
1956

ISBN-13:978-3-7091-5696-4   e-ISBN-13:978-3-7091-5694-0
DOI: 10.1007/978-3-7091-5694-0

Vorwort zur ersten Auflage

Mit der Abfassung dieses Buches bin ich einem in Ärztekursen immer wieder geäußerten Wunsche nach einer Therapie der Frauenkrankheiten für die Bedürfnisse des praktischen Arztes mit gynäkologischer Vorbildung und des Facharztes, der ohne dauernde Bindung an ein Spital in der Praxis steht, nachgekommen. Das Rückgrat einer solchen Therapie ist die konservative Behandlung. Sie allein ist, kleine Eingriffe ausgenommen, dem praktischen Arzt zugänglich, aber auch der Gynäkologe kann sie ebenso wenig entbehren, wie die Beherrschung der Operationstechnik. Ein für diesen Leserkreis bestimmtes Buch wäre aber unvollständig, wollte es nur über die konservativen Maßnahmen allein Aufschluß geben, die für die Behandlung der einzelnen Frauenkrankheiten anzuraten oder gangbar sind. Es mußten in demselben ebenso die Grenzen der konservativen Therapie, wie die Anzeigen zur operativen Behandlung wenigstens kurz besprochen werden, soll es ein brauchbarer Ratgeber für die bunten Fälle der Praxis sein. Der in dieser Hinsicht vertretene Standpunkt ist im wesentlichen jener, wie ich ihn in langjähriger Assistentendienstzeit von meinem unvergeßlichen, viel zu früh verewigten Lehrer HEINRICH VON PEHAM übernommen habe. Es ist dies ein solcher, der bei aller Hochhaltung des obersten Grundsatzes jedweder Heiltätigkeit — Primum non nocere — dennoch einem uferlosen Konservativismus und einer schädlichen Polypragmasie ablehnend gegenübersteht, wenn die Methoden der konservativen Therapie entweder von vornherein keinen Erfolg versprechen oder erschöpft sind.

Was die hier zusammengetragenen therapeutischen Methoden anlangt, so galt es vor allem, nur gesicherte Verfahren vorzuschlagen und auch diese mit der nötigen Kritik zu bringen. Jene Maßnahmen der konservativen Behandlung, die zunächst im Hause anwendbar sind, mußten in den Vordergrund gerückt werden. Darum wurde auf die allgemeine und die diätetische Behandlung ebenso wie auf die einfachen physikalischen Heilmethoden das Hauptgewicht gelegt, während jene Verfahren, welche bereits einer größeren Apparatur bedürfen, in ihrer Technik nicht ausführlich erörtert sind. Daß in einem solchen Buche die medikamentöse Behandlung besonders herausgearbeitet werden muß, ist selbstverständlich. Hierfür bedarf es nicht nur einer wirksamen, sondern in unseren heutigen Zeitläuften auch einer sparsamen Verschreibung. Beiden Forderungen wird für die größte Mehrzahl der Fälle die rezeptmäßige Verschreibung der offizinellen Heilmittel der Pharmakopoen vollauf gerecht, welche deswegen in den Vordergrund gestellt wurde, während die den Arzt scheinbar vielfach entbehrlich machenden Spezialpräparate weniger betont worden sind, ohne daß sie vernachlässigt worden wären.

Hinsichtlich der Anordnung des Stoffes glaubte ich mich an jene organische Gliederung anlehnen zu müssen, wie sie R. SCHRÖDER in seinem Lehrbuch und hinsichtlich der Menstruationsstörungen in seiner monumentalen Darstellung „Der Genitalzyklus des Weibes und seine Störungen" im VEIT-STOECKELschen Handbuch bringt. Da unsere therapeutischen Maßnahmen, wo immer es angeht, von ätiologischen Gesichtspunkten geleitet sein müssen, schien es mir unerläßlich, allenthalben die Ätiologie im Hinblick auf die Therapie besonders zu betonen. Aber auch die so mannigfachen „kleinen Leiden", die uns in ihren Ursachen nicht immer klar sind, mußten volle Würdigung finden, sind sie doch so oft Gegenstand beweglicher Klagen in der Sprechstunde und erheischen ebenso Behebung wie die typischen Krankheitsbilder.

Bei der Abfassung des Buches wurde auch darauf geachtet, es nicht bloß für die zusammenhängende Lektüre, sondern ebenso als Nachschlagewerk für einzelne, augenblicklich wissenswerte therapeutische Fragen verwendbar zu machen. Deswegen ist das Sach- und Medikamentenverzeichnis besonders ausführlich gehalten und so gearbeitet, daß auch gesuchte Rezeptvorschriften sofort auffindbar sind.

Ich würde mich glücklich schätzen, wenn das Buch die praktizierenden Ärzte bei ihrer oft mühevollen Aufgabe, kranke Frauen erfolgreich gynäkologisch zu behandeln und zu beraten, unterstützen würde.

Wien, im März 1934

H. Kahr

Geleitwort zur achten Auflage

Kahrs „Konservative Therapie der Frauenkrankheiten", dessen
1. Auflage im Jahre 1934 erschienen ist, gehörte zweifellos zu den be-
gehrtesten therapeutischen Ratgebern unseres Faches. Das Buch gab
nicht nur dem Facharzt, sondern vor allem auch dem Allgemeinpraktiker
die Möglichkeit einer schnellen Orientierung über die vielseitigen Methoden
der medikamentösen und konservativen Behandlung gynäkologischer Erkrankungen. Die günstige Aufnahme, die das Buch gefunden hatte, geht
schon daraus hervor, daß in relativ kurzer Folge 7 Auflagen erschienen
sind, die letzte vor nunmehr 10 Jahren. Durch die fortschreitende Entwicklung sind in der Zwischenzeit viele Behandlungsvorschläge, die in
der letzten Auflage noch vertreten sind, heutzutage überholt, so daß der
bewährte alte „Kahr" in vielen Dingen nicht mehr dem Stand unserer
heutigen Kenntnisse und Anschauungen entspricht. Es war deshalb zu
begrüßen, daß sich der Verlag zu einer Neuauflage des allseits geschätzten
und beliebten Buches entschlossen hat.

Der derzeitige Oberarzt der Univ.-Frauenklinik Marburg, Herr Dozent
Dr. H. A. Müller, hat diese Aufgabe übernommen und meines Erachtens
in hervorragender Weise gelöst. Herr Müller begann seine gynäkologische Ausbildung 1937 an der Charité-Frauenklinik in Berlin unter
Professor G. A. Wagner und hat sie nach dem Kriege in Marburg unter
Professor C. Kaufmann fortgesetzt. Mit meiner Übernahme der Klinik
im Jahre 1954 wurde er zum Oberarzt ernannt.

Bei der Neugestaltung des Kahrschen Buches wurden fast alle Kapitel
umgearbeitet, wobei die Abschnitte über die Endometriose, die Genital-
tumoren, die Sterilität und die Erkrankungen der Harnorgane eine zum
Teil erhebliche Erweiterung erfuhren. Im einleitenden Kapitel der
menstruellen Störungen wurden die in der Kaufmannschen Klinik erarbeiteten und heute bereits vielfach bewährten Behandlungsmethoden
eingehend auch in ihren Grundlagen abgehandelt. Die Chemotherapie
und die neuzeitliche Anwendung der Antikoagulantien haben ebenfalls
eine eingehende Besprechung erfahren. Bei allem Neuen wurden aber
auch das Altbewährte und heute noch Vertretbare übernommen. Herr
Müller hat es verstanden, das umfangreiche Gebiet übersichtlich und
verständlich darzustellen. Ich bin überzeugt, daß das Buch auch in der
neuen Form sowohl für den praktischen Arzt als auch für den Facharzt
eine große Hilfe darstellt und wünsche ihm, daß es die gute Aufnahme
findet, die es verdient.

Marburg/Lahn, im August 1956

Herbert Huber

Vorwort zur achten Auflage

KAHR hatte in seiner „Konservativen Therapie der Frauenkrankheiten" alle die Fragen ausführlich erörtert und besprochen, die es im gynäkologischen Alltag immer wieder zu lösen gilt. Seine vielseitigen, auf die Möglichkeiten der Praxis zugeschnittenen Therapievorschläge und die Klarlegung der Grenzen konservativen Handelns hatten dieses Buch zu einem nützlichen Ratgeber nicht nur für den Gynäkologen, sondern besonders auch für den Allgemeinpraktiker gemacht. Dadurch hatte „der KAHR" seit seinem ersten Erscheinen im Jahre 1934 viele Freunde gewonnen und in weiteren 6 Auflagen eine große Verbreitung gefunden. Die damaligen Erkenntnisse der Hormonforschung und die Einführung der Sulfonamide waren von KAHR noch in der 4. bis 7. Auflage berücksichtigt worden. Seit diesen Jahren hat sich aber noch viel geändert. Die Hormonforschung gewann neue, für die Therapie der Menstruationsstörungen wichtige Erkenntnisse. Die Antibiotica haben den Verlauf und damit auch die Bedeutung bakterieller Entzündungen grundlegend gewandelt. Die mögliche Beherrschung oder gar Verhütung einer Infektion änderte auch die Indikationsstellung zum operativen Vorgehen. Hierbei wirkten sich die verbesserte Narkosetechnik, die weitaus sicherere Prophylaxe und Therapie thromboembolischer Erkrankungen zusätzlich aus. Alles dieses erforderte eine Neubearbeitung des Buches, die leider nicht mehr in die bewährten Hände des 1947 verstorbenen KAHR gelegt werden konnte. Durch die Vermittlung von Herrn Prof. C. KAUFMANN machte mir der Springer-Verlag, Wien, das ehrenvolle Angebot, diese Neubearbeitung zu übernehmen.

Bei dieser Bearbeitung wurde bald deutlich, daß es nicht damit getan war, einige veraltete Medikamente durch neue zu ersetzen. Die von KAHR gegebene Einteilung wurde zwar im wesentlichen beibehalten, doch mußten die meisten Kapitel umgeschrieben werden. Da noch viel im Fluß und unabgeschlossen ist, erschien es notwendig, einigen Kapiteln einleitende Bemerkungen voranzusetzen. So wurden die für die Therapie wichtigsten Resultate der Hormonforschung kurz skizziert; bei den einzelnen Antibioticis und Sulfonamiden wurden einmal die verschiedenen Präparate besprochen, um auch neu hinzukommende einordnen zu können, zum anderen wurden entsprechend der speziellen Erregergruppe die primär anzuwendenden Präparate benannt.

Die Abhandlung über die Antikoagulantien scheint etwas über den Rahmen dieses Buches hinauszugehen, da gerade diese Medikamente nur sehr beschränkt für die allgemeine Praxis in Betracht kommen. Aber es sollte auch hier dem Allgemeinpraktiker ein Überblick über den Wirkungsmechanismus dieser Stoffe gegeben werden, damit er dann abschätzen kann, wie weit er selbst mit seiner Behandlung gehen darf. Eine ausführlichere Besprechung erforderten auch die Carcinome, wenngleich ihre primäre Behandlung den großen Fachkliniken vorbehalten ist; aber nicht nur die Frage der Früherkennung, sondern auch die so bedeutsame Nachbehandlung sind Aufgaben, die der Praktiker zusammen mit der Fachklinik zu lösen hat.

Die Fertigpräparate haben die Rezeptur weitgehend in den Hintergrund gedrängt. Viele Medikamente neuerer Art sind überhaupt nur als Fabrikpräparate erhältlich und nicht wenige weit billiger als ein Rezept. Der Wert des Buches von KAHR lag aber nicht zuletzt auch in den zahlreichen Rezepten, die ein individualisierendes Behandeln weit besser ermöglichen. Aus diesem Grunde sind viele dieser Rezepte beibehalten worden, mögen auch einige veraltet erscheinen.

Sollte es dem Verfasser gelungen sein, im Sinne von KAHR das herausgestellt zu haben, was sich als belangvoll in der Praxis erwiesen hat — so mancher spekulative Therapievorschlag blieb unberücksichtigt, weil er sich entweder noch nicht ausreichend bewährt oder auch als unwirksam erwiesen hat —, so hat er dies ganz besonders der kritikvollen Mithilfe seines langjährigen Lehrers Prof. C. KAUFMANN zu danken. Viele wertvolle Ratschläge verdankt der Verfasser auch seinem neuen Lehrer Prof. H. HUBER. Mancher Hinweis aus den Grenzgebieten der Gynäkologie, aus der Orthopädie, Urologie, Chirurgie sowie aus der inneren Medizin, Dermatologie und Bakteriologie ist den Universitätskollegen der Fachkliniken zu danken. Nicht zuletzt gilt der Dank dem Wiener Springer-Verlag, der dem Verfasser nicht nur freie Hand in der Gestaltung, sondern auch alle Hilfen für die Fertigstellung der Neubearbeitung gewährte.

Dem Verfasser wäre es eine große Freude, wenn der neue KAHR heute wieder das werden könnte, was der alte KAHR für seine Zeit gewesen ist: eine Unterstützung für den praktizierenden Arzt bei seiner oft mühevollen Arbeit, die erkrankte Frau gynäkologisch zu behandeln.

Marburg/Lahn, im Juli 1956

H. Aurel Müller

Inhaltsverzeichnis

Inhaltsverzeichnis   XI

Behandlung der Menstruationsstörungen

Allgemeine Grundlagen

Der menstruelle Zyklus der Frau ist das Ergebnis eines regelrechten Zusammenspiels von Uterus, Ovar, Hypophyse und Hypothalamus. Die vorwiegend hormonale Steuerung der einzelnen Vorgänge ist durch eine intensive Forschung weitgehend aufgedeckt worden, ohne allerdings eine restlose Klärung zu bringen. Es kann nicht die Aufgabe dieses Buches sein, das in den Handbuchartikeln eingehend diskutierte Wissen hier im einzelnen darzulegen. Um aber für eine zielgerechte Therapie der Menstruationsstörungen eine Grundlage zu geben, seien die wesentlichsten Vorgänge kurz skizziert.

Quelle der menstruellen Blutungen ist das Endometrium im Corpus uteri. Unter der Wirkung des im Ovar gebildeten Follikelhormons proliferiert die Schleimhaut, und zwar die Functionalis. Mit der Ovulation und der Ausbildung des Corpus luteum kommt als zweiter Impuls die Wirkung des Corpus-luteum-Hormons hinzu, so daß in der zweiten Zyklusphase beide ovariellen Hormone zusammen die Schleimhaut weitererhalten und sekretorisch umwandeln. Die histologischen Veränderungen am Drüsenepithel und Stroma des Endometrium sowie die gleichzeitig ablaufenden Vorgänge im Ovar sind durch die klassischen Arbeiten von HITSCHMANN und ADLER, ROBERT MEYER und R. SCHRÖDER hinreichend bekannt. In den letzten Jahren sind vor allem durch die Arbeiten von BARTELMEZ und MARKEE zwei für das Zustandekommen der Blutung wichtige Vorgänge geklärt worden. Einmal ist die Dicke der Schleimhaut nur zu einem geringen Teil durch die Neubildung zellulärer Elemente bedingt, zu fast neun Zehnteln ist es der Saftgehalt im Stroma, der eine wechselnde Höhe der Functionalis verursacht und in Abhängigkeit vom Follikelhormonspiegel steht. Das Absinken des Follikelhormonspiegels führt zu einer Schrumpfung der Schleimhaut, die in geringerem Ausmaß zur Zeit der Ovulation, in stärkerem Grade mehrere Tage vor der eintretenden Menstruationsblutung erkennbar wird. In der Functionalis entwickelt sich ein besonderes Gefäßsystem, die sogenannten Spiralarterien, die in der Proliferationsschleimhaut gestreckt sind, um unter der Corpus-luteum-Hormonwirkung sich spiralartig umzubilden. Sie reagieren äußerst empfindlich auf Schwankungen des Hormonspiegels. Sinkt bei ausgebliebener Befruchtung des Eies der Hormonspiegel, so schrumpft die Schleimhaut zusammen (prämenstruelle Sägeform der Drüsen), durch Zusammenbruch des Gefäßsystems der Spiralarterien kommt es zur Blutung per diapedesim und rhexim und damit zu einer schnellen Abstoßung der Functionalis. Diese hormonale Abhängigkeit des Gefäßsystems läßt es verständlich erscheinen, warum das Endometrium bei Menschen und Primaten im Gegensatz zu anderen Tieren überhaupt bluten kann. Dabei ist zwischen einer Follikelhormon-Abbruchblutung und einer Progesteron-Abbruchblutung zu unterscheiden. Sinkt der Follikelhormonspiegel, blutet es aus den oberflächlichen Schichten der Functionalis. Die Ovulationsblutungen lassen sich so erklären, da um diese Zeit ein kurzfristiger Abfall des Follikelhormonspiegels erfolgt. Bei relativ zu niedrigem Follikelhormonspiegel blutet die Schleimhaut langsam und andauernd ab (s. Metrorrhagie, S. 45). Kommt es zu einem Abfall des Progesteronspiegels, so blutet es infolge des Zusammenbruchs des Systems der Spiralarterien. Damit erklärt sich, daß ein Endometrium in jeder Zyklusphase bluten kann. Am Ende des normalen Zyklus bedingt der gleichzeitige Abfall des Follikelhormon- und Progesteronspiegels einen schnellen Zusammenbruch der Schleimhaut mit relativ kurzer Blutungsdauer. Auf weitere Einzelheiten wird bei den Blutungsstörungen noch zurückzukommen sein.

Im Ovar bilden die Thecazellen des Follikel („Thecadrüsen" nach DUBREUIL) das Follikelhormon, und zwar nicht nur die Theca des heranwachsenden und zur Ovulation kommenden Follikel, sondern auch die der anderen proliferierenden Follikel und die Theca des Corpus luteum. Chemisch haben sich drei verschiedene Hormone, das Oestradiol als biologisch wirksamste Substanz sowie das Oestron und das Oestriol auffinden lassen. Diese Hormone werden, abgeleitet von ihrer oestruserzeugenden Wirkung am Scheidenepithel der Nager, als Oestrogene bezeichnet. Im Corpus luteum wird in den Granulosa-Luteinzellen das zweite Hormon gebildet, das chemisch wie die Oestrogene ein Steroidhormon ist und wegen seiner großen Bedeutung für die Schwangerschaft Progesteron genannt wird. Während in den alten Schemata des menstruellen Zyklus das Wachstum des Follikel bis zur Ovulation als gleichmäßig zunehmend gezeichnet wurde, hat man heute die wohlbegründete Ansicht, daß dieses Wachstum vom zweiten Ruhestadium bis zur Ovulation nicht in mehreren Tagen, sondern sehr kurzfristig abläuft.

Wachstum der Follikel, Ovulation und Umwandlung in ein Corpus luteum als anatomisches Substrat sowie die Bildung der ovariellen Hormone als funktionelle Leistung sind von entsprechenden Impulsen der gonadotropen Hormone abhängig, die der Hypophysenvorderlappen ausschüttet. Neben dem follikel-stimulierenden Hormon, FSH — früher als Prolan A bezeichnet — und dem luteinisierenden Hormon, LH — früher Prolan B oder ICSH (interstitial cell stimulating hormone) genannt — hat auch das laktogene Hormon für die Bildung des Progesteron Bedeutung. Es wird daher auch als luteotrophes Hormon, LTH, bezeichnet. Doch ist nicht sicher, ob dieses „dritte Gonadotropin" auch für den Menschen die gleiche Bedeutung hat wie bei einigen Nagern. Die Schwierigkeit in der Klärung der hypophysären Keimdrüsensteuerung, vor allem in quantitativer Hinsicht, ist mit dadurch bedingt, daß die chemische Struktur der Gonadotropine noch nicht genügend geklärt ist. Wir wissen lediglich, daß FSH und LH Glykoproteide sind und chemisch nicht getrennt werden können; das laktogene Hormon ist dagegen ein einfaches Protein. Der Eiweißcharakter dieser Stoffe erklärt auch die Bildung von Antihormonen, welche die Wirkung dieser Substanzen aufheben können. Ist es zwar ohne Zweifel, daß die ovarielle Funktion durch die Hypophyse gesteuert wird, so ist auch umgekehrt die Höhe der Gonadotropinausschüttung von der Höhe des Follikelhormon- und Progesteronspiegels abhängig. Eine zunehmende Oestrogenwirkung bedingt nach FEVOLD eine Zunahme des LH und des laktogenen Hormons sowie Rückgang des FSH; absinkende Oestrogenwirkung bedingt Rückgang des LH und Zunahme des FSH; Progesteronwirkung bedingt Rückgang des LH. Durch hohe Steroidhormongaben läßt sich die Gonadotropinausschüttung gänzlich unterbinden (chemical hypophysectomy, NATHANSON), durch kleine Gaben von Steroidhormon wird der Vorderlappen dagegen stimuliert. Die Funktion des Vorderlappens steht weiterhin in engem Zusammenhang mit dem Hypothalamus. Die peripheren oder zentralen Impulse werden aller Wahrscheinlichkeit nach vom Hypothalamus aufgefangen und von hier aus an den Hypophysenvorderlappen weitergeleitet. Durch den Hypothalamus steht der Hypophysenvorderlappen und damit das gesamte übrige endokrine System in enger Verbindung mit dem vegetativen Nervensystem und mit der Großhirnrinde.

Neben den anderen endokrinen Drüsen, vor allem der Nebennierenrinde, welche bei der Frau vermutlich die androgenen Wirkstoffe bildet, spielt die Schilddrüse eine besondere und noch umstrittene Rolle. Aller Wahrscheinlichkeit nach sensibilisiert das Schilddrüsenhormon das Ovar und den Genitaltrakt für die hormonalen Wirkstoffe, die Gonadotropine und die ovariellen Hormone.

Die Bedeutung des männlichen Hormons ist, abgesehen von seiner Wirkung auf den intermediären Stoffwechsel, noch nicht ganz klar. Die in der Nebennierenrinde, der Zona reticularis und vielleicht auch im Ovar gebildeten Androgene werden in ziemlich gleicher Menge als 17-Ketosteroide im Harn ausgeschieden. Die Höhe beträgt normalerweise 10 mg täglich. Auf die Vulva wirken Androgen-Dosen bis zu 300 mg stimulierend, bei höheren Dosen kommt es zu einer Klitorishypertrophie. Die Vaginalhaut zeigt nach Androgengaben bei der Kastratin und bei Frauen in der Menopause eine Proliferation basophiler Zellelemente. Im Endometrium macht sich eine „antioestrische" Wirkung geltend, es kommt zu einer Atrophie des Endometrium. Diese Atrophie ist nicht nur auf die Bremsung des Hypophysenvorderlappens und damit auf eine Hemmung der Gonadotropinausschüttung zurückzuführen; denn auch bei hypophysektomierten Tieren zeigt sich diese antioestrische Eigenschaft. Die Dosis von Testosteron, welche die proliferative Wirkung von Oestrogenen aufhebt, beträgt etwa 600 mg und schwankt bei verschiedenen Versuchen zwischen einem Verhältnis 25 : 1 bis 100 : 1. Therapeutisch wesentlich erscheint neben der Wirkung auf das Vaginalepithel bei der

Frau in der Menopause eine konstriktorische Wirkung der Androgene auf die Myometriumgefäße (LOESER). Im intermediären Stoffwechsel führen Androgengaben zu einer Natrium- und Stickstoffretention, die Erythropoese wird angeregt. Dieser roborierende Effekt ist besonders bei inkurablen Carcinomen nützlich. Ebenso wie die Ovarialhormone wirken kleine Dosen von Androgenen bis zu 50 mg pro Monat aktivierend auf den Hypophysenvorderlappen, höhere Dosen, 200 bis 400 mg, dagegen bremsend. Es wird von manchen vermutet, daß die dauernde Androgenbildung ein gewisses Gleichgewicht zwischen Androgenen und Oestrogenen im Organismus der Frau herstellt — ebenso wie beim Manne Oestrogene gebildet werden. Bei zu geringer Androgenbildung kommt es zu dem Bild der Hyperfollikulinie.

Die Regulierung des Zyklus ist damit von einem genau abgestimmten Hormonspiegel abhängig. Diese Wirkstoffe stehen daher heute ganz im Vordergrund der Therapie. Man muß sich aber darüber klar sein, daß wir lediglich wissen, wie es zur Bildung der ovariellen Hormone und damit zur funktionellen Umwandlung des Endometrium kommt. Durch die klassischen Versuche von C. KAUFMANN an der Kastratin und die auf diesen Ergebnissen aufbauenden weiteren Untersuchungen wissen wir, welche Mengen an oestrogenen Hormonen und Progesteron für den Aufbau und die Umwandlung des Endometrium notwendig sind. Wir wissen aber nichts darüber, welche Stelle den Anstoß für die regelmäßige Wiederkehr des menstruellen Zyklus gibt. Ob dieser Rhythmus im Hypophysenzwischenhirnsystem oder im Ovar (KNAUS) liegt, ist noch umstritten.

Für die Diagnostik der menstruellen Störungen sind Hormonbestimmungen zwar äußerst wertvoll. Für die Bestimmung der Oestrogene und Gonadotropine werden noch weitgehend die bekannten biologischen Teste verwendet. Das Pregnandiol als biologisch inaktives Ausscheidungsprodukt des Progesteron kann chemisch bestimmt werden. Die neueren Methoden, welche von HOOKER-FORBES und ZANDER für die quantitative Bestimmung des Progesteron in Blut und Geweben entwickelt wurden, haben wichtige Hinweise für die notwendigen Dosen gegeben und lassen noch weitere Erkenntnisse erwarten. Die Bestimmung der einzelnen Oestrogene ist quantitativ trotz umfangreicher Bemühungen noch nicht befriedigend gelungen. Für die Praxis lassen sich die Methoden nicht verwenden. Der praktische Verzicht ist nicht nur darin begründet, daß die entsprechenden Nachweismethoden speziell eingerichtete Laboratorien erfordern, sondern auch deshalb, weil die Deutung quantitativer Unterschiede im Einzelfalle äußerst problematisch ist. Man muß sich daher in der Praxis darauf beschränken, die Wirkung der ovariellen Hormone an ihren Erfolgsorganen zu testen. Im Vordergrund steht hier die Abrasio des Endometrium. Dieser fast immer durchzuführende Eingriff ist auch therapeutisch zur akuten Blutstillung und diagnostisch nicht zuletzt zum Ausschluß bösartiger Erkrankungen unumgänglich. Für die funktionelle Schleimhautdiagnose ist es wichtig, das Material sehr sorgsam, ohne unnötiges Zerstampfen zu gewinnen und ohne Abspülen in Wasser richtig zu konservieren. Die übliche Alkoholfixierung führt zu einer so hochgradigen Schrumpfung des Gewebes, daß die so wichtige Beurteilung des Saftgehalts im Stroma unmöglich wird. Besser ist für diese Zwecke die Fixation in einem Formol-Eisessig-Gemisch (z. B. nach STIEVE) oder in BOUINscher Lösung. Für die wiederholte Untersuchung eignet sich die Strichcurettage. Neben der von REIFFERSCHEID angegebenen Strichcurette kann man auch eine gewöhnliche schmale scharfe Curette nehmen, deren Fenster auf der Unterseite durch einen Boden verschlossen ist (OBER). Es wird von der Vorder- und Hinterwand des Cavum uteri mit je einem Curettenzug ein Schleimhautstreifen gewonnen und vorsichtig in die Fixationslösung gebracht. Die Schmalheit der Curette macht eine Erweiterung des Cervikalkanals und damit eine Narkose meist überflüssig. Da die Biopsie des Endometrium immer nur ein Momentbild geben kann, ist für eine ausreichende Diagnose der Blutungsstörungen der Termin, wann abradiert wird, sehr wesentlich. Bei den einzelnen Blutungsstörungen wird darauf zurückzukommen sein.

Neben der Abrasio hat sich die Untersuchung des Vaginalabstriches sehr bewährt. Außer der Tumordiagnose lassen sich auch die zyklischen Veränderungen im Vaginalepithel erkennen. Vor allem die Oestrogenaktivität läßt sich durch den Nachweis abgeschilferter oberflächlicher acidophiler Plattenepithelien leicht nachweisen. Bei Oestrogenmangel finden sich nur die tieferen Schichten, hauptsächlich aus der Parabasalzone. Schwieriger ist die Erkennung einer Progesteronwirkung. Die Schrumpfung und Einrollung der oberflächlichen Plattenepithelien, welche auf die Progesteronwirkung hinweisen, läßt sich meist nur dann richtig deuten, wenn wiederholt in regelmäßigen Abständen Abstriche gemacht werden und keine entzündlichen Veränderungen oder Fluor das Bild beeinträchtigen. Bei der Bewertung der Oestrogenaktivität ist es wichtig zu wissen, daß die Scheidenhaut leichter und empfindlicher auf kleine Oestrogenmengen reagiert als das Endometrium. Der Vorteil dieser Methode liegt vor allem darin, daß es ohne Schwierigkeiten möglich ist, die Abstriche aus dem hinteren Scheidengewölbe beliebig oft zu wiederholen. Die Färbung der Abstriche mit den von PAPANICOLAOU angegebenen Farbstoffen ist zwar relativ einfach, die Deutung erfordert aber sehr genaue cytologische Kenntnisse, so daß auch diese Methode in der allgemeinen Praxis meist nicht angewendet werden kann.

Viel einfacher ist in der Deutung die Messung der Basaltemperatur. Bereits 1904 hatte VAN DE VELDE erkannt, daß bei der Frau kleine Temperaturschwankungen feststellbar sind, die mit dem Zyklus kongruent laufen. Aber erst im letzten Jahrzehnt hat man sich systematisch mit diesen Messungen befaßt und sie als außerordentlich aufschlußreich erkennen können. Die Aufwachtemperatur zeigt bei der regelmäßig menstruierenden Frau folgendes charakteristische Bild: In der ersten Zyklusphase bleibt die Temperatur mit kleinen Schwankungen niedrig, zur Zeit der Ovulation kommt es nach einem kleinen Temperaturabfall zu einem Temperaturanstieg. Die Differenz zur Temperatur in der Proliferationsphase beträgt durchschnittlich $5/_{10}$ Grad, kann aber auch höher sein. Kurz vor oder mit Beginn der menstruellen Blutung fällt die Temperatur wieder auf das niedrigere Niveau ab. Bei Eintritt einer Schwangerschaft dagegen bleibt die Temperatur hoch, und zwar etwa bis zum 4. Schwangerschaftsmonat. Bei regelmäßig durchgeführter Basaltemperaturmessung kann daher frühzeitig aus dem Temperaturablauf auf den Eintritt einer Schwangerschaft geschlossen werden. Nicht sicher läßt sich angeben, ob die Ovulation am Tage vor dem weiteren Temperaturabfall in der Zyklusmitte, an diesem Tage selbst oder am folgenden Tage stattfindet. Abgesehen von dieser Unklarheit, läßt sich aber aus dem biphasischen Temperaturverlauf mit Sicherheit schließen, daß eine Ovulation stattgefunden hat. Bei den nur geringen Temperaturschwankungen kommt es sehr auf eine genaue Messung an, die immer mit dem gleichen Thermometer, am sichersten rektal erfolgen soll. Weiterhin muß der Messung am Morgen eine mindestens 6- bis 7stündige Nachtruhe vorangegangen sein. Das Thermometer soll zurückgeschlagen und griffbereit am Abend vorher neben das Bett gelegt werden, da auch das Aufstehen bereits geringe Temperaturveränderungen verursachen kann. In einer entsprechenden Tabelle werden die einzelnen Tageswerte vermerkt, außerdem Blutungen sowie alles sonstige, was zu einer Temperaturveränderung führen könnte (Erkältungen, Klimawechsel u. ä.). Trotz anfänglicher Skepsis haben sich in einem erstaunlich hohen Prozentsatz verwertbare Resultate gewinnen lassen. Die Basaltemperaturmessung ist daher heute für die Diagnose und Therapiekontrolle bei menstruellen Störungen sowie für die Sterilitätsberatung unerläßlich geworden. Der scheinbare Zeitverlust, der naturgemäß dadurch entstehen muß, daß das Ergebnis einer oftmals mehrwöchigen Messung erst abzuwarten ist, sollte unbedingt in Kauf genommen werden, da eine Therapie ins Blaue hinein sich letzten Endes doch als erfolglos erweist und außerdem die Zeit bis zum Einsetzen einer indizierten hormonalen Therapie mit symptomatischen Mitteln und einer Allgemeinbehandlung überbrückt werden kann.

1. Amenorrhoe

Das Fehlen jeglicher Blutung wird als Amenorrhoe bezeichnet. Der Ausfall der regelmäßigen Blutung kann einmal dadurch bedingt sein, daß der ovarielle Zyklus sistiert. Diese echte Amenorrhoe kann organischer oder funktioneller Natur sein. Unter den Begriff der Pseudo-Amenorrhoe sind die Fälle einzuordnen, bei denen durch Verschluß am Hymen, in der Scheide oder im Gebärmutterhalskanal das gebildete Menstrualblut keinen Ausweg finden kann. Hierzu werden auch meist die Fälle gerechnet, bei denen der Uterus operativ entfernt, die Schleimhaut im Cavum durch Radium, Verätzung u. a. vernichtet wurde oder die ovarielle Funktion durch Kastration, auf operativem Wege bzw. durch Bestrahlung, aufgehoben ist. Jedes Ausbleiben der Periodenblutung von der Menarche bis zum natürlichen Ende im Klimakterium ist, falls nicht durch Schwangerschaft oder Stillzeit bedingt, lediglich als Symptom einer organischen oder funktionellen Störung aufzufassen. Erst eine im Einzelfalle oft recht schwierige Diagnose der eigentlichen Ursache läßt nicht nur erkennen, welche Form der Therapie angezeigt ist, sondern auch, ob überhaupt therapeutische Maßnahmen erforderlich erscheinen.

Vorkommen und Bedeutung der echten Amenorrhoe

Lassen sich durch Anamnese und Untersuchung die oben erwähnten Ursachen einer Pseudo-Amenorrhoe leicht ausschließen, so ist es bei der echten Amenorrhoe am zweckmäßigsten, zuerst einmal zwischen einer primären und sekundären Form zu unterscheiden. Bei der primären Amenorrhoe ist es überhaupt noch nicht zu einer zyklisch wiederkehrenden Blutung gekommen.

Die Menarche tritt in Mitteleuropa im 13. bis 14. Lebensjahr ein. Kleinere Schwankungen liegen noch im Bereich der Norm. Eine vor dem 11. Lebensjahre auftretende Periode — Menstruatio praecox — als Zeichen einer Pubertas praecox oder eines Hypergenitalismus juvenilis kann ohne nachweisbare anatomische Veränderungen der endokrinen Drüsen konstitutionell bedingt sein. Therapeutisch beeinflußbar sind die Fälle, bei denen sich als Ursache der Frühreife Tumoren des Ovar, der Hypophyse, Nebenniere oder Epiphyse finden. Verschiebt sich der Menarcheeintritt auf ein späteres Alter, so wird meist ihr Auftreten im 16. bis 18. Lebensjahr noch als im Bereich des Physiologischen angesehen. Genauere Analysen bei Frauen mit verspätetem Menarcheeintritt haben aber eine größere Anfälligkeit für Zyklusstörungen ergeben, so daß der verspätete Menarcheeintritt als Zeichen einer zumindest funktionellen Unterwertigkeit des endokrinen Systems angesehen werden kann. Kommt es auch nach dem 18. Lebensjahr zu keiner Blutung, so wird die Abgrenzung einer verspäteten Menarche gegen eine echte primäre Amenorrhoe immer schwieriger.

Hat man früher die auf dem Ausfall des Ovarialzyklus beruhende echte Amenorrhoe als Zeichen einer Ovarialinsuffizienz gedeutet und als funktionelle Amenorrhoe bezeichnet, die auf dem Boden von Umweltveränderungen, auf endokrinen Störungen bei Blut- und Stoffwechselkrankheiten, Nährschäden und Erschöpfung, bei Krankheiten des Herzens und des Gefäßsystems, der Leber und Niere, bei akuten chronischen Infektionskrankheiten und schließlich bei chronischen Vergiftungen, wie Morphinismus und Alkoholismus, auftreten kann, so versucht man heute, gegenüber den funktionellen Formen die organisch bedingten Amenorrhoen abzugrenzen.

a) Organisch bedingte Amenorrhoe

Da der menstruelle Zyklus auf dem regelrechten Zusammenspiel von Uterus, Ovar, Hypophyse und Hypothalamus beruht, läßt sich auch eine organisch bedingte uterine, ovarielle, hypophysäre und hypothalamische Form der Amenorrhoe auffinden (PHILIPP). In den meisten Fällen, aber keineswegs immer, ist eine organisch bedingte Amenorrhoe auch eine primäre. Bei der sekundären Amenorrhoe dagegen hat sich durch den Menarcheeintritt und eine vorher regelmäßige oder überhaupt bestehende Menstruationsblutung erwiesen, daß zumindest anlagemäßig kein Organschaden bestehen kann.

Die uterine Form der organisch bedingten Amenorrhoe ist dadurch charakterisiert, daß das Endometrium zwar vorhanden ist, aber auf den hormonalen Reiz nicht reagiert. Zur Prüfung wird der „Oestrogentest" angewendet. Nach STURGIS gibt man 40 mg *Oestradiolester*[1] oder 20 mg *Stilben* oder 4 mg *Aethinyloestradiol* innerhalb von 3 Wochen, nach SCHRANK 6mal 5 mg *Oestradiolester* oder 3mal 5 mg *Stilben*. Kommt es im Anschluß an diese Oestrogengaben zu keiner Abbruchblutung, die normalerweise innerhalb der folgenden 10 Tage eintritt, so wird nach weiterer 8tägiger Pause ein zweiter Versuch gemacht. Bleibt auch jetzt die Blutung aus, so ist das Endometrium funktionsunfähig und jede weitere Therapie zwecklos. Von dieser Form ist eine im äußeren Erscheinungsbild ähnliche Form abzugrenzen. Hier zeigt das Endometrium zyklische Veränderungen, auch die Basaltemperatur verläuft biphysisch, die Blutung bleibt bei diesem „unterschwelligen Zyklus" aber aus. Trotzdem können solche Frauen schwanger werden.

Das Endometrium kann natürlicherweise auch dann nicht mehr bluten, wenn es durch Radium oder Verätzung vernichtet wurde. Außerdem ist bei sekundärer Amenorrhoe, vor allem im Anschluß an Abortausräumungen, daran zu denken, daß eine zu brüske Abrasio auch die ganze Basalis des Endometrium entfernt haben kann; oftmals ist in diesen Fällen das Cavum völlig obliteriert, eventuell auch nur das Orificium internum. Eine tiefgreifende Endometriumtuberkulose kann in seltenen Fällen ebenfalls zur völligen Zerstörung der Schleimhaut führen (s. S. 180).

Bei der ovariellen Form der Amenorrhoe kann es sich einmal um eine Agenesie oder Hypogenesie der Ovarien handeln (TURNER-Syndrom). Bei der Agenesie sind die Frauen schon äußerlich durch ihren Kleinwuchs charakterisiert (sexogener Zwergwuchs nach RÖSSLE). Charakteristisch ist ein Offenbleiben der Epiphysen bis zum 25. Lebensjahr (Röntgenkontrolle!), ein hoher Gonadotropintiter im Harn und äußerlich als Zeichen der fehlenden ovariellen Funktion eine ausgebliebene Entwicklung der sekundären Geschlechtsmerkmale. Man sollte sich sehr überlegen, ob in solchen Fällen eine Ausbildung der sekundären Geschlechtsmerkmale (Mammae) durch laufende Follikelhormongaben bewirkt werden sollte. Eine Behandlung von Monaten bis Jahren ist dazu notwendig, nach ihrem Absetzen kommt es meist wieder zur Atrophie. Eine solche Hormonbehandlung kann mit *Stilboestrol*, 1 bis 2 mg peroral, oder *Aethinyloestradiol*, 0,02 mg täglich für 4 Wochen, erfolgen; nach einer Pause von jeweils einer Woche ist die gleiche Dosierung für Monate hindurch fortzusetzen. Um ein zusätzliches Wachstum zu erzielen, wird die Gabe von 10 mg *Methyltestosteron* täglich zu den Oestrogengaben

---

[1] Präparate s. S. 19ff.

empfohlen. Um das Fehlen der Ovarien zu beweisen, ist oftmals die *Probelaparotomie* notwendig, zumal auch weitere Mißbildungen vorkommen können. Die Laparoskopie ist nicht sehr zu empfehlen, da oftmals die Exzision eines fraglichen Gewebestückes zur histologischen Untersuchung erforderlich ist. Um das Fehlen einer Oestrogenbildung nachzuweisen, wird der ,,Progesterontest angewendet. Sturgis gibt 5 Tage lang je 5 mg *Progesteron* i. m. oder *Pregneninolon* 50 mg peroral für 5 Tage. Nach 72 Stunden weist das Auftreten einer Blutung auf eine Oestrogenbildung hin. Schrank empfiehlt, dreimal 10 mg *Progesteron* i. m. zu geben, die Blutung soll nach 4 bis 5 Tagen, eventuell auch erst nach 14 Tagen auftreten. Da es aber auch ohne Oestrogene zu einer Blutung kommen, außerdem die Nebenniere geringe Oestrogenmengen bilden kann, ist der positive Progesterontest kein absolut sicherer Beweis für eine Oestrogenbildung im Ovar.

Bei der häufigeren Hypogenesie der Ovarien ist das ovarielle Gewebe nur erbsen- bis bohnengroß und besteht hauptsächlich aus Bindegewebe mit äußerst wenigen Primordialfollikeln. Philipp spricht von einem präpubertalen Klimakterium. Ein frühzeitiges Erlöschen der ovariellen Funktion kann auch die Ursache einer sekundären Amenorrhoe sein; therapeutisch ist in beiden Fällen kein Erfolg zu erwarten.

Im Gegensatz hierzu stehen die Fälle von primärer Amenorrhoe, bei denen das Ovar oft dreimal so groß ist wie normal und eine glatte Oberfläche besitzt. Man nennt es das ,,polycystische" oder ,,große graue Ovar" (Stein-Leventhal-Syndrom). Die sekundären Geschlechtsmerkmale sind gut entwickelt, da dieses Ovar vegetativ voll funktionsfähig ist; es fehlt nur die Ovulation und die Corpus-luteum-Bildung. Diese tritt oftmals verspätet ein und erklärt so manchen überraschenden Therapieerfolg bei primärer Amenorrhoe. Die therapeutischen Versuche mit Ovarialhormonen, Gonadotropin und der von manchen empfohlenen Keilexzision sind meist nicht imstande, einen regelrechten Zyklus zu erzwingen. Ist die Diagnose auf Grund der klinischen Untersuchung — eventuell mit Hilfe der Laparoskopie — sehr wahrscheinlich oder sicher, so gibt man am besten *Progesteron* (200 mg *Lutocyclin Kristallsuspension* oder 125 mg *Proluton Depot*). Nach 8 bis 12 Tagen kommt es zur Blutung mit Abstoßung der jetzt sekretorisch umgewandelten Schleimhaut. Unter ständiger Kontrolle der Basaltemperatur werden jetzt monatlich die gleichen Progesterongaben verabfolgt. Sollte sich auf Grund der Temperaturmessung bereits spontan eine Temperaturerhöhung ergeben, so zeigt diese die spontane Ovulation an und eine zusätzliche Progesterongabe ist unnötig.

Die Geschwülste des Eierstocks spielen als Ursache der Amenorrhoe eine ganz untergeordnete Rolle. Erfahrungsgemäß bleibt auch bei weitestgehender Umwandlung der Eierstöcke in Geschwülste die Regel erhalten, da in solchen Fällen fast immer unversehrtes Ovarialparenchym, und sei es auch noch so unansehnlich, vorhanden ist.

Bei den hypophysären und den klinisch davon äußerst schwierig abzutrennenden hypothalamischen Formen der organisch bedingten

Amenorrhoe finden sich bei primärer Amenorrhoe meist Wachstumshemmungen und genitale Hypoplasie, bei den sekundären Stoffwechselstörungen im Sinne einer Mager- oder Fettsucht. Die Gonadotropine fehlen oder sind verringert, können aber bei den hypothalamischen Formen unverändert sein, die Oestrogenteste sind positiv. Die Deutung der verschiedenen Krankheitsbilder hat sich im Laufe der Jahre beträchtlich gewandelt. So mancher „echte" Hypophysenschaden erwies sich als eine funktionelle Störung übergeordneter Zentren. Das FRÖHLICHSsche Syndrom, die Dystrophia adiposogenitalis, ist relativ selten. Bei den leichteren Formen, die sich bei heranreifenden Mädchen bemerkbar machen, welche von früher Kindheit an auffallend dick gewesen sind, ist die Amenorrhoe nicht durch eine organische Hypophysenschädigung bedingt, sondern funktioneller Natur. Eine Behandlung ist in der Regel nicht nötig und hat sich nur auf eine diätetische Behandlung der Fettsucht zu beschränken. Von dem in echter Form fast nur bei Knaben vorkommenden FRÖHLICHSchen Syndrom abzutrennen ist die BARDET-BIEDLsche Krankheit. Neben der Fettsucht und der genitalen Hypoplasie findet sich eine Retinitis pigmentosa und eine Syn- oder Polydaktylie. Diese kongenital vorhandene, meist familiär mit Schwachsinn verbundene Krankheitsanlage ist therapeutisch nicht zu beeinflussen. Bei der Akromegalie ist die normale Regelblutung meist nicht gestört; häufiger als Amenorrhoen sind hierbei unregelmäßige Blutungen, über die später Näheres ausgeführt wird.

Die echte SIMMONDsche Krankheit, das SHEEHAN-Syndrom, entsteht meist im Anschluß an Geburten. Bei rasch sich entwickelnden Nekrosen hört die Laktation auf, bei langsamerer Zerstörung des Hypophysenvorderlappens sistieren die Menses. Charakteristisch für dieses Krankheitsbild, dem fast immer Komplikationen bei der Geburt, vor allem starke Blutungen, vorausgegangen sind, ist ein Gefühl großer Schwäche und Hinfälligkeit, rasche Ermüdung, so daß die Erkrankten bald bettlägerig werden. Der Appetit ist gemindert, eine wesentliche Gewichtsabnahme aber nur bei einem Viertel aller echten Fälle zu finden. Der Ausdruck „SIMMONDsche Kachexie" sollte daher vermieden werden. Die Haut ist durch fehlende Schweißbildung trocken, alabasterfarbig; auch bei Sonnenbestrahlung bilden sich keine Pigmente. Auffällig ist der Haarausfall, besonders in der Achselhöhle, den Schamhaaren und den Augenbrauen, weniger am Kopfe. Durch Ausfall der Zähne wird ein Altern vorgetäuscht. Im Gegensatz zum Klimakterium fehlen bei der Amenorrhoe Ausfallserscheinungen. Trotz der Amenorrhoe soll angeblich eine neue Schwangerschaft möglich sein. Gegenüber dieser außerordentlich seltenen echten hypophysären Schädigung finden sich weit häufiger Krankheitsbilder, bei denen Magersucht und Amenorrhoe bestehen, die man in Analogie zur SIMMONDschen Krankheit früher fälschlich als „hypophysäre Magersucht" bezeichnete. Eine Schädigung der Hypophyse besteht jedoch nicht, es handelt sich um ein „psychiatrisch-endokrines Mischbild" (DECOURT), das als Anorexia nervosa bezeichnet wird. Charakteristisch ist für diese Kranken der Appetitmangel, besser die Abneigung gegen das Essen. Im Gegensatz zum SHEEHAN-Syndrom sind die Kranken geistig und körperlich beweglich und rührig, es sei denn, daß sie bereits in einen extremen Hungerzustand gekommen sind. Diese Amenorrhoen sind rein funktioneller Natur, worüber weiter unten noch Näheres zu sagen sein wird. Eine Behandlung muß sich gegen die Anorexie richten. Ist der Wille zu einer vernünftigen Nahrungsaufnahme einmal geweckt, wozu nur selten eine psychiatrisch-analytische Behandlung erforderlich ist, so stellt sich die Regelblutung spontan wieder ein. Das echte SHEEHAN-Syndrom ist nur symptomatisch zu beeinflussen.

Bei dem CUSHING-Syndrom besteht eine abnorme Fettansammlung im Gesicht — Vollmondgesicht —, im Nacken — Büffelnacken — und am Bauch, dabei zeigen die Extremitäten ein normales Fettpolster. Die Haut ist bläulichrot verfärbt, starke Behaarung, Hochdruck und Osteoporose finden sich zusätzlich. Die Menstruation wird seltener und spärlicher und bleibt schließlich ganz aus. Es kann jedoch auch einmal zur Entwicklung einer Hyperplasie mit starker Blutung kommen (KAUFMANN). Ursächlich steht neben den nicht immer vorhandenen Veränderungen an der Hypophyse, den basophilen Adenomen, die Überfunktion der Nebennierenrinde im Vordergrund. Die CUSHINGsche Krankheit wird daher heute als ein Hypercorticoidismus bezeichnet, bei dem die Glukocorticoide vermehrt sind, während beim adrenogenitalen Syndrom die Steroidhormone, vor allem die Androgene, vermehrt gebildet werden. Die Behandlung des Morbus Cushing richtet sich ganz nach der im Einzelfalle vorhandenen Ursache. Tumoren der Nebennierenrinde werden operativ entfernt oder bestrahlt, bei Tumoren der Hypophyse wird man meist die Bestrahlung, eventuell auch die Operation durchführen. Hohe *Oestrogengaben* haben sich in einigen wenigen Fällen — 3mal 5 mg *Oestradiolbenzoat* in Öl wöchentlich — zwar scheinbar bewährt, sollten aber heute nicht mehr gegeben werden. Bei negativer Stickstoffbilanz sind dagegen nach JORES *Testosterongaben* angezeigt. Zur Behandlung des adreno-genitalen Syndroms, dessen äußeres Erscheinungsbild der Pseudohermaphroditismus femininus ist, s. weiter unten.

Bei der Fettsucht stellt man die endogenen Formen den exogenen (der Mastfettsucht) gegenüber, ohne daß es gelingt, eine wirkliche Unterscheidung zu treffen. Eine endogene Fettsucht durch Unterfunktion der Schilddrüse, der Keimdrüsen und der Hypophyse wird heute weitgehend in Frage gestellt, zumindest sind derartige Fälle mit echter Organschädigung Raritäten. Die meisten Fälle sind, wie wir durch JULIUS BAUER wissen, konstitutionell bedingt, wobei die Vererbung eine überragende Rolle spielt. Diese wirkt sich nicht nur an den den Stoffwechsel regulierenden Drüsen aus, sondern auch an den nervösen Zentren, dem Wasserhaushalt und vor allem dem peripheren Fettgewebe selbst. Auch die bei solchen Fällen bestehende gesteigerte Appetenz muß man mit JULIUS BAUER als zum Konstitutionsbild der Fettsucht gehörig auffassen. Die Therapie muß bei der Fettsucht, nicht aber beim Ovarium einsetzen, soll sie nicht scheitern (s. S. 28).

Von weiteren Stoffwechselkrankheiten steht auch der Diabetes mit Amenorrhoe in Zusammenhang; gesetzmäßige Beziehungen liegen aber nach R. Schröder beim Diabetes zwischen dem Grad der Krankheit und dem Verhalten der Regelblutung nicht vor. Immerhin zeigt sich, daß mit der Besserung der Grundkrankheit die Regel auch leichter in Gang kommt.

Bei den Amenorrhoen, die durch einen Pseudohermaphroditismus bedingt sind, muß zuerst einmal geklärt werden, ob es sich um einen männlichen oder weiblichen „Zwitter" handelt. Der Hoden liegt bei einem Pseudohermaphroditismus masculinus meist in den vermeintlichen Labien, eventuell aber auch in der Bauchhöhle. Der sichere Nachweis eines Hodens ist oft nur durch eine Probeexzision und histologische Untersuchung möglich. Solche Individuen kommen meist nicht wegen der bestehenden Amenorrhoe zum Arzt, sondern weil bei dem „Mädchen" ein männlicher Haarwuchs und ein Stimmbruch auftritt. Ist das Vorhandensein eines Hodens sichergestellt, so steht der Arzt vor der Entscheidung, entweder gar nichts zu tun und die Umwandlung in einen Mann abzuwarten oder durch die Entfernung des generativ untüchtigen Hodengewebes eine Kastration auszuführen und so eine weitere Vermännlichung zu unterbinden und eventuell durch zusätzliche Oestrogengaben die vorhandenen weiblichen Züge kräftiger auszubilden. Je früher die Anomalität bemerkt wird und je stärker die weiblichen Züge auch in psychischer Hinsicht ausgebildet sind — denn auch der Hoden kann Oestrogene bilden —, um so einfacher und leichter scheint der Entschluß zur Ausführung der Kastration zu sein, zumal ein Kümmerhoden später auch einmal maligne entarten kann. Trotz der relativ leicht vorzunehmenden Kastration sollte ein solcher Schritt, der ja irreparabel ist, sorgfältig überlegt werden. Zwar scheinen am Anfang die äußeren und inneren Schwierigkeiten, aus einer „Frau" zum Manne zu werden, unüberwindlich zu sein; aber es ist doch der weitere Lebensweg, wenn dieser Schritt einmal, auch äußerlich durch die Kleidung, vollzogen ist, einfacher und zufriedenstellender. Zusätzlich bleiben kleinere operative Korrekturen, Beseitigung der meist vorhandenen Hypospadie und Schaffung eines Miktionsorgans, auszuführen.

Der seltenere Pseudohermaphroditismus femininus hat Ovarien, die oft polycystisch verändert sind, entsprechend dem Stein-Leventhal-Syndrom. Die Klitoris ist phallusartig vergrößert, die Scheide kümmerlich oder fehlend, der Uterus unterentwickelt. Schon frühzeitig ist eine erhöhte 17-Ketosteroid-Ausscheidung nachweisbar, die nach Broster, Patterson und Camber zwischen 6 bis 8 Jahren 6 bis 44 mg, zwischen 9 bis 13 Jahren 21 bis 56 mg und bei Erwachsenen 38 bis 130 mg beträgt, während normalerweise bei der Frau diese Ausscheidung nur bis zu einer Höhe von 6 bis 14 mg ansteigt. Die erhöhte 17-Ketosteroid-Ausscheidung ist beweisend für das adreno-genitale Syndrom. Die durch Wilkins in Vorschlag gebrachte Therapie mit *Cortison* sollte möglichst frühzeitig beginnen. Durch dauernde Cortisongaben läßt sich die ACTH-Bildung unterdrücken, welche für die vermehrte Androgenbildung in der Nebennierenrinde verantwortlich zu machen ist. Unter der Cortisonwirkung gehen von den Virilisierungszeichen besonders der Hirsutismus zurück; die Menstruation pflegt etwa 2 Monate nach der Behandlung einzutreten. Ist bei Behandlungsbeginn jenseits des 12. bis 14. Lebensjahres bereits eine Veränderung der Stimme und eine Verknöcherung der Epiphysen erfolgt, so lassen sich diese Veränderungen nur in der weiteren Ausbildung aufhalten, aber nicht mehr rückgängig machen. Es ist daher sehr wichtig, das adreno-genitale Syndrom möglichst frühzeitig zu erkennen. Die notwendigen Dosen von *Cortison* liegen zwischen 50 und 100 mg täglich. Ihre Ersteinstellung sollte unbedingt einer internistischen Klinik überlassen werden. Die weitere Behandlung, welche, ähnlich wie beim Diabetes mit Insulin, nicht unterbrochen werden darf, kann durch perorale Dauergaben durchgeführt werden. Die phallusartige Klitoris wird am besten operativ beseitigt.

b) Die funktionelle Amenorrhoe

Im Einzelfalle wird sich eine echte organisch bedingte Amenorrhoe nicht immer mit Sicherheit gegenüber der funktionellen Amenorrhoe abgrenzen lassen. Diese tritt, wenn auch nicht ausschließlich, so doch meist als sekundäre Amenorrhoe auf. Bereits im vorhergehenden ließ sich zeigen, daß so manche früher organisch „hypophysär bedingte" Amenorrhoe in Wirklichkeit rein funktioneller Natur ist. Wesentlich häufiger als früher vermutet, können psychische Momente zur sekundären Amenorrhoe führen. Die in Pensionaten, Internaten, in der Gefangenschaft, nicht zuletzt im früheren Arbeitsdienst auftretenden Amenorrhoen sind seit langem bekannt. Gerade die in großer Zahl zur Beobachtung gekommenen Arbeitsdienst-Amenorrhoen haben uns das Bild der funktionellen Amenorrhoe klarer werden lassen. In einem unfreiwilligen Massenexperiment sind die Erfahrungen bei der Kriegs-Amenorrhoe und der Flucht-Amenorrhoe hinzugekommen. Als anfänglich das Problem der Arbeitsdienst-Amenorrhoe im Vordergrund stand, war man sehr besorgt, ob durch den fehlenden oder zumindest zu niedrigen Hormonspiegel Entwicklungsstörungen auftreten könnten. Schon ROBERT SCHRÖDER hatte eine leichtere Funktionsstörung im Sinne der völlig ausbleibenden Regelblutung oder im Sinne der zu spärlichen Periode (Hypomenorrhoe) oder der zu seltenen Menstruation (Oligomenorrhoe) als generative ovarielle Insuffizienz einer azyklischen vegetativen Funktionsstörung gegenübergestellt. Bei dieser letzten Amenorrhoe II. Grades tritt ein Stillstand der generativen und vegetativen Funktion ein, bei der als Zeichen der gestörten vegetativen Funktion eine ausgesprochene Schrumpfung des Uterus besteht. Auch die Scheide kann diese Atrophie mitmachen, dadurch greisenähnliches Aussehen gewinnen und durch Störung im Chemismus infolge verringerter Glykogenbildung zu Fluor und zu Entzündungen neigen (vgl. Kolpitis vetularum). Man hatte angenommen, daß ein gesunder, regelrecht arbeitender Eierstock im allgemeinen erst durch schwere Schäden aus seiner gleichmäßigen Arbeit geworfen wird, während Änderungen der Umwelt, wie die der

Ernährung, des Klimawechsels und des Berufes (geistige Überanstrengung) ebenso wie seelische Erlebnisse und Eindrücke, z. B. Furcht vor Schwangerschaft, den Anstoß zur Störung im Zyklusgeschehen nur bei schwachem Keimplasma geben könnten. Man glaubte, daß diese Einflüsse der Umwelt für die Entstehung von Amenorrhoen in erhöhtem Maße bei konstitutionell abwegig gebauten Frauen gelten. Die Erfahrungen der Kriegs- und Nachkriegszeit haben aber gezeigt, daß eine derartige funktionelle Amenorrhoe auch bei ganz normal entwickelten Frauen auftreten kann und durch den psychischen Insult der gegebenen Umweltbedingungen verursacht ist. Bei den jungen Mädchen war auffällig, daß trotz bestehender Amenorrhoe, die oftmals bis zu einem Jahre, eventuell sogar länger dauerte, keine Zeichen einer vegetativen Funktionsstörung des Ovar im Sinne einer Schrumpfung des Uterus zu finden waren. Vor allem aber hat sich ergeben, daß sich auch ohne eine besondere Therapie die normale Periodenblutung wieder einstellen kann, wenn der zur Amenorrhoe führende Umweltschaden beseitigt bzw. psychisch überwunden ist. Die Prognose derartiger „umweltbedingter Amenorrhoen" ist daher als günstig zu beurteilen. Von 946 Mädchen im Alter von 18 bis 19 Jahren waren nach einer Untersuchung von KAUFMANN und MÜLLER 2 Jahre nach der Entlassung aus dem Arbeitsdienst nur noch 32 (3,4%) amenorrhoisch. Dabei ist zu bedenken, daß der Insult wahllos ganze Jahrgänge junger Mädchen betroffen hat, unter denen sich sicherlich auch einige fanden, die auch ohne nachweisbare Umweltschädigung aus konstitutioneller Anlage heraus amenorrhoisch geworden wären. TIETZE konnte ebenfalls in gleicher Höhe Spontanheilungen sehen, wobei es sich bei seinen Fällen meist um ältere Frauen handelte, welche durch Geburten ihre funktionelle Leistungsfähigkeit bewiesen hatten und die auf der Flucht in den letzten Kriegsjahren in den Flüchtlingslagern amenorrhoisch geworden waren. Selbst Frauen aus Konzentrationslagern, die mehrere Jahre amenorrhoisch waren, haben nach ihrer Freilassung wieder spontan zu menstruieren begonnen. TIETZE hat für dieses Zustandsbild den treffenden Namen der Notstandsamenorrhoe geprägt. War es bei der Flucht-, Kriegs- und Arbeitsdienst-Amenorrhoe ein leicht wahrzunehmender „Notstand", welcher zur Amenorrhoe führte, so wird sich im Einzelfalle die auslösende Ursache meist wesentlich schwieriger feststellen lassen.

Nicht so selten, wenn auch keineswegs regelmäßig, finden sich Amenorrhoen bei den verschiedensten Erkrankungen. Man ist geneigt, in dem Ausfall der Regelblutung eine Sparmaßnahme des Organismus zu sehen, ohne daß es bisher gelungen ist, für diese funktionelle Änderung in der sekretorischen Steuerung einen sicheren Anhalt zu gewinnen. Die Erklärungsversuche, z. B. von ELERT, haben sich noch keine allgemeine Anerkennung verschaffen können. Wichtig erscheint für die Praxis und nicht zuletzt für therapeutische Überlegungen, daß der Ausfall der Regelblutung für die Zeit der Erkrankung des Körpers nur als ein zusätzliches Symptom zu werten ist, das keiner besonderen Behandlung bedarf, ja, dessen Behandlung sogar fehlerhaft sein könnte. Seit langem ist immer wieder betont worden, daß eine Amenorrhoe nicht allein bei einer erkannten Organerkrankung bestehen kann, sondern geradezu als erstes Symptom einer Organerkrankung auftritt und daher als diagnostischer Hinweis zu verwerten sei. Dies wird vor allem von der Tuberkulose behauptet. Eine Amenorrhoe bei jungen Mädchen ohne sonstige erkennbare Ursache sollte auf eine etwaige phthisische Grundlage geprüft werden. Es ist zwar zweifellos so, daß in manchen Fällen mit dem Beginn einer tuberkulösen Erkrankung auch eine Amenorrhoe auftritt, in zahllosen anderen Fällen eines tuberkulösen Frühfiltrates fehlt aber diese Amenorrhoe. Man ist heute geneigt, bei den Amenorrhoefällen einen übergeordneten psychischen Schaden anzunehmen, der mehr oder minder zufällig mit der tuberkulösen Erkrankung zusammenfällt. Einzelne Statistiken, die wiederholt aufgestellt wurden, bringen sehr ungleiche Prozentsätze an Amenorrhoen bei Lungentuberkulose. Sie zeigen aber übereinstimmend, daß die Häufigkeit der Amenorrhoe mit zunehmender Schwere der Erkrankung ansteigt. Gerade in diesen Fällen dürfte eine Therapie, die auf ein Wiederingangkommen der Regelblutung hinzielt, verfehlt sein.

Die Tuberkulose der Genitalorgane kann ebenfalls von einer Amenorrhoe begleitet sein. Es sind aber auch andere Störungen des Zyklus, eine Verstärkung der Blutung, ebenso eine Abschwächung oder Unregelmäßigkeiten möglich. In einem großen Prozentsatz von Endometriumtuberkulose ist der Zyklus aber nicht verändert. Daß eine Endometriumtuberkulose zur völligen Zerstörung des Endometrium führt, eventuell mit nachfolgender Pyometra, ist ausgesprochen selten. Die Erkennung dieser Erkrankung ist äußerst schwierig und ergibt sich oftmals nur zufällig anläßlich einer Abrasio. Über weitere Einzelheiten der Genitaltuberkulose s. S. 212ff.

Bei akuten Infektionskrankheiten sieht man häufig einen verfrühten Eintritt der Regelblutung, der eine Amenorrhoe folgen kann, die dann während der ganzen Dauer der Krankheit, manchmal auch darüber hinaus anhält und je nach der Schwere des Zustandsbildes selbst mehrere Monate dauern kann. Nach der Gesundung pflegt die Regelblutung wieder ganz normal wie vorher einzusetzen. Freilich kann es geschehen, daß nach derartigen Krankheiten, besonders nach Mitte der dreißiger Jahre und später, die Regel überhaupt nicht wiederkehrt.

Bei Krankheiten des Herz- und Gefäßsystems kann es ebenfalls bei schwereren Fällen zu einer Amenorrhoe kommen. Die Therapie kann in diesen Fällen natürlich nur bei der Grundkrankheit angreifen. Bei Neurosen und Psychosen sieht man ebenfalls häufiger Regelstörungen, die aber wohl gänzlich unabhängig von der Art der Erkrankung sind. Selbst bei der Elektroschocktherapie hat sich keinerlei Beeinflussung des Zyklus gezeigt.

Zu erwähnen wären noch jene Formen der Amenorrhoe, die sich als Laktationsamenorrhoen im Anschluß an das physiologische Ausbleiben der Periode während des Stillens entwickeln. Ein Übergang ins Pathologische ist dann anzunehmen, wenn 4 bis 6 Wochen nach dem

Abstillen die Periode nicht in Gang kommt. Frauen, die nicht oder nur kurz stillen, bekommen etwa 6 bis 8 Wochen nach der Geburt ihre erste Menstruationsblutung wieder, die meist etwas verstärkt ist. Über stillende Frauen werden unterschiedliche Angaben gemacht. In unseren Gegenden scheint es häufiger zu sein, daß bis zu 85% der Wöchnerinnen während der ganzen Stillzeit gar nicht bluten (FREUND) oder nur eine einmalige, meist anovulatorische Blutung haben (MARTIUS). SAITO dagegen berichtet, daß 84% der Frauen bereits während des Stillens, und zwar 29% in den ersten 3 Monaten, 55% danach, ihre Menstruationsblutung wieder bekamen. Wodurch diese Unterschiede bedingt sind, läßt sich nach LABHARDT noch nicht sagen. Jedenfalls besteht eine deutliche Beeinflussung des uterinen Zyklus durch die Laktation. Der ovarielle Zyklus kommt aber wieder in Gang, so daß eine Befruchtung auch während der Stillzeit möglich ist. Bei zu langem Stillen kann es zu einer Hyperinvolution des Uterus, zu einer Laktationsatrophie kommen. Diese Uteri sind meist auf kleine *Follikelhormongaben* gut ansprechbar. Frauen, die durch das Stillen sehr angegriffen werden, oft über Kreuzschmerzen und trotz ausgesprochener Müdigkeit über eine quälende, unbeeinflußbare Schlaflosigkeit klagen, sind in dieser Richtung gefährdet und sollten das Kind absetzen.

Behandlung

Wenn es gelingt, die Ursache der Amenorrhoe im Einzelfalle sicher zu ermitteln, dann weiß man auch, ob es sich um einen Fall handelt bei dem die Beseitigung der Amenorrhoe erwünscht oder gar notwendig ist, oder um einen solchen, dessen Behandlung schädlich und darum fehlerhaft wäre. Das gilt von tiefgreifenden Krankheiten des Stoffwechsels, der Verdauungsorgane und des Herzens, für die akuten und chronischen Infektionskrankheiten und für vereinzelte schwere endokrine Störungen. Daß bei chronischen Vergiftungen durch Rauschgifte und Alkohol nur der Entzug dieser Gifte in entsprechender Anstaltsbehandlung auch hinsichtlich der Amenorrhoe die Heilung einleiten kann, bedarf keiner Betonung.

Bei der **primären** Amenorrhoe ist ein Behandlungsversuch erst nach dem 18. Lebensjahre vorzunehmen, falls sich keine der vorgenannten organischen Ursachen auffinden lassen. Vor allem bei einem infantilen Uterus wird es wichtig sein, ein gewisses Wachstum schon frühzeitig zu erreichen. Da auch nach dem 18. Lebensjahre die Menarche spontan auftreten kann, ist ein Ingangkommen des Zyklus nicht immer als echter Therapieerfolg zu werten.

Bei der **sekundären** Amenorrhoe ist selbstverständlich eine bestehende Schwangerschaft auszuschließen. Eine Therapie sollte erst dann einsetzen, wenn die Amenorrhoe 6 Monate, mindestens aber 3 Monate bestanden hat. Es ist meist nicht nötig, eine echte Menstruationsschleimhaut künstlich aufzubauen, sondern es genügt, mit kleineren Hormondosen eine Blutung auszulösen. Man hat oft den Eindruck, hierdurch geradezu eine Sperre zu beseitigen, die das Ingangkommen zyklisch regelmäßiger, echter Menstruationsblutungen verhinderte. Sehr zweckmäßig ist es, zuerst einmal mit einer Basaltemperaturmessung zu beginnen. Sollte sich ein vielleicht auch nur gering ausgeprägter biphasischer Zyklus ergeben, so kann die geeignete Hormontherapie entsprechend dem sich neu anbahnenden Zyklus zeitgerecht erfolgen. In der Zwischenzeit, ehe eine spezifische Hormonbehandlung einsetzt, läßt sich sehr gut die notwendige Allgemeinbehandlung beginnen.

Allgemeine Behandlung

Eine sorgfältige Beachtung der natürlichen Lebensbedingungen ist von großer Wichtigkeit. Alles, was zur Schädigung des Körpers führen kann, ganz besonders ungenügender Schlaf, unzureichende oder einseitige Ernährung, körperliche und geistige Überanstrengung, mangelhafte Bewegung, Mißbrauch von Alkohol, Nikotin, Kaffee und Tee sind zu vermeiden. Hat man in früheren Zeiten eine Entwicklung bedauert, welche die jungen Mädchen in die Bahnen anstrengenden Studiums, gewerblicher und Fabrikberufe führte, vor einer Überschätzung der Frauenberufe gewarnt und gerade im Hinblick auf Störungen der Regeltätigkeit eine Rückkehr der Frau in die Häuslichkeit und zu „gesunden Lebensbedingungen" gefordert (G. Veit), so kann man heute, nach jahrzehntelangen Erfahrungen, sagen, daß durch das Berufsleben der Frau allein keineswegs Regelstörungen häufiger geworden sind. Unzweifelhaft aber wird eine bestehende Überarbeitung und Überanstrengung einer erfolgreichen Amenorrhoetherapie entgegenstehen, so daß im Einzelfalle auch an diese Dinge zu denken ist. Daneben wird man in einer in natürlichen Grenzen gelegenen gesunden Sportübung, besonders Gymnastik, im Wandern, Wintersport, Schwimmen, Rudern und Tennisspielen ebenso wie im mäßigen Radfahren unterstützende, den Körper zur harmonischen Arbeit zurückbringende Verfahren zu erblicken haben.

Diese allgemeinen Maßnahmen sollten nicht gering geschätzt werden. Sie führen freilich allein nur in der Minderzahl der Fälle zum Erfolge.

Präparate der Hormontherapie

Die Steroidhormone sind in ihrer chemischen Struktur bekannt (Butenandt, Doisy, Marrian). Ihre Herstellung erfolgt heute nicht mehr aus körpereigenen Flüssigkeiten oder Geweben, sondern synthetisch, wobei meist Cholesterin als Ausgangsprodukt dient. Die frühere Dosierung nach internationalen Einheiten ist unnötig geworden, seitdem die chemisch klar definierten Substanzen eine Gewichtsabmessung erlauben.

Die Wirksamkeit der einzelnen Steroidhormone hängt nicht allein von der Höhe der Dosierung ab, sondern ist auch bei verschiedenen Applikationsarten unterschiedlich. Oestradiol, Progesteron und Testosteron werden, enteral gegeben, durch die Magen-Darm-Pfortader-Leber-Passage inaktiviert. Sie müssen daher als reine Substanzen so verabfolgt werden, daß der Pfortaderkreislauf umgangen wird. Eine perkutane Gabe durch Einreibung von Salben oder öligen Lösungen ist zwar relativ gut wirksam, erlaubt aber keine exakte Dosierung. Die perlinguale und buccale Gabe von Lutschdragées und alkoholischen Lösungen ist ebenfalls nur ungenau dosierbar, zumal hier durch den Speichel eine unbekannte Menge verschluckt und damit unwirksam wird. Die lokale Applikation, intrauterin oder intravaginal, zeigt zwar die beste Wirkungsausbeute, ist aber für die Therapie von Blutungsstörungen praktisch ohne Bedeutung. Die genaueste Dosierung erlauben intramuskuläre Gaben. Da die reinen Wirkstoffe sehr schnell ausgeschieden werden, wurden schon frühzeitig Ester der Benzoe- und Dipropionsäure hergestellt, welche eine verlängerte Wirkungsdauer durch langsame Abspaltung der wirksamen Substanz ermöglichen, die im Mittel etwa 3 bis 6 Tage beträgt. In letzter Zeit sind einige neuere Esterverbindungen mit noch längerer Wirkungsdauer hergestellt worden. Außerdem haben sich für eine länger dauernde Wirkung Kristallsuspensionen eingebürgert. Hier ist die Wirkungsdauer von der Korngröße der einzelnen Kristalle abhängig. Für Progesteron fand ZANDER bei verschiedenen Anwendungsformen folgende Unterschiede, gemessen an der Ausscheidung des Pregnandiolkomplexes: Die Ausscheidungsdauer bei öliger Lösung i. m. betrug 3 bis 7 Tage und hatte ihr Maximum am ersten, spätestens am zweiten Tage. Bei Kristallsuspensionen mit einer Korngröße von staubartigen Partikeln bis zu 0,1 mm (Lutocyclin M) betrug die Ausscheidungsdauer 7 bis 14 Tage, mit einem Maximum am 3. Tage oder später. Die praktisch nur selten angewendete intravenöse Gabe von Progesteron (gelöst in besonderen Lösungsmitteln, da die Steroidhormone praktisch nicht wasserlöslich sind) zeigt bei hoher Ausscheidung am ersten Tage eine Ausscheidungsdauer bis zum 7. Tage. Der Unterschied zur öligen Lösung war lediglich aus einem schnelleren Abfall der Ausscheidungshöhe ersichtlich. Neben der daraus ablesbaren Wirkungsdauer im Organismus ist weiterhin wichtig, daß fast die gleiche Ausscheidungsdauer bei unterschiedlicher Dosierung erreicht wurde. Eine Erhöhung der Einzeldosis führt daher nicht zu einer längeren Wirkungsdauer, sondern der überschießende Betrag wird durch „Überlauf" ungenützt ausgeschieden. Auf Grund zahlreicher Untersuchungen und Erfahrungen gelten diese Unterschiede in der Wirkungsdauer bei den einzelnen Applikationsarten im großen und ganzen auch für die anderen Steroidhormone.

Von den Oestrogenen wird fast ausschließlich das Oestradiol therapeutisch angewendet. Bei der Kastratin läßt sich mit 25 bis 30 mg Oestradiolester i. m. das Endometrium zur Proliferation bringen. Perlingual oder buccal verabfolgt, benötigt man 60 bis 180 mg bei Lutschdragées und 180 mg bei alkoholischer Lösung. Im Aethinyloestradiol (HOHLWEG und INHOFFEN) liegt eine peroral wirksame Oestrogenverbindung vor, die außerordentlich wirksam ist. Bereits mit 2 bis 4 mg ist das Endometrium der Kastratin zur Proliferation zu bringen. Bei den länger wirksamen Estern bzw. den Kristallsuspensionen beträgt die Aufbaudosis 10 bis 20 mg. Der große Vorteil dieser Anwendungsform liegt darin, daß wiederholte Injektionen unnötig werden. Bei der Verwendung von Kristallsuspensionen muß eine genügend weite Kanüle (0,7 mm lichte

Weite) genommen werden. Die Suspension muß schnell in die Spritze aufgenommen und rasch i. m. injiziert werden, sonst bleiben die Kristalle in Spritze und Kanüle zurück. Das Kristall-Depot im Muskel wird von vielen Patientinnen ein bis zwei Tage lang etwas schmerzhaft empfunden.

Als die Oestrogene noch aus Körperflüssigkeiten extrahiert werden mußten und daher in der Herstellung teuer waren, fand DODDS in den Stilbenen in der Natur nicht vorkommende Stoffe mit oestrogener Wirksamkeit. In die Therapie hat sich das Diaethylstilboestrol und das Methylstilboestrol eingeführt. Die Wirkung gegenüber Oestradiol ist etwa doppelt so stark, so daß 0,5 mg Stilben etwa 1 mg Oestradiol entsprechen. Später sind als weitere synthetische Produkte das Dinoestrol und Hexoestrol hinzugekommen, die etwa genau so wirksam sind wie das natürliche Oestradiol. Diese Stoffe wirken peroral in gleicher Weise wie parenteral.

Von den Gestagenen wird das Corpus-luteum-Hormon Progesteron heute ebenfalls synthetisch aus Cholesterin aufgebaut. Nach neueren Untersuchungen beträgt die Dosis für die sekretorische Umwandlung des proliferierten Endometrium etwa 200 mg (OBER). Oral gegeben ist Progesteron unwirksam. An seine Stelle tritt das Anhydrooxyprogesteron (Pregneninolon). Es ist etwa $^1/_4$ bis $^1/_{10}$ so wirksam wie Progesteron.

Von den Androgenen wird hauptsächlich das Testosteron, das eigentliche männliche Sexualhormon. ebenfalls in Esterverbindungen verwendet. Bei Gaben, die 300 mg überschreiten, kommt es zu Virilisierungserscheinungen. Peroral ist das Methyltestosteron wirksam. Um vor allem die anabolische Wirkung der Androgene auszunutzen und eine virilisierende Wirkung möglichst zu vermeiden, hat das Methylandrostendiol Bedeutung gewonnen. Es ist peroral und intramuskulär wirksam. Die Ovulation soll mit 50 bis 100 mg täglich, peroral gegeben, unterdrückt werden (OBER).

Die Gonadotropine sind, wie bereits erwähnt, in ihrer chemischen Struktur noch nicht bekannt und können daher nur nach internationalen Einheiten dosiert werden. Als Präparate sind Serumgonadotropine vorhanden, die hauptsächlich FSH enthalten, während das Choriongonadotropin im wesentlichen aus LH besteht. Nach RYDBERG sind nur hochkonzentrierte Präparate brauchbar (s. weiter unten S. 24).

In der folgenden Übersicht sind die gebräuchlichsten standardisierten Hormonpräparate, nach ihrer Applikationsart unterteilt, aufgeführt. Die Mengenangaben hinter den Präparaten geben den Inhalt der Einzelampulle, Tabletten usw. an.

Oestrogene

Intramuskuläre Injektion:

Oestradiolbenzoat: *Menformon* 1 mg, 5 mg,
       Progynon B ol. 1 mg, 5 mg.
Oestradioldipropionat: *Orocyclin* 1 mg, 5 mg.

Stilbene:
    Stilboestrol: *Oestromon* 1 mg, 3 mg.
    Stilboestroldipropionat: *Cyren B* 0,5 mg, 2,5 mg.
    Dioxydiphenylhexan: *Hormoestrol* 1 mg, 5 mg.
    Hexoestrolphosphat: *Retalon aquosum* 1 mg, 5 mg.
    Hexoestroldipropionat: *Retalon ol.* 1 mg, 5 mg, 20 mg.

Längere Wirkungsdauer (2 bis 3 Wochen):
    Oestradiolmonobenzoat: *Ovocyclin M* (Kristallsusp.) 10 mg.
    Oestradiolvalerianat: *Progynon-Depot* (ölige Lösung) 10 mg.
    Oestradiolbenzoat: *Menformon-Emulsion* 10 mg.
    Oestradiolbutyrylacetat: *Follikosid* 1 mg, 5 mg.
    Dienoestroldiacetat: *Farmacyrol KS* (Kristallsusp.) 10 mg, 25 mg.
    Stilboestroldipropionat: *Cyren B* (Kristallsusp.) 2,5 mg, 5 mg.

Lange Wirkungsdauer (über 6 Wochen):
    Stilboestrol-Dimethylaether: *Depot-Cyren* 15 mg,
                                Depot-Oestromon 12 mg.

Oral-enteral:

Aethinyloestradiol:	*Eticyclin* 0,01 mg und 0,05 mg,
	Lynoral 0,01 mg und 0,05 mg,
	Progynon C 0,02 mg,
	Progynon M 0,2 mg.
Methyloestradiol:	*Follikosid* 0,05 mg.
Stilboestroldipropionat:	*Cyren B* 0,25 mg und 0,5 mg,
	Cyren S 10 mg.
Stilboestrol:	*Oestromon* 1 mg.
Dienoestroldiacetat:	*Farmacyrol* 0,1 mg, 0,5 mg, 2,0 mg,
	Oestroral 0,5 mg, 2,0 mg,
	Retalon 0,25 mg.
Dioxydiphenylhexan:	*Hormoestrol* 1 mg, 5 mg.

Buccale-perlinguale Gabe:

Dragees oder alkoholische Lösung *(Menformon, Progynon, Ovocyclin, Farmacyrol)*.

Salben oder Vaginaltabletten: *Cyren A, Cyren B, Menformon, Progynon, Oestromon, Farmacyrol.*

Implantate:

Oestradiol:	*Menformon* 20 mg,
	Ovocyclin 20 mg,
	Progynon 10 mg, 20 mg.
Stilboestrol:	*Cyren A* 5 mg, 10 mg, 25 mg.
Hexoestroldiacetat:	*Retalon* 10 mg.

Gestagene (Corpus-luteum-Hormon)

Intramuskulär:

Progesteron: *Lutocyclin* 5 mg, 10 mg (i. v. 20 mg),
               Lutren 5 mg, 10 mg,
               Progestin 5 mg, 10 mg, 25 mg,
               Proluton 5 mg, 10 mg (i. v. 20 mg),
               Luteosan 5 mg, 10 mg,
               Luteosteron 2 mg, 5 mg.

Depotpräparate:
      Progesteron-Kristallsusp.: *Lutren* 50 mg,
                      Lutocyclin M 50 mg,
                      Luteosan 30 mg, 50 mg,
                      Flavolutan 30 mg, 50 mg.
      Emulsion: *Progestin* 5 mg, 10 mg, 25 mg.
      Oxyprogesteronkapronat — ölige Lösung:
                      Proluton-Depot 65 mg, 125 mg.

Oral:
  Pregneninolon (Anhydro-oxy-progesteron): *Proluton C* 5 mg,
                      Progestoral 5 mg, 10 mg,
                      25 mg,
                      Lutocyclin 5 mg.

Implantate: *Proluton, Lutocyclin* 100 mg,
          Flavolutan 50 mg, 100 mg.

Androgene

Intramuskulär:
  Testosteronpropionat:
      Androteston 10 mg, 25 mg, 50 mg,
      Anertan 10 mg, 25 mg,
      Perandren 10 mg, 25 mg,
      Testoviron 10 mg, 25 mg.

  Depotpräparate:
    Testosteronphenylpropionat:
      Androteston P. P. 25 mg, 50 mg.
    Testosteronisobutyrat:
      Perandren M (Kristallsusp.) 50 mg.
    Testosteronoenanthat:
      Testoviron-Depot 250 mg (und Test. prop. 50 mg, 100 mg).
    Testosteronpropionat:
      Anertan (Kristallsusp.) 30 mg, 50 mg.
  Methylandrostendiol:
      Methylandrostendiol „Schering" (Kristallsusp.) 500 mg,
      Androteston M 25 mg/ccm,
      Notandron (Kristallsusp.) 50 mg,
      Protandren (Kristallsusp.) 50 mg/ccm.

Buccal-oral:
  Methyltestosteron:
      Tabl. *Anertan* 5 mg,
      Testoviron 2 mg, 5 mg,
      Androteston 5 mg, 10 mg, 25 mg,
      Perandren 5 mg.
  Methylandrostendiol:
      „Schering" 25 mg,
      Notandron 25 mg,
      Androteston M 10 mg, 25 mg,
      Neosteron 25 mg,
      Protandron 25 mg,
      Methandrol 25 mg.

Implantate:
  Testosteron:

      Perandren, Testoviron, Androteston 100 mg,
      Anertan 20 mg, 50 mg, 100 mg.

Gonadotropine

Serumgonadotropin (hauptsächlich FSH):
  i. m. *Anteron* 1000 I. E., 5000 I. E.,
      Predalon „S" 200 bis 1000 I. E.,
      Antex Leo,
      Equoman „Mack" 300 I. E., 1000 I. E.
Choriongonadotropin (LH):
      Primogonyl 300 I. E., 1000 I. E.,
      Predalon 500 I. E., 1500 I. E., 5000 I. E.,
      Physex-Leo,
      Prolan 100 I. E., 500 I. E., 2000 I. E.,
      Praepitin 500 R. E., 2000 R. E.

Kombinationspräparate

Oestrogene und Progesteron:

Di-Pro: Amp. 2,5 mg Oestradiolbenzoat + 12,5 mg Progesteron,
Tabl. 0,01 mg Aethinyloestradiol + 10 mg Pregneninolon.

Duogynon: Amp. 2,0 mg Oestradiolbenzoat + 20 mg Progesteron.

Promensin: Amp. 1,0 mg Diaethylstilboestrol + 20 mg Progesteron.

Primosiston: Amp. 10,0 mg Oestradiolbenzoat + 125 mg Oxyprogesteronkapronat.

Oestrogene und Androgene:

Estandron: Amp. 0,5 mg Oestradiolmonobenzoat + 10,0 mg Testosteronpropionat,
Tabl. 0,004 mg Aethinyloestradiol + 4,0 mg Methyltestosteron.

Farmatest: Tabl. 0,1 mg Dinoestroldiacetat + 2,0 mg Methyltestosteron.

Femandren: Tabl. 0,005 mg Aethinyloestradiol + 2,5 mg Methyltestosteron.

Femandren M: Amp. 2,5 mg Oestradiolmonobenzoat + 50,0 mg Testosteron-
isobutyrat.

Klimanosid: Tabl. 0,005 mg Methyloestradiol + 3,0 mg Methyltestosteron.

Lynandron: Tabl. 0,004 mg Aethinyloestradiol + 4,0 mg Methyltestosteron,
Amp. 0,5 mg Oestradiolbenzoat + 10,0 mg Testosteronpropionat.

Primodian: Tabl. 0,002 mg Aethinyloestradiol + 4,0 mg Methyltestosteron.

Primodian-   Amp. 4,0 mg Oestradiolvalerianat + 65,0 mg Testosteron-
Depot: oenanthat.

Androgene und Progesteron:

Testoluton: Amp. 15,0 mg (oder 25,0 mg) Testosteronpropionat + 10,0 mg
Progesteron.

Für die Therapie mit diesen Hormonpräparaten sei dringend empfohlen, nicht wahllos mal das eine, dann das andere Präparat zu nehmen, sondern sich auf ganz bestimmte Präparate zu beschränken. Die verschiedenen Ester unterscheiden sich in ihrer Wirkungsdauer ganz beträchtlich, dementsprechend ist ihre Wirkung auch verschieden stark. Erst bei häufigerer Anwendung des gleichen Präparates lernt man dessen Eigenarten kennen und dementsprechend therapeutisch nutzen.

Die hormonale Therapie der Amenorrhoe

Um hormonal eine Blutung auszulösen, sind zwei Wege möglich. Einmal wird ein regelrechter Aufbau und eine sekretorische Umwandlung des Endometrium erreicht, zum anderen läßt sich mit kleineren Mengen eine Abbruchblutung erzeugen, ohne daß das Endometrium vollwertig aufgebaut und umgewandelt ist. Bei der primären Amenorrhoe geht man zweckmäßigerweise im Sinne der Substitutionstherapie vor. Da durch den Follikelhormonmangel meist auch der Uterus atrophisch ist und die gegebenen Follikelhormonmengen weitgehend im intermediären Stoffwechsel und für die Turgeszierung des Uterus verbraucht werden, ist es zweckmäßig, zuerst nur mit Follikelhormon allein vorzubehandeln. Man gibt, auf 20 Tage verteilt, jeden 5. Tag 5 mg *Oestradiolbenzoat* oder 2 bis 3 mg *Diaethylstilboestrolester*. Nach einer Pause von jeweils einer Woche wird diese Aufbaudosis drei- bis fünfmal wiederholt. Für den regelrechten menstruellen Aufbau mit allen histologischen und histochemischen Zeichen, der entsprechenden biphasischen Temperaturkurve und der Pregnandiolausscheidung in üblicher Höhe hat sich bei der Kastratin nach OBER und WEBER folgende Dosierung als ausreichend erwiesen: Vom 1. bis 8. Tage täglich 2 mg *Oestradioldipropionat*, vom 9. bis 14. Tage täglich 5 mg, vom 15. bis 20. Tage je 2,5 mg, vom 21. bis 24. Tage je 1 mg. Die zusätzliche *Progesterondosis* beträgt am 15. Tage 10 mg, am 16. Tage 30 mg und vom 17. bis 24. Tage je 20 mg, insgesamt 200 mg *Progesteron* i. m. Diese Dosierung ahmt die wechselnde Höhe beider Hormone entsprechend den Zyklustagen weitgehend nach. Die täglichen Injektionen sind aber zeitraubend und für die Patientin unangenehm. Man kann statt dessen jeweils jeden 5. Tag je 5 mg *Oestradiolester* geben, oder 2 bis 3 mg *Stilbenester*. Die *Progesterondosis* von 200 mg ist entsprechend obigen Angaben vom 15. bis 24. Tage zu verteilen. Bei Verwendung von länger wirkenden Estern *(Oestradiolvalerianat)* genügen 2 Injektionen zu je 10 mg, oder man verabfolgt 10 mg *Oestradiolkristallsuspension*. Statt der Injektion kann auch das oral wirksame *Aethinyloestradiol* für 24 Tage mit 0,1 bis 0,2 mg täglich verabfolgt werden. Auch bei *Progesterongaben* lassen sich die Einzelinjektionen durch Verwendung von *Progesteronkristallsuspensionen* (100 bis 200 mg) oder mit *Oxyprogesteronkapronat* (125 mg) ersetzen. Im Gegensatz zu dem früheren KAUFMANNschen Schema ist demnach die Progesterondosis auf 100 bis 200 mg zu erhöhen und außerdem zugleich mit der Progesterondosis eine zusätzliche Follikelhormondosis von etwa 10 mg zu geben. Vorausgesetzt, daß das Endometrium überhaupt reagieren kann (s. S. 8), kommt es mit diesen Dosen zu einer echten menstruellen Abbruchblutung. Dieser künstliche Schleimhautaufbau ist bei primärer Amenorrhoe 2- bis 3mal zu wiederholen. Dann soll nicht mit der Behandlung abgebrochen, sondern mit den halben Dosen noch 2- bis 3mal nachbehandelt werden. Es ist sehr nützlich, an Hand der laufend geführten Basaltemperaturkurven das Ergebnis dieser Behandlung und das eventuelle Ingangkommen eines spontanen Zyklus zu kontrollieren.

Es hatte sich schon frühzeitig erwiesen, daß auch mit geringeren Dosen eine Blutung zu erzielen ist. Man hatte dabei geglaubt, daß vor allem bei den Fällen einer sekundären Amenorrhoe eine gewisse Hormonmenge schon vorhanden ist, die nur für einen normalen Zyklus nicht ausreicht und daher einer zusätzlichen Hormondosis bedürfe. So plausibel diese Erklärung auch erscheint, haben wir bisher keinen sicheren Beweis für ihre Richtigkeit. Daß es auch bei geringeren Hormondosen zu einer Blutung kommen kann, läßt sich durch das Prinzip der oben beschriebenen Abbruchblutung (s. S. 2) erklären. Die histologische Kontrolle bei derartigen Fällen beweist, daß es nach vorheriger geringer Dosierung von Follikelhormon oder Progesteron zwar zu einem blutigen Zerfall der Schleimhaut kommt, diese Schleimhaut aber nicht alle Kriterien einer echten Menstruationsschleimhaut aufweist. Durch solche Abbruchblutungen gelingt es aber bei der sekundären Amenorrhoe, eine Art „Starter"-Wirkung zu erzielen, da es meist im Anschluß an die Abbruchblutung spontan zu regelmäßigen zyklischen Blutungen kommt. Am einfachsten gibt man zu diesem Zwecke eine *Oestradiolkristallsuspension* von 10 mg zusammen mit einer *Progesteronkristallsuspension* von 100 mg. Eventuell reichen auch geringere Dosen, 1 mg *Oestradiolester* und 10 mg *Progesteron*, jeweils 4 Tage hintereinander gegeben. Die Blutung ist bei letzterer Dosierung nach 70 bis 110 Stunden zu erwarten. Auch eine Einzelinjektion von 2 mg *Oestradiolester* und 20 mg *Progesteron* kann den gleichen Effekt erzielen.

Die Verwendung von Kristallimplantaten ist bei vorhandenem Uterus nicht zweckmäßig. Die wirksamen Mengen, die vom Implantat resorbiert werden, sind, je nach der Größe des Implantates, unterschiedlich. Ein gleichmäßiger, langsam abfallender Follikelhormonspiegel ist aber unphysiologisch. Lediglich in Fällen mit ovarieller Agenesie oder Hypogenesie kann es ausnahmsweise einmal zweckmäßig sein, damit eine Ausbildung der sekundären Geschlechtsmerkmale zu erreichen. In diesen seltenen Fällen erscheint es vertretbar, die Kristallimplantate von *Oestradiol* oder *Stilben* zu verwenden. Um eine Hyperplasieblutung hierbei zu vermeiden, gibt man monatlich 10 Tage lang je 50 mg *Pregneninolon*.

Da die Produktion der ovariellen Hormone durch die Gonadotropine gesteuert wird, hat man wiederholt versucht, durch therapeutische Gaben von Gonadotropin den gleichen Stimulationseffekt auf das Ovar auszuüben. Nach RYDBERG soll dies mit hochkonzentrierten Präparaten gelingen. Er empfiehlt, *Serumgonadotropin*, je 3000 I. E., 5 Tage lang zu geben und anschließend 3mal jeden 2. Tag 1500 I. E. *Choriongonado-*

tropin. Viele Untersucher haben aber auch mit diesen Mengen keine ausreichenden Erfolge erzielen können. Es bleibt abzuwarten, ob durch bessere Präparate späterhin mehr erreicht werden kann. Die Bildung von Antihormonen bei der Behandlung mit Gonadotropinen ist besonders bei artfremden Präparaten möglich. Ist eine Behandlungsserie ohne therapeutischen Erfolg geblieben, so kann nach den Erfahrungen von ÖSTERGAARD und HAMBURGER ohne Risiko ein zweiter Therapieversuch gemacht werden. Bei weiteren Behandlungsserien aber muß unbedingt das Blut auf den Gehalt an Antihormonen untersucht werden. Im positiven Falle unterbleibt eine weitere Behandlung bis zum Verschwinden der Antihormone, was 2 bis 5 Monate dauern kann.

Zusätzlich zu der Behandlung mit ovariellen Hormonen können oftmals erfolgreich Schilddrüsenpräparate gegeben werden. Die individuell unterschiedliche Toleranzgrenze darf aber nicht überschritten werden.

Mit *Prostigmin*, 3 Tage hintereinander 0,5 bis 1 mg i. m., lassen sich manchmal Blutungen auslösen, die bei sekundärer funktioneller Amenorrhoe ebenfalls als „Starter" wirken können (SOSKIN). Die Gabe von Prostigmin hat sich aber bei vorhandener Gravidität als nicht ungefährlich erwiesen. Eine Schwangerschaft muß daher mit völliger Sicherheit ausgeschlossen werden. Die Gabe von ovariellen Hormonen, insbesondere von Follikelhormon, ist indessen — entgegen manchen auch heute noch verbreiteten Vorstellungen — ohne abortive Wirkung. Man kann sogar die Kombinationsgabe von *Follikelhormon* und *Progesteron* im Verhältnis 1 : 10 oder auch die alleinige Gabe von 50 mg Progesteron (GEDIZ) als eine Art Schwangerschaftstest verwenden. Kommt es nach dieser Hormongabe nicht zu einer Abbruchblutung, so ist eine Gravidität äußerst wahrscheinlich.

Die Implantation von *Kalbshypophysen* oder die Verwendung von *Frischzellen* ist bei primärer Amenorrhoe wiederholt empfohlen worden. Die Anwendung erscheint sehr problematisch, da eine solche Implantation immer nur einen kurzfristigen Anstoß durch die in dem Frischgewebe äußerst geringen Hormonmengen geben kann. Der nachhaltige psychische Effekt ist aber in einzelnen Fällen recht nützlich.

Nichthormonale medikamentöse Therapie der Amenorrhoe

Bei der oftmals schwer zu entscheidenden Frage, ob eine Amenorrhoe überhaupt behandelt werden sollte, und bei den wechselnden Erfolgen einer zielgerechten hormonalen Therapie, soweit es sich um das weitere Ingangbleiben eines spontanen Zyklus handelt, erscheint es vertretbar, auch einige frühere Behandlungsmethoden zu erwähnen, die in dem einen oder anderen Falle auch heute noch zweckmäßig sein können. Gerade in den Fällen, in denen sich ein psychischer Schaden von dem organischen nur schwer trennen läßt, können so manche Medikamente unterstützend und „heilend" wirken, ohne daß wir eine plausible Erklärung in pharmakologischer Hinsicht haben. Dies gilt nicht allein für die Amenorrhoe, sondern ebenso für die Behandlung der Dysmenorrhoe (s. S. 73) und die Therapie klimakterischer Ausfallserscheinungen

(s. S. 92). Für die Bewertung dieser Suggestivtherapie hat der Pharmakologe Kuschinsky erst kürzlich folgende Worte geprägt: „. . . Man kann einwenden, daß es dem Patienten gleichgültig ist, ob er durch Suggestion oder durch eine pharmakologische Wirkung geheilt wird. Das ist richtig vom Standpunkt des Patienten, aber es ist nicht richtig vom Standpunkt der wissenschaftlichen Beurteilung eines Medikaments. Der Arzt muß sich einerseits im klaren darüber sein, welche pharmakologischen Wirkungen das Arzneimittel hat, anderseits muß er bereit sein, eventuell auch Suggestivwirkungen zu Hilfe zu nehmen. Er muß aber wissen, durch welche Methode er eine Heilung oder Besserung herbeigeführt hat. Sonst besteht die Gefahr, daß er nach einiger Zeit auch die Suggestivwirkung für pharmakologische Wirkungen hält. Die wissenschaftlichen Grundlagen seiner Therapie würden dann verlorengehen."

Die Wirkung der Emmenagoga, die vor der Hormonära die hauptsächlichen Mittel der Amenorrhoebehandlung waren, soll sich angeblich durch eine reflektorische Hyperämie der weiblichen Geschlechtsorgane vom Dickdarm her erklären, eine spezifische Wirkung auf Ovar oder Endometrium besteht jedenfalls nicht. Hauptvertreter dieser Gruppe ist die *Aloe*. Sie wird meist in Verbindung mit Eisen als *Pilulae aloeticae ferratae* F. M. B. oder nach dem Rezept:

> 1. Ferr. sulfuric. sicc. Aloes . aa 5,0
> Spirit. sap. qu. s. ut. f.
> pil. Nr. C
> D. S. 3mal tgl. nach den Hauptmahl-
> zeiten 1—2 Pillen

oder:

> 2. Ferri phosphor. oxydulati ... 4,5
> Acidi ascorbini 0,6
> Extract. Aloes 6,0
> M. f. pil. Nr. LX

gegeben. Andere Drastica und ätherische Öle, wie *Apiol* und ähnliche Volksabortiva, dürften heute nicht mehr vertretbar sein.

Eine andere Frage ist, ob man bei großen Schwächezuständen, in der Rekonvaleszenz, bei chronischen Anämien, die mit einer Amenorrhoe verbunden sein können, nicht besser fährt, zuerst einmal den Allgemeinzustand zu heben. Die menstruellen Blutungen werden sich dann meist auch ohne eine spezifische Hormontherapie wieder einstellen.

Bei den Anämien muß man sich durch das Blutbild zuerst einmal genauen Aufschluß darüber verschaffen, ob eine hyperchrome oder eine hypochrome Anämie besteht. Bei der hyperchromen Anämie ist die Behandlung mit Leberextrakten, die heute ausschließlich durch Fabrikpräparate, wie *Campolon, Hepatrat, Neo-Hepatrat, Pernaemyl* und *Pernical*, gegeben werden, die Methode der Wahl. Zusätzlich sind Vitamin B_{12}-Gaben günstig, die als *Cytobion, B_{12} Siegfried, Docigram, Dociton, Hepanovin, Iloban* als reine B_{12}-Präparate oder als Kombinationspräparate mit anderen Vitamin B-Gruppen, mit Leberextrakten sowie mit Folsäure kombiniert zur Verfügung stehen. Eine Behandlung mit Folsäure, die als *Folsan* und *Folinor* auch in reiner Substanz zur Verfügung steht, darf keine Dauerbehandlung sein. Die neurologischen Erscheinungen werden durch Folsäuregaben verstärkt und erfordern zusätzlich Vitamin B_1-Gaben mit den Präparaten *Betabion, Betaxin* oder *Benerva*. Kombinationsgaben von Vitamin B_{12} mit Folsäure stehen im *Eryfol* und *Rubrozyt* zur Verfügung.

Die alte Eisentherapie ist nur bei hypochromen Anämien und nachweisbarem Eisenmangel sinnvoll (Bestimmung des Serumeisens). Während die Chlorose kaum mehr zur Beobachtung kommt, werden essentielle Formen der hypochromen Anämie im Sinne der achylischen Chloranämie häufiger. Die früher viel angewendeten *Blaudschen Pillen* enthalten relativ geringe Eisenmengen und werden heute meist durch Fabrikpräparate, wie *Ferrostabil*, 3mal täglich 2 Dragees, oder zweiwertige Ferroverbindungen mit Vitamin C, wie *Ferro 66, Ferrodox, Ferroredoxon, Ferrocid, C Ferro* (täglich 1 bis 2 Pastillen bzw. 3mal täglich 15 Tropfen). ersetzt. Eisengaben sollten peroral immer im Anschluß an die Mahlzeiten gegeben werden, da sonst leicht Unverträglichkeiten vom Magentrakt her auftreten können. Man kann der Magenreizung durch zusätzliches Nachtrinken einer Salzsäure-Pepsin-Lösung, etwa nach folgender Verordnung, begegnen:

> 3. Acid. muriatic. dilut.
>   Pepsin, germanic. . . . . . aa 10,0
>   Aqu. font. ad   200,0
> D. S. Nach jeder Eiseneinnahme ein
> Kaffeelöffel voll in $^1/_2$ Glas Wasser.

In Rezeptform ist auch folgende Eisengabe günstig:

> 4. Ferr. phosphor. oxydulati . . . 9,0
>   Acidi ascorbini 0,6
>   Extract. faeces sic. 9,0
>   Extract. faeces spiss. q. s. f. pil.
>   Nr. LX
> M. D. S. Täglich 1—2 Pillen.

Bei erschwerter Eisenresorption, die durch einen Apoferritinmangel bedingt sein kann, sind intravenöse Eisengaben von *Ferronascin, Ferritrat, Ferrlecit* und *Ferrovit* günstig. Oftmals empfiehlt sich, zuerst mit intravenösen Eisengaben zu behandeln, wobei man am besten mit kleineren Dosen zu 20 mg Ferrieisen beginnt. Intravenöse Eisengaben müssen unter sorgfältiger Kontrolle erfolgen, da Überdosierungen möglich sind. während bei peroralen Gaben zuviel dosiertes Eisen nicht vom Körper aufgenommen wird. Im Anschluß an die parenterale Eisengabe lassen sich die genannten peroralen Eisenpräparate mit gutem Erfolg verwenden. Hier sei auch die sehr günstige Verbindung mit dem Vitamin B-Komplex als *Plastulen* (3- bis 4mal täglich 1 Plastule) erwähnt. Auch die Verbindung mit Kobalt als *Ferrokobalt* und bei eisenrefraktären Fällen auch Kobalt allein in Form des *Cobaltin forte* oder *Cobalt Nordmark* sind zu empfehlen. In Zusammenhang mit einer Eisentherapie ist eine Lebertherapie sinnlos, da entweder die eine oder andere Gruppe indiziert ist. aber niemals beide zugleich. Bei anämischen Zuständen und auch in der Rekonvaleszenz seien dagegen noch die Arsengaben erwähnt. Arsen wird entweder allein als *Tinctura Fowleri* oder in Verbindung mit Eisen:

5. Solution. arsenical. Fowleri
 (Liquor Kal. arsenicos.)
 Tct. Ferri pomat ...... aa 15,0
D. S. Nach dem Mittag- und Abend-
essen von je 3—15 Tropfen anstei-
gend.

6. Ferr. reduct. 5,0
 Acid. arsenicos 0,2
 Pulv. et extract. Liquirit. qu. s.
 u. f. pil. Nr. C
D. S. Von 1—4 Pillen täglich an-
 steigend

gegeben. Bei Eisenmangelanämien sollen Arsengaben die Wirkung der Eisengaben fördern. Die früher üblichen Verfahren, die Arsenmedikation in steigenden Dosen und später mit fallenden Dosen durchzuführen, beruht nach KRAYER und KIESE auf der irrigen Vorstellung über die Bedeutung der „Arsengewöhnung". Berechtigt ist nach ihnen lediglich ein vorsichtiges Beginnen mit der Arsenverabreichung, um die Verträglichkeit zu berücksichtigen. Die Tagesmengen liegen etwa bei 5 bis 10 mg. Eine gewisse Vorsicht vor einer kumulativen Arsenikvergiftung ist jedoch geboten. Als Fabrikpräparate stehen *Solarson* und *Tonarsan* zur Verfügung, als Kombinationspräparat mit Strychnin das *Optarson*. Außerdem seien noch das *Arsenferratin*, die *Arsenferrin-Tektoletten* und die *Arsenfeometten* u. a. erwähnt.

Zur Kräftigung des Allgemeinzustandes können in einzelnen Fällen auch Kuraufenthalte nützlich sein, wie die Stahlbäder Pyrmont, Schwalbach, St. Moritz, sowie die alkalisch-salinischen Eisenwässer Pyrawarth, Tatzmannsdorf, Elster und Tarasp; sie erfreuen sich in dieser Hinsicht eines guten Rufes. Neben den Trinkkuren gebraucht man auch Badekuren, in den Stahlbädern mit Eisenwasser, bei den alkalisch-salinischen Eisenwassern als Moorbäder. Bei Erschöpfungszuständen, verbunden mit starker Abmagerung, können Mastliegekuren in Verbindung mit Insulin und Traubenzuckergaben (5 bis 10 Einheiten Insulin und 40 bis 100 g Traubenzucker) günstig sein. Durch die Traubenzuckergaben wird der Appetit erheblich gesteigert, so daß eine Gewichtszunahme leichter möglich ist.

Bei bestehender Fettsucht und Amenorrhoe wird man zweckmäßigerweise die Fettsucht behandeln, bei deren Besserung die Amenorrhoe meist von selbst verschwinden wird. Die Behandlung einer Fettsucht, nicht nur für die Amenorrhoe, sondern auch für alle anderen Fettsuchtsfälle, hat grundsätzlich primär bei der Diät einzusetzen. Alle medikamentösen und physikalischen Behandlungen können die diätetische Therapie nur ergänzen. Die Nahrungszufuhr muß verringert werden, ohne daß ein Stickstoffverlust eintritt; auch ein Hungergefühl soll möglichst nicht aufkommen. Man erreicht das nach BAHNER am besten durch eine eiweißreiche Kost, die 80 bis 120 g Eiweiß enthält. Der zusätzliche Kalorienbedarf soll nach BAHNER im Gegensatz zu manchen anderen Anschauungen besser durch Fett als durch Kohlenhydrate gedeckt werden, da Fett wegen seiner längeren Verweildauer im Magen ein besseres Sättigungsgefühl gewährt. Reichlich Gemüse und Salate sind zur Volumenvermehrung und nicht zuletzt zur Verbesserung der Darmperistaltik hinzuzugeben. Vermieden werden sollen Zucker, auch in

Kaffee oder Tee, Süßigkeiten, Schokolade und Schlagsahne, gezuckerte Kompotte, Marmelade und Honig, Kuchen, Keks, Mehlspeisen, Teigwaren und Nährmittel, Hülsenfrüchte, Pudding mit Mondamin sowie Mehlsoßen an Gemüse. Dagegen können Fleisch, auch Schweinefleisch ohne Fett, Fisch, aber keine fetten Heringe oder Aal, Eier, magere Käsesorten und Quark in großen Mengen gegeben werden. Von Obst kann $^1/_2$ Pfund täglich verabfolgt werden, aber keine Feigen, Datteln, Bananen oder Nüsse. Salz und scharfe Gewürze sind zu vermeiden. Es sollen drei ausreichende Mahlzeiten genommen werden, zwischen den Mahlzeiten aber darf nicht das geringste genossen werden. Bei Durst nur Kaffee, Tee oder Sprudel, aber kein Apfelsaft oder andere süße Obstsäfte, ebenso möglichst wenig alkoholische Getränke. So vorteilhaft eine körperliche Bewegung ist, soll man ihren Einfluß doch nicht überschätzen. Nach BAHNER spart ein einstündiger Spaziergang nur ein halbes Frühstück ein, verdoppelt aber dafür den Appetit. Die medikamentöse Therapie der Fettsucht ist, wie schon ausgeführt, rein sekundärer Natur. Sie kann keinesfalls die diätetische Behandlung ersetzen. Die früher so beliebte Schilddrüsentherapie ist nur bei einem Verdacht auf eine Hypothyreose heute gerechtfertigt. Sie sollte ohne eine Grundumsatzbestimmung überhaupt nicht mehr durchgeführt werden. Ist eine Schilddrüsenhormonbehandlung angezeigt, wird man vorsichtig mit *Thyroxin*, täglich 0,5 bis 1,0 mg, bei sorgfältigster Beobachtung thyreotoxischer Symptome, wie Herzklopfen, Zittern und Schwitzen, behandeln. Statt *Thyroxin* kann auch das *Thyreoidin* oder *Elityran* verwendet werden. Die Kombination mit Hypophysenvorderlappenpräparaten ging von der irrigen Vorstellung aus, daß der Fettsucht eine hypophysäre Schädigung zugrunde liege. Da die Schilddrüsenpräparate eine vermehrte Wasserausscheidung verursachen, sind sie bei pathologischer Wasserspeicherung allein oder mit anderen Diureticis günstig. Bei der Fettsucht ohne Hypothyreose wird durch die vermehrte Diurese aber nur ein Gewichtsabfall vorgetäuscht, der noch dazu nur kurzfristig bestehen bleibt. Weiterhin haben sich zur Minderung des Appetits die Weckamine bewährt. Besonders ein adrenalinähnlicher Stoff ohne sympathicomimetische Eigenschaften, das *Preludin* (Phenylmethyltetrahydrooxazinhydrochlorid), hat sich als günstig erwiesen. Morgens und mittags werden täglich vor der Mahlzeit je $^1/_2$ bis 1 Tablette gegeben. Die *Preludin*gabe soll nur unter genauer ärztlicher Kontrolle durchgeführt und auf einige Wochen beschränkt werden. Es besteht nämlich eine gewisse Gewöhnungsgefahr, da *Preludin* wie andere Weckamine (z. B. *Pervitin*) — von denen es sich chemisch ableitet, ohne die gleichen Kreislaufwirkungen zu besitzen — ebenfalls eine euphorische Wirkung besitzt, die bei dafür prädestinierten Personen zur Sucht führen kann. Als weitere Medikamente wären noch die *Hydantoine* zu nennen, die ebenfalls den Appetit beeinflussen. Als Präparat steht das *Pesomin* zur Verfügung. Das *Vencipon*, das Ephedrin mit Phenolphthalein als Abführmittel kombiniert, ist ebenfalls zur Unterstützung der diätetischen Behandlung geeignet.

Physikalische Behandlung

Die früher geübte physikalische Behandlung der Amenorrhoe ist heute nicht mehr vertretbar. Die heißen Scheidenspülungen oder heißen Sitzbäder, ebenso wie kurze kalte Sitzbäder und kalte Abspülungen werden zweifellos die Blutverteilung verändern und können zu einer reaktiven Hyperämie in den Bauchorganen führen. Von einer ätiologischen Beeinflussung kann aber nicht gesprochen werden. Auch die manchmal günstigen Erfolge von Badekuren in den verschiedensten Bädern sind zwar bei Erschöpfungszuständen und in der Rekonvaleszenz zur Hebung des Allgemeinbefindens günstig und sollten entsprechend genutzt werden. Man darf sich aber von solchen Kuren nicht zuviel versprechen. Eine „stimulierende" Röntgenbestrahlung von Ovar und Hypophyse ist gänzlich abzulehnen. Die Kurzwellendurchflutung wird zwar keinen Schaden anrichten, ein Effekt, außer dem psychischen, ist aber kaum denkbar. Zumindest erscheint es unsicher, ob eine reaktive Hyperämie des Ovar zur Follikelreifung führen kann. Eine ähnliche Beeinflussung versprechen sich manche durch die Bindegewebsmassage nach KOHLRAUSCH, DICKE-LEUBE. Es werden mit der entsprechenden Technik die zugehörigen HEADschen Zonen — Trigonum lumbale, Ileosacralgelenke, Tubera ischii — massiert, über den kuti-visceralen Reflexbogen soll eine Hyperämie des Ovar erzielt werden.

Chirurgische Lokalbehandlung

Ehe eine hormonale zweckgerichtete Behandlung möglich war, hatte man auch erlebt, daß schon die Sondierung des Cavum uteri oder eine Curettage allein genügt, um den Zyklus wieder in Gang zu bringen. Es ist nicht ganz von der Hand zu weisen, daß man durch diese Methoden einen ähnlichen Mechanismus auslösen kann wie bei der „Starter"-Behandlung mit relativ kleinen Follikelhormon- und Progesterongaben. Als alleinige Therapie dürfte diese Behandlungsmethode ebenso wie die Scarifikation der Portio und die Saugglockenbehandlung der Portio überholt sein.

Prognose der Amenorrhoe

Die Prognose einer primären Amenorrhoe ist von vornherein schlecht. Kommt der Zyklus bis zum 20. Lebensjahr spontan oder als Folge einer bereits durchgeführten Hormonbehandlung nicht in Gang, so ist kaum mit einer Heilung zu rechnen.

Bei der sekundären Amenorrhoe ist die Prognose wesentlich besser, vor allem wenn diese Amenorrhoen zwischen dem 18. und 33. Lebensjahr auftreten. Bei jungen Mädchen vor dem 18. Lebensjahr sind oft pluriglanduläre Störungen und Fehlentwicklungen die Ursache und verschlechtern die Prognose. Nach dem 34. Lebensjahr kann ein frühzeitiges Klimakterium, ein Erlöschen der Ansprechbarkeit des Ovar auf die Gonadotropine, ebenfalls die Therapieaussichten verschlechtern.

Pseudoamenorrhoe

Jene Form der Pseudoamenorrhoe, die durch die sogenannten Gynatresien (Verschluß des Hymens, der Scheide oder des Collum uteri) veranlaßt wird, kommt dem praktischen Arzt am häufigsten in Form der Atresia hymenalis unter. Wenn die Eröffnung des verschlossenen Hymens, hinter dem das in der Scheide angesammelte Blut blau durchschimmert, auch technisch zu den einfachsten Eingriffen gehört, so kann sie doch deswegen gefährlich sein, weil infolge mächtiger Blutansammlung nicht bloß ein Haematokolpos, sondern auch eine Haematometra bestehen kann, ja sogar Haematosalpingen sich ausgebildet haben können, ein Zustand, der immer die Gefahr der Peritonitis in sich birgt. Darum ist die Operation für den praktischen Arzt nicht empfehlenswert und darf, wenn sie von ihm ausgeführt wird, keinesfalls ambulatorisch gemacht werden. Insbesondere ist jedes Drücken am Bauche während der Ablassung des Blutes unbedingt zu unterlassen. Die Einführung eines dicken Gummidrains durch den eröffneten Hymen und seine Befestigung mit einigen Catgutnähten hielt KAHR für notwendig, um dem Blut ungehindert Abfluß zu verschaffen. Der Abfluß ist aber ohnehin durch die Eröffnung des Hymens gewährleistet und ein Drain fördert nur die Gefahr der Ascension, so daß man besser darauf verzichtet. Zur Infektionsprophylaxe genügen meist Penicillin- oder Penicillin-Streptomycin-Gaben; hierzu S. 141 ff. und S. 178.

Über Pseudoamenorrhoen infolge Atresien der Scheide nach Infektionskrankheiten, Verbrennungen und Verätzungen ist bei den Stenosen der Scheide (s. S. 131) das Nötige ausgeführt.

Pseudoamenorrhoe infolge Zerstörung des Endometrium, wie sie durch Tuberkulose, Verätzung und Verbrennung des Uterus durch Chemikalien, wie Chlorzink, Salpetersäure, Atmokausis, aber auch durch zu energische Abrasio mucosae besonders mit scharfer Curette bei Abortbehandlung entstehen kann, ist einer chirurgischen Behandlung zugänglich, die die Wiederherstellung des Periodenblutflusses dadurch ermöglicht, daß nach STRASSMANN der verschlossene Menstruationskanal durch Einpflanzung der Tube in den Uterus wiederhergestellt wird, was auf vaginalem Wege möglich ist. Sogar Schwangerschaft und Geburt sind von STRASSMANN nach dieser Operation beobachtet worden.

H. SIEBKE hat Transplantationen von Abrasiogewebe am Ende der Proliferation auf eine blutgruppengleiche Empfängerin mit obliteriertem, schleimhautlosem Uterus gemacht. Nach vaginaler stumpfer Eröffnung des verödeten Cavum uteri wurden die Schabsel mit kleiner Curette in den angerauhten Uterus gebracht. In der Folge zeigten sich Menstruationen, ein Erfolg, an dem die zusätzliche Hormontherapie fördernd mitgewirkt haben dürfte.

Der praktisch so wichtige Regelausfall nach der operativen Entfernung des Uterus und die Amenorrhoe infolge Kastration sind bei den Beschwerden des künstlichen Klimakteriums dargestellt (S. 100).

2. Hypomenorrhoe und Oligomenorrhoe

Nicht selten suchen Frauen den Arzt auf, weil sie eine zwar regelmäßige, aber auffallend schwache Periodenblutung haben. Sie fürchten das Herannahen eines unverhältnismäßig frühen Klimakteriums oder infolge der geringen Blutausscheidung ein Zurückbleiben schädlicher Stoffe im Körper. Man wird im Einzelfalle nur schwer entscheiden können, ob die zu schwache Regelblutung unverändert bestehen bleiben wird, oder ob sie das erste Anzeichen für eine Störung ist, die zur Amenorrhoe oder auch zu Unregelmäßigkeiten im Zyklusablauf, besonders im Sinne zu seltener, oft gleichzeitig starker und langdauernder Blutungen führen kann. Von einer hormonalen Behandlung darf man sich nicht allzuviel versprechen. Bei kleinem Uterus sind *Follikelhormongaben*, 20 bis 30 mg pro Zyklus, und *Progesterongaben*, 50 bis 100 mg, günstig. Ist die Hypomenorrhoe durch eine verkürzte Corpus-luteum-Funktion oder ein Ausbleiben der Ovulation bedingt, was sich am sichersten durch die Strichabrasio am ersten Blutungstage und durch die Basaltemperatur erkennen läßt, so wird man zyklusgerecht mit 50 bis 100 mg *Progesteron* und eventuell höheren Dosen einen Therapieversuch machen. Sonst versucht man, mit einer 5 mg-Dosis *Oestradiolester* am 11. Zyklustage eine Verstärkung der Regelblutung zu erreichen. Liegt eine sekundäre Ovarialschädigung der zu schwachen Regelblutung zugrunde, weil den Körper schwere Krankheiten, Stoffwechselstörungen oder Ernährungsschäden getroffen haben, so muß die Therapie bei den Grundkrankheiten einsetzen, wie dies bereits bei der Amenorrhoe geschildert wurde. SIEBKE hat sicher recht, wenn er so manchen Fall von zu schwacher Regel bei dicken Frauen auf Mastfettsucht zurückführt. Hier hilft nur eine Entfettungskur. Nicht zu vergessen ist auch, daß Entzündungen der Adnexe, besonders tuberkulöser Natur, mit einer solchen zu schwachen Regel, aber auch mit zu seltener Regel einhergehen können. Für solche Fälle sind gegen diesen Zustand gerichtete Maßnahmen nicht vonnöten, ja, die schwache Regel wird bei tuberkulöser Adnexentzündung im Sinne der Ruhigstellung der Geschlechtsorgane nur erwünscht sein. Dort, wo jahrelang eine nur kurzdauernde, aber regelmäßige Periode bei sonstigem Wohlbefinden besteht — und das sind nach den Untersuchungen der Klinik A. MAYERS drei Viertel aller Fälle —, liegt kein Grund vor, einzugreifen. Die zu seltene Regelblutung ist meistens auch eine zu schwache, doch kommen auch Fälle vor, bei denen beispielsweise bei 8wöchentlichem Intervall die Blutung stark ist, eine Erscheinung, die man beim hypoplastischen Uterus findet.

3. Hypermenorrhoe (Menorrhagie)

Wenn es auch oft, namentlich bei einmaliger Untersuchung, nicht gelingt, einwandfrei die Ursachen einer zu starken Regelblutung auszuforschen, so soll doch nach ihrem Grunde geduldig gesucht werden, weil die Behandlung, die nicht leicht ist, dann eher Aussicht auf Erfolg bietet. Mit der Befragung nach den verschiedensten etwa in Betracht kommenden

Umständen muß auch ein Urteil über die wahre Stärke der Regelblutung gewonnen werden, denn der Begriff der zu starken Regelblutung ist recht dehnbar. Richtig ist er nur zu fassen, wenn Wägungen des Menstrualblutes vorgenommen werden, was nur ausnahmsweise in eigens dazu angestellten Untersuchungen geschieht. Dabei zeigt sich, daß bei einer 3 bis 4 Tage dauernden normalen Regel 100 bis 120 g blutig-schleimiger Flüssigkeit, entsprechend etwa 50 bis 80 g reinen Blutes, abgehen (R. SCHRÖDER). In der Praxis muß man sich an die Angaben der Frauen über die Zahl der verbrauchten Binden und den Grad ihrer Durchtränkung halten. Man wird von einer zu starken Regelblutung sprechen, wenn nicht bloß am 1. und besonders am 2. Tage der Menstruation 4 bis 6 Binden sich mit Blut vollsaugen, sondern wenn die Blutung auch noch am 4. und 5. Tage unvermindert, gar in Form des Abganges von Blutklumpen, fortdauert. Auch dann wird man eine verstärkte Regelblutung feststellen, wenn zwar die Menstruation, für den Tag genommen, nicht übermäßig stark ist, die Blutung sich aber über 7 und mehr Tage hinzieht.

Ursachen der Hypermenorrhoe

Die Rolle des Ovarium und des Endometrium tritt bei der zu starken und gleichzeitig oft auch zu häufigen Regelblutung gegenüber anderen ursächlichen Umständen in den Hintergrund. Diese liegen in Entzündung der Adnexe und des Beckenbauchfelles in rund einem Drittel der Fälle, dann in Myomen, weiter im retroflektierten und oft genug überdies deszendierten Uterus mit und ohne gleichzeitiger Senkung des Eingeweideblocks, ferner in Hypoplasie des Genitale. Durchaus nicht so selten findet sich die verstärkte Regelblutung beim normalen Genitale im 5. Lebensjahrzehnt, wobei die Angabe immer wiederkehrt, daß die Periode erst in den letzten Jahren oder Monaten Neigung zur Verstärkung und längeren Dauer zeigt. Dasselbe sieht man, wenn auch etwas seltener, bei Frauen unter 40 Jahren ebenfalls ohne krankhaften Genitalbefund. So naheliegend es ist, die Uterusmuskulatur infolge mangelhafter Ausbildung oder schlechter Rückbildung nach Geburt und Abort für derartige Fälle nach den Vierzigerjahren für die abnorme Dauer der Regelblutung verantwortlich zu machen, anatomische Veränderungen im Sinne eines Überwiegens des Bindegewebes sind trotzdem die Ausnahmen. Man muß sich mit R. SCHRÖDER mit der Annahme einer funktionellen Muskelschwäche helfen, wie sie bei Frauen jenseits der Vierzigerjahre, die sich dem Wechsel nähern, ebenso verständlich ist wie bei Asthenischen mit Enteroptose und Descensus eines retroflektierten Uterus. Die Bedeutung der Retroflexion ist gerade bei dieser Abwegigkeit nicht zu unterschätzen. Beim hypoplastischen Uterus kann man mit SELLHEIM in der von Haus aus schwach angelegten Muskulatur die Ursache für eine funktionelle Schwäche und damit für die verlängerte Regelblutung erblicken, zu der die ungünstigen Abflußbedingungen (unverhältnismäßig langes Collum uteri, starker Knickungswinkel zwischen Collum und Corpus uteri) nicht wenig beitragen. Anders ist es bei den entzündlichen

Krankheiten der Adnexe und des Beckenbauchfelles, die mit verstärkter Regelblutung einhergehen. Als Ursache hat man — was aber äußerst fragwürdig erscheint — Verwachsungen frischerer und älterer Natur angesehen, welche mechanisch die Zusammenziehung der Uterusmuskulatur bei der Menstruation stören sollen. Es klingt überzeugender, daß die entzündungsbedingte Blutüberfüllung des kleinen Beckens vor allem bei akuten und subakuten Fällen an der starken Regelblutung wesentlich beteiligt ist. Die Verstärkung und Verlängerung der Regelblutung bei Myomen ist eine bekannte und auch diagnostisch in die Richtung des Myoms hinweisende Erscheinung, die namentlich um das 40. Lebensjahr herum und darüber hinaus, aber auch schon in den Dreißigerjahren sich bemerkbar macht. Ursächlich ist sie durch drei Umstände bedingt: durch die Einsprengung der minderwertigen Muskelelemente der Myomknoten in die normale Muskulatur des Uterus, die damit in ihrer Architektur gestört ist; durch die Vergrößerung der blutenden Fläche in jenen der Zahl nach überwiegenden Fällen, in denen das Cavum uteri vergrößert ist; und schließlich, namentlich bei submukösen Myomen, durch die bei ihnen so oft zu findenden Gefäßstauungen und -erweiterungen besonders jener Blutgefäße, die über die Kuppe des Tumors ziehen. Praktisch von großer Wichtigkeit ist auch in diesem Belange die Endometriosis interna, das Einwuchern der Drüsenschläuche des Endometrium und des Stroma in die Muskulatur, eine Erscheinung, die mechanisch die Herabminderung der Kontraktionskraft des Uterus erklären kann (s. Endometriosis, S. 247).

Nicht unterschätzt werden darf die Beckenhyperämie, wie sie bei vollsaftigen, fettleibigen Frauen mit erschlafften Bauchdecken und Hängebauch, Hyperämie der descendierten Scheidenwände, chronischer Stuhlverstopfung und Krampfadern so oft gefunden wird, und mit den Beschwerden aus den gestauten Venen, besonders des Plexus haemorrhoidalis, zur verstärkten Regelblutung Veranlassung gibt. Oft genug ist der Zustand auch noch mit einem Descensus des retrovertierten Uterus verbunden. Nicht immer ist es eine abwegige Körperveranlagung, vielfach vielmehr eine unrichtige Hygiene im Wochenbett, unzweckmäßige, zu reichliche Kost, ganz besonders der Mangel an Bewegung und körperlicher Betätigung überhaupt, die diese Beckenhyperämie verschulden.

Nicht zu vergessen sind als Ursache der zu häufigen oder zu starken Regelblutung endokrine Störungen, besonders von Seiten der Schilddrüse. Sowohl beim Morbus Basedow als auch bei den ungleich häufigeren Hypothyreosen kommen diese Zustände vor.

Da bei Frauen auch Erkrankungen des Gefäßsystems und der Niere verstärkte Regelblutungen verschulden, soll man gegebenenfalls in dieser Richtung durch Untersuchung des Herzens und des Blutdruckes sowie durch genaue Harnanalyse forschen. Eine dauernde Ausschaltung starker Regelblutungen in Fällen von Hochdruck erscheint kausal nicht angezeigt, vielmehr sind sie als natürlicher Aderlaß willkommen. Solche Menorrhagien bessern sich durch Liegekuren im Verein mit vegetabilischer, salzfreier Diät unter Einschaltung von Obst-, Kartoffel- und Zuckertagen.

Während bei schweren Herzfehlern die Ovarialtätigkeit darniederzuliegen pflegt, ist bei leichter Dekompensation und unregelmäßiger Menstruation die Verstärkung einer normalen Regel nicht ganz selten und deswegen mit den übrigen Zeichen der kardialen Insuffizienz auch diagnostisch verwertbar und von diesem Punkte aus zu kurieren.

Bei Ausschluß der oben genannten Umstände ist Ursache der verlängerten Regelblutung häufiger als früher vermutet, eine funktionelle Störung, die in den letzten Jahren als „verzögerte Abstoßung‟ bekannt wurde. Bei diesen Fällen, die sich bei menstruierenden Frauen jeder Altersstufe finden können, zeigt das Endometrium am 5. Blutungstage ein ganz charakteristisches Bild. Die menstruelle Schrumpfung und Abstoßung zeigt Abweichungen vom normalen Bild, Zeichen der Heilung und Regeneration fehlen. Die Diagnose aus dem Abrasionsmaterial ist leicht zu stellen, wenn die Abrasio nicht, wie sonst üblich und zweckmäßig, am 1. Blutungstage, sondern erst am 5. bis 6. Blutungstage gemacht wird. Typisch ist auch der Verlauf der Basaltemperaturkurve. Statt des meist steilen Temperaturabfalls vor oder mit Blutungseintritt bleibt trotz einsetzender Blutung die Temperatur auf dem Niveau der Sekretionsphase oder fällt nur langsam verzögert ab. Die Blutungen sind, oftmals 8 bis 14 Tage lang anhaltend, sehr stark, so daß sekundäre Anämien die Folge sein können; manchmal ist die Blutung anfangs geringer und nimmt langsam an Stärke zu. Durch die oft verkürzten blutungsfreien Intervalle, die wechselnde Häufigkeit normal starker Regelblutungen und länger anhaltender Dauerblutungen kann das Krankheitsbild der „verzögerten Abstoßung‟ auch als Polymenorrhoe oder gar als Metrorrhagie imponieren. Auf Grund der guten Therapieerfolge mit *Follikelhormongaben* vermutet M. WEBER eine verminderte Follikelhormonproduktion in der Lutealphase als Ursache dieser Störung. Ist es hier ein Zuwenig an Follikelhormon, was zur längerdauernden Blutung führt, so gibt es auch Fälle, die am Endometrium keine Abweichungen vom normalen Typ am 5. Blutungstage erkennen lassen, und die durch das noch umstrittene Krankheitsbild eines relativ oder absolut zu hohen Follikelhormonspiegels, durch eine Hyperfollikulinie, bedingt sind. Besteht nach Ausschluß der vorher genannten Ursachen der Verdacht auf eine Hyperfollikulinie, deren Nachweis aus einer starken Acidophilie im Vaginalabstrich und einer auffällig hohen Proliferation des Endometrium nur ungefähr abzuleiten ist, so wird man mit Vorteil die antioestrischen Eigenschaften der *Androgene* therapeutisch nutzen. Da man aber auch bei einigen derartigen Fällen mit der Gabe von 10 mg *Ovocyclin*, also mit Oestrogenen statt mit Androgenen, in der Progesteronphase gegeben, ebenfalls eine Verminderung der zur normalen Zeit einsetzenden Blutung erreichen kann, erscheint die Deutung dieses Krankheitsbildes als Hyperfollikulinie zweifelhaft.

Behandlung

Die geschilderten vielfältigen Ursachen einer verlängerten und verstärkten Regelblutung machen eine sehr unterschiedliche kausale Therapie erforderlich. Gemeinsam aber ist vielen Fällen, daß sie auch bei nicht gerade bedrohlich starken Blutungen, zuerst einmal unabhängig von den ursächlich anzuschuldigenden Faktoren, einer sofortigen Blutstillung bedürfen. Hier ist es geradezu zu einem Reflex des Arztes geworden, nach einem *Secale*rezept zu greifen. So vorteilhaft auch heute noch in vielen Fällen die Anwendung der seit altersher gebräuchlichen blutstillenden Medikamente ist, so sollten sie doch heutzutage weitgehend in der Verschreibung eingeschränkt werden. Denn sie verzögern nur allzu oft das Suchen nach der eigentlichen Ursache und damit die Durchführung einer kausalen Therapie und lassen zudem noch nicht allzu selten den gewünschten schnellen blutstillenden Effekt vermissen. Gerade dieser blutstillende Effekt ist dagegen mit weit größerer Sicherheit durch *Follikelhormon*gaben, am besten in der Kombination mit *Progesteron*, zu erzielen (s. auch Behandlung der Metrorrhagie, S. 50).

Richtlinien der ätiologischen Therapie

Wo eine Entzündung der Adnexe als Ursache der verstärkten Regelblutung aufzufinden ist, wird man bei noch nicht lange zurückliegender Entzündung auf Bettruhe gerade während der Periode dringen und eines der unten genannten Styptica verabreichen müssen. Die Verstärkung der Regel, welche auch nach Besserung der Entzündungserscheinung noch längere Zeit anhalten oder sogar fortbestehen kann, wird glücklich durch Badekuren, wie sie im Kapitel der Entzündungen erwähnt sind, mit beeinflußt.

Bei den Myomträgerinnen wird man einer beträchtliche Zeit verstärkten Regel nicht zu lange untätig zusehen und die symptomatische Therapie nur in Fällen strenger Kontraindikation zur Operation und Nichteignung zur Strahlenbehandlung vorübergehend betreiben, im übrigen aber das Myom bzw. den Uterus entfernen oder die Frau von der Mitte der Vierzigerjahre an durch Röntgen kastrieren, um der den Körper schwächenden starken Regel Herr zu werden. Besser als die meist unzureichende konservative Therapie mit symptomatischen Mitteln ist die Verabfolgung von Androgenen. HUSSLEIN empfiehlt, 2mal wöchentlich 25 mg *Testosteronester* bis zu einer Gesamtdosis von 300 mg zu geben und nach kurzer Unterbrechung diese Kur zu wiederholen. Die darauffolgende Normalisierung der Blutung macht weitere Eingriffe vermeidbar. Leider sind aber auch der Androgentherapie Grenzen gesetzt und Therapieversager nicht selten. Eine Feststellung des Haemoglobingehalts wird vor übertrieben langem Zuwarten zu schützen wissen. Eisenpräparate, die so gern verordnet werden, können eher einen Circulus vitiosus schaffen, als die Anaemie bessern.

Eine besonders starke Regelblutung ist in Fällen fettleibiger Frauen mit Neigung zu venösen Stasen besonders durch hydrotherapeutische Maßnahmen, entsprechende Diät und durch Ableitung auf den Darm erfolgreich zu bekämpfen. Regelmäßiger Gebrauch kühler Sitzbäder (Temperatur von 20° C) in der Dauer von 10 Minuten zwischen den Perioden mit nachfolgender sofortiger Bettruhe, Ganzwaschungen,

Güsse, besonders Fuß- und Kniegüsse, Fächerduschen auf den Unterleib, das Gesäß und die Genitalgegend sowie die Innenseite der Oberschenkel können durch Änderung der Blutverteilung Gutes leisten. Voraussetzung ist, daß die Patientinnen nicht durch Blutungen zu sehr geschwächt sind — in diesen Fällen können solche Maßnahmen mehr schaden als nützen — und daß man bereits einige Tage vor der zu erwartenden Periode mit den Wasserprozeduren aufhört. Auch tägliche Abwaschungen mit Wasser von 20° C helfen in dieser Hinsicht. Eine nicht übertriebene körperliche Betätigung, morgendliche Gymnastik und nicht anstrengende Sportausübung leisten ebenfalls Gutes. Die Ableitung auf den Darm ist am besten durch die salinischen Abführmittel (*Glaubersalz*, natürliches und künstliches *Karlsbadersalz*) zu erzielen (s. S. 344).

Die abnorm starke Regelblutung bei retroflektiertem und descendiertem Uterus wird am besten durch suspendierende Operationsmethoden — wir denken in erster Linie an die Methode von BALDY — mit Erfolg auf ein Normalmaß zurückgeführt. Eine gleichzeitige Beseitigung der Senkung der Scheidenwände durch entsprechende plastische Operationen, welche in derselben Sitzung der Suspension des Uterus per laparotomiam vorausgeht, stellt auch im Bereiche des Genitalrohres normale Verhältnisse wieder her. Wird die Laparotomie vom Pfannenstielschen Querschnitt aus gemacht, so vermeidet man eine entstellende Narbe und stört die Festigkeit der Bauchdecken nicht. Ist aber die Frau nahe dem 50. Lebensjahre und besteht ein retroflektierter Uterus bei gleichzeitig abnorm starker Regelblutung, hört man überdies Klagen über Kreuzschmerzen, dann stellt die vaginale Totalexstirpation des Uterus mit Wiederherstellung einer schlußfähigen Scheide wohl das vorzuziehende Verfahren dar. Ehe man sich aber zur Operation entschließt, sollte man versuchen, mit der Röntgenkastration auszukommen.

Auch bei Normallage der Gebärmutter und besonders starker Regelblutung infolge funktioneller Muskelschwäche kommt eine vaginale Entfernung der Gebärmutter bei Frauen, die bereits mehrere Kinder haben, aber gleichzeitig für die Röntgenbestrahlung noch zu jung sind, gelegentlich in Frage. Zu ihr wird man sich umso leichter entschließen, wenn noch andere Zustände, etwa ein Ektropium der Muttermundslippen, tiefreichende Cervixrisse, immer wiederkehrende Erosionen, die Entfernung des Uterus um so wünschenswerter erscheinen lassen. Nur ganz ausnahmsweise wird es vorkommen, daß man bei Frauen vor dem 40. Lebensjahre eine enorm starke, aber regelmäßige Blutung auf dem Wege der supravaginalen Amputation des Uterus wird stillen müssen. In solchen seltenen Fällen käme die hohe supravaginale Amputation in Frage, die so mancher Frau das Gefühl der Minderwertigkeit erspart, weil doch regelmäßig von der zurückgelassenen schmalen Schleimhautzone einige Tropfen Menstrualblutes abgesondert werden. Über die Keilresektion des Uterus, wie sie von HENKEL und ASCHNER für derartige Fälle und für solche von hochgradigen Metrorrhagien vorgeschlagen wird, mangeln Verfasser eigene Erfahrungen, doch scheint es, daß man

ohne sie durchweg das Auslangen finden kann. Über die Radiumbehandlung der Meno- und Metrorrhagie s. S. 48.

Von den lokalen, weniger eingreifenden Maßnahmen ist die Abrasio
mucosae, die bei starker Regelblutung oft geradezu automatisch angewendet wird, ätiologisch fehl am Platze, denn es blutet nicht aus
der Schleimhaut, die ja durch den Menstruationsprozeß bis auf die
Basalis niedergebrochen ist, sondern aus den durch den Uterusmuskel
nicht genügend gedrosselten Gefäßen. Darum ist sie, wie R. SCHRÖDER
mit Recht betont, bei regelmäßiger, aber verstärkter Regelblutung
nicht angezeigt. Freilich läßt sich in praxi eine Endometritis, die oft
die Ursache einer verstärkten Menstruation, namentlich im Anschluß an
einen Abort ist, nicht immer ausschließen. Das gilt besonders für jene
Fälle, in denen eine Blutung zum richtigen Zeitpunkt beginnt, aber eine
oder gar zwei Wochen fortdauert. In solchen Fällen kann eine Abrasio
Gutes stiften, bei älteren Frauen überdies auch dem Arzt die Beruhigung
verschaffen, daß eine maligne Entartung der Corpusschleimhaut nicht
vorliegt. Gelegentlich deckt sie als Ursache der verlängerten Regelblutung einen Corpuspolypen auf, mit dessen Entfernung die Blutung
steht. Ein solches Curettement wird, gutartigen mikroskopischen Befund
vorausgesetzt, bei den wechselnahen Frauen bedenkenlos die Kastrationsbestrahlung auszuschließen gestatten, die nach dem 45. Lebensjahre das
sicherste und einfachste Verfahren zur Beseitigung der Regelblutung darstellt.

Die Abrasio ist ferner angezeigt bei Verdacht auf eine „verzögerte
Abstoßung". Sie dient hier nicht allein zur Diagnosenstellung (Abrasio
am 5. Blutungstage!), sondern erfüllt auch den therapeutischen Zweck
einer sofortigen Blutstillung. Bei den leider nicht selten zu erwartenden
Rezidiven, die leicht durch die charakteristische Basaltemperatur erkennbar werden, ist nach M. WEBER die tägliche Gabe von 0,02 oder 0,05 mg
Aethinyloestradiol erfolgreich. Mit der Behandlung soll an Hand der
Basaltemperaturkurve 2 bis 3 Tage vor dem zu erwartenden Blutungsbeginn angefangen und bis zu der dann meist später einsetzenden
Blutung weitergeführt werden. Ein zu früher Blutungsbeginn kann
eventuell noch durch Erhöhung der Oestrogendosis gestoppt werden. Ist
diese Therapie über mehrere Zyklen hinweg durchgeführt worden, pflegt
sich meist die Blutung zu normalisieren, so daß wiederholte Abrasionen
oder gar größere Eingriffe unnötig werden.

Bei der Hypermenorrhoe auf dem Boden einer Hyperfollikulinie
können Androgengaben, wie bereits beim Myom geschildert, bei jüngeren
Frauen besser mit etwas geringeren Gesamtdosen von 150 bis 200 mg,
die Blutungsdauer und -stärke mindern. Auch Kombinationspräparate
mit Progesteron haben sich bewährt. Zur Prophylaxe werden an drei
aufeinanderfolgenden Tagen vor Blutungseintritt je 15 mg *Testosteronester* mit 10 mg *Progesteron* gegeben, bei bereits einsetzender Blutung
25 mg *Testosteronester* mit 10 mg *Progesteron*. Der „antioestrische"
Effekt erfordert bei *Methylandrostendiol* Dosen von 300 bis 400 mg pro
Zyklus.

Beruht die abnorm starke Regelblutung auf einem hypoplastischen Genitale, so kann die Therapie mit Follikelhormon versucht werden. In der ersten Zyklushälfte gibt man 4 bis 5 Einzeldosen von je 5 mg *Oestradiolester* oder für 12 Tage täglich 0,1 mg *Aethinyloestradiol*. Da Zyklusverschiebungen (s. S. 43) und Unterdrückung der Ovulation meist Folge dieser Oestrogentherapie sind, läßt sie sich nicht allzu lange fortsetzen. Diese hier unerwünschte Nebenwirkung einer Oestrogengabe kann weitgehend vermieden werden, wenn man die Oestrogengabe auf die zweite Zyklushälfte beschränkt. Eine Unterdrückung der Ovulation ist dann nicht mehr möglich, die folgende Ovulation im nächsten Zyklus ist nur geringfügig verschoben. Die diesem Zyklus zugehörige Blutung tritt aber deutlich vermindert auf.

Die Haemostyptica und ihre Verwendung

In einer Reihe von Fällen wird man auch heute noch von den altbewährten blutstillenden Mitteln Gebrauch machen. Aber, wie schon eingangs betont, nimmt die Zahl der Fälle, in denen diese Präparate noch notwendig sind, immer mehr ab. Um eine Blutstillung oder zumindest eine Minderung der Blutung zu erreichen, stehen diese Medikamente zwar am Anfang unseres therapeutischen Bemühens, sie sollten aber niemals am Anfang unserer therapeutischen Überlegungen stehen.

Am nächstliegenden ist immer der Gebrauch des Mutterkornes. Die alten Secale-Verschreibungen:

> 7. Secalis cornuti............ 5,0
>   f. infus. col............... 100,0
>   Sirupi Cinnamomi ..... ad 150,0
> M. D. S. 1 Eßlöffel 2mal täglich

oder

> 8. Extracti Secalis cornuti fluidi 10,0
> D. ad vitr. patentat.
> S. 15 Tropfen 2mal täglich,

auch

> 9. Pulv. et extract. Secal.
>   cornut. .... aa 3,0
> Pulv. rad. Rhei q. s. ut f.
>   pil. Nr. XXX
> D. S. 3mal täglich 2 Pillen nach den
>   Mahlzeiten

und das Bucura-Rezept:

> 10. Extract. Secal. cornut.
>   Chinin. hydrochlor. ... aa 1,0
>   Calc. lact................. 4,0
>   Ad pil. Nr. XXX
> D. S. 2mal 2- bis 3mal 2 Pillen nach
>   den Mahlzeiten

sind durch eine Vielzahl von Fabrikpräparaten verdrängt. Hier wären als Gesamtextrakte das standardisierte *Secacornin* zu nennen, in Tropfen — 3mal 15 bis 20 — oder als Injektion zu 1 ccm (= 30 Tropfen) zu verwenden, außerdem *Secal. Dispert, Secalysat Bürger. Secopan-Tropfen*.

Die reinen Secalealkaloide treten heute immer mehr in den Vordergrund der Secaletherapie. Besonders das weinsaure Ergotamin *Gynergen* wäre hier zu erwähnen. Man gibt 3 Tabletten täglich à 1 mg, von der 1⁰/₀₀igen Lösung 3mal 10 bis 15 Tropfen oder 1 ccm à 0,5 mg i. m. Nach 3 Tagen sollte eine eintägige Pause eingeschoben werden, um Nebenerscheinungen zu vermeiden. Basedowkranke vertragen auch höhere Dosen sehr gut; hier kommt zusätzlich der sympathicolytische Effekt des *Gynergen* zur Geltung. Auch das *Neo-Gynergen* (Ergotamin und Ergobasin) ist wegen des etwas rascheren Wirkungseintrittes beliebt, hat aber ebenso wie das *Methergin* (Methylergobasintartrat) sein Hauptindikationsgebiet in der Placentar- und Postplacentarperiode.

Bei empfindlichem Magen kann Secale auch in Form von *Secalezäpfchen*:

> **11.** Extract. Secal. cornut. 0,25
> But. Cac. ad 2,0
> M. f. supp. D. tal. supp.
> Nr. VI
> S. 1—3 Zäpfchen täglich in den Mast-
> darm einführen

oder als Ergotinklysma nach der SCHAUTAschen Vorschrift:

> **12.** Ergotin 5,0
> Aqu. dest. 35,0
> Acid. salicyl. 0,1
> Glycerin 10,0
> D. S. 1 Kaffeelöffel mit 2 Eßlöffeln
> lauwarmen Wassers täglich nach der
> Stuhlentleerung in den Mastdarm ein-
> spritzen,

verabfolgt werden.

Die *Hydrastis* wurde früher viel gebraucht. Sie hat eine deutlich geringere Wirkung auf den Uterusmuskel und eignet sich daher kaum noch zur akuten Verminderung der Blutung. Nur selten wird es angezeigt sein, Hydrastisdarreichungen noch zu geben. Man kann sie verschreiben nach folgender Vorschrift:

> **13.** Extract. Hydrast. Canad.
> fluid.................... 30,0
> D. S. 3mal täglich 20 Tropfen nach
> den Mahlzeiten während der Men-
> struation, 8 Tage vor dem Anfang
> der Periode beginnend,

oder

> **14.** Extract. Hydrast. Canad.
> fluid. Tinct. aromat. . aa 20,0
> D. S. 3mal täglich 40 Tropfen.

Bei gleichzeitiger Stuhlverstopfung läßt sich auch

> **15.** Extract. Hydrast. Canad.
> fluid. 3,0
> Fol. Senn. pulv........... 6,0
> M. f. pil. Nr. XXX
> D. S. 3mal täglich je 2 Pillen

anwenden. Kombinationen von Ergotin und Hydrastis sind:

<table>
<tr><td>

16. Ergotin.
    Extract. Hydrast. Canad. fluid.
    Extract. Gossyp. herb. spiss.
    Extract. Hamamelid. virg.
      fl. .... aa 10,0
D. S. 3mal täglich 20—30 Tropfen.

</td><td>

17. Extract. Hydrast. fluid. ... 5,0
    Extract Secal. cornut...... 3,0
    M. pil. qu. s. ut. f. pil. Nr. L
D. S. 3mal täglich 2 Pillen.

</td></tr>
</table>

Bei nicht abundanter, aber immerhin zu starker Regelblutung kann man es auch mit den Extrakten des Hirtentäschelkrautes (Capsella bursae pastoris) versuchen. Man verordnet etwa: *Stypticin* à 0,005 g (3- bis 4mal täglich 2 Tabletten) oder *Styptysat Bürger*.

Weitere blutstillende Medikamente, wie etwa das *Styptobion* oder das *Stypturon*, und andere Maßnahmen zur Blutstillung, die im Kapitel der Metrorrhagien (s. S. 55) besprochen werden, können auch hier einmal angezeigt sein. In der Mehrzahl der Fälle wird man aber schon durch die Verabreichung der genannten Mittel per os sein Auslangen finden.

Zusammenfassend kann man demnach sagen, daß die größere Mehrzahl der Fälle verstärkter Regelblutung durch anatomisch faßbare Krankheiten, Entzündungen, Myome, abnorme Lagen und Unterentwicklung des Genitale bedingt und demnach von der Behandlungsfähigkeit dieser Krankheiten prognostisch abhängig ist. Die Fälle abnorm starker Regelblutung bei einer funktionellen Störung werden meist erfolgreich hormonal behandelt werden können. Demnach stellt die Behandlung der zu starken Regelblutung nach obigen Gesichtspunkten kein undankbares Feld der Betätigung dar.

4. Polymenorrhoe

Eine auffällige Verkürzung des Intervalles und damit eine zu häufige Regelblutung kann mit dem Eintritt in die Geschlechtsreife und ebenso vor dem Klimakterium auftreten. Im allgemeinen kann man besorgte Mütter junger Mädchen mit dem berechtigten Hinweis darauf beruhigen, daß mit der weiteren Entwicklung die Polymenorrhoe normalem Regeltempo Platz zu machen pflegt. Ist die Störung schwerer, dann leistet eine systematisch betriebene Hebung der Körperkräfte durch entsprechende Ernährung, durch Eisen-Arsen-Kuren, richtige Verteilung von Arbeit und Erholung, rhythmische Gymnastik in mäßigen Grenzen, Aufenthalt in mildem Klima, schließlich auch der Gebrauch von Sol- und Stahlbädern Gutes.

Bei präklimakterischen Frauen ist die zu häufige Regel oft nur der Auftakt zur dauernden Amenorrhoe. Wenn diese aber zu lange auf sich warten läßt und viel Blut verloren geht, mache man nach vorheriger Probeabrasio und einwandfreiem histologischen Befund die Röntgenkastration oder eine intrauterine Radiumeinlage (s. auch S. 48), die in der Dosis von 1800 bis 2000 mgEh die Blutung beseitigt und die Ausfallserscheinungen weniger fühlbar macht. Entzündliche Erkrankungen der Adnexe schließen eine intrauterine Radiumbehandlung aus, will man nicht ein Aufflackern der Entzündung erleben.

Anders sind jene Fälle zu häufiger Regelblutung zu bewerten, die auf körperlicher und geistiger Überanstrengung, Unterernährung, Erschöpfung, aber auch auf schweren seelischen Erschütterungen beruhen. Mit Nachdruck sei mit H. Runge auch auf Exzesse im Sport als Ursache der Polymenorrhoe hingewiesen. Wenn es gelingt, die genannten Schädlichkeiten auszuschalten, den Körperzustand durch reichliche und hochwertige Kost und Ruhe zu heben, wenn seelische Kümmernisse allmählich ins Unterbewußtsein treten, so kehrt oft auch ohne Hormon- oder medikamentöse Therapie die Regel zur Norm zurück.

Wo eine Tuberkulose die Polymenorrhoe verursacht, ist eine Heilstättenbehandlung angezeigt, allenfalls unter Anwendung der im vorigen genannten Styptica. Findet man aber bei einer Frau mit Zeichen einer Hyperthyreose gehäufte Regelblutungen, so ist eine länger fortgesetzte *Gynergen-* bzw. *Bellergaltherapie* (s. S. 93) das erfolgreichste, beide Zustände günstig beeinflussende Verfahren.

Bei Myomträgerinnen ist um das 40. Jahr herum, oft genug auch schon früher, das Übergehen einer 4wöchigen in eine 3wöchige Regel so bezeichnend, daß man aus dieser Angabe allein schon Verdacht auf Myom schöpfen kann. Meist wird er auch durch die Untersuchung bestätigt. Ist in solchen Fällen die Periode überdies noch stark und hat die Pat. noch einige Jahre bis zur natürlichen Menopause, dann operiert man und befreit die Kranke unter Erhaltung des ovariellen Hormonstromes durch Uterusexstirpation von ihren Blutungen.

Wie schon bei der zu starken Regelblutung (S. 34) ausgeführt, spielt auch bei zu häufiger Regel die Entzündung des Genitalapparates und der Zustand nach eben überstandener Entzündung eine wichtige Rolle. Vermeidung aller hyperämisierenden Reize, insbesondere sexueller, und Beseitigung etwa bestehender Stuhlverstopfung sind hier zu beachten.

Ist die zu häufige Regel nicht nur auf die ersten oder letzten Menstruationsjahre beschränkt, ist die Polymenorrhoe vor allem mit einer gleichzeitig zu starken Blutung verbunden oder besteht eine Sterilität, so wird man zuerst durch die Basaltemperaturen klären müssen, ob die Follikel- oder die Corpus-luteum-Phase verkürzt ist. Bei einer Verkürzung der Follikelphase gibt man am zweckmäßigsten in der ersten Zykluswoche Follikelhormon (Tietze). Hierdurch wird der Hypophysenvorderlappen gebremst (Zondek) und eine Verlängerung der Follikelphase ist die regelmäßige Folge. Kaiser erzielte mit einer Einzelgabe von 5 mg *Oestradiolester* eine Verschiebung des nächsten Blutungseintrittes für 3 Tage, nach 3mal 2 mg eine Verlängerung um 9 Tage und mit 3mal 5 mg um 17 Tage. Bei zu hoher Dosierung kann es nach den Oestradiolestergaben zu einer kurzdauernden Abbruchblutung kommen. Kaiser empfiehlt daher, zuerst nur mit 3mal 1 mg *Oestradiolester* zu beginnen. Je früher mit der Follikelhormongabe begonnen wird — am 2. oder 3. Zyklustage —, um so sicherer ist der Verschiebungseffekt. In der zweiten Zyklusphase soll Follikelhormon mit Progesteron im Mischungsverhältnis 1 : 10 nach Long-Bradbury kombiniert werden. Kurz vor der erwarteten Regelblutung werden 2 mg *Oestradiolester* und 20 mg *Pro-*

gesteron injiziert und diese Dosis jeden 2. Tag, im ganzen 3mal, gegeben. Es läßt sich somit nicht allein die fällige Menstruationsblutung um etwa 8 Tage verschieben, sondern auch im folgenden Zyklus ist die Follikelphase meist verlängert. Statt der Follikelhormon-Progesteron-Kombination kann bei verkürzter Corpus-luteum-Phase auch Choriongonadotropin verwendet werden. Es werden in der letzten Woche vor erwarteter Blutung, am besten an Hand der Basaltemperatur, nicht zu früh und auch nicht zu spät, 3mal je 1000 RE *Choriongonadotropin* verabfolgt. Auch hier ist die folgende Follikelphase und damit auch der nächste Zyklus verlängert. Da nach den Untersuchungen von Ober eine Progesteronmenge von etwa 200 mg zum normalen Schleimhautaufbau notwendig ist, wird man bei verkürzter Corpus-luteum-Funktion und darauf gegründeter Sterilität die Dosen von Follikelhormon und Progesteron im Verhältnis 1 : 20 im Einzelfalle gegenüber der oben angegebenen Dosierung erhöhen müssen. Steigert man diese Kombinationsgabe bis auf 10 mg *Oestradiolester* und 200 mg *Progesteron* (als Kristallsuspensionen), so verschiebt sich die Blutung um durchschnittlich 14 Tage.

Eine Verschiebung der Menstruation kann auch einmal bei sonst regelmäßigem Zyklus zur Vornahme einer unaufschieblichen Operation oder aus sonstigen Gründen wünschenswert sein. Auch bei ungestörtem Zyklus gelingt es mit den drei genannten Verfahren, die nächste Menstruationsblutung hinauszuzögern (Kaiser). Da oftmals die Notwendigkeit zu einer Verschiebung der normalen Menstruation aber erst kurz vor oder mit dem Beginn der Blutung akut wird, ist es nach Ober, Weber, Klein sicherer, in Kristallsuspension 10 mg *Oestradiolester* und 200 mg *Progesteron* zu geben. Die folgende Blutung tritt nach der einmaligen Injektion dieser Mischung nach etwa 12 bis 18 Tagen ein.

Zu unterscheiden sind von der zu häufigen Regel die Ovulationsblutungen. Ist die Blutung nur gering, einen Tag dauernd und mit einem „Mittelschmerz" kombiniert, so ist die Diagnose leicht. Besonders bei hypoplastischem Genitale können diese Blutungen aber genau so stark wie die echten Menstruationsblutungen sein und werden dann am sichersten durch die Basaltemperaturkurve erkannt. Mit kleinen Follikelhormondosen vom 9. oder 10. Zyklustage an — je 0,02 bis 0,05 *Aethinyloestradiol* für 4 bis 5 Tage — lassen sich diese Blutungen unterbinden. Manche empfehlen, zur gleichen Zeit je 5 mg *Progesteron* zu geben (s. auch S. 59).

Zur Überführung eines 3wöchigen Zyklus in einen 4wöchigen soll unter bestimmten Verhältnissen auch das Insulin geeignet sein.

Über die Beziehungen zwischen Ovarialzyklus und Insulinbehandlung hat zuerst Vogt berichtet, der einen günstigen Einfluß des Insulins auf ovariell bedingte Blutungen feststellen konnte. Neben anderen konnte Klaften namentlich bei verstärkter und verlängerter Regelblutung, aber auch bei Fällen von Metropathia haemorrhagica einen günstigen Einfluß der Insulinbehandlung vornehmlich bei Frauen feststellen, welche durch bestimmte klinische Merkmale, ganz besonders durch auffallende Magerkeit und Störungen von Seiten der Leber und des Magen-Darmtraktes, gekennzeichnet sind. Mit der gleichzeitigen Zunahme des Körpergewichtes erstarkt der Körper und die Regel kann im normalen Tempo wiederkehren zumal durch das Insulin ein Hinausschieben des Menstruationstermins bewirkt wird. KLAFTEN warnt aber davor, bei besonders heruntergekommenen Frauen eine Insulinbehandlung einleiten zu wollen, weil in solchen Fällen die Möglichkeit des hypoglykämischen Schocks auch bei geringen Dosen nicht von der Hand zu weisen ist. Nicht unwichtig ist, daß Frauen, die mit Diabetes belastet sind und unregelmäßige Blutungen haben, durch diese Behandlung zu einer regelmäßigen Periode gebracht werden können. Die Dosen, die gegeben werden, schwanken zwischen 10 und 15 und 20 Einheiten. Selten muß man auf höhere Dosen steigern. Es können wenige Injektionen genügen. Bei Menorrhagien, bei denen man also den Tag der zu erwartenden Periode errechnen kann, hat KLAFTEN durch die prophylaktische Behandlung mit *Insulin* 5 Tage vor dem Menstruationsbeginn mit 10 bis 20 Einheiten pro Tag bis zum Eintritt der Periode gute Erfolge erzielt (s. auch S. 52)

5. Behandlung von unregelmäßigen Blutungen ovariellen Ursprungs

Vorkommen, Bedeutung und Erkennung der Metropathia haemorrhagica

Die Metropathia haemorrhagica beruht auf einer glandulärcystischen Hyperplasie der Endometriumschleimhaut, welche meist in dem abnorm persistierenden und nicht zum Sprunge kommenden reifenden Follikel begründet ist. Darum passen bei dieser Fassung des Krankheitsbildes die Fälle mit regelrechter, wenn auch verstärkter Menstruation nicht mehr hinein. Die Krankheit gehört praktisch zu den wichtigsten, die nicht bloß zu dem Facharzt, sondern zunächst fast immer zum praktischen Arzt kommen. Bei jungen Mädchen ist sie selten, während sie mit Vorliebe in der zweiten Hälfte der Dreißigerjahre und dann besonders in den Vierzigerjahren in Erscheinung tritt. Fast neun Zehntel aller Fälle liegen nach R. SCHRÖDER jenseits des 37. Jahres. Bezeichnend für das Krankheitsbild und damit für seine Behandlung sind die abnormen Blutungen. Sie können Wochen dauern, ja auf Monate sich erstrecken und nicht selten nach einer kurzfristigen Amenorrhoe einsetzen. Hohe Grade von Blutarmut, ja sogar tödlicher Ausgang infolge Anämie können vorkommen. Blutungsfreie Zeiten fehlen meist, wenn einmal die Blutung begonnen hat. Der Tastbefund ist bekanntlich nicht eindeutig: sowohl ein größerer, weicher Uterus, der sich wie gestaut anfühlt, kommt ebenso wie eine harte Gebärmutter vor. Meistens ist sie größer als der Norm entspricht. Das cystische Ovar, welches vielfach als bezeichnend für das Krankheitsbild gilt, wird oft gefunden, kann aber auch fehlen. Zu betonen ist, daß man schon am Gesicht der Patientin oft den Grad der Anämie ablesen kann, noch mehr an den Schleimhäuten. Eine energische Therapie ist dann am Platze, wenn bei Entfaltung der Nymphen die Schleimhaut des Introitus vaginae auffallend blaß aussieht. PEHAM hat in solchen Fällen immer radikalen Maßnahmen das Wort geredet, die die Blutung sicher und rasch ausschalten, was später weiter ausgeführt werden wird. Dadurch, daß die Follikel im Ovarium persistieren, entsteht eine besonders lange anhaltende Follikelhormonbildung. Vielleicht ist es so, daß die Eizelle der letzten Kraft ermangelt, völlig reif zu werden. Mag sie trotzdem zugrunde gehen, so springt für sie ein weiterer reifender Follikel ein, der auch nicht zum Platzen kommt, wodurch der Anreiz auf das Endometrium dauernd erhalten bleibt. Die Blutung bei diesem andauernden Oestrogeneinfluß auf die Schleimhaut — die nicht zerfällt, sondern nur oberflächlich abblutet — ist durch ein relatives Oestrogendefizit zu erklären, ein Phänomen, das sich auch experimentell nachahmen läßt. Eine fortlaufende Gabe von Oestrogenen — am klarsten durchführbar bei einer Kastratin — führt nach 5 bis 6 Wochen mit Sicherheit zu einer Blutung, die bei fortgesetzter Oestrogengabe in der gleichen Menge nicht zum Stehen kommt, aber sofort sistiert, wenn die verabfolgte Dosis erhöht wird. Auch bei weiterer Gabe dieser erhöhten Oestrogendosis fängt es nach einiger Zeit wieder zu bluten an, worauf die Blutung nach erneuter Dosiserhöhung wieder zum Stillstand kommt, um dann wiederum nach einiger Zeit einzusetzen. Erst bei extrem hohen Oestrogengaben von täglich 10 bis 20 mg, wie sie in der Carcinomtherapie üblich sind (s. dort), bleiben die Blutungen aus, ebenso auch bei nur kurzfristigen höheren Oestrogengaben, z. B. 5 mg für einige Tage. Eine Hyperplasie kann sich daher erst nach einer genügend lange andauernden Oestrogeneinwirkung entwickeln. Eine Oestrogenwirkung in gleicher Höhe kann aber das Auftreten einer Blutung weder verhindern, noch diese Blutung zum Stillstand bringen. Mit Progesterongaben lassen sich diese Blutungen bei andauernder Oestrogenzufuhr vermeiden. Dabei ist es merkwürdigerweise nicht notwendig, eine zur sekretorischen Umwandlung ausreichende Progesterondosis zu verabfolgen, sondern es genügen auch kleine Einzeldosen von Progesteron, die jeweils zu einer kurzfristigen Progesteron-Entzugsblutung führen. Setzt eine derartige Progesteronbehandlung aber erst 5 Wochen nach Beginn der andauernden Oestrogenwirkung ein, so ist der Progesteroneffekt unsicher und kann an der jetzt hyperplastisch umgewandelten Schleimhaut eine Dauerblutung nicht mehr verhindern.

Weiter wissen wir, daß Verarmung des Blutes an Thrombocyten für die verlängerte Regelblutung bis zu deren Unstillbarkeit in einzelnen Fällen verantwortlich gemacht werden muß (s. S. 55). Um es gleich vorwegzunehmen, es kann gelegentlich in solchen Fällen die Milzexstirpation notwendig werden. Soweit es möglich ist, wird man natürlich trachten, mit leichteren Eingriffen auszukommen, wie der Bluttransfusion oder der Radiummenolyse (s. später).

Blutungen vom klinischen Verhalten der Metropathie, aber auch Menorrhagien, sind vielleicht häufiger als wir glauben, kardialen Ursprungs. Besonders DANEFF hat darauf aufmerksam gemacht, daß der Erfolg kardialer Therapie ihm so manche Curettage und Röntgenkastration erspart hat, ohne daß grobe Abweichungen am Herzen feststellbar waren und nichts als eine Labilität des Herzschlages auf dieses als Ursache der Blutungen hinwies. Neben *Inf. fol. Digit.* 1,0/150,0 verabreichte er besonders intravenös *Digalen* (1 ccm). KAHR hat in Anlehnung an diese Behandlung auch bei Metropathien jugendlicher Personen in einigen Fällen Besserung und sogar Aufhören der Blutungen gesehen, ohne daß es sich um Herzfehler gehandelt hätte.

Operative und Strahlenbehandlung der Metropathia haemorrhagica bei Frauen im 4. und 5. Lebensjahrzehnt

Die Diagnose ist auch dem Erfahrenen durch die bloße Untersuchung und die Anamnese nicht von vornherein klar. Zu ihrer Erhärtung bedarf es unbedingt der Abrasio, welche zugleich unser wirksamstes Heilmittel ist. Sie gestattet den Ausschluß anderer Ursachen als Quelle der unregelmäßigen Blutung, besonders des inkompletten Abortes, der so leicht mit der Metropathie deswegen zu verwechseln ist, weil ihm eine Amenorrhoe vorausgeht, wie sie auch bei dieser Krankheit, besonders nahe den Wechseljahren, gar nicht selten ist. Die Probeausschabung läßt uns aber auch mit Sicherheit ein Corpuscarcinom ausschließen, das freilich mit Vorliebe erst im Matronenalter auftritt, aber auch in jüngeren Jahren beobachtet wird. Schließlich können auch Polypen des Corpus das Bild der Metropathie vortäuschen und erst durch die Abrasio als die Blutung verursachend klargestellt werden. Dagegen läßt sie als differentialdiagnostisches Hilfsmittel bei der Endometriosis interna im Stich. Erst der Mißerfolg der Behandlung und die (vaginale) Totalexstirpation eines solchen Uterus klären den Fall. Wo aber der Uterus größer ist und wegen seiner unregelmäßigen Beschaffenheit den Verdacht eines Myoms nahelegt, ist der Probeabrasio die Austastung mit dem Finger vorzuziehen, weil mit der Curette die Sicherung der Diagnose des Myoms schwieriger ist, ja oft nicht gelingt. Überdies kann eine zu energische Abschabung nicht bloß zur Entfernung der Schleimhaut führen, sondern auch Keime in das Myom verpflanzen, wenn die Kapsel zerrissen wird.

Die Abrasio muß gründlich gemacht werden, damit einerseits die Schleimhaut, die die Quelle der Blutung ist, gänzlich entfernt, anderseits auch, damit namentlich ein in den Tubenecken etwa sich verbergendes Carcinom nicht übersehen wird. Man verwendet eine scharfe Curette mittlerer Größe und streift die Schleimhaut so ab, daß alle Partien des Cavum regelrecht erfaßt werden. Ein kleines Fläschchen, am besten mit den S. 5 genannten Konservierungsmitteln gefüllt, nimmt die Geschabsel auf, die immer von einem pathologisch-anatomischen Institut untersucht werden sollen. Ist die Patientin nahe dem Klimakterium, so ist es weitaus das sicherste, an die Abrasio eine Kastrationsbestrahlung mit Röntgen oder eine intrauterine Radiumeinlage (s. S. 46/48) anzuschließen, wenn die histologische Untersuchung der Geschabsel ein Carcinom ausschließen läßt.

Man kann auch heute noch aus äußeren Umständen gezwungen sein, auf dieses Verfahren verzichten zu müssen, weshalb man zur Ätzbehandlung greift, die eigentlich die Methode der Wahl bei echter

Endometritis ist. Nach Einhaken der vorderen Muttermundslippe und leichter Dilatation des Halskanals mit Hegarstiften wird das Ätzmittel am einfachsten auf einer Fischbeinsonde in das Cavum eingebracht. Als Ätzmittel dient das *Formalin* diesem Zwecke gut. Man stellt sich eine Lösung von 30 g des 40%igen Formalins auf 70 g destillierten Wassers her, taucht die Sonde, welche mit Watte bis auf eine Länge von 10 bis 12 cm (nicht kürzer) umwickelt sein soll. in die Flüssigkeit ein und führt sie jetzt mit der rechten Hand durch den inneren Muttermund bis zum Fundus der Gebärmutter. Nach 1 Minute wird die Sonde herausgezogen und die überschüssige Flüssigkeit vom Muttermunde abgetupft. Nochmals sei darauf hingewiesen, daß die Watteumhüllung des Medikamententrägers deswegen so lang sein soll, damit sie nicht im Cavum uteri zurückbleibt, wenn der Uterus unter dem Reize des eingeführten Mittels sich straff zusammenzieht. Im übrigen gibt er auch einen zurückgebliebenen Wattepfropfen wieder her. SÄNGER hat die Silbersonde, MENGE die bekannte Hartgummisonde für die Zwecke der intrauterinen Ätzung angegeben. Mit Recht vergessen ist die Behandlung des Uteruscavum durch Verätzung mit 50%iger Chlorzinklösung oder Chlorzink in Substanz. Der *Liquor ferri sesquichlorati* wird gelegentlich wieder erwähnt. Benützt man den Liquor ferri sesquichlorati so, daß man in ein Uhrschälchen mit destilliertem Wasser nur wenige Tropfen des Liquor gibt, die Sonde damit benetzt, bis zum Fundus führt und rasch zurückzieht, so kann man dies auch ohne Gefahr tiefgreifender Zerstörung der Gewebe selbst bei jugendlichen Personen machen. während die Ätzung mit Chlorzink um den Preis schwerer Nekrosen mit teilweiser oder vollständiger Verödung des Cavum uteri mit schwer heilbarer Amenorrhoe. allenfalls Pyometra erkauft werden kann. Da überdies die Ätzung mit Chlorzink bei ungenügender Abdeckung zur Verätzung der Scheide führen kann, ist sie schon aus diesen Gründen kaum angebracht. Darum muß man die Verwendung dieser Mittel, deren Wirksamkeit in Bezug auf das Versiegen des Blutflusses gar nicht in Abrede gestellt werden soll, grundsätzlich als einen Rückschritt betrachten. Dagegen kann das Auswischen des Cavum uteri bei jugendlichen Personen mit einer auf die Hälfte mit destilliertem Wasser verdünnten *Jodtinktur*, bei älteren mit unverdünnter Jodtinktur, vorteilhaft der Abrasio jedesmal angeschlossen werden.

BARDENHEUER hat 1936 die Elektrokoagulation des Cavum uteri mit Erfolg verwendet. Nach seiner Vorschrift soll die Koagulationselektrode stromlos bis zum Fundus vorgeschoben werden. Die Stromstärke ist dann so zu bemessen, daß bei langsamem queren Hin- und Herschieben der Elektrode nur ein leichtes Vibrieren verspürt wird und die Kugelsonde nicht ganz widerstandslos zu bewegen ist. Ein Ankleben deutet auf zu tiefe Koagulierung bei zu starkem Strom hin und bringt die Gefahr sekundär entzündlicher peritonealer Reizung. BAUMANN berichtete 1948 über 387 Behandlungen mit nur drei größeren Komplikationen. Nach dem Eingriff soll für 3 bis 6 Tage Bettruhe, für 2 Tage mit einer Eisblase auf dem Leib, eingehalten werden; vom 8. Tage an heiße Scheidenspülungen, da in den ersten 3 Wochen ein übelriechender Ausfluß vorhanden ist. Das Verfahren soll sich auch gerade für die häusliche Praxis eignen, wenn schwierige ländliche Verhältnisse die bessere klinische Behandlung nicht erlauben.

In der Röntgenbehandlung steht uns ein souveränes Mittel zur Beherrschung der Metropathie zur Verfügung. Durch sie kann man die Dauerkastration, welche durch Verabreichung von 300 bis 500 r Herddosis gegeben ist, bereits in einer, allenfalls in zwei Sitzungen erreichen. Man vergesse aber nicht, darauf hinzuweisen, daß sich zunächst die Blutung noch 1- bis 3mal einstellen kann, wenn die Bestrahlung in die zweite Hälfte des Intervalls fällt. Nach WINTZ wird nur in $3,8\%$ der Fälle bei Bestrahlung in der zweiten Hälfte des Menstruationsintervalls sofort Amenorrhoe erzielt. Die Menstruation tritt in $89,7\%$ der Fälle noch einmal, 2mal in 14% und 3mal in $2,5\%$ auf. Dagegen kann man in 95% der Fälle mit andauernder Amenorrhoe rechnen, wenn die Röntgenkastration in der ersten Intervallhälfte gegeben wurde. Kommt es längere Zeit nach der Kastration wieder zu einer Blutung, dann ist eine neuerliche Röntgenbestrahlung ohne Kenntnis der anatomischen Vorgänge im Endometrium bedenklich. Deshalb muß man in solchen, allerdings nicht häufigen Fällen sich wiederum durch eine Abrasio über den Zustand der Schleimhaut Aufklärung verschaffen, da inzwischen auch ein Corpuscarcinom entstanden sein könnte.

Der Röntgenbehandlung, allenfalls auch der vaginalen Totalexstirpation des Uterus, erwächst in der Radiumeinlage bei der präklimakterischen Metropathie ein wichtiges Konkurrenzverfahren, das in Deutschland zuerst von MENGE und EYMER, sodann von FLATAU, MARTIUS und v. JASCHKE geübt worden ist. Wenn man Fälle echter Metropathie, also solche, bei denen die Gebärmutterhöhle regelrecht gestaltet und nicht zu lang ist, mit 50 mg Radiumelement in einem Messingfilter von 1 mm Wanddicke für 48 oder mit 100 mg für 24 Stunden beschickt, erreicht man 2400 mgEh und damit dauernde Amenorrhoe. Nach ANSELMINO genügen bei Frauen über 42 Jahre schon 1000 mgEh, bei jüngeren 1200 bis 1600. Nach MARTIUS genügen im allgemeinen 1800 mgEh. Bei großem Cavum ist es besser, statt eines Stiftes, der allen Wandflächen nicht genügend anliegen kann, kleinere Träger zu nehmen, mit denen das ganze Cavum ausgestopft wird. Bei der Behandlung mit Radium ist die Wirkung auf die Ovarien wesentlich schwächer als bei der Röntgenbestrahlung, was für die weitere Bildung der Hormone im Ovar ausschlaggebend ist. Auch der Stahlenkater ist weit weniger ausgeprägt als beim Röntgen. Um die Ovarien vor der Strahleneinwirkung noch sicherer zu schützen, ist es am zweckmäßigsten, das Radium in Monelfilterung zu verwenden. Hierbei wird die Betastrahlung des Radium ausgenützt. Die nur in geringe Tiefe reichende Betastrahlung (KEPP) genügt aber zur Zerstörung des Endometrium. Ein weiterer Vorteil dieser Monelfilterung liegt darin, daß die sehr intensive, im üblichen Filter aber zurückgehaltene Betastrahlung eine kurzfristige Liegedauer von nur 4 bis 6 Stunden bei einer Radiummenge von 60 bis 100 mg erfordert. Statt des Radium wird heute in zunehmendem Maße das radioaktive Kobaltisotop Co 60 verwendet. Es läßt sich nur die Gammastrahlung nutzen. Die Vorteile des Kobalt liegen einmal in seinem wesentlich geringeren Preis, zum anderen in seiner Verformbarkeit (s. auch Carcinombestrahlung S. 277). Wichtig zu wissen ist, daß längere Zeit nach der Radiummenolyse ein eitrig-wäßriger oder leicht blutiger Fluor bestehen kann, der aber schwindet und ohne Bedeutung ist. Eine solche Behandlung mit Radium soll man ebenso wie die Röntgenbestrahlung nur nach vorhergegangener Abrasio und mikroskopischer Klarstellung des Schleimhautbildes vornehmen, um vor unliebsamen Überraschungen geschützt zu sein. Daß man Fälle, bei denen Anzeichen einer entzündlichen Veränderung im Genitale vorliegen, nicht der intrauterinen Radiumbehandlung unterwirft, bedarf keiner besonderen Betonung. Auch solche, bei denen der Verdacht eines Myoms naheliegt oder gar ein Myom festgestellt ist, sollen nicht mit Radium behandelt werden, auch wenn die Blutung nicht in Zusammenhang mit dem Myom auftreten sollte, sondern eine echte Hyperplasieblutung ist.

Ist eine Patientin hochgradig blutarm und jenseits des 40. Lebensjahres, so erscheint es in manchen Fällen ratsamer, auch mit der Abrasio und der nachfolgenden Röntgenkastration bzw. Radiumbehandlung umso weniger Zeit zu verlieren, als, wie ausgeführt, die Blutungen nicht augenblicklich aufhören müssen. In solchen Fällen halten wir die vaginale Totalexstirpation des Uterus ohne weiteres für angezeigt, nachdem die akute Anämie durch präoperative Bluttransfusion beseitigt und ein Hb-Wert von etwa 60 bis 70% erreicht ist (s. auch S. 56). Die Totalexstirpation ist bei vaginalen Operateuren gerade in Fällen von Metropathie kaum mit einer Mortalität belastet und bringt, abgesehen von der schlagartigen Beseitigung aller Beschwerden, gewöhnlich auch eine sehr rasche Erholung und Besserung des Blutbildes zuwege, die, wie uns mit SELLHEIM scheint, prompter als nach allgemein roborierenden und medikamentösen Maßnahmen ist. Es ist nicht recht einzusehen, warum vielfach die vaginale Totalexstirpation des Uterus bei Metropathie schweren Grades so viele Gegner hat. Wer sich die Anschauungen von der periodischen Notwendigkeit der Entgiftung durch den Menstrualfluß nicht zu eigen macht, und das dürfte die Mehrzahl der Gynäkologen sein, anderseits aber bedenkt, daß in den unberührt bleibenden Ovarien nach Exstirpation der Gebärmutter die Quelle der Ovarialhormone erhalten bleibt, mag diese auch allmählich gleich den Vorgängen des natürlichen Klimakteriums spärlicher fließen, wird auch heute noch bei Frauen zwischen 40 und 45, ganz sicher aber in der zweiten Hälfte der Dreißigerjahre, bei ganz schwerer Dauerblutung die vaginale Totalexstirpation der gewiß segensreichen Röntgenkastration vorziehen. Operationsverfahren, welche die blutende Schleimhautfläche verkleinern sollen, wie die Keilresektion nach FREUND, ASCHNER, HENKEL, der Abkappung des Fundus, möchte KAHR nicht das Wort reden. Ein Zustand wie der beschriebene, muß, wenn er operativ angegangen wird, dauernd beseitigt werden und darf um den Preis der problematischen Wichtigkeit der Ausscheidung giftiger Stoffe bei Frauen vom 40. Lebensjahre an nicht die Gefahr des Rezidivs bergen. Die von HENKEL vorgeschlagene und in einzelnen Fällen durchgeführte vaginale Ligatur der Art. uterina hat sich nicht eingeführt, da sich nach der Unterbindung sofort ein Ersatzkreislauf bildet, der gewollte Effekt daher nicht erreicht wird.

Hormon- und medikamentöse Therapie der Metropathie

Handelt es sich um das klassische Krankheitsbild der Metropathia haemorrhagica, entstanden auf dem Boden der Follikelpersistenz und Ausbleiben der Corpus-luteum-Bildung, dann ist es nur logisch, in den bei der verstärkten Regelblutung ausführlich erwähnten Uterustonica kein Heilmittel zu erblicken. Diesbezügliche Erwartungen werden meist enttäuscht. Gewöhnlich ist der Hergang so, daß diese Kranken, besonders in den Vierzigerjahren und nahe dem Klimakterium, nach langer, erfolgloser Arzneibehandlung mit einem hohen Grad von Anämie den Facharzt aufsuchen. Trotzdem muß, namentlich zu Beginn des Leidens, wo die Diagnose der echten Metropathie vielfach noch in der Schwebe ist, die medikamentöse Beeinflussung der Blutung wenigstens als unterstützende Maßnahme versucht werden, zumal manche Patientin, auf die Harmlosigkeit des Zustandes bauend, weder in die Röntgenkastration oder Radiummenolyse einwilligt noch energischere operative Verfahren gestattet und sich von ihrer Notwendigkeit erst dann überzeugen läßt, wenn die Müdigkeit, Schwäche und Arbeitsbeeinträchtigung infolge des langdauernden Blutverlustes bereits einen bedenklichen Grad erreicht haben.

Die hormonale Behandlung gründet sich auf die S. 45 angeführten experimentellen Ergebnisse. Da es sich primär bei diesen Blutungsstörungen um einen Progesteronmangel handelt, hatte man anfangs Therapieversuche mit Progesteron allein gemacht. Mit *Progesteron*dosen zwischen 5 bis 80 mg i. m. oder peroral der 6- bis 10fachen Menge *Pregneninolon* hatte man zwar in einzelnen Fällen Erfolge, oft genug jedoch auch Versager erlebt. Der Grund für diesen Mißerfolg liegt nicht allein darin, daß, wie oben beschrieben, bei hyperplastischem Endometrium eine sekretorische Umwandlung der Schleimhaut nur unvollkommen gelingt, sondern auch darin, daß oftmals die Schleimhaut bereits zu hochgradig abgeblutet ist, um noch als Substrat für eine sekretorische Umwandlung in Frage zu kommen. Mit einer ausreichend hohen Oestrogendosis dagegen gelingt es mit Sicherheit sofort, die Blutung zu stillen. Es genügen meist 10 mg *Oestradiolester* in Öl. Um aber ein erneutes Auftreten der Blutung zu verhindern und außerdem einen möglichst kurzfristigen Abbruch der Schleimhaut zu erreichen, hat sich nach OBER, KLEIN, WEBER die kombinierte Gabe von Oestrogenen mit Progesteron im Verhältnis 1 : 20 ausgezeichnet bewährt. Zur Vereinfachung und leichteren Handhabung wurden Kristallsuspensionen mit geeigneter Korngröße gewählt und 10 mg *Oestradiolmonobenzoat* zusammen mit 200 mg *Progesteron* verabfolgt. Die Blutung stand bei 267 so behandelten Fällen durchschnittlich nach 32 Stunden, 12 Tage

später trat eine Entzugsblutung von 7 bis 8 Tagen Dauer auf. Mißerfolge dieser Behandlung waren auf andere Blutungsursachen nicht-
funktioneller Natur — Aborte, submuköse Myome u. ä. — zurückzuführen. Die Abbruchblutung nach der Mischinjektion wird als
Progesteronabbruchblutung gedeutet. Sie ist noch etwas zu lange andauernd, da es noch nicht vollkommen gelungen ist, eine genau gleiche
Wirkungsdauer der Follikelhormon- und der Progesterongabe zu erzielen.
Die Follikelhormonwirkung ist etwas länger anhaltend, anderseits würde
eine Verminderung der Oestrogendosis einen zu geringen Effekt haben.
Trotz dieser hoffentlich bald behebbaren Mängel stellt die Kombinationsgabe von Oestrogenen mit Progesteron in dem genannten Mischungsverhältnis und mit geeigneter Korngröße der Kristalle einen großen
therapeutischen Fortschritt dar. Es genügt eine einmalige Injektion und
es folgt dann die Abstoßung der umgewandelten und unter dem Oestrogeneinfluß neu aufgebauten Schleimhaut, so daß man berechtigt ist, von
einer „medikamentösen Curettage" zu sprechen. Diese Mischinjektion
erspart daher manche sonst bei Rezidiven wiederholt notwendige Ausschabung. Besonders bei etwas jüngeren Frauen ist es auf diese Weise
möglich, auf eingreifende Maßnahmen — Radiummenolyse, Röntgenkastration, Uterusexstirpation — zu verzichten oder wenigstens bis in
ein höheres Alter hinauszuschieben. Da der Blutstillungseffekt nur bei
echten funktionellen Blutungsstörungen eintritt, kommt ihm geradezu
eine differentialdiagnostische Bedeutung zu. Selbstverständlich wird
man aber bei dem ersten Auftreten einer Metrorrhagie bei älteren Frauen
immer zum Ausschluß einer malignen Erkrankung die Vollcurettage
machen müssen. Statt der Injektion von *Oestrogen-Progesteron-Kristall-
suspensionen* lassen sich auch die neueren Depotpräparate verwenden.
z. B. 125 mg Oxyprogesteronkapronat zusammen mit 10 mg Oestradiolbenzoat *(Primosiston)*. GREENBLATT und BARFIELD gaben mit Erfolg
an 5 Tagen hintereinander jeweils 25 mg *Progesteron* mit 25 mg *Testosteronpropionat* und 1,66 mg *Oestradiolester*. Um der Rezidivgefahr nach
erfolgter Blutstillung und Abbruchblutung zu begegnen, ist eine rhythmische *Progesterongabe*, am besten an Hand der Basaltemperaturen, erforderlich, die, zum richtigen Zeitpunkt gegeben, zur sekretorischen
Umwandlung der Schleimhaut führt und damit die Entwicklung einer
Hyperplasie verhindert. Man gibt alle 4 Wochen einmal 50 mg *Lutocyclin-
Kristallsuspension* oder 65 mg *Proluton-Depot* oder 50 bis 100 mg
Pregneninolon täglich 8 Tage lang. Mit *Androgenen* ist ein Blutstillungseffekt nicht immer sicher zu erreichen. Nach HUSSLEIN sollen täglich
Dosen von 25 bis 50 mg *Testosteronpropionat* bis zu einer Gesamtdosis
von 300 mg gegeben werden, wobei auch bei vorherigem Blutungs-
stillstand diese Gesamtdosis eingehalten werden soll. Bei erneuten
Rezidiven und bei jüngeren Frauen wird man mit einer Gesamtdosis von
150 bis 250 mg auskommen können.

Ohne die medikamentöse, und ganz besonders ohne die Hormontherapie, ist aber vor allem bei der Metropathie nicht auszukommen.
sofern es die Metropathia haemorrhagica juvenilis betrifft.

Gewiß ist nicht jeder Fall, der unter dieser Bezeichnung läuft, auch tatsächlich eine echte juvenile Metropathie, ein Begriff, unter den wir nur jene Blutungen bis zum 20., allenfalls bis zum 25. Lebensjahr einordnen sollten, die weder auf dem Boden einer gestörten Schwangerschaft entstanden sind, noch irgendwie mit Infektionen des Genitale oder Geschwülsten des Genitale in Zusammenhang stehen, sondern einer funktionellen Störung ihre Entstehung verdanken. Leider kommt diese Krankheit — eine wahre Crux für die Betroffenen und für den behandelnden Arzt — in rund 5 v. H. der Fälle vor dem 20. Lebensjahr vor. Darum ist nichts näherliegend, als bei der abwegigen Eierstockfunktion therapeutisch einsetzen zu wollen. Wie wir aber schon aus den früheren Ausführungen wissen, haben wir trotz aller Fortschritte in der Hormontherapie sichere Mittel zur Überführung einer unrichtigen Eierstocktätigkeit in eine regelmäßige, im Sinne der vollständigen Eireifung — Follikelberstung und Corpus luteum-Bildung —, auch heute noch nicht in der Hand. Dabei soll nicht geleugnet werden, daß wir auch hierin auf Grund der neuen Hormonforschungen Fortschritte gemacht haben. Gerade bei diesen jungen Mädchen hat sich die oben S. 50 ausführlich geschilderte Mischinjektion von Oestrogenen und Progesteron im Verhältnis 1 : 20 bewährt. Zumindest gelingt damit am sichersten die sofortige Blutstillung, jedoch ist die Rezidivgefahr recht groß. Denn diese Mischinjektion kann jeweils nur einmal die ovarielle Fehlleistung korrigieren. Unter Kontrolle der Basaltemperatur ist daher oftmals eine rhythmische Progesteronbehandlung mehrere Monate lang durchzuführen.

Obwohl wir jene Dosis Hypophysenvorderlappenhormon noch nicht kennen, die notwendig ist, beim menschlichen Weibe Follikelreifung und -berstung zu erzielen, also gesicherte Grundlagen für eine solche Stimulationstherapie bei der Metropathie noch nicht vorliegen, wird doch auch über Erfolge nach der Behandlung mit gonadotropem Hormon (s. Tabelle, S. 22) berichtet. WAHLEN hat nach Gaben von *Choriongonadotropin*, je 1500 I. E. 10 Tage lang, eine sekretorische Umwandlung der Schleimhaut beobachten können, aber schlechte Dauerresultate gehabt. Bei anovulatorischen Zyklen konnte er mit je 600 I. E., 3 Tage lang gegeben, einen biphasischen Temperaturverlauf und regelmäßige zyklische Blutungen erreichen.

Die im weiteren genannten Präparate wird man meist nicht mehr benötigen, wenn eine Hormontherapie mit den genannten Zusammensetzungen und Dosierungen durchgeführt ist. Einige dieser älteren Behandlungsmethoden seien aber deshalb aufgeführt, weil sie auch als Ergänzung, besonders bei den rezidivfreudigen jugendlichen Metrorrhagien, einmal angezeigt erscheinen können oder die wirksamen Hormondosen nicht sofort zur Verfügung stehen. Man sollte sich aber daran erinnern, daß zur akuten Blutstillung außer der Follikelhormongabe die Abrasio der hyperplastischen Schleimhaut das sicherste Blutstillungsmittel bleibt.

Die Insulinbehandlung kann bei Metropathia haemorrhagica, besonders bei jugendlichen Individuen, die durch Abmagerung, allenfalls nach Magen- und Zwölffingerdarmgeschwüren und Erkrankungen der Gallenwege stigmatisiert sind, erfolgreich sein. Über die Insulindosierung s. S. 44. Mit KLAFTEN sei betont, daß man bei Insulingaben *Gynergen* wegen der Steigerung der Insulinempfindlichkeit nicht verabreichen darf. Die Insulinbehandlung bei Metropathia haemorrhagica wird am zweckmäßigsten nach KLAFTEN mit der Calciumbehandlung verbunden. Man gibt in der Mischspritze 20 E. *Insulin* und 10 ccm 20%ige *Calcium-Gluconat*-Lösung.

In Fällen von ausgesprochener Unterwertigkeit der Schilddrüse wird man bei genauer Beobachtung des Allgemeinbefindens täglich 0,5 bis 1 mg *Thyroxin* geben und nach 14 Tagen bis längstens 3 Wochen die Therapie unterbrechen. Auf die bekannten Symptome nervöser Übererregbarkeit, besonders Zittern, vermehrte Pulszahl, Herzklopfen, Durchfälle, rascher Gewichtsverlust, wird man als Zeichen einer Überdosierung ebenso sorgfältig zu achten haben wie auf das Auftreten von Zucker im Harn. Die Thyroxingabe soll langsam einschleichend mit kleinen Dosen beginnen und erfordert eine genaue Kontrolle des Grundumsatzes. Zumindest bei Zeichen einer Überdosierung muß der Grundumsatz bestimmt werden, da gerade bei ausgeprägter Unterwertigkeit der Schilddrüse der Organismus erst langsam und allmählich an das Thyroxin gewöhnt werden muß.

Schwere metropathische Blutungen, aber auch ausgesprochene Hypermenorrhoe zeigen in manchen Fällen eine auffallend günstige Reaktion auf intramuskuläre Injektionen von Nebenschilddrüsenextrakt. Die durch 3 bis 4 Tage wiederholte intragluteale Injektion von *Parathormon Vinces*, welches in jeder Ampulle 40 Collipeinheiten Nebenschilddrüse nebst Calcium-Gluconat enthält, hat BAKACS, STERN u. a. gute Erfolge gebracht.

Die Erfolge, die von DEINHARDT und M. ROSSAK nach intravenöser Darreichung von *Kongorot* auch bei juvenilen Metropathien, ebenso wie bei Blutungen auf entzündlicher Grundlage berichtet worden sind, lassen es möglich erscheinen, dieses ungefährliche Verfahren, welches von der internen Medizin und Chirurgie übernommen worden ist, auch in den angezogenen Fällen zu verwenden. Man verordnet

<pre>
18. Kongorot 0,1
    Aqu. dest. ster. ad 10,0
  D. S. Steril zur intravenösen Injek-
                 tion
</pre>

und injiziert die 1%ige wäßrige Lösung bis zum Aufhören der Blutung 2- bis 3mal wöchentlich. Die intravenöse Injektion ist deswegen nicht ganz leicht, weil der Farbstoff in der Spritze nur schwer zu entscheiden gestattet, ob sich die Nadel in der Vene befindet; doch sind paravenöse Injektionen nicht nachteilig.

In einzelnen Fällen hat KAHR auch bei Verordnung von *Lebertran* (2mal täglich 1 Eßlöffel) oder *Vigantol* (3mal täglich 8 Tropfen bzw. 3mal täglich 2 Dragées) in einer etwa 3wöchigen Kur Erfolge gehabt. Mit der Behandlung der Metropathie mit dem C-Vitamin *Cebion* oder *Redoxon* hat Kahr bei intravenöser Injektion von 100 bis 150 mg pro die in einigen Fällen Stillstand der Blutung gesehen, in anderen hat sie versagt.

Nicht mit Unrecht wird bei der Metropathie weitgehend von der Calciumtherapie Gebrauch gemacht, wobei der Gedanke führend ist, durch Anreicherung der Gewebe mit Calcium den Calciumblutspiegel entsprechend hoch zu halten und auf diese Weise eine Gefäßwanddichtung zu erzeugen. Man verordnet für leichtere Blutungen Calcium per os:

19. Calc. lact. pur. 50,0
D. S. 3 Messerspitzen täglich

und gibt es am besten in Suppe, Milch, Fruchtsäften oder Gemüsen verrührt, oder man verordnet eines der vielen Calciumpräparate, die oft mit verschiedenen Vitaminen, Phosphor u. a. kombiniert sind. Für längeren Gebrauch eignet sich auch eine Lösung etwa nach folgender Zusammensetzung, die man nach jeweils einer Woche Pause mehrmals wiederholen läßt:

20. Calcii chlorat. cristall. ...   20,0
Syr. Rub. Id.   10,0
Aqu. font. ad   300,0
D. S. 3stündig 1 Eßlöffel in Milch oder
Fruchtsäften

oder

21. Liquor. Calcii chlorat.   60,0
Liquor. Ammon. anis.   3,0
Syr. Rub. Id.   20,0
od. Muc. Gummi arab.
Aqu. dest. ad   300,0
M. D. S. 2mal täglich 2 Eßlöffel in
viel Flüssigkeit.

Vielfach greift man nach Versagen der internen Calciumtherapie gern zur intramuskulären und intravenösen Injektion von 10 ccm, entsprechend einer 20%igen Lösung von Calcium-Gluconat. Die intramuskuläre Injektion gibt man am besten in die Gesäßmuskulatur, bei der intravenösen Verabreichung hüte man sich wegen der leicht entstehenden Infiltrate vor paravenösen Injektionen. Das gleiche gilt bei der Injektion von

22. Calcii chlorat. 10%ig
Natrii chlorat. 10%ig .. aa 10,0
D. S. Steril zur Injektion,

die gelegentlich nicht schlechte Erfolge aufweist, doch keineswegs immer wirkt. Alle Calciumpräparate haben den Nachteil, den Stuhlgang ungünstig zu beeinflussen, weshalb man besonders durch schlackenreiche Kost mit und ohne Abführmittel vielfach nachhelfen muß. Die Mischung von *Calcium lact.* oder *Calcium Gluconat* mit *Magnesium citricum* aa partes (3mal täglich 1 Kaffeelöffel) kann die Stuhlverstopfung erfolgreich beheben.

Die intramuskuläre Injektion von Gelatine ist überholt. Wer dieses alte Mittel doch noch zusätzlich verwenden will, kann die Gelatine in Form der Kochgelatine oder als Gelatineklysma geben. Man verschreibt 100 Blatt feine Kochgelatine und gibt täglich 5 bis 10 Blatt in Form der schmackhaft zu machenden Fleisch-, Milch-, Frucht-, Weingelees oder als Gelatinegrütze oder in heißer Suppe oder in Schokolade (STRASSMANN). Die Gelatineklysmen werden in der Weise bereitet, daß die billigen Gelatinetafeln, und zwar 25 Stück, in $^1/_4$ Liter Wasser gekocht, dann auf 40 g eingedickt werden, worauf man sie in $^1/_4$ Liter warmen Wassers nach Zusatz von 8 Tropfen Opiumtinktur rektal verabfolgt.

Bei der Behandlung der jugendlichen Meno- und Metrorrhagien führen oftmals die genannten Maßnahmen deswegen nicht zum Ziele, weil die Blutungen entweder nicht allein oder sogar nur vorgetäuscht durch eine funktionelle Störung bedingt sind, in Wirklichkeit aber ein Blutungsübel, eine hämorrhagische Diathese, vorliegt. Man wird daher gut tun, in solchen Fällen immer einen sehr genauen Blutstatus zu erheben. Charakteristisch ist für viele Fälle, daß oftmals in der blutungsfreien Zeit ein ganz normaler Blutstatus mit normalen Thrombozytenwerten, kaum veränderter Gerinnungs- und Blutungszeit nachweisbar ist, dagegen kurz vor oder während der auftretenden Blutung sich manchmal sogar recht erhebliche Anomalien finden. Es liegt auf der Hand, für diesen Wechsel einen Einfluß der Sexualhormone anzunehmen. In der Tat haben sich einige Beziehungen zwischen Follikelhormon, bzw. Progesteron und den Thrombozytenwerten ergeben. So sollen die Oestrogene zu einem Abfall der Thrombozyten, die Gestagene dagegen zu einem Anstieg führen. Derartige Befunde sind aber noch nicht im einzelnen weiter geklärt, bzw. haben sich z. B. bei Tierversuchen recht unterschiedliche Befunde ergeben, die eine endgültige Deutung der Verhältnisse beim Menschen noch nicht zulassen. Für die Praxis ist jedenfalls wichtig, daß solche Störungen in der Periodenblutung zumindest nicht allein nur hormonal bedingt sein müssen, so daß sich auch die Therapie nicht nur auf diese hormonalen Zusammenhänge stützen darf.

Die schon genannte Behandlung mit Kongorot, mit Calcium u. ä. hat bereits ihren Angriffspunkt bei der Blutungsbereitschaft selbst, ohne die speziell vorliegende indirekte Ursache der Blutung anzugehen. Einige neuere Vitaminpräparate wären hier noch zu nennen, da sie zumindest imstande sind, die Stärke der bestehenden Blutung zu mindern. Es lohnt sich der Versuch mit *Styptobion*, *Haemocoavit*, die durch den Gehalt an Vitamin C, Birutan und Vitamin K zur Gefäßabdichtung beitragen. Auch *Finestal*, das die Calciumgabe mit einem Glykokoll- und Vitamin C-Zusatz verbindet, kann günstig wirken. Am besten werden diese Mittel bereits prophylaktisch einige Tage vor der erwarteten Blutung, täglich 3mal 2 oder 3mal 1 Tablette, verabfolgt. Bei akut starken Blutungen kann intravenös oder intramuskulär auch *Clauden*, *Coagulen*, *Sango-Stop* oder *Stypturon* gegeben werden. *Stypturon* läßt sich bereits prophylaktisch kurz vor Blutungsbeginn, 4- bis 5mal $^1/_2$ bis 1 Ampulle alle 2 bis 3 Stunden, bei aufgetretener Blutung 1 bis 2 Ampullen à 2 ccm intravenös, und anschließend mit den für die Prophylaxe genannten Dosen gut verwenden. Zur direkten Beeinflussung der Blutgerinnung bewährt sich das bei hämorrhagischer Diathese mit Vorteil zu verwendende *ACC 76 „Behringwerke"*. Das Präparat enthält, aus menschlichem Serum gewonnen, ein Gemisch von Convertin (Faktor VII) und Accelerin (Faktor VI). 100 mg des Pulvers werden in 10 ccm pyrogenfreier physiologischer Kochsalzlösung gelöst und mit dünner Kanüle ganz langsam intravenös gegeben, oder auch in 150 bis 200 ccm physiologischer Kochsalzlösung als Dauertropf. Oral wirksam ist das Thrombinpräparat *Velyn*; es enthält im Beutel 1600 NIH Einheiten Thrombin. Der Inhalt eines Beutels wird in Wasser oder Tee gelöst und möglichst auf einmal heruntergetrunken. Wiederholungen dieser Gabe sind im Abstand von 2 bis 3 Stunden möglich und zweckmäßig.

Ist eine lokale Blutstillung nicht zu umgehen und gelegentlich schon für den Krankenhaustransport notwendig, so wird am einfachsten eine Scheidentamponade gelegt, am besten mit Stryphnongaze. Wirkungsvoller ist natürlich die Blutstillung am Orte der Blutung direkt. Nur in besonderen Notfällen ist man genötigt, einen Tamponadestreifen in das Uteruscavum einzulegen. Dieser wird dann mit einer 0,5%igen Stryphnonlösung, einer Adrenalinlösung 1 : 1000 oder mit der fertigen Ampullenlösung von *Clauden, Coagulen* getränkt. Nur dort, wo die blutende Stelle selbst sichtbar ist, wie etwa bei Carcinomblutungen oder anderen Geschwürsblutungen in der Scheide (s. S. 271), werden die in der Chirurgie bewährten lokalen Blutstillungsmittel, wie *Thrombinum purum, Akrithrombin, Topostasin, Fibrospum, Thrombo-Tuffon*, Ausgezeichnetes leisten können.

Blut- und Serumtherapie

Die Injektion von Pferdeserum bzw. von Eigenblut ist mit Recht verlassen, da solche Maßnahmen völlig unzureichend sind. Sehr zu empfehlen und oft geradezu unentbehrlich ist die Bluttransfusion. Sie ist bei allen rezidivierenden starken Blutungen, wie sie gerade bei der juvenilen Blutung nicht selten sind, angezeigt. Bei der Bewertung des Hb-Gehaltes muß man bedenken, daß auch stärkste Blutverluste erst nach mehreren Tagen zu einer Erniedrigung des Hämoglobinwertes führen. Bei akuter Blutung läßt sich daher der Hb-Wert nicht zur Bestimmung der verlorenen Blutmenge verwenden. Man wird diese Bestimmung natürlich trotzdem immer vornehmen müssen, nicht allein um für eine spätere erneute Bestimmung einen Vergleichswert zu haben, sondern weil selbstverständlich bei schon stark erniedrigtem Hb der erneute Blutverlust umso schwerwiegender ist und die Bluttransfusion umso notwendiger macht. Für die Transfusion darf nur gruppengleiches Blut verwendet werden. Selbst kleinere Krankenhäuser können sich heute durch die zentralen Blutbanken die notwendigen Mengen an konserviertem Blut besorgen. Eine Berücksichtigung des Rh-Faktors ist neben der Blutgruppe unumgänglich. Nicht allein bei jugendlichen Personen kann ein Außerachtlassen der Rh-Bestimmung die Gefahr einer Erythroblastose bei späterer Schwangerschaft erhöhen, auch Transfusionszwischenfälle sind durch Rh-Unverträglichkeit bekannt. Nicht selten müssen solche Bluttransfusionen wiederholt werden, so daß bei Ignorierung des Rh-Faktors Sensibilisierungen und Transfusionszwischenfälle vorkommen können. Die Menge des zugeführten Blutes sollte wenigstens 500 ccm betragen. Bei älteren Frauen wird man auf den Kreislauf besonders achten müssen, vor allem auch bei dem „Myomherz“. Hier muß die Infusion ganz langsam, tropfenweise erfolgen, damit keine Kreislaufüberlastung durch die zugeführte Flüssigkeitsmenge eintritt. Bei den starken Anämien wirkt die Bluttransfusion ausgezeichnet. Es bessert sich nicht nur das Allgemeinbefinden und der Hb-Wert, sondern häufig sieht man gerade bei juvenilen Blutungen einen zusätzlichen Blutstillungseffekt. Transfusion von Schwangerenblut in der Menge von 300 bis 400 ccm kann ausgezeichnete Ergebnisse liefern, aber auch versagen. Die Wirksamkeit dieses Verfahrens gegenüber der Transfusion von gewöhnlichem Blut wurde in der Zufuhr von gonadotropem Hormon durch das Schwangerenblut erblickt, die aber quantitativ völlig unzureichend ist.

Wo die Möglichkeit dazu besteht, kann eine einschneidende Änderung der Lebensweise, ganz besonders brüsker Klimawechsel und vollständige Änderung der Kost gelegentlich mit einem Schlag das Bild ins Gute wenden. Die körperliche Betätigung muß sich in mäßigen Grenzen halten, doch können leichte Freiluftgymnastik wie milde hydriatische Maßnahmen, besonders in Form der kühlen, feuchten Abreibungen von 26 bis 25° C, mit denen man auch auf 20° hinuntergehen kann, gestattet werden und allmählich Erfolge bringen, wie KAHRS Erfahrungen bei Virgines gezeigt haben. Kaltwasserprozeduren eignen sich für diese Fälle nicht, sie steigern vielmehr bei diesen heruntergekommenen Patientinnen nur den Erschöpfungszustand. Bade- und Trinkkuren in den Badeorten mit alkalischen Quellen wirken belebend auf den Gesamtorganismus, kräftigen die Kreislauforgane und können die Blutungsbereitschaft günstig beeinflussen. Pyrmont, Pyrawarth, Tatzmannsdorf, Bad Elster u. a. sind in dieser Hinsicht mit Recht berühmt. Auch die Solbäder können für solche Zwecke herangezogen werden, wobei aber zu bedenken sein wird, daß namentlich der Beginn der Badekur sich für den geschwächten Körper ziemlich eingreifend bemerkbar macht.

Operative und Strahlenbehandlung der Metropathia juvenilis

Beim Versagen der geschilderten konservativen Maßnahmen wird man auch um den Preis der Verletzung des Hymen zur Abrasio greifen müssen. Bedient man sich ganz schmaler Spatel (sogenannter Virgospatel) und arbeitet man zart, kann man gröbere Verletzungen des Hymen vermeiden. Eine Curettage unter Erhaltung des Hymen ist nach einem Vorschlag von MINK folgendermaßen möglich: Die Patientin wird in üblicher Weise gelagert und erhält eine Evipannarkose. Dann werden 10 Schering-Einheiten *Kinetin* in 5 ccm physiologischer Kochsalzlösung gelöst und aufgezogen. Bei genügender Narkosetiefe — 4 bis 6 ccm Evipan — wird mit einer Kanüle zur intravenösen Injektion an der Basis des Hymen etwa in der Mitte der unteren Circumferenz eingestochen und fächerförmig die hymennahe Scheidenhaut und der Hymen infiltriert, soweit die Kanüle reicht; unter Umständen gesonderte Infiltration der oberen Kommissur und der seitlichen Partien. Jetzt etwa 10 Minuten bis zum Eintritt des Wirkungsoptimum abwarten, Evipan weitergeben. Dann Eingehen in das Orificium vaginae mit einem Finger, der mit zunehmendem Druck nach unten und später auch zur Seite in wenigen Minuten den Hymen dehnt und in das Scheidenniveau wegdrückt. Ist der Hymen verschwunden und die Öffnung weit genug, Einführen der Spekula in üblicher Weise. Nach 24 Stunden ist die Kinetinwirkung abgeklungen und der Hymen ist unbeschädigt wieder aufgerichtet. Kleine Blutungen aus den Stichkanälen sind unbedeutend. An die Ausschabung, die nach genügender Erweiterung des Halskanales, etwa bis Hegar 12, gründlich durchzuführen ist, kann unbedenklich eine Ätzung mit auf die Hälfte verdünnter Jodtinktur angeschlossen werden. Die Abrasio kann dauernde Heilung bringen, namentlich wenn an sie eine Hormontherapie angeschlossen wird. Ihr Erfolg ist aber so und so oft leider nur vorübergehend, so daß man die S. 50 geschilderte Mischinjektion von *Oestradiol* und *Progesteron* wiederholt anwenden muß, um mehrmalige Abrasionen zu vermeiden.

Was die Strahlenbehandlung anbelangt, so kommt für leichtere Fälle eine Milzbestrahlung in Frage für schwere allenfalls eine Radiumeinlage. Die Milzbestrahlung kann unbedenklich versucht werden, wenn auch die Erfolge keineswegs sicher sind. Mit einem $10 \times 15 \times 40$ cm Tubus, der von unten nach oben gerichtet ist, um eine Streustrahlung auf die Ovarien zu vermeiden, werden nach KEPP mit harter Strahlung (0,5 mm Cu) 110 r Einfalldosis gegeben. Die fraktionierte Ovarialbestrahlung, nämlich der Versuch, die reifenden Follikel zu vernichten, die durch ihren Fortbestand die Ursache der Blutung sind, das übrige Eierstockgewebe aber, also die heranwachsenden und die Primordialfollikel nicht zu schädigen, ist kein gleichgültiges Vorgehen. Abgesehen von der Möglichkeit der Erzielung einer nicht gewollten dauernden Amenorrhoe, namentlich bei Frauen vom 30. Lebensjahre an, besteht doch auch die Gefahr einer Schädigung später zu befruchtender Eizellen. Die temporäre Röntgenkastration wird daher heute allgemein abgelehnt.

Was die Radiumbehandlung der Metropathia juvenilis anbelangt, so kann man mit 20 bis 30 mg Radiumelement für 20 Stunden in einem 1,5 mm dicken Messingfilter, entsprechend 400 bis 600 mgEh, die Blutung stillen. Steigt man mit der Dosis bis 50 mg, wird die Amenorrhoe dauernd (s. die Radiumverwendung bei der präklimakterischen Metropathie S. 48). Bei kleineren Dosen aber sah GAL nach einiger Zeit die Periode wiederkehren. Er berichtet sogar, daß Kranke später schwanger wurden und niederkamen. Ohne Zweifel ist bei der geringen Reichweite des Radiums und dem dicken Mukelmantel, mit dem es in utero liegend umgeben ist, eine Wirkung auf die Eierstöcke bei dieser Dosis kaum zu erwarten. Weitaus besser als die Radiummenolyse mit kleinen Radiummengen ist die Anwendung der S. 48 geschilderten Monelfilterung mit der üblichen Radiummenge von 50 bis 100 mg. Bei jungen Frauen regeneriert sich die Schleimhaut in einigen Monaten wieder und es treten erneut periodische Regelblutungen auf, leider allerdings manchmal auch wieder metrorrhagische Blutungen. Da die Rezidivgefahr bei jungen Personen aber im Laufe eines Jahres immer mehr abnimmt, ist ein Therapieversuch mit monelgefiltertem Radium jedoch anzuraten, um im späteren eventuell mit einer vorübergehenden Hormonbehandlung einen Zyklus zu erhalten. Wegen der zwar minimalen, aber nicht gänzlich auszuschließenden Strahlenschädigung der Ovarien lehnen viele dieses von MARTIUS eingeführte Verfahren ab. HUBER gelang es bei zwei Fällen mit juveniler Blutung, die sich gegen jegliche konservative Therapie resistent erwiesen, durch Teilresektion der Ovarien bis auf kleine Reste eine Normalisierung des Zyklus zu erreichen. Nicht zuletzt gestattet die Laparotomie den sicheren Ausschluß eines hormonbildenden Ovarialtumors.

Unregelmäßige Blutungen kommen außer bei Hyper- und Hypothyreosen bei normalem Tastbefund auch bei Akromegalie und bei Morbus Addison zur Beobachtung. Über die Menstruationsstörungen bei Akromegalie hat O. HIRSCH ausführliche Mitteilungen gemacht. In Fällen mit maligner Akromegalie mit vollständiger Zerstörung der Hypophyse, die sich so verhalten wie Hypophysentumoren ohne Akromegalie, konnte er in $87^0/_0$ der Fälle Regelstörungen nachweisen, während sie bei der benignen Akromegalie, die durch kleine gutartige Tumoren bedingt ist, nur in $17^0/_0$ vorkommen. Die Therapie dieser Blutungen kann ebenso wie die der bei diesem Leiden häufiger beobachteten Amenorrhoe natürlich nur ätiologisch, auf die Beseitigung des Tumores gerichtet sein.

Unregelmäßige Blutungen
beim Follikelsprung, bei Follikel- und Corpus-luteum-Cysten

Um die Mitte des Intervalles, zur Zeit des Follikelsprunges, also um den 14. Tag herum, beobachtet man bei einer Anzahl von Frauen, besonders solchen mit dauernd hyperämischem Genitale (Entzündungen, Myom), neben dem sogenannten „Mittelschmerz" und vermehrtem Ausfluß auch eine leichte Blutung aus der Scheide, welche sich auf Stunden, aber auch auf 2 bis 3 Tage erstrecken kann. Sie beunruhigt begreiflicherweise ihre Trägerinnen, ist aber in ihrem Wesen harmlos. Mit der Besserung krankhafter, meist entzündlicher Veränderungen am Genitale kann auch diese Blutung verschwinden. Längere Darreichungen von Calcium oder der Gebrauch von Tinctura Urticae dioicae

23. Tinct. Urtic. dioic. 50,0
D. S. 3mal täglich 20 Tropfen nach
den Mahlzeiten

durch 6 Wochen hindurch können die Blutungsbereitschaft zur Zeit des Follikelsprunges beseitigen. SIEBKE klärte diese Blutungen durch den vorübergehenden Ausfall hormonaler Stimulierung der Uterusschleimhaut in der kurzen Zwischenzeit zwischen Sprung des Follikels und beginnender Ausbildung des Corpus luteum auf. Dadurch verliert die

Uterusschleimhaut an Tonus und es blutet aus ihr, ohne daß sie in Zerfall gerät. Gleicht man das Hormondefizit des passageren Abfalles des Follikelhormonspiegels zur Zeit der Ovulation durch Follikelhormon (s. S. 43) aus, so bleibt meist diese Ovulationsblutung weg. Bei länger dauernder, an den Ovulationstermin sich anschließender Blutung, wie sie besonders nach schwererer Entzündung, Myomen, beobachtet wird, erhöht man zweckmäßig die Hormondosen auf etwa 5 Injektionen von je 1 mg Follikelhormon in der ersten Intervallhälfte.

Der sogenannten kleincystischen Degeneration des Ovar wird hinsichtlich eines gestörten Ablaufes der Menstrualblutung mehr Gewicht beigelegt als ihr zukommt. Die wahre kleincystische Degeneration der Ovarien, die auf dem Durchschnitte wabenartig durchlöchert aussehen, zeigt nebst übermäßig vielen Follikeln auch die Stadien des Corpus luteum, und zwar sowohl frischere wie ältere. Da aber die Reifungsvorgänge selbst weder eine Beschleunigung noch eine Verkürzung erfahren, so spielt dieser Zustand für den Ablauf des Zyklus keine nennenswerte Rolle, im Gegensatz zur Follikelpersistenz beim Bilde der Metropathie, bei der wir im Ovarium Corpus-luteum-Bilder vollständig vermissen, wodurch eben das Krankheitsbild der Metropathie erzeugt ist.

Auch bei manchen Follikelcysten kann man unregelmäßige Blutungen, und zwar solche schwerster Art, sehen. G. A. WAGNER weist darauf hin, daß gegenüber derartigen pflaumen- bis kleinapfelgroßen Follikelcysten das gesamte Rüstzeug der Therapie vollständig versagen kann. Es gibt Fälle, in denen sogar die Bestrahlung der Ovarien mit der Kastrationsdosis die Blutung nicht zum Stehen zu bringen vermochte. Für diese Fälle ist die Entfernung der Follikelcyste der einzige gangbare Weg, der im Verlaufe von zwei Tagen dauernde Heilung ohne jede Operation am Uterus bringt.

Bisher ist es nicht möglich, morphologische Unterschiede zwischen solchen Follikelcysten, die Amenorrhoe, und solchen, die Blutungen auslösen, zu finden. Offenbar kommt es, wie WAGNER ausführt, auf den histologischen Aufbau der Cyste, im besonderen auf die Funktion ihrer Epithelien an, ähnlich wie Corpus-luteum-Cysten ja nach dem Verhalten ihrer Luteinzellen Amenorrhoe oder Blutungen erzeugen können (HALBAN, FRÄNKEL). Dabei bleibe aber unentschieden, ob diese Symptome tatsächlich als die eines selbständigen Krankheitsbildes gewertet werden dürfen oder ob sie nicht bloß Ausdruck einer Entzündung der Adnexe oder des differentialdiagnostisch so wichtigen intrauterinen oder tubaren Abortes sind (R. SCHRÖDER). Da solche Cysten auch der Spontanresorption zugänglich sind, ist ihre Entfernung, wenn der Zustand unbedenklich ist, nicht dringlich. Findet sich im abradierten Endometrium das Bild der „ultramensuellen Schleimhaut" oder der „funktionellen Hyperplasie" (R. MEYER), so ist die Ursache äußerst selten in einem persistierenden Corpus luteum als Gegenstück zur Follikelpersistenz zu suchen, sondern graviditätsbedingt. Durch die Arbeiten von HERTIG und ROCK wissen wir, daß zumindest bei älteren Frauen etwa 40% aller befruchteten Eier 2 bis 4 Wochen nach der Befruchtung absterben, zu einer Zeit, wo noch nichts auf den tatsächlich bestehenden Abort hinweist, auch die Eianlage, ihrer kleinen Ausdehnung wegen, der Untersuchung des Geschabsels entgeht. In solchen Fällen kann auch die Schleimhaut bereits Rückbildungen zeigen und dann ähnliche Veränderungen aufweisen, wie sie auf S. 35 als „verzögerte Abstoßung" beschrieben wurden. Mit der Abrasio ist hier nicht nur die augenblickliche Blutungsquelle, sondern auch die Blutungsursache entfernt und eine weitere Therapie unnötig.

Von KAHR werden noch die im Schrifttum nicht, oder doch kaum beachteten unregelmäßigen Blutungen erwähnt, die sich an die Hemikastration anschließen sollen. Meist sei es so, daß nach einseitiger Resektion der Adnexe, wie sie am häufigsten wegen Extrauteringravidität und sodann wegen entzündlicher Veränderung vorgenommen wird, der Regeltypus durch Monate und Jahre erhalten bleibt, bis er schließlich bei gleichzeitig vergrößert zu tastendem Eierstock unregelmäßig wird und zu recht beträchtlichen Graden von Blutarmut infolge der langdauernden und schweren Regelstörung führen kann. Diese Fälle sind konservativ häufig überhaupt nicht beeinflußbar und zwingen bei längerer Dauer zunächst zur Abrasio; bei Mißerfolgen der Abrasio kann die Exstirpation des noch vorhandenen einzigen Ovar nötig werden. Die richtige Therapie liegt nur in der Prophylaxe, indem man nach Möglichkeit die einseitige Entfernung eines Ovar unterläßt, wenn der Uterus nicht fortgenommen wird. Dies kann in Fällen von Tubarabort, die ja nicht so bedrohlich ausgeblutet sind, fast immer geschehen, wodurch die Frauen vor diesem Zustand bewahrt werden.

Unregelmäßige Blutungen bei Granulosazellgeschwülsten

Nicht unwichtig ist es, darauf hinzuweisen, daß die sogenannten Granulosazellgeschwülste der Eierstöcke infolge der ständigen Produktion von Follikelhormon aus ihren Tumorzellen ein klinisches Bild erzeugen, das in einem unregelmäßigen Wechsel zwischen Amenorrhoe und schweren, ja schwersten unregelmäßigen Blutungen besteht. Auch die dabei zu beobachtende besondere Entwicklung der sekundären Geschlechtsmerkmale, Vergrößerung der Brust, Auftreten von Kolostrum, bei Kindern Pubertas praecox, und bei Frauen jenseits der Menopause das Wiederauftreten von Blutungen mit dem histologischen Bilde der glandulär-cystischen Endometriumhyperplasie, sind als Folge des dauernden Follikelhormonstromes zu erklären. Die histologisch bösartigen Tumoren, welche von Apfelgröße bis zu großem Umfang sich entwickeln können und nach KLAFTEN zirka 4% der Ovarialgeschwülste ausmachen, also garnicht so selten sind, setzen aber nicht häufig Metastasen. Sie sind daher prognostisch günstiger zu bewerten als die Ovarialcarcinome. Nach der Entfernung der Geschwulst hören in der Mehrzahl der Fälle die unregelmäßigen Blutungen auf. Metastasen sprechen gut auf eine Röntgenbestrahlung an.

Zu unregelmäßigen Blutungen in der Menopause führen auch nicht allzu selten Thekazellgeschwülste des Ovars (LÖFFLER-PRIESEL-

Tumoren). Sie können längere Zeit so klein bleiben, daß sie dem Tastbefund völlig entgehen. Findet sich daher eine hyperplastische Schleimhaut bei der alten Frau, so ist an solche Tumoren zu denken. Man wird sich bei fehlendem Tastbefund nicht sofort zur Operation entschließen, zumal es sich auch nach Novak um das konservierte Bild der letzten ovariellen Funktion handeln kann. Solche Frauen müssen aber in Beobachtung bleiben und nach 5 Wochen erneut curettiert werden. Findet sich bei der zweiten Curettage wiederum eine Hyperplasie, so muß diese in einem hormonbildenden Ovarialtumor ihre Ursache haben, wenn eine exogene Hormonzufuhr auszuschließen ist. Bei der nun folgenden Operation findet sich der Tumor in einem der beiden Ovarien.

Bei anderen bösartigen Ovarialgeschwülsten kommen unregelmäßige Blutungen aus dem Endometrium vor, die zum Teil auf Zirkulationsstörungen beruhen, zum Teil auf hormonaler Grundlage entstehen und natürlich einzig und allein durch Entfernung der Ovarialgeschwülste zu behandeln sind.

Unregelmäßige Blutungen bei Entzündung, bei Tubargravidität und Abortus imminens

Über die Bedeutung der Entzündung für die Hypermenorrhoe ist bereits in dem entsprechenden Abschnitt geredet worden. Hier gilt es, mit wenigen Worten auf die unregelmäßigen Blutungen infolge schwerer Adnexentzündungen hinzuweisen. Sie können sich aus verstärkten Regelblutungen entwickeln, aber auch von vornherein unregelmäßig werden. Die Hyperaemie und die mit ihr einhergehende Atonie der Gebärmutterwand und nicht zuletzt die Endometritis, welche die Adnexentzündung begleitet, sind meist für die Verstärkung und Verlängerung verantwortlich zu machen, während das Befallen des Ovarium durch die Entzündung zum unregelmäßigen Einsetzen der Blutung und zu meist verfrühtem Eintritt führt.

Über die Therapie dieser entzündlichen Blutungen ist in den Abschnitten „Hypermenorrhoe" und „Adnexentzündungen" das Nötige ausgeführt. Ergänzend soll hier nur bemerkt werden, daß in allererster Linie strengste Bettruhe, absolute Fernhaltung jeglicher geschlechtlicher Reize (womöglich Anstaltsaufenthalt) und ausgiebige Sorge für täglichen Stuhlgang notwendig sind. Da die Adnexreizblutung zum Teil auf Endometritis beruht, kann das *Follikelhormon* durch Beschleunigung der Epithelisierung des Uterus rasch die Blutung beseitigen (SPIEGLER, TIETZE). 1 bis 5 mg, 3 Tage nacheinander gespritzt, genügen für die Mehrzahl der Fälle. Lokale Maßnahmen, insbesondere intrauterine Manipulationen, sollten unbedingt unterbleiben. Nicht zu umgehen sind vielfach die Injektionen von *Hypophysen*- oder *Secale*präparaten, welche wegen ihres Einflusses auf die Gefäße und die glatte Muskulatur des Uterus im Sinne der Kontraktion Gutes bewirken. Auch nach *Kongorot*- und Proteinkörperinjektionen sieht man bei Blutung entzündlicher Art, die anderweitig nicht zu beeinflussen ist, manchmal auffallende Erfolge.

Proteinkörper wie *Caseosan* (Ampullen zu 1,5 und 10 ccm der 5%igen Lösung von Casein) werden in der Dosis von 1 bis 5 ccm intramuskulär zu diesem Zwecke verwendet. Auch versuche man die intramuskuläre bzw. intravenöse Injektion von 10 ccm *Calcium chloratum* oder *Calcium-Gluconat*, die oft prompt wirkt (s. S. 54). Da in diesen Fällen Ursache der zu starken Blutung nicht eine hormonale Fehlsteuerung, sondern die entzündungsbedingte Hyperaemie ist, erscheint die S. 50 geschilderte Mischinjektion (10 mg *Oestrogen* + 200 mg *Progesteron*) nicht indiziert. Trotzdem wird man sie auch in diesen Fällen bei sehr starken und bedrohlich erscheinenden Blutungen anwenden. Denn es gelingt damit zuverlässig, die Blutung zum Stehen zu bringen und so äußerst gefährliche intrauterine Manipulationen zu vermeiden. Man muß nur daran denken, daß es nach etwa 12 Tagen erneut bluten muß, weil jetzt die Abstoßung der menstruell umgewandelten Schleimhaut erfolgt. Diese erneuten Blutungen sind aber oftmals doch nicht mehr bedrohlich, da meist die entzündungsbedingte Hyperaemie inzwischen zum Abklingen gekommen ist, bzw. kleine Secalegaben sie mindern. Sollte der Entzündungsprozeß jedoch noch nicht wesentlich beeinflußt sein, so kann man auch erneut die Mischinjektion geben.

Nicht unerwähnt dürfen jene unregelmäßigen Blutungen bleiben, die im klinischen Bild einer entzündlichen Blutung täuschend ähnlich sehen, aber nicht auf einer Entzündung, sondern einer **Tubargravidität** beruhen. Die Diagnose des tubaren Abortes kann sehr schwierig sein. Das abradierte Endometrium zeigt außerordentlich wechselnde Bilder. Keineswegs findet sich immer eine wohl ausgebildete Decidua ohne Eiteile, sondern die Schleimhaut kann im Zerfall sein oder bereits Zeichen der erneuten Regeneration aufweisen. Differentialdiagnostisch recht brauchbar ist der Hinweis von NAUJOKS, daß die Blutung trotz der Abrasio weiterhin anhält, falls sie in einem tubaren Abort ihre Ursache hat. Die Pituitrinprobe (G. A. WAGNER) zeigt dagegen zu wechselnde Ergebnisse, um brauchbar zu sein. Diese Fälle gehören natürlich in die Klinik zur weiteren diagnostischen Abklärung und erfordern eine operative Behandlung.

Über Aborte soll hier nicht gesprochen werden, nur einiges sei in diesem Zusammenhang zur Behandlung des **Abortus imminens** gesagt. Die Behandlung eines Abortus imminens ist schwierig und leider nicht sehr erfolgreich, selbst wenn man einmal von den vielen Fällen absieht, bei denen die Blutung mehr oder weniger erkennbar provoziert wurde, um eine unerwünschte Schwangerschaft zu beseitigen. Der Grund für die vielen Mißerfolge ist vor allem darin zu sehen, daß Fehlbildungen der Eianlage (HÖRMANN) zu den häufigsten Ursachen spontaner Aborte gehören. THOMSON fand bei 61% der Fälle derartige Entwicklungsstörungen der Keimanlage, die sich naturgemäß jeglicher therapeutischen Beeinflussung entziehen. Als weitere Ursachen für spontane Aborte kommen einmal Fehlbildungen des Uterus in Frage, die meist nicht durch die Palpation feststellbar sind, sondern eine Hysterographie — natürlich im nichtschwangeren Zustand — erforderlich machen (s. auch S. 353).

Weiterhin ist eine Rh-Unverträglichkeit, eine Toxoplasmose, eine Lues auszuschließen, ehe man an eine hormonale Ursache denkt und von dieser Seite aus behandelt. Seit wir wissen, daß die Hormonbildung im Corpus luteum und in der Placenta für die Erhaltung der Schwangerschaft unerläßlich ist — daher der Name „Progesteron" —, war es naheliegend, in diesem Progesteron das Medikament für die Behandlung des Abortus imminens zu sehen. Das Problematische der Progesterontherapie beim Abortus liegt nicht allein in der Schwierigkeit, die abortauslösende Ursache zu erkennen, sondern auch darin, die für den Einzelfall notwendige Dosis an Progesteron zu finden. Hormonbestimmungen haben außer der recht schwierigen technischen Durchführung den Nachteil, zu keinen sicheren Ergebnissen im Einzelfall zu führen, da die individuellen Schwankungen der Pregnandiolausscheidung im Harn (KAUFMANN und ZANDER) zu groß sind. Man kann daher die notwendige Progesterondosis nur nach der normalen Höhe der Progesteronbildung bemessen. Wir wissen heute durch die Untersuchungen von ZANDER, daß in der normalen Schwangerschaft die Progesteronbildung bis zu einer Höhe von 200 mg täglich ansteigt. Daraus wird deutlich, daß die früher zur Abortusbehandlung empfohlenen Dosen an Progesteron viel zu gering waren, um überhaupt einen Effekt erhoffen zu können. ZANDER gibt auf Grund seiner Befunde beim Abortus imminens 100 mg täglich, oder alle 5 Tage eine Kristallsuspension zu 500 mg *Progesteron*. Es ist zwar völlig unbedenklich, diese Höchstdosen zu geben, doch ist es nicht zuletzt die Kostenfrage, welche die praktische Durchführung dieser Therapie fraglich macht. Es geben daher viele nur etwa 250 mg *Progesteron* pro Woche, in der Hoffnung, daß die Eigenproduktion der Schwangeren zu einem Teil das Defizit ersetzen kann. Noch kleinere Progesterondosen dürften aber gänzlich zwecklos sein. Zusätzlich ist zu diesen *Progesterongaben* eine ausreichende *Oestrogendosis* notwendig, da beide Hormone in der Schwangerschaft in großer Menge gebildet werden. Vielfach wird die Oestrogentherapie auch ohne Progesterongaben durchgeführt. Eine Verabreichung von Follikelhormon in der Schwangerschaft stieß anfänglich auf Bedenken wegen der zwar falschen, aber weit verbreiteten Ansicht, daß Follikelhormon ein Abortivum sei. KARNAKY, SMITH und SMITH, u. a. konnten aber zeigen, daß selbst Gesamtmengen von 10 bis 20 g(!), im Laufe einer Schwangerschaft gegeben, weder den mütterlichen Organismus noch das Kind in ihrer Entwicklung schädigen. Sehr beeindruckend ist der prompte Blutstillungseffekt hoher Oestrogendosen bei drohendem Abort. Es gelingt mit einer fast 100%igen Sicherheit mit Gaben von 0,4 bis 1,0 mg *Aethinyloestradiol* oder 90 bis 150 mg *Stilboestrol* täglich die Blutung zum Stehen zu bringen. Es empfiehlt sich aber, trotz des Blutungsstillstandes diese Oestrogengaben für etwa 14 Tage weiter zu geben, bei habituellen Aborten am besten in steigender Dosierung bis zum 7. Schwangerschaftsmonat. Setzt man die Oestrogenbehandlung ab, so soll dies nicht abrupt geschehen, sondern man vermindere langsam die täglichen peroralen Gaben. Steht die Blutung nicht, so handelt es sich entweder um einen zu weit fortgeschrittenen Abortus incipiens oder um eine Fehlbildung in der Keimanlage. In solchen Fällen pflegen auch die sonst gut verträglichen hohen Oestrogendosen Übelkeit und Erbrechen hervorzurufen. So beeindruckend im Einzelfall dieser Oestrogeneffekt ist, bisher fehlt noch die Bestätigung aus großen Statistiken, daß die Erfolgsaussichten durch die Oestrogentherapie meßbar vergrößert werden. Ob die Kombinationstherapie mit hohen Oestrogen- und Progesterondosen mehr erreichen kann, muß sich erst noch erweisen. Es erschien jedoch erforderlich, auf diese Dinge hier einzugehen, da an der Erfolglosigkeit der alten Hormondosierung kein Zweifel besteht.

Das wichtigste Behandlungsmittel bleibt in allen Fällen beim drohenden Abort die Bettruhe. Während der Blutungszeit darf die Schwangere das Bett nicht verlassen. Oftmals genügt die streng eingehaltene Bettruhe schon allein, um die Blutung zum Stillstand zu bringen. Es ist eine alte Erfahrung, daß besonders zur Zeit der eigentlich fälligen Regelblutung das Bett zu hüten sei. Eine medikamentöse Ruhigstellung des Uterus ist kaum möglich. Die früher beliebte Gabe von *Opium* oder *Pantopon* kann zwar nicht schaden, ist aber wenig sinnvoll. Denn wir wissen heute, daß zwar der im Opium enthaltene Papaverinanteil kurzfristig ruhigstellend wirkt, daß aber durch Morphin der Uterusmuskel im Tonus gesteigert wird.

6. Zyklusstörungen infolge Entzündung des Cavum uteri
Die verschiedenen Formen der Endometritis

Das Bild der echten Endometritis, also der Entzündung der Gebärmutterschleimhaut im streng pathologisch-anatomischen Sinne, ist heute wesentlich eingeengt, nachdem wir dank der berühmten Untersuchungen von HITSCHMANN und ADLER, R. SCHRÖDER u. a. sicher wissen, daß der größte Teil aller Blutungen, deren Ursache man in der Endometritis vermutete, nicht auf dem Boden der Entzündung entsteht und die Einreihung dieser Blutungen in solche entzündlicher Art auf der Verkennung der Zyklusphasen und der nicht entzündlichen Hyperplasie des Endometrium beruht. Trotzdem kommen bakterielle Entzündungen des Endometrium nicht ganz selten vor. Frauen, die mit Intrauterinpessaren herumlaufen, die bei klaffendem Halskanal unreine Mutterspritzen gebrauchen, können sich eine Endometritis selbst beibringen. Ebenso ist zweifelsohne das 28 Tage liegende und nur während der Periode gewechselte Okklusivpessar eine gar nicht seltene Quelle schleichender Endometritiden und Entzündungen der Adnexe. Leider geben auch ärztliche Eingriffe, wie die Sondierung oder die Einbringung von Medikamenten ins Cavum uteri, Gelegenheit für Keimaszension, an der sich die septischen Keime, Kolibakterien und harmlose Saprophyten beteiligen können. Cervixrisse nach Geburt und Abort und Cervixpolypen, die aus dem Muttermund ragen, können ebenfalls die Keimaszension vermitteln. Diese kann klinisch durch einen leicht blutigen Ausfluß vor der Menstruation in Erscheinung treten; sie kann aber auch ganz übersehen werden. Besonders infektionsbegünstigend sind die Bedingungen während der Periode, wo die Keime infolge des offenen Halskanales und des fehlenden Schutzpfropfens des Cervikalkanales sehr leicht hinaufwandern können, wie die Aszension der Gonorrhoe während der Menstruation lehrt. Das gleiche gilt vom Wochenbett nach Fehlgeburt und Geburt am normalen Ende, das noch leichter als die Menstruation den gonorrhoischen und septischen Keimen das Aufsteigen ermöglicht. Wenn nun die Keime die Wundfläche besiedeln, so sind Anhäufung von Rund- und Plasmazellen die Reaktion des Gewebes, welches aber mit Ausnahme der Gonorrhoe mit den Keimen fertig wird. Nur bei weitergehenden Störungen in der entzündeten Basalis kommen auch Unregelmäßigkeiten des Zyklus zustande; es sind Blutungen, die schwach, aber auch stärker sein können. Recht charakteristisch ist die Klage über blutigen Ausfluß oder auch Blutungen vor und nach der Periode. Auch gehäuftes Auftreten von zu starken Regelblutungen kann durch Endometritis bedingt sein, ebenso die Fortdauer einer Regel über mehr als eine Woche. Durch den Zykluswandel der Schleimhaut kommt es in der Mehrzahl der Fälle von selbst zur Heilung. Sie wird durch die Injektion von Follikelhormon nach TIETZE erleichtert. Die Erfolge beruhen auf der Gefäßabdichtung durch das Hormon und der rascheren Heilung endometraner Ulcera durch den Proliferationsreiz, den das Hormon auf die Schleimhaut des Uterus ausübt. Meist genügen wenige Injektionen zu 1 mg bis zum Stillstand der Blutung. Ein Erfolg tritt nur bei entzündlichen Blutungen ein. Diese Tatsache kann differentialdiagnostisch verwertbar sein. Bestehen trotz Follikelhormongaben die Blutungen fort, muß man an die Möglichkeit eines Placentarrestes post abortum denken, an einen Corpuspolyp, Corpuscarcinom und an submuköse Myome. Die genannten Zustände lassen sich durch Abrasio, bzw. Austastung des Uterus auschließen. Die Probeabrasio ist in vielen Fällen auch gleichzeitig die beste Therapie. Hört trotzdem die Blutung nicht auf, so ist eine vorsichtige Ätzung mit *Formalin* oder *Jodtinktur* vorteilhaft. Bei der Endometritis post abortum ist ein zuwartendes Verhalten bei geringer Blutung umso eher berechtigt, als durch große Gaben von Follikelhormon bzw. verestertem Stilben die Blutung meist zum Stehen kommt und die Endometritis abheilt. Man gibt an zwei aufeinander folgenden Tagen 5 mg *Oestrogenester* oder je 2,5 mg *Cyren B forte*. Wo eine stärkere oder länger dauernde Blutung zum Eingreifen zwingt, muß man die Abrasio machen, die vorsichtig mit stumpfer Curette zu geschehen hat. Nach der Abrasio, an die eine Ätzbehandlung nicht angeschlossen zu werden braucht, wird man durch *Secale*gaben die Rückbildung des Uterus beschleunigen.

Die Diagnose und Therapie einer Endometritis senilis setzt die einwandfreie Ausschließung eines Corpuscarcinoms voraus. Nur wenn man nach entsprechender Erweiterung des Halskanales das ganze Cavum uteri ausgetastet oder zumindest mit der Curette abgestrichen und das Geschabsel mikroskopisch untersucht hat, kann man bei negativem Befunde durch wiederholte Spülungen des Uterus mit 1%iger *Formollösung* und Einlegen eines Glasdrains den Zustand bessern bzw. heilen. Besteht aber eine ausgesprochene Pyometra, so zieht KAHR die sichere vaginale Totalexstirpation des Uterus der konservativen Therapie vor.

Jene Endometritiden, bei denen die genannten äußerlichen Schädlichkeiten, bzw. Cervixpolypen, die Quelle der Entzündung sind, schwinden mit und ohne Follikelhormonbehandlung durch Beseitigung der Ursachen, bzw. bei Cervixpolypen durch Abdrehen des Polypen und Abrasio, bei Cervixrissen durch deren operative Beseitigung.

Hinsichtlich der Behandlung der tuberkulösen Endometritis gilt im allgemeinen das, was im Abschnitt über Genitaltuberkulose (S. 217) ausgeführt ist.

Ob es eine syphilitische Endometritis gibt, ist bis heute nicht erwiesen. Immerhin wird man es bei Lues und unregelmäßigen, den üblichen Behandlungsverfahren trotzenden Blutungen mit einer antiluetischen Behandlung, auf die hier nicht eingegangen werden kann, versuchen müssen. Schließlich darf man nicht vergessen, daß bei der großen Verbreitung der Lues und der Häufigkeit von Metrorrhagien oft nur ein zufälliges Zusammentreffen besteht.

Anhang. Submuköse Myome. Corpuspolypen

Über die Myome, sofern sie, wie so häufig, verstärkte und verlängerte Regelblutungen verursachen, ist bei der Hypermenorrhoe (S. 36) die Rede gewesen und die Behandlung dieser Menorrhagien erwähnt worden. Freilich werden diese Myomblutungen häufig unregelmäßig, indem submuköse Myome sich abzustielen beginnen und als Fremdkörper im Uterus sich zur Geburt anschicken. Ernährungsstörungen der Oberfläche des Tumors, Blutungen in der gestauten Kapsel durch Zerreißung von Venen und echte Endometritis durch Aufwandern von Scheidenkeimen durch den klaffenden Halskanal sind die Hauptursachen der unregelmäßigen Blutungen (H. RUNGE). Kann man in Fällen mäßig starker, aber regelrechter Periode, namentlich bei Frauen nahe der Menopause, die sich körperlich schonen, gelegentlich eine Operation oder Bestrahlung umgehen und die Frauen ins blutungsfreie Klimakterium überführen, so ist in den Fällen unregelmäßiger, schwerer Blutungen, wie sie submuköse Myome aus den genannten Gründen erzeugen, eine zuwartende medikamentöse Therapie ebensowenig am Platze wie hydriatische Prozeduren. Ernstlich zu warnen ist vor dem Curettement solcher Fälle, durch welches die Myomkapsel zerrissen und infiziert werden kann. Hier ist einzig und allein eine andere Operation angezeigt: Sie kann, sofern es sich um in die Scheide geborene polypöse Myome handelt, durch den praktischen Arzt in einfacher Weise ausgeführt werden, indem man das Myom anhakt und seinen Stiel abdreht, aber nicht abschneidet. Damit ist schlagartig die Blutung beseitigt, mag sie auch später von einem Rezidiv gefolgt sein, indem bei der Multiplizität der Myome oft eine zweite oder eine dritte Geschwulst, ja mehrere, von neuem sich abstielen und der ganze Vorgang des Geborenwerdens des Myoms sich wiederholt. Daß solche Fälle dann später, am ungefährlichsten im blutungsfreien Zustand, der Operation unterzogen werden können, soll hier nicht weiter erörtert werden. Im übrigen wird auf die

Indikationsstellung bei der Myombehandlung und auf die Abgrenzung der Operationstherapie gegenüber der Bestrahlung (S. 255) hingewiesen.

Corpuspolypen. Bei Frauen in den Vierzigerjahren bis etwa in die Mitte des 6. Lebensdezennium, aber auch darüber hinaus bis ins hohe Alter, sind Blutungen unregelmäßiger Natur, die nicht auf dem Boden eines Corpuscarcinom entstehen, sondern gutartige Polypen des Endometrium sind, keine ganz seltene Erscheinung. Wenn auch ihre Umwandlung in Carcinome bekannt ist, so ist sie doch nicht häufig. Bei größeren, sich allmählich abstielenden Polypen kann man es erleben, daß sie bis in den Muttermund herabreichen, auf diese Weise den Halskanal zum Klaffen bringen und dadurch das Aufsteigen von Keimen ins Cavum uteri begünstigen, wodurch eine Endometritis hervorgerufen werden kann. In etwa einem Drittel der Fälle verursachen sie nach R. SCHRÖDER sowohl vor als nach der Periode schwache Blutungen; auch Dauerblutungen kommen vor. Die Therapie besteht natürlich nur in der Abrasio, die, wenn sie gründlich ausgeführt wird, den Polypen beseitigt. Man muß wissen, daß die Krankheit zu Rezidiven neigt.

7. Dysmenorrhoe

Von Dysmenorrhoe soll man erst dann sprechen, wenn die Periode so schmerzhaft ist daß die Berufs- oder gar die Tätigkeit im Hauswesen ernstlich leidet. In solchen Fällen leiten heftige krampfartige, wehenähnliche Schmerzen die Menstruation ein. Überdies können gleichzeitig unerträgliche Kopfschmerzen von der Art der Migräne, Schwindel und Übelkeit bestehen, die sich gelegentlich bis zum Erbrechen steigern Leider ist die Dysmenorrhoe nicht selten. Die Angaben über ihre Häufig keit schwanken je nach der Einschätzung des Maßes der Beschwerden. Legt man der Beurteilung die genannten beträchtlichen Schmerzzustände zugrunde, so dürfte die Zahl der an ausgesprochener Dysmenorrhoe Leidenden mit 5 bis 10% anzugeben sein; dabei sieht man in der Sprechstunde dysmenorrhoische Zustände häufiger als in den Polikliniken.

Ursachen der Dysmenorrhoebereitschaft und ihre Behandlung

So schwierig es ist, die Ursachen der Dysmenorrhoe im Einzelfalle ausfindig zu machen, muß man sich doch nach Kräften darum bemühen, sonst bleibt die Behandlung für Arzt und Patientin unbefriedigend. Wie bekannt, sind die Ursachen mannigfaltig. Man hat sie in der verschiedensten Weise gruppiert. Zweckmäßig erscheint es, von dem Gesichtspunkte der Behandlung aus die Fälle zunächst in solche zu trennen, in denen die Dysmenorrhoe nur Ausdruck einer abwegigen Körperveranlagung, somit ein Genitalsymptom einer abnormen Persönlichkeit ist, und in solche, in denen rein örtliche Krankheiten, wie Entzündungen und Geschwülste, Lageabweichungen und Mißbildungen des Genitale die schmerzhafte Regelblutung verursachen.

In den Fällen von Dysmenorrhoe auf dem Boden abwegiger Konstitution pflegt mit dem schmerzhaften Einsetzen des Zyklus überhaupt dieser Zustand sich auch in der Folgezeit nicht zu ändern, weshalb gerade für diese Gruppe der Ausdruck der primären Dysmenorrhoe vielfach berechtigt ist. Die hypoplastischen Individuen sind in einem hohen Prozentsatz (nach MAX HIRSCH bis 60%) an der primären Dysmenorrhoe beteiligt. Sie zeigen oft die spitzwinkelige Anteflexion des Uterus und das Mißverhältnis zwischen langem Collum und kurzem Corpus. Auch wenn die Portio nicht konisch zugespitzt und verlängert ist, sondern auch dann, wenn sie einen ganz flachen Knopf darstellt, sieht man oft Dysmenorrhoe. Trotzdem kann einem langen und engen Cervikalkanal ebenso wie einem spitzen Knickungswinkel eine Bedeutung für die schmerzhafte Gestaltung der Regel nicht abgesprochen werden, umso weniger, als sich mit diesen Zuständen auch eine mangelhafte Muskelkraft der unnachgiebigen Gebärmutter infolge des besonders dichten, festen Bindegewebes verbindet, die den Genitalorganen keine große Verschieblichkeit gestattet. Dabei steht der Uterus vielfach unter dem Einfluß eines keimschwachen Ovarium, dessen vegetative Funktion, die richtige Durchströmung des Uterus, ungenügend ist (ovarialinsuffiziente Dysmenorrhoe, R. SCHRÖDER). Bei dieser Sachlage kann die örtliche Behandlung wenig, mehr die Allgemeinbehandlung leisten, die die abwegige Konstitution zu beeinflussen trachtet. Hier ist eine oft grundlegende Änderung der Lebensweise notwendig. Eine vernünftige, gesunde Lebensführung mit Aufenthalt in frischer Luft, Spaziergängen, eine nahrhafte und bekömmliche Hausmannskost tun hier oft Wunder. Diese Vorsorgen helfen mehr als Arzneien oder Bettruhe, die eher bei hypoplastischen Frauen das Leiden vertiefen, zumal sie auch seelisch die schmerzhafte Regel im Bewußtsein verankern. Gymnastik, leichter Sport, besonders das Schwimmen, künstliche Höhensonne und die tägliche Anwendung von Teil- oder Ganzabreibungen sind sehr empfehlenswert. Wie die Untersuchungen von KOHLRAUSCH-LEUBE gezeigt haben, sind für spastisch bedingte Menstruationsstörungen Entspannungsübungen der Bauch- und Beckenmuskulatur im Verein mit Wärme besonders wirkungsvoll. Gleichzeitig beheben sie die bei spastischen Dysmenorrhoen geradezu zwangsläufig bestehende Obstipation in willkommener Weise. In Fällen von Unterernährung ist eine Zunahme des Körpergewichtes zu erstreben, auch Nährpräparate können vorteilhaft sein (S. 295). Das gilt besonders für jene Asthenikerinnen, bei denen eine Ptose besteht, die freilich auch einer operativen Korrektur durch Wiederherstellung des Beckenbodens, Gymnastik und Stützmieder (S. 296) bedarf. Nach der Einführung der ausgewerteten Hormonpräparate des Ovarium hat man sich bei Dysmenorrhoe infolge Hypoplasie der Follikelhormontherapie zugewendet. Bei streng objektiver Kritik muß man aber sagen, daß die Erfolge auch in Fällen ausgesprochener Hypoplasie und Dysmenorrhoe keineswegs befriedigend sind. Nicht vergessen darf man, daß die Dysmenorrhoe der hypoplastischen Individuen schon deswegen kein Dauerzustand sein muß, weil Schwangerschaft, Geburt und Wochenbett, ja selbst eine Fehlgeburt nach wenigen Monaten der Schwangerschaftsdauer, den Uterus in seine normale Größe und in sein richtiges Verteilungsverhältnis zwischen Bindegewebe und Muskulatur hineinwachsen lassen. Darum ist auch ein Abortus, wie er ja bei der Hypoplasie nicht selten spontan eintritt, noch mehr aber eine Geburt, ein zuverlässiges Heilmittel dieser Art der Dysmenorrhoe. Freilich warten wir bei diesen Frauen leider oft vergebens auf die Schwangerschaft, stellen sie doch ein großes Kontingent der Unfruchtbaren dar. Ob die Hormontherapie gerade hier einen Wandel schaffen wird, erscheint nach den bisherigen Erfahrungen zweifelhaft (s. auch S. 366).

Schwierigkeiten in der Erkennung, noch größere aber in der Behandlung, sind in jenen Fällen von Dysmenorrhoe zu gewärtigen, die seelisch verankert sind. Im übrigen haben diese Fälle fast immer gleichzeitig eine faßbare Grundlage in der asthenischen Konstitution, mag sie sich einmal mehr als Hypoplasie, das andere Mal als Spasmophilie oder im Sinne der vegetativen Dystonie äußern. Die Bilder überschneiden sich nicht selten, so daß es schwer hält, diese Fälle in die genannten Gruppen scharf einzuordnen. Bei den asthenischen Frauen ist die vegetative Dystonie mit ihren mannigfaltigen Symptomen im Bereiche des Magen-Darmtraktes, Herz-Gefäß-System und Genitale eine häufige Erscheinung, welche sich zur Zeit der Periode und davor zu erhöhen pflegt. SCHRÖDER wies schon auf das abnorme Verhalten der Vasomotoren und die abnorme Blutfülle im Genitale hin. Besonders die Fälle von Dysmenorrhoe mit gleichzeitiger Migräne kennzeichnen die allgemeine Bereitschaft zu Krämpfen. Die meist unklaren Schmerzen im Unterbauch und im Kreuz sind im Praemenstruum, vor allem kurz vor der Periode, besonders stark und nicht selten mit gleichzeitigen Schmerzen in den Brüsten verbunden. Diese Schmerzen können vor der Periode so stark und so plötzlich auftreten, daß sogar schon unter der falschen Diagnose eines akuten Abdomen Probelaparotomien gemacht wurden. Neben der Spannung der Bauchdecken besteht nicht selten ein Lüftungsschmerz der oft leicht livide verfärbten Portio und Schmerzen bei der Defäkation. Der Uterus ist häufig leicht vergrößert, die Cervix hypertrophisch, die Ligg. sacrouterina — nach STIEVE sollte man von einem Musculus sacrouterinus sprechen — sind verdickt, gespannt und druckempfindlich. Alle diese Erscheinungsbilder versucht man auf Störungen im neurovegetativen System zurückzuführen. Je nach dem Blickpunkt und den unterschiedlichen Organbefunden spricht man von einer ,,pelvic congestion'' (TAYLOR) als Folge einer ,,Stress''-Situation, von einer Parametritis posterior, einer Parametropathia spastica (MARTIUS), einer Pelvipathia vegetativa (GAUSS), oder man legt das Hauptgewicht auf sekretorische Störungen und Entzündungen der Cervix (YOUNG). Gelingt es, diesen Störungen durch gute Lebensbedingungen, gesunde Kost, warme bis heiße Bäder beizukommen, so leistet man dadurch mehr als durch Arzneimittel.

Neurasthenische Mädchen, die gelernt haben, sich genau zu beobachten, die von der Mutter oder Schwester her alle 4 Wochen die schier unerträgliche Belastung durch den Menstrualschmerz kennen, verfallen auch leicht in dasselbe Übel. Manchmal stecken dahinter die mannigfaltigsten, ohne weiteres durchaus nicht ersichtlichen Ursachen. AUGUST MAYER, WALTHARD, ROEMER u. a. haben uns treffende Beispiele für die verschiedensten Beweggründe einer seelisch bedingten Dysmenorrhoe geliefert. Während die erste Periode bei ganz unaufgeklärten Mädchen ein Schreckerlebnis sein kann und darum als unästhetisch und ekelhaft abgewiesen und von Schmerzäußerungen begleitet wird, ist die Dysmenorrhoe in anderen Fällen wieder, wie erwähnt, durch Beeinflussung von der Umgebung heraufbeschworen. Sekundäre Dysmenorrhoen sind in einzelnen Fällen als Ausflucht vor dem unerwünschten Schulzwang, vor Bevormundung durch die Eltern oder unangenehme Dienstgeber aufzufassen; manchmal wird der Anfall von gewissensstrengen Mädchen als verdiente Strafe für vorangegangene Masturbation oder Geschlechtsverkehr geradezu erwartet und auch geduldig hingenommen. Wichtig sind für den Angelpunkt der Therapie Fälle von Dysmenorrhoe verheirateter Frauen, die bei vollkommen normalem Genitalbefund aus zunächst unerklärlichen Gründen gleichsam angeflogen kommen. Manchmal steckt der vom Manne erzwungene Verzicht auf ein Kind dahinter, der von der Frau so tief empfunden wird, daß ihr das Erlebnis der Menstruation immer von neuem diesen Verzicht schmerzlich einprägt. Es würde zu weit führen, im einzelnen die mannigfaltigen seelischen Beweggründe dieser dysmenorrhoischen Beschwerden aufzuzeigen. Sie werden um so verständlicher, wenn man hinzufügt, daß zu diesen seelischen Triebfedern noch neben den erwähnten dauernden Zuständen abwegiger Körperverfassung auch vorübergehende Schäden und Krankheiten hinzukommen, wie Unterernährung, Lungenspitzenkatarrh, Erschöpfung nach Infektionskrankheiten und Blutverlusten, harte Berufsarbeit, besonders Nachtarbeit, Mangel an frischer Luft u. ä. Wenn sehr gern zugegeben wird, daß die Zahl der Frauen, welche an einer Dysmenorrhoe auf dem Boden seelischer Veranlagung leiden, nicht gering sei, so soll man sie nicht überschätzen und demnach auch die Therapie nicht allein darauf einrichten. Wo seelische Wurzeln das Zustandsbild bedingen, ist allerdings, wie WALTHARD, A. HAYER, FLATAU, NOVAK, HARNIK, KEMPER u. a. gezeigt haben, die Behandlung von diesem Punkte aus die beste. Die echte Psychoanalyse ist selten nötig. Die Bloßlegung der seelischen Ursachen im Zwiegespräch mit besonders liebevollem, wirklich interessiertem Eingehen auch auf kleine Einzelheiten tut im Verein mit der Feststellung gesunder Genitalorgane, unter besonderer Betonung dieser Tatsache der Patientin gegenüber, das ihre. Es genügt also die Psychanamnese und die Persuasion, kurz das, was das Wesen des guten Arztes, der für seine Patienten Zeit hat, ausmacht und was so vielfach den Hausarzt zur Behandlung derartiger Zustände unvergleichlich tauglicher machte als den vielbeschäftigten spezialistischen Techniker. Trotzdem ist es gut, die Therapie nicht auf die einzige Karte der seelischen Behandlung zu setzen, sondern auch weitere Maßnahmen zu verordnen, die im übrigen beim Hineinspielen körperlicher Momente in die seelische Bereitschaft durchaus begründet sind. Ein Medikament, und sei es auch in seiner Wirkung durchaus unsicher, verbunden mit einem energischen Zuspruch zu vernünftiger Lebensweise, vermag den Glauben dieser leicht beeinflußbaren neurasthenischen Dysmenorrhoikerinnen an die Unfehlbarkeit dieser

Maßnahmen so zu heben, daß die Anfälle wegbleiben können. Ärztliche Polypragmasie, insbesondere mechanisch-chirurgische Behandlungsmethoden, stiften in solchen Fällen nur Schaden.

Etwas leichter mit der Therapie hat man es bei den Dysmenorrhoen auf der Grundlage entzündlicher Genitalveränderungen. Findet man bei der Untersuchung an den Adnexen Zeichen älterer oder frischerer Pelveoperitonitis, parametrane Schwarten und Schwielen oder gar große Adnextumoren — das Bild der Parametritis posterior gehört hier nicht hinein —, vielleicht verbunden mit einer übel aussehenden Erosion, so hat man die Ursache für die Regelschmerzen festgestellt. Der Uterus ist bei seiner Muskeltätigkeit während der Periode Schwankungen in seinem Volumen unterworfen, die sich als schmerzhafter Zug an ihm und an seiner Umgebung bei krankhaften Prozessen äußern, wenngleich von weniger empfindlichen Frauen auch bedeutende Adhäsionen nicht immer so schmerzhaft während der Regel empfunden werden. Die durch die menstruelle Blutüberfüllung bedingte Spannungserhöhung in den Eileitern und im Ovarium vermehrt den Zug an etwa bestehenden Verwachsungen, die übrigens auch auf den Darm, besonders das Sigmoid oder die Appendix übergreifend, so zu ganz typischer, schmerzhafter Mitbeteiligung des Darmes während der Periode führen können. Auch die Blase kann betroffen werden; ebenso kann eine versteckte chronische Appendicitis zum dysmenorrhoischen Anfall führen. Die Therapie dieser entzündlichen Dysmenorrhoe steht und fällt mit der Besserung, bzw. Ausheilung des Leidens. Was im allgemeinen über die Behandlung der Entzündungen ausgeführt wird (s. S. 194 ff.), gilt hier als Grundlage der Therapie der Dysmenorrhoe entzündlichen Ursprunges. Freilich ist man gerade bei diesen Formen der Dysmenorrhoe umso mehr zur symptomatischen Behandlung gezwungen, je frischer die Entzündung ist. Mit und ohne einen sicheren Tastbefund ist bei der Dysmenorrhoe auch an eine sie ursächlich bedingende Endometriose zu denken. Die Anamnese gibt oftmals charakterische Hinweise. Häufig sind es Frauen in den Dreißigerjahren oder älter, die bisher völlig beschwerdefrei waren, seit den letzten Monaten aber in steigendem Maße die Periode schmerzhaft empfinden. Oftmals ist auch der Zeitpunkt stärkster Beschwerden vor Blutungseintritt auf die Endometriose hinweisend. Weiteres hierzu s. S. 246.

Gelegentlich sind es auch narbige Verengungen des inneren Muttermundes, nach schlecht verheilten Muttermundsdiszisionen sub partu, nach gewaltsamen Einrissen bei künstlichen Aborten, die nach ungenügender Erweiterung des Halskanales mit scharfer Curette erledigt wurden, hin und wieder Verätzungsfolgen nach zu energischer Behandlung eines Cervikalkatarrhs u. ä., die zur Dysmenorrhoe Veranlassung geben. Hier müssen mechanische Behandlungsverfahren (s. weiter unten) Platz greifen, soll der Zustand dauernd behoben werden.

Weitere organische Ursachen einer Dysmenorrhoe sind, wenn auch nicht häufig, in Myomen der Gebärmutter gegeben, die sich abzustielen beginnen, und bei Frauen, die noch nicht geboren haben, ganz besonders heftigen Wehenschmerz während der Periode erzeugen. Manchmal kann man durch die Untersuchung zu dieser Zeit die Ursache der Dysmenorrhoe in einem submukösen, gegen den geöffneten Muttermund vordringenden Myom feststellen, während nach der Periode der Befund unklar ist, weil der Muttermund sich wieder geschlossen hat. Hier ist die einzige Therapie die Austastung des Cavum uteri und die Entfernung des polypösen Myoms, wodurch mit einem Schlage diese heftigen, oft übrigens auch von schwerster Blutung begleiteten Schmerzfälle schwinden.

Nicht abzuleugnen ist die Tatsache, daß nicht bloß fixierte, sondern auch mobile Rückwärtslagerungen der Gebärmutter aus rein mechanischen Gründen den Abfluß des Menstrualblutes erschweren und durch Blutstauung zu Schmerzen Veranlassung geben können. In diesen Fällen ist es die Aufrichtung der Gebärmutter und Erhaltung in der Normallage, die den Zustand beseitigen kann. Sie wird besser nicht durch Pessarien, sondern durch operative Suspension des Uterus erzielt, besonders dann, wenn es sich um ein hypoplastisches, spitzwinklig antevertiertes, in toto rekliniertes Organ handelt. Mit der Antefixation wird am besten eine Dilatation der Cervix verbunden. Aber auch bei der einfachen Retroflexion eines normalen Uterus wird die operative Aufrichtung besonders dann empfehlenswert sein. wenn auch die Regel gleichzeitig verstärkt ist oder gar dumpfe Kreuzschmerzen bestehen (s. auch S. 302).

Selten ist ein rudimentäres Uterushorn im Verein mit einer Haematosalpinx Ursache der Dysmenorrhoe, nach dessen Abtragung die Regel schmerzfrei wird.

Allgemeine und medikamentöse Maßnahmen

Oft genug bleibt es leider nur bei einer symptomatischen Therapie des dysmenorrhoischen Anfalles. Ist in Fällen einer echten Neurose und einigermaßen erträglicher Beschwerden die Ablenkung vom Körper durch Fortführen der Berufsarbeit eher von Vorteil, besonders dann, wenn die Schmerzen durch leichtere, gleich zu besprechende Arzneimittel gemildert werden, so ist selbstverständlich in Fällen von Dysmenorrhoe auf entzündlicher Grundlage gerade das Gegenteil notwendig. Hier muß Bettruhe eingehalten werden und jene Maßnahmen, die auch in entzündlichen Fällen die Schmerzen zu beheben geeignet sind, greifen auch hier Platz. Vor allem wird Wärme, feuchte oder trockene Wärme, je nach Gewohnheit verordnet, immer schmerzlindernd empfunden. Bei Anwendung feuchter Wärme ist ein Wechsel des Umschlages nach vier Stunden und Abreiben des feuchten Bauches mit einem Frottiertuch angezeigt (ein Kissen unter die Knie zwecks Entspannung der Bauchdecken wird schmerzlindernd empfunden). Sehr empfehlenswert ist regelmäßige Anwendung des Heizbügels. Ein bis zwei Tassen heißen *Pfefferminztees* (Herba Menthae piperitae), *Fliedertees* oder *Kamille* (ein gehäufter Teelöffel auf eine Tasse) sind gute alte Hausmittel. Wenn auch die Wirkungsweise so mancher Teesorten, die gelegentlich entschieden die Schmerzen für längere Zeit beeinflussen, unerforscht ist, so sieht man doch bei längerem Gebrauch von *Amasiratee* oft Gutes. Die Zusammensetzung des *Amasiratees* nach LOCHER lautet:

> **24.** Alchem. vulg. 15,0
> Foenic. capill. 5,0
> Hb. Millef. 15,0
> Aquil. vulg. 10,0
> Paeon. off. 2,0
> Ocim. basil. 5,0
> Rad. Sars. hond. 15,0
> Rhiz. Rhei 5,0
> D. 1 Eßlöffel auf ¹/₄ l Wasser,

nach ASCHNER

> **25.** Hb. Millef. (Schafgarbe) . . . 25,0
> Hb. Anserinae (Krampf-
> kraut) 15,0
> Hb. Thymi. 10,0
> Fruct. Foenic. 5,0
> Flor. Paeoniae 5,0
> Rad. Rhei 5,0

Man nimmt einen Eßlöffel auf ¹/₄ Liter Wasser, läßt etwa 2 Minuten kochen, 2 Minuten ziehen, dann abgießen und warm trinken. 1 bis 3 Tassen täglich werden für mindestens 4 bis 6 Wochen empfohlen, allerdings öfter wegen des widerlichen Geschmackes abgelehnt. Auch der von R. KÖHLER angegebene *Allmonatstee* ist nach KAHRS Erfahrungen empfehlenswert. Ein aus *Radix Gossypii* durch halbstündiges Kochen von einem gehäuften Teelöffel auf 1 Tasse Wasser bereiteter Tee wird von LOMER als sehr wirksam angegeben, wenn er einige Tage vor und während der Periode hindurch 3mal täglich getrunken wird. Als heilsam gelten auch seit altersher lauwarme Sitzbäder in der Temperatur von 35 bis 36° C und warme von 36 bis 38° C. Sie wirken krampflösend und beruhigend auf das Nervensystem und erzeugen eine vermehrte Durchblutung der Genitalorgane. Mit beiden sei man vorsichtig, besonders wenn entzündliche Zustände nicht ausgeschlossen werden können. Die Möglichkeit, daß es bei dem während der Periode offenen Cervikalkanal zu einer Aszension von Keimen nach einem Sitzbad kommt, ist durchaus gegeben, besonders, wenn, wie so oft, eine Erkältung nach dem Sitzbad entsteht, die zu Uteruskontraktionen und damit zu Saugbewegungen führen kann. Nicht weniger wichtig ist es, eine gleichzeitig bestehende Stuhlverhaltung zu beheben. Der gefüllte Darm vermehrt ohne Zweifel die dysmenorrhoischen Beschwerden. Neben Einläufen mit *Kamillentee* (¹/₂ Liter) und mit *Öl* (250 g) ist die Ableitung auf den Darm bei gesundem Genitale günstig. 10 g *Natrium sulfuricum* oder 1 Kaffeelöffel künstliches *Karlsbadersalz* in einem Trinkglas (250 g) gelöst und warm, am besten auf nüchternen Magen getrunken, pflegen ebenso wie ein Weinglas *Bitterwasser* (morgens und abends) rasch zu wirken (S. 344). Mehrfach hört man Klagen über besonders heftig ziehende Schmerzen während des dysmenorrhoischen Anfalles in der Muskulatur der Oberschenkel, besonders der Adduktorengruppen und im Kreuz. Abreibung der schmerzhaften Partien mit *Franzbranntwein*, entweder pur oder zur Hälfte mit Wasser verdünnt, wirkt lindernd.

Hat man mit den genannten Maßnahmen schon einiges erreicht, so tun noch Arzneimittel das ihrige, um die Schmerzen zu lindern oder zu beheben. Geradezu unentbehrlich ist auch heute noch die Tinctura Valerianae:

> **26.** Tinct. Valerian. aether..... 30,0
> D. S. 3—4mal täglich 20 Tropfen,

deren aufdringlicher Geruch und Geschmack, besonders bei Frauen der beschriebenen Seelenverfassung, wertvoll ist. Natürlich kann man die Fabrikpräparate, wie *Valdispert, Validol, Valin* u. a., oder das Theobromin und Theophylin enthaltende *Spasmopurin* in Form von Suppositorien benutzen. Mehrfach bewährt hat sich auch, durch Wochen hindurch täglich vor dem Schlafengehen eine Tasse *Baldriantee* zu nehmen. Bei echten Neurosen versucht man es nach alter Übung mit der widerlich schmeckenden Zusammensetzung von

> **27.** Tinct. Strychni
> Tinct. Castor. Canad. .. aa 15,0
> D. S. 3mal täglich 15—20 Tropfen.

Vielfach muß man schwerere Geschütze auffahren lassen. *Morphin* und *Heroin* darf man wegen der großen Gefahr der Gewöhnung gerade bei solchen Frauen niemals geben, aber auch nicht die Ersatzpräparate, wie *Dolantin, Polamidon, Dilaudid, Eucodal*; ebenso sei man mit *Opium* sehr vorsichtig, so verläßlich es in der Dosis von 0,02 bis 0,04 des *Extract. opii* besonders in Suppositorien wirkt. Die Zahl der Analgetica, die wir zur Beseitigung des dysmenorrhoischen Anfalles haben, ist enorm. Täglich wird ein neues Präparat auf den Markt geworfen. Recht gut brauchbar sind:

> **28.** Acid. acetylosalicyl....... 0,5
> Codein. hydrochlor....... 0,03
> M. f. pulv. D. tal. pulv.
> Nr. X
> S. 1—3 Pulver täglich,

> **29.** Acid. acetylosalicyl....... 0,25
> Amidopyrin............... 0,1
> Codein. phosphor......... 0,02
> Sacch. alb............... 0,2
> M. f. p. D. tal. pulv. Nr. X
> D. S. 3mal täglich 1 Pulver,

> **30.** Salipyrin............... 0,5
> Codein. phosphor......... 0,03
> M. f. p. D. tal. pulv. Nr. X
> S. 1 Pulver in Glühwein (STRASS-
> MANN),

> **31.** Antipyrin. pulv........ 0,5—1,0
> Antipyrin. coffeinocitric.... 0,5
> D. S. 3mal täglich 1 Pulver.

Hier wird auch auf die Komponente der so häufig den Anfall begleitenden Kopfschmerzen gebührend Rücksicht genommen.

Wo Erbrechen im Vordergrund steht, sind Mastdarmzäpfchen, etwa in folgender Zusammensetzung, von Vorteil:

> **32.** Amidopyrin............... 0,25
> Coffein. natriobenz....... 0,1
> But. Cac. ad 2,0
> M. f. suppos. D. tal. suppos.
> Nr. VI
> S. 1—2 Zäpfchen in den Mastdarm
> einführen.

Suppositoria analia werden bei der Dysmenorrhoebehandlung von
Stöckel mit Recht am meisten empfohlen, weil mit ihnen am wenigsten
Mißbrauch getrieben wird. Zur intravaginalen Applikation eignen sich die
Gynodalstäbchen, die außer Butylaminosalicylsäurediaethylaminoaethyl-
ester mit Harnstoff auch Milchzucker enthalten. Es wird jeweils ein
Stäbchen vaginal eingeführt.

Bei Dysmenorrhoe, verbunden mit heftiger Migräne, hat sich bei
Strassmann folgende Rezeptur bewährt:

> **33.** Antipyrin. coffeinocitr. 0,5
> Extr. Hyoscym. 0,04
> Coffein. natriobenz. 0,1
> But. Cae. ad 2,0
> M. f. supp. D. tal. supp.
> Nr. VI
> S. 1 Zäpfchen in den Darm beim
> ersten Anzeichen der Migräne ein-
> führen, das zweite nach 12 Stunden.

Von den pharmazeutischen Spezialitäten seien außer *Pyramidon* und
Veramon die aus Phenacetin, Codein, Acetylsalicylsäure bestehenden
Treupelschen Tabletten à 0,5 oder 1,0 (2 Tabletten im Beginn der Menstruation in einem Abstand von $^1/_2$ Stunde) oder die beliebten *Gelonida
antineuralgica* (rasch resorbierbare Kombination von Codein, Phenacetin,
Acid. acetylosalicyl., 3mal täglich 1 bis 2 Tabletten oder 1 bis 3 Suppositorien), ferner *Polinal-Supp.* oder das *Eu-Med, Compral* à 0,5, *Gardan*
à 0,5 (3- bis 4mal täglich 1 Tablette), *Cibalgin, Saridon, Dolviran*, die
Ditonal-Stuhlzäpfchen und die Vagus-dämpfenden *Bellafolintabletten* oder
das *Belladenal* erwähnt, sowie *Dismenol* und *Hyodon*. Sehr Gutes leistet
auch bei Migräne mit und ohne Dysmenorrhoe das *Bellergal* (3 Tabletten
am Tag), besonders wenn es kurmäßig durch einige Wochen gebraucht
wird. Günstig wirken auch *Dihydroergotamin*, 2- bis 3mal 15 bis
20 Tropfen, oder *Hydergin* mit 10 bis 20 Tropfen, sowie die Kombination
von Ergotamin (1 mg) mit Coffein (100 mg) im *Cafergot*.

Allbekannt ist die Wirkung der *Belladonna*, die man als *Tct. fol.
Belladonn.* (3mal 10 Tropfen) oder als *Extractum* verordnet, z. B.:

> **34.** Extract. Belladonn. 0,3
> Aqu. Amygdal. amar. 30,0
> D. S. 3mal täglich 15 Tropfen.

35. Extract. Belladonn. 0,01	**36.** Tinct. Opii
Codein. hydrochlor. 0,03	Tinct. Belladonn.
But. Cac. ad 2,0	Tinct. Hyoscyam.
M. f. supp. an. D. tal. supp.	Tinct. Valerian.
Nr. VI	Tinct. Stramon. .... aa 5,0
S. 1—2 Zäpfchen bei Schmerz in den	D. S. Mehrmals täglich 20 Tropfen
Mastdarm einführen.	(Fritsch).

Extractum Belladonnae in Verbindung mit Extractum opii ist zwar hoch-
wirksam, aber schon weniger empfehlenswert. Bei sekundärer, durch
Geschwülste oder akute Entzündungen ausgelöster Dysmenorrhoe kann
man es zu kurzem Gebrauch nach folgender Formel verordnen:

37. Extract. Belladonn.
Extract. Opii .... aa 0,02
But. Cac. ad 2,0
M. f. supp. D. tal. supp. Nr. IV
S. Zäpfchen.

Des weiteren kann man Gebrauch machen von

38. Trigemin. 0,5
Eucain. hydrochlor. 0,025
But. Cac. ad 2,0
M. f. supp. D. tal. supp.
     Nr. IV
S. 1 Zäpfchen eingefettet in den
Mastdarm einführen (STRASSMANN).

Auch liegt es nahe, *Atropin*, welches stärker wirksam ist als Belladonna,
zu verwenden. Man gibt es in Pillenform etwa nach folgender Zusammensetzung:

39. Atropin. sulfur. 0,01
Aqu. dest.
Glycerin. .... aa 2,0
Pulv. et Extr. Liqu. q. s.
     u. f. pil. Nr. XX
D. S. 3 Pillen täglich.

Zweckmäßig verbindet man Atropin mit *Papaverin* in folgender Zusammensetzung:

40. Atropin. sulfur. 0,00025
Papaverin. hydrochlor. . 0,01
Sacch. 0,2
M. f. p. D. tal. dos. Nr. X
S. 2—3 Pulver täglich

oder man bedient sich der *Troparin-Forte-Tabletten* (3mal täglich 1 bis
2 Tabletten), ebenso der *Atropaverintabletten* (0,00025 g Atropin und
0,01 Papaverin enthaltend) (1 bis 2 Stück pro Tag). Die Spasmen der
glatten Muskulatur lähmen ausgezeichnet *Eupaco* und *Eupaverin* in Form
von Suppositorien und Tabletten. Empfehlenswert ist folgende rezeptmäßige Verschreibung für schwere Dysmenorrhoefälle:

41. Eupaverin. 0,03
Atropin. sulfuric. 0,0003
Amidopyrin 0,15
Luminal 0,015
Sacch. 0,2
M. f. p. D. t. d. Nr. X
S. 1- bis 3mal täglich 1—2 Pulver
     nach dem Essen.

Belladonna ist auch wesentlicher Bestandteil des *Eumensin*, das noch
Chinin, Antipyrin und Barbitursäure enthält. Am besten werden schon
prophylaktisch 1 bis 2 Cachets gegeben, im Anfall kann bis auf 6 bis
8 Cachets gesteigert werden. Atropin ist weiterhin im *Menorrhoicum* zusammen mit Papaverin, Lactylphenetidin und Coffein enthalten.

Gleichfalls von guter Wirkung, aber durch Beeinflussung der Hem-
mungsfasern des Nervus hypogastricus und spermaticus dasselbe er-

zielend wie das Atropin durch seine lähmende Wirkung auf den Nervus pelvicus, ist die von VOGT in die Therapie der Dysmenorrhoe eingeführte *Uzara* (3mal täglich 30 Tropfen oder 3 bis 4 Tabletten oder 3 Suppositorien täglich). *Dysmenural* enthält neben Uzara Pyraz. phenyl. dimethyl. und wirkt nicht nur krampflindernd, sondern auch beruhigend auf die nervösen Zentren. 3 Tabletten zu 0,35 g, 2 Tage vor und während der Periode, werden empfohlen. Ein anderes, gleichfalls aus der Medizin der Urvölker stammendes, nicht selten von Erfolg begleitetes, gelegentlich aber auch im Stich lassendes Mittel ist das *Eumenol* (3mal täglich 1 Teelöffel oder 2 bis 4 Tabletten, am besten 3 Tage vor der Periode damit zu beginnen und durch die Periode hindurch fortzusetzen). Wertvoll ist auch in der Therapie der Dysmenorrhoe die *Hydrastis* (s. S. 40). Sie hebt den Tonus der Muskulatur, so daß der stockende Blutfluß, allenfalls auch die Ausstoßung von Schleimhautfetzen bei Dysmenorrhoe membranacea leichter vonstatten geht. Als krampflösend wirkt seit altersher das *Extractum Viburni prunifolii fluidum*:

> **42.** Extract. Viburn. prunif.
> Syrup. simpl........... aa 20,0
> D. S. 3mal täglich 1 Teelöffel in Wasser, 5 Tage vor der Menstruation beginnen und während der Menstruation weiternehmen.

Der Erfolg der elektiven Beeinflussung des Lendenmarkes im Sinne seiner Hyperämisierung, wie sie durch das *Yohimbin* geschieht, ist problematisch. Immerhin kann man es mit Yohimbin im Verein mit Antidolorosis etwa nach folgender Zusammensetzung versuchen:

> **43.** Yohimbin. hydrochlor..... 0,005
> Codein. hydrochlor. 0,03
> Sacch. 0,3
> M. f. p. D. tal. pulv. Nr. VI
> S. 1—3 Pulver im Schmerzanfall
> (unter dem Namen *Menolysin* auch
> als Tabletten zu haben).

Im *Praemenolysin* ist Yohimbin mit Hyoscyamin, Barbitursäure, Coffein, Dimethylaminophenazon und Dienoestrol kombiniert. In der zweiten Zyklushälfte beginnt man mit 2mal $^1/_2$ Tablette und steigert bis zu 3mal 1 Tablette.

Der schon besprochenen Übererregbarkeit des vegetativen Nervensystems begegnet man bei Spasmophilen gut mit Calcium, das man am wirksamsten nach HIRSCH intravenös in der Menge von 2 bis 3, später 5 bis 8 ccm als 10%iges *Chlorcalcium* gibt. Auch die perorale Gabe kann versucht werden. Das Gänsefingerkraut besitzt ebenfalls krampflösende Eigenschaften, es ist mit Avacan und Dimethylaminophenazon im *Meliomen* enthalten. 2 Tage vor der Periode gibt man 3mal 1 Tablette und steigert auf 3mal 2 Tabletten. Ein spasmolytisch wirkendes Nikotinsäurederivat ist zusammen mit Aminophenazon und Coffein im *Adysmen* enthalten; 2 bis höchstens 3 Tabletten sollen zur Beseitigung der Beschwerden genügen. Dem Vitamin A *(Vogan, Arovit)* wird ebenfalls eine günstige Beeinflussung zugeschrieben. Nach H. O. Kleine soll die Behandlung in die zweite Zyklushälfte fallen.

Burckhard berichtet über Erfolge mit Jod-Eiweißpräparaten, wie *Jodtropontabletten* à 1 g (3mal täglich 1 Tablette). Sie sollen durch Anregung der Zirkulation in den kleinen Gefäßen und Senkung des arteriellen Druckes die Periode erleichtern. *Phosphorlebertran* kann bei asthenischen Frauen ebenfalls erfolgreich sein:

44. Ol. phosphor............. 20,0
Ol. jecoris Aselli ad...... 200,0
D. S. 3mal täglich 1 Kaffeelöffel.

Schließlich verdient die zweifellos feststehende Tatsache der Beeinflußbarkeit so mancher Dysmenorrhoe von der Nase her. die zuerst Fliess erkannt hat, Betonung. Ihr wird so Gutes nachgerühmt, daß man sie in schweren Fällen immer versuchen kann. Mit dem Nasenspiegel wird ein kleiner Wattebausch, der in 2%iges *Pantocain* getaucht ist, fest an die untere Nasenmuschel gedrängt und 5 Minuten liegen gelassen. Wird, wie nicht selten, schlagartig der Schmerz beseitigt, dann überläßt man am besten dem Facharzt die Verätzung der auf die Pinselung ansprechenden Stelle der Nasenmuschel. Dauernde Heilungen sind beobachtet worden. Andere Ärzte haben dasselbe oder zumindest ähnliche schlagartige Erfolge mit dem Ausdrücken eines in Aether getauchten Wattebausches nach Wormser an die Nasenmuschel gesehen und ihren Patientinnen beim Schmerzanfall die Wiederholung dieses Verfahrens eigenhändig überlassen. In unseren rauschgiftsüchtigen Zeiten ist es wohl nicht ganz ohne Bedenken.

Wenn die lange Reihe der angeführten Arzneimittel trotzdem keineswegs unseren Schatz an Medikamenten hiermit erschöpft, so zeigt dies nur, daß auch bei der Dysmenorrhoe wie bei allen Krankheiten, bei denen uns so viele Medikamente zur Verfügung stehen, der Erfolg recht oft eine Sache des Zufalls oder Glücks ist.

Hormontherapie

An Stelle der vorhergenannten, mehr oder weniger rein symptomatischen Therapie mit einer Unzahl von Medikamenten, mit denen der einzelne Therapeut einen fast immer um 60% schwankenden Erfolg erzielt haben will, tritt in zunehmendem Maße die hormonale Behandlung, von der man sich eine ätiologische Beeinflussung verspricht.

Zur hormonalen Behandlung eignen sich einmal die Oestrogene. Ob sie eine Hypoplasie als Ursache der Dysmenorrhoe günstig beeinflussen, erscheint zweifelhaft. Eher scheint die Unterdrückung der Ovulation wirksam zu sein (K. G. Ober), da von manchen die Progesteronbildung als schmerzauslösende Ursache angesehen wird. Man gibt vom 5. bis 20. Zyklustage täglich 0,02 mg *Aethinyloestradiol.* Der Effekt ist wechselnd. Wegen der Zyklusstörung darf dieser Behandlungsversuch nicht zu lange fortgesetzt werden. Androgene haben sich als wirksamer erwiesen, besonders wenn schon prämenstruell Beschwerden vorhanden sind, oft verbunden mit Migräne und Mastodynie. Nach 3 bis 5 Einzeldosen von je 25 mg *Testosteronpropionat*, in der letzten Zykluswoche gegeben, schwinden die Beschwerden oft. Auch präovulatorische Androgengaben, z. B. *Methyltestosteron*, einmal täglich 10 mg für 6 Tage, haben sich bewährt, oder über den ganzen Zyklus verteilt 200 mg *Testosteron*. Um mit größerer Sicherheit einem sehr unerwünschten Virilisierungseffekt nach Androgengaben zu entgehen, wird von vielen das *Methylandrostendiol* bevorzugt, das nur etwa $^1/_{10}$ des Virilisierungseffektes der Androgene aufweist. Es werden täglich 25 mg peroral vom 10. Zyklustage ab gegeben. Bei Zeichen einer Hyperfollikulinie ist die Kombination der Androgene mit Progesteron günstig, etwa 3 Tage vor der erwarteten Periode 1 Ampulle *Testosteron* oder auch *Progesteron* allein zu je 5 mg 3mal antemenstruell, bzw. 2 bis 3 Dragees *Pregneninolon*. Die Kupierung des Schmerzanfalles gelingt eventuell mit intravenöser Gabe von 20 mg *Progesteron*.

Mechanische und chirurgische Verfahren

Wenn auch die Stenose des Os internum ursächlich an der Dysmenorrhoe nicht Schuld trägt, sondern das straffe, der Menstruationsauflockerung widerstrebende Gewebe des infantilen Uterus, so ist es doch möglich, daß die vorsichtige, unter allen Maßnahmen der Asepsis durchgeführte Sondierung des Halskanals (Verletzungen mit nachfolgender Infektion kommen immer wieder vor) die nächste Periode schmerzlos bereiten kann, besonders dann, wenn dieser kleine Eingriff der Periode unmittelbar vorausgeht. Zuverlässiger scheint eine ebenfalls sehr vorsichtig auszuführende Erweiterung mit *Hegarstiften* zu sein. der immer nach sorgfältigster Desinfektion eine Sondierung zwecks Ermittlung des Verhaltens des Halskanals vorangehen muß. Sie wird am besten in Narkose gemacht, weil sie schmerzhaft ist, und soll im allgemeinen nicht über Hegar 8 bis 10 hinaus ausgedehnt werden, es sei denn, was auch vorkommt, daß in Narkose die Dilatation auch über diese Nummern hinaus auffallend leicht gelingt. *Laminariastifte* sind wegen der Gefahr der Sekretstauung und der damit drohenden aszendierenden Infektion nicht zu empfehlen. Auch von den bekannten gelochten Röhrchen von FEHLING oder den BECKH-GÄNSBAUERschen Glasstiften ist abzuraten. Sie wurden mit einem Kaliber von Hegar 4 bis 6 für etwa 8 Tage eingelegt. All diese Maßnahmen sind aber unnötig und wegen der Infektionsgefahr schon im Hinblick auf etwaige Folgen für die Fertilität bedenklich.

Die Erweiterung des Cavum uteri nach MENGE und die Diszission des Muttermundes gehören der Vergangenheit an und sind heute nicht mehr vertretbar. Bei Fällen, in denen die vorher genannten Medikamente, insbesondere eine hormonale Behandlung mit *Androgenen*, nicht zum Ziele geführt haben, kann eine Schmerzausschaltung durch *Leitungsanästhesie* oder durch *operative Nervendurchtrennung* nützlich sein und zur Wiederherstellung der Arbeitsfähigkeit führen. Als einfachere Methode vor operativen Eingriffen sollte ein Versuch mit einer Leitungsanästhesie gemacht werden. Als p a r a s a c r a l e Anästhesie leistet sie oft Gutes. Die parasacrale Anästhesie wird am einfachsten nach der alten, von BRAUN angegebenen Technik durchgeführt. Die Patientin ist in üblicher Weise auf den gynäkologischen Stuhl gelagert, mit einer dünnen, 12 cm langen Injektionskanüle wird $1^1/_2$ bis 2 cm rechts und links seitlich der Mittellinie in Höhe des Kreuz-Steißbeingelenkes eingestochen, bis die Nadel den Knochenrand berührt. In der gleichen Richtung parallel zur Medianen wird jetzt die Nadel unter gleichzeitiger Injektion einer 1%igen Novocain-Suprarenin-Lösung weitergeführt, bis sie, 6 bis 7 cm tief eingeführt, auf einen Knochenwiderstand in Höhe des 2. Foramen stößt. 20 ccm sind jetzt injiziert. Dann Zurückziehen der Nadel bis zum Knochenrand, leichtes Senken der Spritze, so daß die Nadelspitze gegen die Linea innominata zeigt, und erneutes Vorschieben etwa 9 bis 10 cm tief, bis wieder die Spitze etwas oberhalb des 1. Foramen auf den Knochen stößt. Hier Injektion weiterer 20 ccm, zum Schluß noch 5 ccm zwischen Steiß und Mastdarm. Wird die Nadel genau parallel der Medianen hochgeschoben, so besteht bei leerem Darm keine Gefahr und eine rektale Kontrolle ist meist während des Einführens nicht nötig. Auf der anderen Seite wird in gleicher Weise injiziert, so daß 100 ccm Lösung verbraucht werden. Der Erfolg ist nicht allein eine sofortige Beseitigung der Schmerzen, oftmals bleiben auch weiterhin die Beschwerden deutlich verringert.

PICHA und WEGHAUPT empfahlen außer der intravenösen Novocaingabe (10 bis 15 ccm einer 1%igen Lösung mit 0,0003 Atropin) oder einer Quaddelsetzung am Unterbauch mit *Impletol* die Umspritzung des FRANKHÄUSERschen Plexus mit Novocain. Nach Blasenentleerung und Einstellen der Portio im Speculum wird knapp seitlich der Portio mit dünner Nadel, immer am Uterus bleibend, etwa 1 cm tief eingestochen und je 2 ccm *Impletol* injiziert oder eine Quaddel im hinteren Fornix etwa 1 cm tief gesetzt.

Den örtlich angreifenden Operationsverfahren zur Beseitigung der Dysmenorrhoe ist theoretisch a priori und nach den bisher vorliegenden Erfahrungen auch praktisch die Resektion des Plexus hypogastricus nach COTTE überlegen. Diese Operation, die vom PFANNENSTIELschen Querschnitt gemacht und zweckmäßig auch mit einer Revision bzw. Entfernung der Appendix verbunden werden kann, ist in Fällen primärer Dysmenorrhoe berechtigt, wenn alle anderen, weniger eingreifenden Verfahren versagt haben. Bei sekundärer Dysmenorrhoe mit ihren manchmal dunklen, gelegentlich tief seelisch wurzelnden Hintergründen sind die Erfolge weniger gut. Hier ist Zurückhaltung geboten. Bei der Operation muß man darauf Bedacht nehmen, die ganze nervenführende Lamina fibrosa bis etwa fingerbreit unter die Teilungsstelle des Plexus hypogastricus zu entfernen. COTTE selbst will bei 1500 Operationen nur 2% Versager gehabt haben. Dieses in Frankreich weit häufiger durchgeführte Verfahren wird nach HELD zur Ausschaltung auch der seitlich in die Flanken und Oberschenkel ausstrahlenden Schmerzen noch durch eine Resektion des sacralen sympathischen Grenzstranges in Höhe des 1. Sacralganglion, entweder nur einseitig oder doppelseitig, je nach der Schmerzausstrahlung, ergänzt. ANSELMINO erreichte unter 34 Fällen mit beiden Methoden bei 26 eine restlose Sanierung und Wiederherstellung der Arbeitsfähigkeit; 6 Rezidive und 2 Versager traten auf. Psycholabile und neurotische Frauen, Patientinnen mit entzündlichen Prozessen und mit Endometriose sind von der erweiterten hypogastrischen Sympathektomie auszuschließen. Das gleiche Verfahren bewährte sich auch beim Vaginismus (s. S. 139).

Die Zeiten sind endgültig vorbei, wo man in schweren Fällen von Dysmenorrhoe auch vor verstümmelnden Eingriffen nicht zurückschreckte. Weder die Uterusexstirpation noch die Röntgenkastration haben bei diesem Leiden Berechtigung. Davon gibt es nur eine Ausnahme: Bei Endometriosis uteri interna zwingen uns nicht nur die unerträglichen Periodenkrämpfe, sondern auch die schweren Blutungen zur Totalexstirpation des Uterus mit Belassung der Adnexe. Bei retrocervicaler Endometriose beseitigt auch die Röntgenkastration die besonders quälende Dysmenorrhoe, sofern man nicht die technisch schwierige und durchaus nicht ungefährliche Operation vorzieht, die allerdings auch den Krankheitsherd dauernd ausschaltet (s. S. 247).

8. Behandlung unregelmäßiger Blutungen verschiedenen Ursprungs

Blutungen infolge aktiver und passiver Hyperämie der Gefäße und Veränderungen der Gefäßwände

Weitere Ursachen unregelmäßiger Blutungen können im abnormen Verhalten der Blutgefäße und der Gefäßwände gelegen sein. In dieser Hinsicht sind zunächst unregelmäßige Blutungen zu erwähnen, die sich unter dem Eindruck seelischer Erlebnisse ereignen. AUGUST MAYER hat treffende Beispiele hierfür in überzeugender Weise dargelegt. Die Erkennung dieser Blutungsursache ist nicht leicht, weil über dem Suchen nach einem pathologischen Palpationsbefund an die seelische Möglichkeit ihrer Auslösung nicht gedacht wird. Schmerz und Kummer, unbewußte Abkehr vom ungeliebten Mann, Furcht vor Ansteckung oder ähnliche Beweggründe können die Blutung erzeugen. Auch auf der Hochzeitsreise beobachtet man neben der sogenannten Hochzeitsamenorrhoe, die nichts mit Schwangerschaft zu tun hat, manchmal unregelmäßige Blutungen, indem eine besonders heftige sexuelle Erregung zu einer arteriellen Erhöhung des Blutdruckes bis zur Blutung führen kann. Auch sehr heiße Spülungen können durch aktive Hyperämie der Gefäße blutungserzeugend wirken, weshalb sie seit alters her im Volk bei Bestehen einer unerwünschten Schwangerschaft angewendet wurden. Die Therapie dieser Fälle ergibt sich aus dem Gesagten in der Abstellung der sie bewirkenden Schädlichkeiten, in Fällen rein psychogener Entstehung wirkt oftmals allein die Aufklärung der Frau, wenn es gelingt, ihre Bedenken zu zerstreuen.

Ungleich häufiger und darum von größerer Bedeutung sind die unregelmäßigen Blutungen auf dem Boden der passiven Beckenhyperämie. Oft genug schließen sie sich an zunächst regelmäßige, aber verstärkte Perioden an. Sie können Teilerscheinungen einer allgemeinen Stauungshyperämie sein, die durch nicht völlig ausgeglichene Herzfehler und Herzmuskelschäden bedingt sein kann. Durch eine entsprechende internistische Behandlung des Herzens läßt sich die Stauung beseitigen und damit ein Aufhören der unregelmäßigen Blutungen erreichen. Jene Fälle von Metrorrhagien, wie sie bei dickleibigen Frauen, bei übermäßiger Ernährung und besonders bei sitzender Lebensweise, verbunden mit chronischer Stuhlverstopfung, vorkommen, sind meist genau so wie bei dünnen Frauen durch die hormonale Fehlregulation bedingt und dementsprechend auch hormonal zu behandeln. Unterstützend wirkt hier die schon bei der verstärkten Regelblutung angegebene Therapie, die Anwendung hauptsächlich salinischer Abführmittel (s. S. 344), am besten nach gründlichster Entleerung durch den Enterocleaner (Sudabad), Entfettungsdiät, am erfolgreichsten eine richtige Entfettungskur, ferner helfen die bei der Amenorrhoe auf der Basis der Fettleibigkeit angeführten Mittel. Für derartige Menorrhagien bewährt sich auch die Hydrotherapie, besonders in Form von kühlen Teilwaschungen und Teilabreibungen (von 26 bis 20° C). Sie wirkt durch Tonisierung der peripheren Gefäße, beeinflußt günstig die Blutverteilung und läßt sich auch im Hause durchführen, muß allerdings durch längere Zeit geübt werden, wenn sie erfolgreich sein soll. Kalte Sitzbäder in der Temperatur von 20 bis 15° C sind körperlich weit angreifender und werden auch, namentlich in unseren Gegenden, nur ungern von den Frauen genommen, können aber gut anämisierend auf den Uterus und damit blutstillend wirken.

Schließlich verdient Erwähnung, daß bei höheren Graden des Descensus mit meist retrovertiertem Uterus ebenfalls unregelmäßige Blutungen vorkommen können, die man durch Stauung der Venen erklärt, welche durch den prolabierten Uterus gezerrt und in ihrem Lumen verengt werden, während die dickwandigen Arterien das Blut ungehindert weiter in die Gebärmutter schaffen. Auf diese mechanische Rolle der Blutstauung bei der Retroversion wurde schon bei der verstärkten Regelblutung (S. 34) hingewiesen. Was dort über die Behandlung gesagt wurde, gilt auch hier für die Beseitigung der unregelmäßigen Blutungen. Mit der Behebung des Prolapses, bzw. der Retroversion, kann die Blutung in normale Bahnen kommen. In manchen Fällen kann man auch mit konservativen Maßnahmen das Auslangen finden. Gymnastik mit besonderer Berücksichtigung der Beckenbodenmuskulatur (S. 312), Hydrotherapie (kalte Sitzbäder, Teilabreibungen) können im Verein mit systematischer Darreichung der genannten Uterustonica (S. 39) genügen, die unregelmäßige Periode zu beheben.

Trotz der großen Bedeutung der Atherosklerose, die das weibliche Geschlecht keineswegs verschont, spielt sie als Ursache der unregelmäßigen Blutung aus dem Uterus nur eine untergeordnete Rolle. Man muß sie aber kennen, weil sie zur Verwechslung mit Corpuscarcinom Veranlassung geben kann, da sie ja meist nach der Menopause auftritt.

Bezeichnend für sie ist ihre Heftigkeit, ihr unvermitteltes Kommen und ihr ebenso plötzliches Schwinden. Sie kann fast die ganze Uteruswand in Form einer hämorrhagischen Infarzierung betreffen. Die Therapie wird, sofern man den Fall erkennt — eine sorgfältige Abrasio ist, um ein Carcinom des Corpus ausschließen zu können, nicht zu umgehen —, gegen die Atherosklerose gerichtet sein.

Mechanisch bedingte Blutungen

Zunächst können es Verletzungen der äußeren Scham und der Scheide sein, die als Maschinen- und Pfählungsverletzungen mit weitgehender Zerstörung der Gewebe einhergehen können und nach chirurgischen Regeln versorgt werden müssen. Der praktische Arzt tut gut, derartige Fälle mit ausgedehnten Zerreißungen, namentlich solchen mit unregelmäßigen Rißrändern, die hinsichtlich der Zusammengehörigkeit der Wundränder gar nicht leicht übersehbar sind, nach Tamponade bei starker Blutung, bzw. nach Abbinden spritzender Gefäße, schnellstens der Kliniksbehandlung zu überantworten. Das gilt besonders für Fälle, die den Sphinkter ani oder das Rectum mitbetreffen und die Operationstechnik eines erfahrenen Operateurs erfordern.

Weniger bedeutend pflegen Deflorationsverletzungen zu sein, doch kann man auch hier gelegentlich schwere Blutungen sehen, besonders wenn es sich um ein abwegig gebautes Genitale handelt, beispielsweise bei Hymen septus, Vagina septa, bei Rigidität der Teile, allenfalls bei Notzuchtsattentaten. Auch in diesen Fällen ist einzig und allein die chirurgische Versorgung größerer Wunden am Platze. Verletzungen beim Geschlechtsverkehr kommen im übrigen nicht ganz selten auch bei deflorierten Frauen — meist durch abnorme Position beim Coitus — vor und erfordern in der Mehrzahl der Fälle eine exakte Naht, zu der gute Beleuchtung und meist Assistenz notwendig ist.

Dagegen machen die mechanisch bedingten Wunden, wie wir sie beim Prolaps sehen, an dessen Spitze das infolge mangelhafter Ernährung entstehende Dehnungsgeschwür auftritt, nur leichte Blutungen. Durch die Glyzerinauflage solcher Prolapse mit blutenden Dehnungsgeschwüren, durch die Reposition und die Zurückhaltung mit Tampons, die mit epithelanregenden Salben beschickt sind, pflegt die Blutung aufzuhören, bis man so weit ist, die einzig ätiologisch richtige Therapie, nämlich die Operation auszuführen. Dauernd wird man sich mit konservativen Maßnahmen nur in Ausnahmefällen absoluter Kontraindikation gegen die Operation begnügen, worüber beim Prolaps (S. 310 ff.) ausführlich berichtet wird. Blutende Geschwüre bei Pessarträgerinnen, die den Wechsel des Ringes für längere Zeit verabsäumt haben oder ein zu großes Pessar tragen, sind hinsichtlich ihrer Behandlung ebenfalls beim Prolaps erwähnt.

Blutungen auf dem Boden einer Kolpitis vetularum sind gar nicht selten, aber manchmal schwierig zu deuten. Leider kann es geschehen, daß neben einer solchen im Spiegelbild blutenden Kolpitis vetularum auch eine uterine Blutung besteht, die, weil sie spärlich ist, lange übersehen wird und in einem Corpuscarcinom begründet sein kann. Von der Behandlung der Kolpitis vetularum ist ausführlich auf S. 128 die Rede.

Über das Corpuscarcinom und die Richtlinien seiner Behandlung siehe S. 276.

Um nicht weitläufig zu werden, muß auch für die Erosion, die ebenfalls die Ursache unregelmäßiger Blutungen werden kann, und rein mechanisch bei der Behandlung ebenso wie bei der Berührung blutet, auf den betreffenden Abschnitt verwiesen werden (S. 133).

Dasselbe gilt von den die Erosion so häufig begleitenden Cervixpolypen als Quelle unregelmäßiger Blutung.

Die differentialdiagnostisch mit der Erosion konkurrierende Kontaktblutung auf dem Boden des beginnenden Collumcarcinom sei hier nur gestreift. Dieses selbst findet in den Richtlinien zur Beratung geschwulstkranker Frauen S. 258 gebührende Erwähnung. Selten wird eine Blutung bei tuberkulösen oder syphilitischen Geschwüren entstehen.

Bei älteren Frauen bedingen nicht selten Karunkeln der Urethra unregelmäßige Blutungen, mit deren Entfernung (S. 402) die Blutung auch wegfällt.

Großen Schrecken jagt so mancher Frau, die sich einer Totalexstirpation der Gebärmutter unterzogen hat, eine nach längst erlangter Gesundheit plötzlich auftretende Blutung aus der Scheide ein, die auch bei den Ärzten dann sehr gefürchtet ist, wenn es sich um Frauen handelt, bei denen eine Carcinomoperation vorgenommen wurde, weil sie ein Rezidiv vermuten. Meist handelt es sich um unschuldige Granulome, die sich um zurückgebliebene Seidenfäden entwickeln. Sie lassen sich durch Entfernung der Fäden und Verätzung des Granuloms mit dem Lapisstift, allenfalls nach vorheriger Abkratzung mit dem scharfen Löffel, ohne weiteres beseitigen. Selbstverständlich ist eine histologische Untersuchung des abgetragenen oder abgekratzten Gewebes notwendig, um eine Neoplasie mit Sicherheit auszuschließen. Sie ist auch dann nicht zu versäumen, wenn der Uterus wegen eines gutartigen Prozesses entfernt wurde.

Das Klimakterium

Natürliches Klimakterium

Als Klimakterium bezeichnet man den Zeitabschnitt im Leben der Frau, der durch ein allmähliches Verlöschen der ovariellen Funktionen gekennzeichnet ist. Wie während der Pubertät die Menarche das äußere Zeichen für die beginnende Ovarialtätigkeit ist, sich die beginnende Geschlechtsreife aber schon vorher anzeigt und mit dem Menarcheeintritt keineswegs abgeschlossen ist, so ist auch der Menopauseeintritt, das Sistieren der menstruellen Blutungen, nur das äußere Zeichen für eine bereits längere Zeit davor sich anbahnende und danach noch andauernde funktionelle Umstellung. Im Ovar beginnt meist zuerst die Fähigkeit zur Ovulation und Corpus-luteum-Bildung zu erlöschen; allmählich verliert es die Ansprechbarkeit auf die hypophysären Gonadotropine völlig.

Als Folge dieser geminderten ovariellen Funktion treten Unregelmäßigkeiten der Periode, meist im Sinne der Metrorrhagie auf dem Boden einer glandulären Hyperplasie auf. Verliert das Ovar die Fähigkeit zur Follikelhormonbildung, so kommt es zu einer übersteigerten FSH-Ausschüttung aus dem Hypophysenvorderlappen, der für die meisten klimakterischen Beschwerden verantwortlich gemacht wird.

In unseren Breiten gilt die Zeit von etwa 47 Jahren als mittlere Zeit der Menopause. Fälle, in denen vor dem 40. und nach dem 55. Lebensjahre die Regel ausbleibt bzw. weiterbesteht, sind Ausnahmen von der Norm. Angeblich sollen Frauen mit einer frühen Menarche erst spät ins Klimakterium kommen, also eine verhältnismäßig lange Menstruationszeit haben, Frauen mit einer späten Menarche dagegen einen frühzeitigen Beginn des Klimakterium, also eine kurze Menstruationszeit haben. Dieser vielfach geäußerten Meinung widerspricht eine Erhebung von Bober. Er konnte bei 12901 berufstätigen Frauen aus der eisenverarbeitenden Industrie entsprechende Daten sammeln. Frauen mit normaler Menarche (13. bis 14. Lebensjahr) menstruierten zu 89,2% 31 bis 34 Jahre lang; 4,2% hatten eine kürzere und 6,5% eine längere Menstruationszeit. Bei Frauen mit frühem Menarcheeintritt fand sich eine Menstruationszeit von 31 bis 34 Jahren bei 64,5%, eine kürzere Zeit bei 20,2% und eine längere bei 15,3%. Bei den Frauen mit Spätmenarche waren aber die Verhältnisse ähnlich, hier menstruierten 72,8% normal 31 bis 34 Jahre lang, kürzere Zeit 15,5% und längere Zeit 11,7%. Bei Abweichungen vom normalen Menarcheeintritt fand Bober demnach zwar eine größere Schwankung der Menstruationszeit, dagegen keine Verschiebung, die für eine Spät- oder Frühmenarche typisch wäre. Fälle, in denen schon unverhältnismäßig früh die Menopause eintritt (vor dem 40. Lebensjahr in etwa 4% aller Fälle), sind Abwegigkeiten, die bei der Amenorrhoe erwähnt wurden. Diese Fälle stellen an unsere therapeutischen Bestrebungen die größten, leider oft unerfüllbaren Anforderungen. Dort, wo über das 50. Lebensjahr hinaus die Periode regelmäßig weiterbesteht, oft sogar ziemlich stark, liegen nicht selten Myome, aber auch Lageanomalien vor. Jenseits des 55. Lebensjahres findet sich nach einer alten Statistik von Schaeffer die Periode noch in 1,6% aller Fälle. Gerade bei Myomträgerinnen, bei denen man wegen der bestehenden Menorrhagie die Menopause bald herbeiwünscht, läßt sie oft unerwünscht lange auf sich warten, so daß schon vor dem Eintritt des natürlichen Klimakterium eine energische Behandlung notwendig wird, ehe ein hoher Grad von Blutarmut erreicht ist.

Mit dem Menopauseeintritt wird die Frau keineswegs mit einem Schlage zur Matrone. Die den Körper im ganzen, die Geschlechtsorgane im besonderen betreffenden Veränderungen gehen vielmehr so allmählich vor sich, daß man an der in den Wechsel eingetretenen Frau zunächst vergeblich nach auffälligen körperlichen Unterschieden gegenüber der Zeit der ovariellen Vollfunktion suchen würde. Matronenhaftes Aussehen und senile Rückbildungen des Genitale sind die späten Erscheinungen des Senium, das Klimakterium dessen Einleitung. Die schließlich sich ergebenden Veränderungen bestehen im Bereiche der Genitalorgane in einer Schrumpfung, die diese in ihrer Gesamtheit betrifft. Praktisch wichtig einerseits für das Geschlechtsleben, anderseits für krankhafte Erscheinungen ist die Schrumpfung der Scheide, die Atrophie der Scheidenhaut, die zu Entzündungen neigt und leichter auch für Keime anfällig wird, die in den Jahren der Geschlechtsreife hier nicht Fuß fassen können (Gonorrhoe der Scheide bei alten Frauen). Bedeutungsvoll sind mit zunehmendem Alter die Schrumpfungsvorgänge an der Portio und besonders an den Scheidengewölben, die gelegentlich ein dort sich entwickelndes Carcinom eine Zeitlang dem Tastbefund und der Sicht entziehen können. Weniger gefährlich, aber die Frauen belästigend, ist der Tonusverlust und die Schrumpfung der Ligamente, die das Gefühl des Verlierens der Genitalorgane erzeugen und dieses Gefühl bei schon bestehender Senkung verstärken. Nur zum Teil sind Blasenbeschwerden, die im Klimakterium stärker werden, mit einer tatsächlichen Vergrößerung einer Cystocele in Zusammenhang zu bringen. Man sieht vielmehr häufiger, daß das Gefühl der Lockerung des Blasenbodens an sich bereits Erscheinungen, wie häufigeren Harndrang, Schwäche des Schließmuskels und damit verbunden eine besondere Neigung zu cystitischen Reizungen, mit sich bringt. Der verminderte Tonus des Schließmuskels ist wahrscheinlich auch durch den Follikelhormonmangel bedingt (s. auch S. 393). Nächst den Veränderungen an den Geschlechtsorganen sind Veränderungen am übrigen Körper meist unverkennbar. Sie betreffen einmal das Gesicht mit einer vermehrten Runzel- und Faltenbildung, Fettanhäufung an Wangen und Kinn, Verdichtung der Augenbrauen, Aufsprossen von dicken Haaren an Kinn und Oberlippe. Sie betreffen weiterhin die Brust, dessen Drüsengewebe schwindet, während das Fett der Oberbrust zunimmt (ZACHERL) und die Warzen um so mehr hervorzutreten pflegen. Das Klimakterium führt oft zu besonderer Lokalisation des Fettes am Bauch, an den Hüften und nicht selten auch an den Knöcheln, Zustände, die ihrerseits auf die Beweglichkeit des Körpers, auf die Belastung der Wirbelsäule und Gelenke und den Eingeweideblock recht unangenehm einwirken. Nur selten kommt es zu einer Abmagerung.

Wenn es gilt, von frauenärztlicher Seite die klimakterischen Beschwerden und deren Behandlung darzustellen, so muß an erster Stelle wegen ihrer lebenswichtigen Bedeutung die Frage der Therapie der sogenannten klimakterischen Blutungen berührt werden, soweit sie nicht bereits im vorhergehenden ausführlich besprochen wurde. Durchaus nicht bei jeder Frau müssen sich am Ausgang des geschlechtsreifen Alters die Blutungen häufen. Aber in einer großen Zahl der Fälle geschieht es, daß durch Follikelpersistenz und fehlende Progesteronbildung die Blutung zur Dauerblutung wird und schwere Anämien auftreten können. Dieses, bei rechtzeitiger Behandlung, wie sie auf S. 50 geschildert wurde, verhältnismäßig unschuldige Krankheitsbild ist aber nur in einem Teil der Fälle ursächlich für bestehende unregelmäßige Blutungen. Ebenso kann sich hinter diesen, von den Frauen als Wechselblutung gedeuteten Störungen auch ein Carcinom verbergen. Es kommt also immer darauf an, daß jede in diesen gefährdeten Jahren blutende Frau genau dahingehend untersucht wird, ob sie nicht Carcinomträgerin ist. Gerade in der zweiten Hälfte des 5. Lebensjahrzehnts, die mit dem Wechsel zusammenfällt, treten die meisten Collumcarcinome auf. Ein Viertel aller Blutungen während des Klimakterium sind nach den Feststellungen von Tietze und C. Mayer durch Carcinome bedingt. Der praktische Arzt muß in dieser kritischen Zeit mit allen ihm zu Gebote stehenden Mitteln die Frau dahin bringen, sich trotz der bestehenden „Menstruation" oder der sogenannten Wechselblutung untersuchen zu lassen, weil eben diese Menstruation abnorm verläuft oder gar keine zu sein braucht. Während es leicht oder verhältnismäßig leicht ist, durch die gynäkologische Untersuchung das Collumcarcinom auszuschließen (s. hierzu auch S. 258), ist es unmöglich, durch die Untersuchung auch ein Corpuscarcinom ausschließen zu können. Mag dieses auch häufig erst längere Zeit nach erfolgter Menopause auftreten, so kann es doch von dieser Regel Ausnahmen geben, indem gelegentlich einmal ein Corpuscarcinom eine sogenannte klimakterische Blutung vortäuscht. Darum muß man in jedem Falle, auch bei normalem Tastbefund, eine sorgfältige Probeabrasio, vor allem auch unter genauer Berücksichtigung der Tubenecken nach genügender Erweiterung des Cervicalkanals vornehmen und durch mikroskopische Untersuchung der abradierten Schleimhaut entscheiden, ob eine unschuldige Hyperplasie oder ein Corpuscarcinom vorliegt. Das ist um so notwendiger, als diese Abrasio zugleich in mehr als der Hälfte der Fälle der beste Weg der Therapie und die notwendige Vorbedingung für eine eventuelle Kastrationsbestrahlung ist. Es ist durchaus verwerflich, die Blutung, wenn sie länger dauert und stärker wird, durch Medikamente beeinflussen zu wollen, ohne zu wissen, welchen Ursprungs sie ist. Noch schlechter ist es, ohne Probeabrasio zu bestrahlen.

Dank der in weiteste Kreise gedrungenen Aufklärung haben viele Frauen gelernt, auf die Blutungen besonders zu achten, die sich nach längst vollzogenem Wechsel oft erst im späten Greisenalter unvermittelt einstellen. So naheliegend der Verdacht auf eine bösartige Krankheit ist — zwei Drittel der Blutungen in der Menopause sind durch Carcinome verursacht —, so lehrt doch die Erfahrung, daß auch in dieser Zeit gutartige Blutungen vorkommen können. Endometritis, polypöse Wucherungen und Blutungen auf dem Boden von Gefäßveränderungen (Hochdruck, örtliche Gefäßsklerosen) können die Ursache sein. Die senile Endometritis erklärt sich durch die leichtere Infektionsmöglichkeit der atrophischen Gebärmutter, der der abschließende Cervixschleimpfropf fehlt. Es bedarf keines besonderen Hinweises, daß jede Blutung, gleichgültig von welcher Dauer und Stärke, in der Menopause unter allen Umständen in ihrer Ursache geklärt werden muß. Nicht selten sieht man heute derartige Blutungen nach einer Oestrogentherapie, die aus vielerlei Gründen durchgeführt sein mag. Aber auch in diesen Fällen ist man verpflichtet, die genaue Ursache durch eine Abrasio zu klären.

Die eigentlichen klimakterischen Beschwerden sind in ihrem Auftreten und ihrem Ausmaß außerordentlich unterschiedlich. Es können einmal Stoffwechselstörungen, dann Störungen von Seiten der Nerven und schließlich Störungen der Blutzirkulation bestehen. Es ist unwahrscheinlich, daß der typische Fettansatz im Klimakterium durch einen Fortfall der Periodenblutung verursacht wird, auch wenn es ohne Änderung der Nahrungszufuhr zu einem verstärkten Fettansatz kommt. Um diesen oft genug unangenehm empfundenen Fettansatz zu verhindern, empfiehlt es sich, die Nahrungsmenge herabzusetzen und eine Kost anzuraten, die etwa aus 100 g Eiweiß, 60 g Fett und 350 g Kohlenhydraten besteht und einem Brennwert von 2100 bis 2400 Kalorien entspricht. Man wird noch weitergehen müssen, wenn es sich um Frauen handelt, die schon mit Neigung zum Fettansatz oder starken Fettpolstern in das Klimakterium eintreten. Hier wird man jene Kostform geben müssen, welche schon bei der Fettsucht und Amenorrhoe erwähnt wurde. Ohne daß ein Hungergefühl aufkommen soll, muß die Nahrung eingeschränkt und bei Aufrechterhaltung des Stoffwechselgleichgewichts hinsichtlich der Eiweißkörper mit Fett ebenso wie vor allem mit Kohlenhydraten gespart werden. Zucker, Kartoffeln, Teigwaren und süßes Backwerk sind möglichst zu vermeiden, ebenso Weißgebäck. Der Hunger kann durch Obst, fett- und kohlenhydratarm zubereitetes Gemüse ohne Mehlzusatz gestillt werden. Mit der Flüssigkeitszufuhr sei man sparsam. Eine ausgiebige körperliche Bewegung ist zu empfehlen. Hierdurch wird nicht nur die Verbrennung vermehrt (daß dies nur in mäßigen Grenzen geschieht, wurde auf S. 29 ausgeführt), sondern sie ist gerade bei Klimakterischen durch die bessere Blutverteilung ebenso wie die Massage ein gutes Mittel gegen örtliche Wallungen, gegen Schwindel, Kopfschmerzen und Magenbeschwerden; sie arbeitet der Blutstauung in den unteren Gliedmaßen ebenso wie in der Bauchhöhle entgegen und erleichtert die Ausleerung ektatischer Venen. Gut eignen sich auch gymnastische Übungen, die dem Alter, der Beweglichkeit und dem Habitus der Frau angepaßt werden können, wobei Atemübungen von besonderem Wert sind. Auch das Schwimmen ist von gutem Einfluß, ebenso der Aufenthalt in Seebädern an der Nord- und Ostsee, vor allem in der Übergangszeit, allerdings nur unter der Voraussetzung, daß es sich nicht um Frauen handelt, die durch vorausgegangene präklimakterische Blutungen stark erschöpft sind.

Die Störungen der Zirkulation und die der seelischen Stimmungen dauern oft nur Monate, seltener 1 bis 2 Jahre. Abgesehen von den ausgesprochen pathologischen Fällen, bewähren sich bei leichten Formen hydriatische Maßnahmen ausgezeichnet. Lauwarme Vollbäder von 34 bis 36° C mit oder ohne aromatische Zusätze und von einer Viertelstunde Dauer sind namentlich abends von beruhigender Wirkung. Sie ermöglichen durch Herabsetzen der Reizbarkeitsschwelle leichter das Einschlafen, besonders wenn ihnen eine Abwaschung mit kühlerem Wasser folgt oder wenn die Patientin die Temperatur des Bades durch Zufließenlassen kühleren Wassers im ganzen um 2° herabsetzt und nun in diesem wesentlich kühler empfundenen Bade noch 5 Minuten verbleibt. Strenge Kaltwasserkuren sollten nicht ohne Leitung des Arztes und Verschreibung bestimmter Prozeduren gemacht werden, weil sie auch Schaden anrichten können. Hyperthyreotische Frauen werden dadurch in einen schlechten Zustand gebracht; dagegen sind milde Kaltwasserkuren von Vorteil. Kurze kalte Fußbäder für die Dauer von 5 Minuten und einer Temperatur von etwa 12 bis 15° C vermögen auf reflektorischem Wege Kongestionen zum Kopf und zum Unterleib zu beseitigen. Angenehmer werden wechselwarme Fußbäder empfunden. Während die eine Wanne mit Leitungswasser, die andere mit Wasser von 40 bis 42° C gefüllt ist, werden beide Füße für 2 Minuten in das warme und für 30 Sekunden in das kalte Wasser getaucht und der ganze Vorgang auf etwa 5 bis 10 Minuten erstreckt (LAQUEUR). Sie sind besonders an Stelle der beruhigenden Vollbäder zur Bekämpfung der Schlaflosigkeit wie zur Beseitigung von Wallungen nach dem Herzen und Kopf sehr empfehlenswert.

Während diese einfachen Prozeduren für die Beseitigung leichterer klimakterischer Beschwerden sehr Gutes leisten können, sind die früher empfohlenen Badekuren in Badgastein, Teplitz, Ragaz, Badenweiler u. a. durch die einfache hormonale Therapie abgelöst worden. Alle Kuren bleiben aber problematisch, wenn mit Alkohol, Kaffee, Tee oder Nikotin ein Abusus getrieben wird oder in späten Abendstunden üppige Mahlzeiten genommen werden. Gerade das Nachtmahl soll bescheiden, eher kärglich sein, am besten aus Vegetabilien bestehen und eher zu früh als zu spät eingenommen werden. Ein Glas Milch, am besten die bekanntlich stuhlfördernde Joghurtmilch, und ein Butterbrot oder 50 bis 100 g magerer Schinken, aber auch weicher, nicht zu fetthaltiger Käse, etwas Obst genügen in der klimakterischen Zeit bei Frauen, die zum Fettansatz neigen, durchaus als Abendmahlzeit. Die häusliche Arbeit sollte, wenn nicht ausgesprochen schwere Störungen vorliegen, unbedingt, allenfalls sogar in erhöhtem Maße, weitergeführt werden. Es ist SELLHEIM beizupflichten, wenn er für diejenigen Frauen, die nicht in der häuslichen Arbeit vollbeschäftigt sind, ausgiebige gemeinnützige Betätigung für sehr vorteilhaft hält. Gerade in dieser Hinsicht vermögen Ärzte, die ihre Patientinnen länger kennen — und das war bei dem fast ausgestorbenen Hausarzt der Fall —, durch guten Zuspruch Ausgezeichnetes zu leisten. Auch der Frauenarzt muß sich, selbst bei einmaliger Beratung, bemühen, über der Untersuchung des Körpers nicht die psychische Beeinflussung zu vergessen und den Frauen bestimmte Regeln des Verhaltens mitzugeben. So manche mit allen Mitteln der Therapie nicht anzugehenden Symptome und Beschwerden können durch vernünftigen Zuspruch gebessert und beseitigt werden. Das gilt ganz besonders von unbestimmten, flüchtigen, aber die Kranken ungemein tief berührenden seelischen Verstimmungen, während die körperlichen Beschwerden vielfach einer medikamentösen Behandlung bedürfen. Es wird leider Mode, bei der bestehenden Wirksamkeit des Follikelhormons auf klimakterische Beschwerden, Frauen selbst nach dem Klimakterium, nach dem Aufhören der lästigen Beschwerden, durch Monate hindurch und länger Hormone zu verabreichen. Dies sind Übertreibungen der Hormontherapie und eine Überschreitung ihrer Indikationsgrenzen. Das Altern kommt trotzdem und läßt sich nicht hinausschieben.

Bei Behandlung der klimakterischen Ausfallserscheinungen steht heute die Hormontherapie ganz im Vordergrund. Sie kann in der Form der Follikelhormontherapie oder in Form der Kombinationstherapie von Oestrogenen und Androgenen als ätiologisch bezeichnet werden, da sie dem Ausfall der Keimdrüsenhormone entgegenwirkt und die überschießende Gonadotropinausschüttung des Hypophysenvorderlappens abbremst. Es handelt sich dabei nicht um eine Substitutionstherapie, durch welche die ausfallende ovarielle Funktion einfach ersetzt werden soll, sondern man will damit nur ein allmähliches Hinübergleiten in die Zeit der ovariellen Ruhe erleichtern.

Hormontherapie

Von den Oestrogenen gibt man entweder peroral *Oestradiollinguetten* zu 0,5 bis 1,0 mg zum Lutschen oder *Aethinyloestradiol* 0,02 bis 0,05 mg. Durch Einschieben von immer mehr behandlungsfreien Tagen schleicht man sich langsam aus und vermeidet dadurch ein brüskes Abfallen des Follikelhormonspiegels, das neben dem Wiederauftreten der alten Beschwerden zur Blutung führen kann. Auch Depotgaben in Form der Depotpräparate zu 10 oder 12 mg oder als Kristallsuspensionen führen meist zu schlagartiger Besserung, die mehrere Wochen anhält. Gerade hier ist es dem Geschick des Arztes überlassen, immer größere Zwischenräume zwischen die einzelnen Injektionen zu legen, um sie nach einem halben, spätestens nach einem Jahr endgültig abzusetzen. Völlig abzulehnen ist die Implantation von Kristallpreßlingen bei erhaltenem Uterus. Auch mit den vorsichtig dosierten Oestrogengaben lassen sich nicht immer Blutungen vermeiden, die unbedingt einer Abrasio bedürfen, da gerade in diesem Alter die Blutung auch eine andere, meist dann maligne Ursache haben kann. Um der Blutungsgefahr möglichst zu begegnen, hat man auch statt der Oestrogene Androgene gegeben und damit wiederholt gute Erfolge erzielt. Ihre Wirkungsweise ist gleich den Oestrogenen rein kausal, da sie in gleicher Weise die vermehrte Gonadotropinausschüttung des Hypophysenvorderlappens bremsen. Man gibt 2mal wöchentlich 10 bis 25 mg *Testosteronpropionat* oder täglich 5 mg *Methyltestosteron* oder ein Depot einer Kristallsuspension von 50 bis 100 mg. Am meisten haben sich die Kombinationen von Oestrogenen und Androgenen bewährt, z. B. *Primodian, Femandren, Estandron* und andere, täglich 1 bis 3 Tabletten bzw. diese Präparate in Depotform (s. Liste S. 22). Der Vorteil dieser Präparate liegt darin, daß die geringe Menge oestrogener Stoffe — bei den Tabletten meist Aethinyloestradiol — nicht ausreicht, um eine Blutung zu provozieren, anderseits die zusätzliche höhere Dosis von Androgenen eine Bremsung des Hypophysenvorderlappens erzielt, ohne dabei virilisierend zu wirken. Bei allen Hormongaben ist es wichtig, sie nicht allzu lange zu geben, denn sie haben nicht den Sinn — und auch nicht die Möglichkeit —, eine „ewige Jugend“ zu erhalten. Man soll aber nicht brüsk die Hormongaben abbrechen, sondern sich langsam mit immer kleineren Dosen und größeren Abständen zwischen den Einzeldosen ausschleichen.

Die auch heute noch angebotenen unzähligen Präparate mit Ovarialextrakten haben unleugbar einen oftmals günstigen Effekt, nicht zuletzt durch eine Reihe wirksamer Zusätze der noch zu nennenden symptomatischen Mittel. Mit einer Hormontherapie haben diese Präparate aber nichts zu tun (HOHLWEG). Bei dem oftmals vorgetragenen Wunsch, „Hormone" verordnet zu bekommen, kann man sich dieser Präparate aber gerade dann zur Unterstützung der Psychotherapie bedienen, wenn man die Gabe einer wirksamen Hormondosis für nicht angezeigt hält.

Symptomatische Behandlung des Klimakterium

So vorteilhaft und sicher eine ätiologisch begründete hormonale Behandlung der klimakterischen Ausfallserscheinungen auch ist, es kann auch heute noch vertretbar sein, für das eine oder andere Symptom klimakterischer Beschwerden eine andere Behandlungsmethode für zweckmäßiger zu halten. Aus diesem Grunde seien auch einige der früher üblichen Methoden von KAHR übernommen.

Bei der Auswahl der zu wählenden Medikamente ist es zweckmäßig, zwischen hyperthyreotischen und hypothyreotischen Typen zu unterscheiden, wenn auch eine reinliche Trennung keineswegs immer möglich sein wird. Beim hyperthyreotischen Typus stehen die vasomotorischen Erscheinungen, Wallungen, Herzklopfen, Schweiße und Diarrhoen und ganz besonders die Schwankungen des Blutdruckes, im Vordergrund des Bildes. Abmagerung und Steigerung des Grundumsatzes sind häufiger als das Gegenteil. Auf Grund der von L. ADLER erstmalig erhobenen Tatsache der Verminderung des Blutkalkes durch die Kastration, die, wie experimentell festgestellt ist, das vegetative Nervensystem übererregbar macht, ist im allgemeinen bei solchen hyperthyreotischen Typen die *Kalkzufuhr* einerseits, anderseits die beruhigende *Bromtherapie* in den Vordergrund zu stellen. Man verordnet meist mit ausgezeichnetem Erfolge:

> **45.** Calc. bromat.............. 10,0
>   Aqu. dest. ad 300,0
> D. S. 3 Eßlöffel pro Tag

und gibt diese Arznei 4 Wochen hindurch, wobei man einen Tag der Woche ausläßt, dabei das Mittel aber im ganzen 3 Monate geben kann. Sehr Gutes hat KAHR durch Verordnung der von v. JASCHKE angegebenen Pillen folgender Zusammensetzung gesehen:

> **46.** Ferr. lact.
>   Pulv. rad. Valerian ... aa 20,0
>   Extract. Chin. aquos. .   12,0
>   Calc. glycerino-phos-
>   phor.............   15,0
>   Extract. Belladonna... 0,6—1,2
>   Acid. arsenicos   0,12
>   Mass. pilul. q. s. ut. fiant
>   pil. Nr. CCC

D. S. Beginnen mit 3 Pillen täglich,
jeden 4. Tag eine Pille mehr geben
bis zu 9 Pillen am Tage, dabei 8 Tage
bleiben, dann wieder jeden 4. Tag
eine Pille weniger geben.

Die Arsen-Bromtherapie ist nach WIESEL auch vorteilhaft und am ehesten geeignet, bei den intersexuellen, abgemagerten Typen beruhigend zu wirken. Man verordnet etwa das genannte *Brom-Calcium* und daneben die *Solutio arsenical. Fowleri (Liquor Kalii arsenicos.)*. Wie schon erwähnt wurde, sind bei Basedow und Menstruationsstörungen, aber auch bei Allgemeinbeschwerden die auffallenden Erfolge einer längeren *Ergotaminbehandlung* ebenso bemerkenswert wie die gute Verträglichkeit. Diese hat sich bei KAHR auch bei klimakterischen Frauen hyperthyreotischer Art bestens bewährt. Je 1 Tablette *Gynergen* am Abend durch 3 Tage hindurch, am 4. Tage eine Pause — diese Behandlung durch etwa 3 Wochen hindurch fortgesetzt — genügt, um die Symptome wesentlich zu bessern, ohne irgendwie schädlich zu wirken. Auch mit der Verabreichung von *Bellergal* kann man in solchen Fällen dieselben Erfolge erzielen. Sowohl bei *Gynergen* wie bei *Bellergal* fällt die günstige Beeinflussung übermäßiger Schweißsekretion, die klimakterische Frauen oft sehr belästigt, auf. Das *Bellergal* verordnet man am besten in Form 3- bis 4wöchiger Kuren zu 3 bis 4 Dragees am Tage. Nicht zuletzt sei darauf hingewiesen, daß gerade in diesen Fällen auch das *Klimasan* HALBANs, welches durch die Herabsetzung der Erregbarkeit des Nervensystems durch Theobromin und Calcium und durch das die Blutgefäße des Kopfes und der Brust erweiternde Nitroglyzerin Gutes leistet. Man verordnet *Klimasan* à 0,5 und läßt bis zu 3 bis 6 Tabletten am Tage nehmen. Auch das *Papaverin*, dessen spasmolytische Wirkung bekannt ist, verdient in Form von Pulvern von 0,02 bis 0,04 g, von denen auch von der stärkeren Dosis (0,04 g) unbedenklich 3 pro Tag gegeben werden können, Anwendung:

47. Papaverini hydrochlor. 0,02—0,04
Sacch. albi ad............. 1,0
M. f. pulv. D. tal. dos. Nr. X
S. bis 3 Pulver täglich

oder von Fabrikmarken das *Eupaco*, das *Eupaverin* und *Bellafolintabletten*. Trotz aller Geringschätzung, die zeitweise ungerechtfertigt der *Baldrian* erfahren hat, bleibt aber auch dieser geradezu unentbehrlich, besonders zur Behebung der vasomotorischen Übererregbarkeit. Ein Fehler ist es, den Baldrian nur nach Bedarf zu geben und nicht für längere Dauer zu verordnen. Die wechselnde Verordnung von *Brom-Calcium* und *Valeriana* durch Monate hindurch gestattet, auch recht schwer ansprechbare Fälle in einen leidlichen Zustand bis zum Abklingen der Erscheinungen hinüberzuführen. WIESEL bemerkt mit Recht, daß die Tinktur weniger genommen wird als die wässerigen Auszüge, weshalb man mit Vorteil den *Baldriantee* als tägliches Abendgetränk trinken läßt, der am besten kalt in der Weise zubereitet wird, daß man am Vormittag 1 Teelöffel Baldrian mit einer Tasse kalten Wassers aufgießt, bis abends ziehen läßt und vor dem Trinken abseiht. Er ist ja auch ein wesentlicher Bestandteil der *Species nervinae*, die dann mit Vorteil Anwendung finden, wenn Magen-Darmbeschwerden vorhanden sind und der so häufige Meteorismus die Frauen quält. Man verordnet entweder den *Baldriantee* oder die *Species nervinae* in folgender Form:

> **48.** Fol. Trifol. fibrin. 40,0
> Fol. Menth. piperit.
> Rad. Valerian. conc. ... aa 30,0
> D. S. 2 Eßlöffel voll auf 1 Tasse Tee.

Die beliebte und zweifelsohne auf Erfolge zurückblickende Kombination von *Valeriana* und *Tinctura Castorei* ist durch den nicht billigen Preis letzterer eingeschränkt, wird aber besonders in Fällen erotischer Reizbarkeit gelegentlich notwendig:

> **49.** Tinct. Valerian.
> Tinct. Castor. .... aa 25,0
> D. S. 3mal täglich 15 Tropfen.

Auch mit *Hovaletten* (4 bis 6 Tabletten) und *Castoreum Bromid* (ERLEN-MEYERsches Bromsalzgemisch mit Castoreum und Valeriana, 3mal täglich 1 Teelöffel) dämpft man die geschlechtliche Übererregbarkeit.

Ein Kapitel für sich bilden die Klagen über Herz- und Gefäßbeschwerden klimakterischer Frauen. Sie sind ungemein häufig und treten in verschiedenen Formen — von Wallungen, Herzklopfen und Herzbeklemmungen angefangen bis zum schwersten Vernichtungsgefühl — in Erscheinung. Es ist diagnostisch nicht ohne Bedeutung, daß sie im Gegensatz zu organisch bedingten ebensolchen Symptomen meist ganz unvermittelt, ohne vorangegangene körperliche Überanstrengung, oft genug aus dem Schlafe heraus auftreten und meist nur flüchtiger Art sind. Gar nicht selten findet man auch Gefäßschmerzen entlang der Aorta, die höchst quälend sein und mit Angina pectoris verwechselt werden können, wenngleich diese Vasalgien im Gegensatz zur echten Angina pectoris gewöhnlich mit Parästhesien an den Fingern der linken Hand beginnen und nach dem Herzen zu fortschreiten, indes bei der Angina pectoris gerade umgekehrt vom Herzen nach den Fingerspitzen ablaufen. Wenn in solchen Fällen überdies Tachykardie und erhöhter Blutdruck bestehen, neigen ängstliche Ärzte meist zur Annahme einer prognostisch üblen echten Angina pectoris. Andere wieder nehmen alle derartigen Beschwerden als eine klimakterische Herzneurose. Beides ist meist falsch! Aus den Untersuchungen von SCHERF geht klar hervor, daß klimakterische Frauen mit Herz- und Gefäßzuständen oft deutliche Veränderungen im Ekg zeigen, und zwar dieselben Veränderungen, die auch bei Jugendlichen mit Ovarialinsuffizienz gefunden werden. Sie bestehen in einer Senkung des Zwischenstückes (der S-T-Strecke) unter die O-Linie und in einer niedrig werdenden, manchmal verschwindenden T-Zacke. SCHERF erklärt diese Veränderungen und die erwähnten Symptome aus einer ungenügenden Durchblutung der Coronargefäße infolge eines größeren oder kleineren Defizits an Follikelhormon im Klimakterium. In leichten Fällen schwinden die Beschwerden auf kleinere Oestrogengaben (s. S. 91). Es ist interessant, daß auch die ältere, empirische Therapie bei diesen Störungen sich gefäßerweiternder Mittel, wie des *Nitroglyzerins* oder des *Klimasans*, bedient. Man verordnet nach WIESEL:

> **50.** Nitroglycerin............. 0,05
> Tinct. Valerian........... 10,0

und läßt davon am ersten Tag 3 Tropfen auf der Zunge zergehen und steigert dann täglich um 1 Tropfen bis zu 8, um hierauf in derselben Weise fallend zur Anfangsdosis zurückzukehren. Wiederholung nach kurzen Pausen ist zulässig. Auch das Aufgießen von 3 bis 5 Tropfen *Amylnitrit* (Amyl. nitr. 10,0) auf ein Taschentuch und einatmen, bis das Gesicht trocken und warm wird, ist vorteilhaft. Cardiaca lasse man besser aus dem Spiel. So wie die Menschen mit Angina pectoris besonders im Winter und bei raschem Temperaturwechsel vom Warmen ins Kalte besonders leicht zu Anfällen neigen, so kommt auch dies bei diesen Vasalgien vor, weshalb der schroffe Wechsel der Außentemperatur möglichst zu meiden ist. Auch örtliche Wärmeanwendung, Thermophor, warme und feuchte Umschläge, heiße Sandbäder und Massage (v. JASCHKE), leisten Gutes. Bei den Vasalgien der Venen, besonders der erweiterten Venen, können oft Antineuralgica und Antidolorosa (S. 76 und S. 273) nicht entbehrt werden. Auch dem *Extrakt* aus *Kastanien* (Extract. Aesculi hippocastani fluid., 3mal täglich 20 Tropfen) wird eine Art spezifische Wirkung nachgesagt. Derselbe Stoff findet sich im *Venostasin* (2mal je 12 Tropfen). Recht quälend sind ebenfalls die nicht seltenen Gefäßspasmen in den oberen und unteren Gliedmaßen, die auch mit heftigen Schmerzen einhergehen können. Am besten bewähren sich einfache Hausmittel, wie die schon erwähnten Wechselbäder mit und ohne Zusatz von *Senfmehl* (auf ein Senffußbad nimmt man 100 bis 150 g entöltes Senfpulver, rührt es mit kaltem Wasser zu einem Brei an, läßt es $^1/_4$ Stunde stehen und fügt dann den Rest des Wassers hinzu, das nicht heißer als 37, höchstens 40° C sein darf).

An dieser Stelle muß eine Bemerkung über den Blutdruck im Klimakterium und dessen Bedeutung eingeschaltet werden. Bei der medizinischen Aufklärung, wie sie jetzt modern ist, glauben die Frauen, über den Blutdruck manchmal mehr zu wissen als die sie behandelnden Ärzte, und wer heute bei einer klimakterischen Frau nicht sofort den Blutdruck mißt, gilt als veraltet. Richtig ist, daß weit seltener die Erhöhung des Blutdruckes bei herz- und nierengesunden Frauen zum Bilde des Klimakteriums gehört, als vielmehr Schwankungen des Blutdruckes (ZONDEK u. a.). Diese sind es ja auch, welche die Verschiebungen der Blutmenge vom Zentrum zur Peripherie und umgekehrt und damit das Wallungsbild hervorrufen. Ohne leugnen zu wollen, daß natürlich eine Hypertonie vorhanden sein kann und als Ausdruck einer Organstörung auch oft vorhanden ist, möchte KAHR doch ganz besonders den Satz WIESELS anführen, der sagt, daß er ein spezielles Vorgehen gegen die Hypertonie, wenn sie nicht auf dem Boden einer schweren Erkrankung besteht, für nicht gegeben erachtet und in diesem Zusammenhange auch auf gedankenlose Jodmedikation hinweist, die zum Jodbasedow führen kann, ganz besonders bei jenen klimakterischen Frauen, welche dem hyperthyreotischen Typus angehören. Man messe immerhin in einschlägigen Fällen den Blutdruck und halte sich an die alte Regel, daß die abgelesenen Zahlen, wenn sie so viel über 100 mm Quecksilber betragen, wie das Alter der Patientin ausmacht, durchaus zur Norm gehören, messe ihn aber nicht nur einmal und schon gar nicht zu Beginn der Untersuchung, weil er dann auf dem Boden seelischer Aufregung erhöht sein kann und darum falsch gewertet wird, oder vergleiche wenigstens einen anfangs gefundenen Wert mit einem später erhobenen, wenn sich die Patientin bereits in einem gewissen Gleichgewichte befindet.

Auch auf eine genaue Stuhlregelung muß ein strenges Augenmerk gerichtet werden. In diesem Sinne und zugleich gegen die Wallungen wirkt folgende Verschreibung:

> **51.** Magnes. sulfuric.
> Natr. bicarb. . . . . aa 25,0
> Eleosacch. Menth. pip. 20,0
> D. S. 3mal täglich 1 Messerspitze
> nach dem Essen.

Nicht umsonst haben sich auch MARTINS *Species gynaecologicae F. M. B.*

> **52.** Cortic. Frang. conc.
> Fol. Senn. conc.
> Herb. Millefol. conc.
> Rhiz. Gramin. conc. . . . aa 25,0
> D. S. 1 Eßlöffel voll auf 1 Tasse Tee

bis heute gehalten, und die Zahl der verschiedenen Teesorten, denen gerade bei klimakterischen Beschwerden wesentliche Erleichterung zugeschrieben wird, beruht ja zum großen Teil auf einer auf den Darm ableitenden Wirkung. Auch die Weinsteinpräparate, ganz besonders das alte *Seidlitzpulver*, wirken in dieser Hinsicht günstig (*Pulvis aerophorus laxans Seidlitzensis* der Pharmakopoe). Man löst den Inhalt der gefärbten Kapsel (*Tart. natr. pulv. 7,5, Natr. bicarb. 2,5*) in einem Glas Zuckerwasser, fügt die *Weinsteinsäure (Acid. tart. 2 g)* der anderen Kapsel hinzu und trinkt das Gemisch während des Aufbrausens. Dieses Mittel hat KAHR oft genug mit recht gutem Erfolg nicht nur zur Behebung der Stuhlverstopfung, sondern auch zur Besserung des Allgemeinbefindens, besonders bei künstlich herbeigeführter Klimax jüngerer Frauen gegeben. Salinische Abführmittel in nicht zu großen Dosen sind ebenfalls oft nicht zu umgehen. Wo Meteorismus und Obstipation im Vordergrund stehen, wird der Gebrauch der salinischen Abführmittel (Bitterwässer, kleinere Dosen von *Karlsbader Salz* und *Glaubersalz*; S. 344) mit und ohne *Papaverin* von Vorteil sein. Auch die *Tierkohle*, besonders in Form der *Eucarbontabletten*, und das *Intestinol* leisten Gutes, nicht aber dort, wo es sich um atonische Formen der Obstipation handelt. Immer kann man es mit der *Aqua carminativa* (enthält Kamillen, Orangen, Zitronen, Pfefferminz, Kümmel, Koriander und Fenchel, 3 Teelöffel täglich) versuchen. Wichtig ist, daß auch im Klimakterium die Obstipation überhaupt erst in letzter Linie medikamentös bekämpft werde. Ganz besonderes Gewicht ist auf körperliche Bewegung zu legen. Hydrotherapie, Strahl- und Fächerduschen, Selbstmassage und Gymnastik leisten Ausgezeichnetes (s. S. 339).

Die recht lästigen Schweiße sind nicht leicht zu beeinflussen. Sie sind übrigens meist örtlicher Natur, befallen Kopf, Brust, Hände und betreffen weniger die unteren Körperabschnitte. Waschungen am Morgen und am Abend mit lauem Wasser von 1 bis 2 Minuten Dauer sind dann, wenn die Patientin sich nur oberflächlich abtrocknet und allenfalls in einer Wolldecke liegen bleibt, erfahrungsgemäß von schweißhemmender Wirkung und eignen sich auch, vor dem Schlafengehen vorgenommen, als gutes Schlafmittel. Auch laue Duschen von 35 bis 25° C und $^1/_2$ bis 2 Minuten Dauer bewirken dasselbe. Trotzdem erwachen die Frauen wieder unter Wallungen und Schweißausbrüchen, und man muß gelegentlich medikamentös vorgehen. *Spirituöse Flüssigkeiten* (1- bis 2%iger Salizylspiritus, Franzbranntwein, Kölnischwasser) oder 1 Eßlöffel Essig auf 1 Liter Wasser in einen Schwamm gesogen, womit der Körper abgerieben wird, wirken schweißhemmend, ebenso

53. Acid. boric. 10,0
    Terrae silic. 10,0
    Lycopod. 10,0
  M. f. p. S. Äußerlich.

Von den Medikamenten kommt allenfalls in Frage: *Kampfersäure*, die man als Acidum camphoricum (1 g in Oblaten, 3 Stunden vor dem Schlafengehen) geben läßt oder vielleicht besser Tabletten von *Chlorcalcium* von 0,1 bis 0,3 (BACHEM), schließlich *Salvysat* (3mal täglich 20 bis 30 Tropfen). Im allgemeinen aber wirken diese Mittel viel weniger bei den klimakterischen Schweißausbrüchen als vielmehr bei den Nachtschweißen der Phthisiker. Dort, wo auch sonst *Gynergen* angezeigt ist, also bei hyperthyreotischen Formen, wird man gerade hinsichtlich der Schweißhemmung davon und von *Bellergal* (4 bis 6 Tabletten am Tag) Ausgezeichnetes sehen (s. S. 93).

Herz- und Gefäßschmerzen, Schweißausbrüche und Kopfschmerzen sind neben den gerügten Diätfehlern und dem Genuß von Alkohol und Koffein häufig die Hauptursachen der im Klimakterium gar nicht seltenen Schlaflosigkeit. Die eingangs erwähnten wechselwarmen Fußbäder und die Senffußbäder, die lauwarmen Vollbäder sind wertvoller als die Schlafmittel, die freilich nicht ganz entbehrt werden können. Als Einschlafmittel bewähren sich *Doriden*, *Valamin* als barbitursäurefreie Präparate, oder *Medomin*, *Evipan* (1 bis $1^1/_2$ Tabletten), allenfalls in Verbindung mit *Phanodorm* ($^1/_2$ Tablette Evipan und 1 Tablette Phanodorm), ausgezeichnet. Verteilung von kleinen Gaben von *Adalin* (3 halbe Tabletten über den Tag genommen), *Abasin*, *Bromural* à 0,3 g, *Neo-Lubrokal* oder von *Luminaletten* (0,015 g 3 Stück) machen häufig die Verordnung eines eigentlichen Schlafmittels nicht mehr notwendig. Jedenfalls ist vor zu langem Gebrauch von Schlafmitteln nur zu warnen. Besteht gleichzeitig eine Neigung zu Hypertonie, bewährt sich *Luminal* in Kombination mit *Theobromin* sehr:

> **54.** Luminal 0,15
> Theobromin. natr. salicyl. . 0,75
> M. f. p. D. tal. dos. Nr. X
> S. Abends 1 Pulver.

Ist die Schlaflosigkeit durch Juckreiz verursacht, der besonders im Klimakterium vorkommt, so kann sie sehr schwer, ja manchmal kaum beeinflußbar sein. Abreibungen mit dem *Unnaschen Juckspiritus* schaffen neben Abführmitteln und „*Wechseltee*" (S. 96) manchmal Wandel.

> **55.** Acid. carbol. 1,0
> Menthol................ 0,5
> Tetrachlorkohlenstoff 5,0
> Spir. dil. ad............ 100,0
> S. Juckspiritus.

Auch durch *Kleiebäder* läßt sich der Juckreiz mildern. In hartnäckigen Fällen wird neben Bäder- und Lichttherapie der Rat eines Dermatologen nicht zu umgehen sein. Über den Pruritus vulvae, ebenso wie über die Kolpitis vetularum als typische gynäkologische Krankheitsbilder in den Jahren der Klimax wird S. 108 und S. 128 gesprochen.

Galten die bisherigen therapeutischen Maßnahmen mehr jener Form der Beschwerden, wie sie hauptsächlich der hyperthyreotischen Form eignen, so sollen im folgenden jene beschrieben werden, deren Symptome mehr dem Bilde ähneln, wie es von der Insuffizienz der Schilddrüse bekannt ist, wo im wesentlichen die Neigung zur Fettsucht besteht und zu Veränderungen, die mit dem Myxödem einiges gemeinsam haben. Es sind dies Frauen, die vielfach schon vor der Klimax zu Fettansatz neigen, der nun einen bedenklichen Grad erreicht, eine trockene abschuppende Haut, eine leise, träge Herzaktion bei meist niedrigem Blutdruck aufweisen, schmerzhafte Fetteinlagerungen in der Haut, besonders um die Knöchel, Varizen und Hämorrhoiden zeigen, meist verstopft sind und geistig einen recht gleichgültigen, manchmal geradezu trägen Charakter darbieten. Sie sind es auch, die zu Sklerose der Hirngefäße einerseits und zu Myokardschädigungen anderseits hinneigen, weshalb ausgesprochene derartige Fälle nicht unterschätzt werden dürfen. Für sie eignet sich einzig und allein eine gut geleitete Schilddrüsentherapie (S. 53 ff.), die vor allem ein Fortschreiten des Prozesses und eine Zunahme der Fettsucht in Schranken hält. Gleichzeitig soll man zwar hinsichtlich der Nahrungsmittel eine gewisse, aber nicht eine allzu große Strenge walten lassen, unter keinen Umständen aber die Frauen in den Hungerzustand überführen. Rapide Abmagerung ist gerade in diesen Stadien der Übergangszeit sehr bedenklich und kann bei solchen Frauen binnen kurzem den geistigen und körperlichen Zusammenbruch herbeiführen. Sparsamkeit bei Fett, ebenso mit Kohlenhydraten ohne Übertreibung und Überspitzung, mit einem Wort ein guter Mittelweg, wird hier vieles erreichen. Wo der Hunger quälend ist, ist es möglich, außer durch Obst auch durch Verabreichung von *Decorpa*, einem Pflanzenschleim von stark quellenden Eigenschaften (1 Teelöffel $^1/_2$ Stunde vor der Mahlzeit), ein Sättigungsgefühl hervorzurufen, weil dieser getrocknete Pflanzenschleim, ohne resorbiert zu werden, durch seine Quellung im Magen die Völle vortäuscht und damit den Hunger weniger leicht aufkommen läßt. Besteht keine Hypothyreose, so sind die neueren, das Hungergefühl dämpfenden Medikamente als zusätzliche Unterstützung einer angepaßten Diätkur der Schilddrüsentherapie vorzuziehen (s. S. 28).

Bei Klimakterischen finden sich leider nicht selten **chronisch deformierende Gelenkkrankheiten**, die man heute, im Gegensatz zu MENGE, nicht als endokrin bedingt ansieht. Im Abschnitt über Kreuzschmerzen wird ausführlicher erwähnt werden, daß die Arthritis der Sacroiliacal- und kleinen Wirbelsäulengelenke gerade im Klimakterium häufig erstmalig in Erscheinung tritt, ebenso ist es mit der Coccygodynie und Schmerzen im Kniegelenk; aber auch die anderen Gelenke, einschließlich der Fingergelenke (HEBERDENsche Knötchen), werden befallen. Durch den vermehrten Fettansatz werden statisch-dynamische Beschwerden um diese Zeit leicht ausgelöst. Offenbar desselben Ursprungs wie die Arthropathia ist auch die Neuralgie des Nervus ischiadicus, welche nach MENGE bei bestrahlten, amenorrhoisch gewordenen Frauen, aber auch bei Matronen in der natürlichen Klimax gelegentlich eintritt. Sie wird besonders durch Solbadekuren, freilich häufig nach vorübergehender Verschlimmerung, sehr gut beeinflußt. Die Behandlung der Gelenkkrankheiten ist besonders schwierig. Mittlere bis hohe Dosen von **Follikelhormon** zeitigen bei Gelenkerkrankungen manchmal auffallend prompte Erfolge. Man gibt 2mal 1 bis 5 mg *Oestradiolbenzoat* bzw. die entsprechende Menge *Stilbene*. Daneben muß an Antineuralgicis, an physikalischen, besonders thermischen Maßnahmen alles aufgezogen werden, um einigermaßen erträgliche Zustände zu erzeugen.

Rückenschmerzen und Kreuzschmerzen können im Klimakterium auch in einer Osteoporose ihre Ursache haben. Diese Osteoporose ist mit größter Wahrscheinlichkeit durch den Follikelhormonmangel bedingt (ALBRIGHT). Da sowohl die weiblichen wie die männlichen Sexualhormone auf Skelettentwicklung und Knochenumbau im Erwachsenenalter einen entscheidenden Einfluß ausüben (NOWAKOWSKI), ist zumindest ein Behandlungsversuch mit Steroidhormonen anzuraten. Die bisherigen Therapieerfolge sind aber nicht eindeutig: Neben schlagartiger Besserung der Beschwerden sieht man auch gelegentlich ein rasches Nachlassen des Oestrogeneffektes. Bei stärkeren regressiven Veränderungen an Wirbelkörpern und Zwischenwirbelscheiben ist keine Beeinflussung mehr möglich (BÖTTGER) (s. auch S. 327 ff.).

Es mag vielleicht befremden, daß eine so große Reihe symptomatischer Maßnahmen für die verschiedensten Beschwerden des Klimakterium vorgeführt werden. Da das Klimakterium in seinen Erscheinungen hauptsächlich durch den Ausfall der Keimdrüse zu erklären ist, ist nichts natürlicher, als durch Ersatz derselben von Grund auf Besserung zu schaffen. Dies geschieht durch die S. 91 geschilderte Therapie mit den standardisierten Hormonpräparaten, die einen entschiedenen Fortschritt in der Therapie der klimakterischen Beschwerden gegenüber den alten Organextrakten darstellen. Daß auch sie den allmählichen Schwund der Keimdrüse und ihrer Inkrete nicht aufhalten, sondern nur weniger fühlbar machen, soll man sich immer gegenwärtig halten.

Schließlich haben wir bei der Behandlung der klimakterischen Störungen einen nie zu vergessenden zuverlässigen Helfer, und das ist die fortschreitende Zeit. Über kurz oder lang, leichter oder schwerer, werden die Frauen mit den Beschwerden fertig. So sehr auch die medikamentöse Therapie lindernd und erleichternd einspringt, soll sie doch, wie noch einmal betont sei, nicht im Vordergrund der Behandlung stehen. Die Allgemeinbehandlung, eine vernünftige Lebensweise, die nicht zu reichliche, mehr vegetabilische, reizlose Kost, die richtige Einteilung des Tages und der Beschäftigung wird neben den erwähnten physikalischen Maßnahmen das nächste und natürlichste Ziel der Therapie bleiben.

Daß nach längst vollzogenem Wechsel jede Abwegigkeit im Bereiche der ruhenden Geschlechtsorgane unbedingt sofortige ärztliche Klärung erfordert, besonders daß jeder Fluor und erst recht jede Blutung auf ihre letzten Ursachen hin genau geprüft werden muß, ist S. 88 gebührend hervorgehoben worden.

Künstliches Klimakterium

An die Schilderung der Behandlung des natürlichen Klimakterium und seiner Beschwerden seien noch ergänzende Bemerkungen über das künstliche Klimakterium, wie es durch operative oder Strahlen-Kastration hervorgerufen wird, angeschlossen. Beide Arten der Kastration führen zu den bekannten Ausfallserscheinungen, die sich im wesentlichen mit den Beschwerden des natürlichen Klimakterium decken. Genaue Untersuchungen haben ergeben, daß nach der Strahlenkastration einzelne Beschwerden und Erscheinungen deutlicher in den Vordergrund treten, wie z. B. vermehrter Scheidenfluß, Pruritus vulvae; ebenso scheint es, als seien die vasomotorischen Beschwerden nach der Strahlenkastration stärker als nach der durch Operation gesetzten. Nach dieser wieder ist der Fettansatz häufiger als nach der Strahlenkastration. ZACHERL gibt auch an, daß die Beschwerden seitens des Magen-Darmtraktes nach der operativen Kastration entschieden häufiger auftreten. Würden alle Fälle, in denen man zur Kastration, sei es durch Strahlenbehandlung, sei es durch Operation, bei Frauen in verhältnismäßig jungen Jahren gezwungen war, sich so verhalten, wie dies ASCHNER mehrfach geschildert hat, so müßte man im künstlichen Klimakterium auch der Vierzigerjahre und gar in früheren Zeitabschnitten eine geradezu untragbare und nicht zu verantwortende Verstümmelung sehen. Tatsächlich aber ist dies keineswegs der Fall. Was wir immer wieder von den vielen Frauen, die zu den Kontrolluntersuchungen regelmäßig kommen, hören, entspricht in der größten Mehrzahl der Fälle jenen vorübergehenden, auf ein halbes bis zwei Jahre sich erstreckenden Symptomen und Erscheinungen, wie wir sie bei der natürlichen Klimax geschildert haben. Gerade hier bewahrheitet sich zur vollsten Klarheit der WIESELsche Satz, daß das Klimakterium eine Angelegenheit der Konstitution ist. Auch hier sieht man die Pyknika, selbst wenn sie in verhältnismäßig jungen Jahren kastriert worden ist, sich ganz anders verhalten als der intersexuelle Typ und die asthenische Frau. Es soll nicht geleugnet werden, daß diese beiden letzten Typen ganz gewiß, wenn vorzeitig oder gar besonders früh die Kastration vorgenommen wurde, schwerer leiden als sie leiden würden, wenn sie ins natürliche Klimakterium kämen. Wenn man auch in der Kastration so große Gefahren, wie sie ASCHNER schilderte, nicht erblicken kann, so sollte man doch die Indikation zur Kastration nicht leichtsinnig stellen. Das ist ohne Zweifel in vergangenen Jahrzehnten öfter geschehen, namentlich die nicht gefestigte Indikationsstellung bei Operationen der entzündlichen Krankheiten der Adnexe hat dies verschuldet. Heute entschließen wir uns zur Kastration nur höchst ungern und nur dann, wenn ein anderer Ausweg nicht mehr besteht. Ist also in jungen Jahren, und man muß unter diesen auch den Anfang des 5. Lebensjahrzehntes verstehen, die Kastration als ein Verfahren des Zwanges gerechtfertigt, so ist sie gegen Ende des 5. Jahrzehntes, wenn überhaupt operiert werden muß, beispielsweise bei Myomen, durchaus nicht mehr zu verwerfen, weil man damit ein für allemal die Frau vor jeden Weiterungen von seiten der inneren Genitalorgane schützt und der Preis eines etwas schrofferen Wechsels diese Möglichkeiten späterer Gefährdung aufwiegt, zumal es mit der Hormontherapie leicht ist, diesen schroffen Wechsel zu mildern. Wir sind im übrigen heute operativ technisch so weit, daß wir bei einiger Bemühung die Opferung beider Eierstöcke, maligne Tumoren natürlich ausgenommen, vielfach umgehen und einen oder wenigstens einen Rest zurücklassen können, womit schon viel getan ist. Denn auch ein solcher Rest, der schließlich der Atrophie anheimfallen mag, verhindert einen brüsken Übergang in den Wechsel. Für diejenige Fälle, in denen es technisch nicht möglich erscheint, das Ovarium in loco zu erhalten, bleibt noch die Möglichkeit, es zu transplantieren — Autotransplantation in die vordere Bauchwand (Rectusscheide). Nach solchen Autotransplantationen sieht man, daß wenigstens eine Zeitlang die Ausfallserscheinungen hinausgeschoben werden. Im älteren Schrifttum ist über eine große Zahl von Homoiotransplantationen, also Einpflanzungen des Eierstocks einer anderen Frau, auch bei Ausfallserscheinungen infolge vorzeitiger Kastration berichtet worden. Dieses Verfahren ist heute dadurch überflüssig geworden, daß es leicht möglich ist, den Follikelhormonausfall durch ein Kristallimplantat zu ersetzen. Wenn mit der Entfernung der Ovarien auch der Uterus mit entfernt ist, besteht keine Gefahr der Hyperplasieblutung, und der an sich unphysiologische langsame Abfall des Follikelhormonspiegels ist für die langsame Umstellung des Organismus günstig. Am besten werden die auf S. 20 genannten Oestrogenimplantate in Dosen von 10 bis 20 mg verwendet. Vor dem Verschluß der Operationswunde werden ein oder zwei

Kristallimplantate in die Rectusscheide eingelegt. Durch diese Implantation erübrigt sich eine weitere hormonale Behandlung.

Auch ohne Implantate sind wir bei Fällen mit schweren Ausfallserscheinungen, die sich nach frühzeitig vorgenommener Kastration, nicht selten gerade nach Radikaloperationen beim Collumcarcinom oder nach der Carcinombestrahlung, in Form starker Erregungszustände, schwerer Wallungen, Schwindelanfälle, Gefäßschmerzen usw. bemerkbar machen, durch die S. 91 geschilderte Hormonbehandlung nicht mehr so hilflos wie früher. Fehlt der Uterus, so können die Oestrogengaben auch etwas höher dosiert werden, da keine Gefahr einer Hyperplasieblutung mehr besteht. Bei erhaltenem Uterus, vor allem nach einer Strahlenbehandlung, muß man dagegen vorsichtig sein. Nicht selten ist der Cervicalkanal in diesen Fällen enger, wenn nicht sogar ganz obliteriert, so daß sich infolge einer künstlich erzeugten Hyperplasieblutung eine Hämatometra ausbildet oder der Abgang des Blutes mit starken dysmenorrhoischen Beschwerden verknüpft ist. Zusätzlich wird dann noch eine Abrasio, schon zum Ausschluß eines Rezidivs, notwendig werden. Gerade in diesen Fällen ist daher die Kombination von Oestrogenen mit Androgenen besser.

Was endlich die Ausfallserscheinungen nach der Entfernung des Uterus bei Belassung eines oder beider Eierstöcke anbelangt, so können diese keinesfalls denen nach Entfernung der Ovarien oder Vernichtung durch die Strahlenbehandlung gleichgesetzt werden. Mögen auch die zurückgelassenen Eierstöcke nach Exstirpation des Uterus allmählich einem gewissen Schwund anheimfallen, so schicken sie doch noch geraume Zeit die entsprechenden Stoffe ins Blut, was sich als Menstruationswelle im Sinne MANDLS und BÜRGERS in Form der Molimina menstrualia zur Zeit der nicht mehr einsetzenden Periode äußern kann. Diese Molimina menstrualia bestehen in Kreuz- und Rückenschmerzen und in Allgemeinbeschwerden, wie sie von der Dysmenorrhoe her bekannt sind. Daß die zurückbleibenden Eierstöcke ihre Tätigkeit nach der Entfernung des Uterus nicht unmittelbar einstellen, beweisen jene Fälle, in denen man anläßlich einer neuerlichen Öffnung der Bauchhöhle bei uterusberaubten Frauen ein Corpus luteum als Zeichen zyklischer Eierstocktätigkeit gesehen hat, die auch durch die Kontrolle der biphasisch verlaufenden Basaltemperaturen sichergestellt werden konnte. Aber selbst dann, wenn diese zyklische Eierstocktätigkeit unterbrochen wird und aufhört, so bleibt die so wichtige vegetative Funktion des Ovarium, die einen dauernden Follikelhormonstrom spendet, noch wirksam. Darum sieht man auch nach der Exstirpation des Uterus allein höhere Grade von Fettsucht ebensowenig wie Schrumpfung der Scheide und äußeren Scham. Alles in allem sind eben die Ausfallserscheinungen andere, und zwar wesentlich geringere nach der Entfernung des Uterus allein im Gegensatz zur Kastration. Das gilt nicht zuletzt auch für die seelische Stimmung solcher Frauen. Die am leichtesten hinzunehmenden Wallungen finden sich freilich bei beiden Gruppen. Die im obigen ausgeführten Behandlungsgrundsätze für die klimakterischen Beschwerden können bei dieser leichteren Form der Ausfallserscheinungen sinngemäß Anwendung finden.

Entzündungen sowie trophische und funktionelle Störungen der Vulva, Vagina, Portio und Cervix

Vulvitis

So leicht die Diagnose der akuten Vulvitis ist, die durch Verschwellung, Rötung und Schmerzhaftigkeit der Vulva, schon bei bloßer Berührung durch Kleidungsstücke, reichliche Sekretion, Hitze und quälenden Juckreiz ausgezeichnet ist, so schwer kann es im einzelnen Falle sein, ihre Ursache zu ergründen. Sie aber festzustellen, muß Aufgabe einer rationellen Behandlung sein. Eine Gonorrhoe ist durch den Sekretabstrich und den zusätzlichen Abstrich aus Urethra, Cervix und eventuell dem Rectum zuerst einmal sicherzustellen. Über die Gonorrhoe und ihre Behandlung ist auf S. 154 ff. das Nötige beschrieben. Hier soll zunächst die Behandlung unspezifischer Vulvitiden angegeben und dann die selteneren, vielfach ein Grenzgebiet zwischen der Dermatologie und Gynäkologie bildenden Formen abgehandelt werden. Der Diabetes, manchmal vergesellschaftet mit der Furunkulose, ist eine häufige Ursache der Vulvitis, die oftmals durch eine besonders hellrote Farbe gekennzeichnet ist. Die Behandlung muß natürlich beim Grundleiden ansetzen. Eine symptomatische Therapie ist nur selten zusätzlich angezeigt. Akne und Furunkulose der Vulva mit schwerer Vulvitis können aber auch ohne diabetische Grundlage vorkommen. Blasenkatarrhe, besonders bei Frauen, die infolge Senkung und Cystocele an Harnträufeln leiden, sind weiter eine häufige Ursache, die bei Blasenscheidenfisteln selbstverständlich ist und zu ganz schweren Vulvitisformen chronischer Art führt. Habituelle Masturbation kann ebenfalls zur Vulvitis führen, weil durch die Masturbation, wenn sie bis zum Orgasmus betrieben wird, das Sekret der Bartholinischen Drüsen und auch das Cervixsekret oft austritt und dann reizend und macerierend auf die Vulva wirkt. Der Mangel an Reinlichkeit ist bei dicken Frauen, insbesondere bei solchen mit starken Coxa vara, bei denen die Oberschenkel beim Gehen aneinanderstreifen, Ursache entzündlicher Veränderungen der Vulva und ihrer Umgebung. Diese sind recht schmerzhaft und können sogar bis zu tieferreichenden Geschwüren führen. Auch Pediculi pubis, besonders aber Oxyuren können dasselbe bewirken. Das schaumige Sekret der Trichomonas vaginalis pflegt in stärkeren Graden recht schwere Vulvitisformen hervorzurufen. Bei Schwangeren sieht man auch durch Soor eine Vulvitis entstehen. Neben dem Fluor bei der Gonorrhoe kann aber auch ein unspezifischer Fluor, wenn er eitrig ist und reichlich ergossen wird, dieselben Folgen haben. Ebenso sieht man auch bei Frauen, welche an sehr schweren Regelblutungen und an atypischen Blutungen leiden, besonders wenn sie sich nicht sauber halten und schlechte, scheuernde Binden tragen, Vulvitiden entstehen. Bei sehr empfindlicher Haut kommt es schon bei normaler Menstruation durch die scheuernde Reizung der Binden zu einer — bei Reinlichkeit allerdings flüchtigen — Vulvitis. Diesen Frauen können die Menstruationstampons unbedenklich empfohlen werden. Bei den längerdauernden Fällen ist die Diagnose auf den ersten

Blick bei der in Steinschnittlage auf dem Untersuchungstisch liegenden Patientin zu stellen, wenn sich die entzündete Vulva und beiderseits davon die entzündlich veränderte, hell- bis braunrote, wie gegerbte Haut der Umgebung in Schmetterlingsflügelform von der gesunden Haut abhebt. Die Vulvitis ist auch eine zwangsläufige Begleiterscheinung spitzer Kondylome. Sie erreicht in solchen Fällen meist besonders hohe Grade, die stärksten allerdings bei gleichzeitig bestehender Schwangerschaft, wo die mit den Schamhaaren verbackenen Sekrete nicht nur eine schwere Vulvitis bis über die Genitokruralfalten, sondern auch einen durch die Kleider hindurch wahrnehmbaren widerlichen Geruch erzeugen können.

Die Behandlung der akuten und der schon chronisch gewordenen Form der Vulvitis wird sich bei steter Richtung der Therapie auf die Grundursache in der Mehrzahl der Fälle nicht schwierig gestalten. Das oberste Gesetz ist Reinlichkeit, deren Mangel ja vielfach die einzige Ursache der Vulvitis ist. Durch fehlende Reinlichkeit sieht man immer wieder bei manchen Frauen nach Zeiten der Besserung Rückfälle. Besonders die fettleibige Frau muß, ganz abgesehen von den Zeiten der Periode, nicht nur täglich sorgfältige Waschungen der äußeren Scham und deren Umgebung vornehmen, sondern auch durch peinliches Trockenhalten der Partien, am besten mit Pudern, und zwar mit Talkpuder in dünnem Aufstrich, die dem Reismehl vorzuziehen sind, der Vulvitis vorbeugen. Sehr bewährt hat sich der aus Zinkoxyd, Kampfer und Talk bestehende, gleichzeitig den Juckreiz mildernde Puder folgender Zusammensetzung (nach STRASSMANN):

56. Camph. trit.   1,0
Zinc. oxyd. 20,0
Talc. Venet. ad 80,0
D. S. Puder.

Auch der *Vasenol-Körperpuder* mit Formalinzusatz, der *Lenicetpuder* (mit essigsaurer Tonerde) und viele ähnliche werden mit Erfolg gebraucht. Im akuten Stadium sind eingreifendere Maßnahmen nicht zu umgehen. Am sichersten wirken im Beginn der schmerzhaften Entzündung kühlende, reizlose Berieselungen und Sitzbäder mit *Kamillen-*, *Käsepappeltee* (15 bis 20 Minuten 2mal täglich) oder *Weizenkleie*, die man entweder so zubereitet, daß man $^1/_2$ kg Weizenkleie in 3 Liter Wasser löst, durchseiht und dem Sitzbad zusetzt oder 1 bis $1^1/_2$ kg Weizenkleie in einem Beutel in das Badewasser hineinhängt und von Zeit zu Zeit ausdrückt. Auch lauwarme Sitzbäder in dem Bidet, denen man einen Eßlöffel *Borax* oder *Speisesoda* zufügt, sind vorteilhaft. Bei heftigen Schmerzen und Brennen sind Vorlagen mit Liqu. Al. acet. oder *Bleiwasser*:

57. Liquor. Aluminii acetic. (BUROWI)
D. S. 1 Eßlöffel auf $1^1/_4$ l Wasser

oder

58. Liquor plumb. subacet.
D. S. 1 Eßlöffel auf 1 l Wasser

oder 1%igem *Resorcinwasser* oder 3%igem *Borwasser* oft nicht zu umgehen. Die mit der Flüssigkeit getränkte Gaze oder Watte wird vor die Vulva gelegt, die großen Labien dabei entfaltet. Alle 3 Stunden erneuert man diese Vorlagen. In der Sprechstunde ist die Pinselung der Vulva und des Vestibulum mit 2- bis 5%iger *Argentum-nitricum-Lösung* oder mit der von BUCURA angegebenen adstringierenden Lösung:

> **59.** Alumin.................. 1,0
> Plumb. acet. 10,0
> Aqu. ad 150,0
> pro statione

das leistungsfähigste Verfahren. Auch ein Acridinspray in einer Sprayflasche, als *Dermaethyl „A"* im Handel erhältlich, ist leicht anzuwenden und beruhigt das Brennen und den Juckreiz, nachdem dies beim Aufsprayen selbst erst etwas stärker geworden ist, meist recht schnell. Nach Abklingen der heftigen Erscheinungen ist das *Unguentum Diachylon Hebrae*, das zur Hälfte mit Olivenöl vermischt wird, ganz besonders aber die *Pasta Zinci oxyd.* oder *Zinköl* am Platze. Natürlich ist auch hier peinlichste Reinlichkeit notwendig, namentlich nach der Harn- und Stuhlentleerung. Auch die Diät soll möglichst reizlos, hauptsächlich vegetabilisch und salzarm sein. Manchmal sind Schlafmittel wegen des Juckreizes nicht zu umgehen; eventuell sind die beim Pruritus angegebenen Salben günstig. Jedes energische Abreiben mit Wasser wirkt verschlimmernd auf die gereizten Partien. Bei Furunkulose wird man mitunter mit der Lokalbehandlung allein nicht auskommen. So nahe es liegt, in diesen Fällen Penicillin oder andere Antibiotica anzuwenden, so schlecht sind neuerdings die Erfahrungen mit dieser Therapie durch die Resistenz der Erreger geworden. Näheres hierüber s. S. 173. Ältere Verfahren, u. a. eine Hefekur *(Levurinose, Furunkulin)*, führen oft rasch zum Ziele. Hier bewährt sich, wie übrigens auch in anderen Fällen der Vulvitis, die Anwendung von Sitzbädern mit *Eichenrinde* sehr gut. Sie wird am besten so zubereitet, daß man $^{1}/_{2}$ kg Eichenrinde auf 2 Liter Wasser gibt und diese Menge auf 1 Liter einkochen läßt. Dieser Liter wird dann in das Sitzbad geschüttet oder etwa ein Viertel davon für eine Bidetwaschung verwendet. Metallwannen sollen, da sie durch Gerbstoffe angegriffen werden, nicht benutzt werden. Sorgfältiges Abtrocknen, am besten durch sanftes Aufdrücken von Wattebauschen und anschließend Auftragen kühlender Puder ist wünschenswert. Statt der bereits genannten Puder kann man auch folgendes verordnen:

> **60.** Zinc. oxydat.............. 20,0
> Talc. venet. 80,0
> D. S. Äußerlich zum Einstauben.

Die Erfolge bezüglich des Abschwellens, Verschwindens der Rötung und auch der Milderung des Juckreizes sind recht befriedigend. Kommt man mit diesen Maßnahmen nicht zum Ziele, kann man es immer noch mit der gerade bei der Vulvitis auf dem Boden von Furunkulose sehr wirksamen Röntgenbestrahlung versuchen, die, wenn sie anfänglich nicht wirkt, unbedenklich wiederholt werden darf.

Von besonderen Vulvaerkrankungen sei die durch Soor erzeugte Vulvitis erwähnt, die fast nur bei Schwangeren im Verein mit gleichzeitiger Entzündung der Scheide beobachtet wird. Die Behandlung ist ebenso wie die der Trichomonadenvulvitis bei der Entzündung der Scheide geschildert (s. S. 129).

Die spitzen Kondylome sind nicht nur eine häufige Begleiterscheinung der Gonorrhoe, sondern kommen auch bei unspezifischen Entzündungen vor. Bekanntlich werden sie für die Trägerin durch die Sekretion recht quälend, zumal sie einen äußerst üblen Geruch zu verbreiten pflegen und zu Ekzemen in der Umgebung und Intertrigo höheren Grades Veranlassung geben. Ganz kleine, isoliert stehende Wärzchen kann man mit *rauchender Salpetersäure* oder *konzentrierter Milchsäure* abätzen. Nach der Pulver- und Pastenbehandlung mit *Sabina* und *Resorcin* hat KAHR von seiten der Patientinnen oft Klagen gehört. Nach dem Rat von JOACHIMOVITS soll das *Sabinapulver* nach der Vorschrift

> **61.** Summitat. Sabinae
>   Alumin. crud. . . . . aa 10,0
>   D. S. Äußerlich

und

> **62.** Summitat. Sabinae 10,0
>   Resorcin. albiss.   5,0
>   D. S. Äußerlich,

gleichzeitig mit *Dermatol* verordnet und das Dermatol aufgetragen werden, wenn die Sabina Brennen verursacht. Am einfachsten und sichersten ist die chirurgische Therapie. Mit dem scharfen Löffel werden in Narkose die verstreut um den After, den Damm und an der Vulva liegenden Kondylome abgekratzt. Die Warnung, während der Gravidität wegen der Gefahr des Abortes von dieser Behandlung abzusehen, scheint mehr theoretisch zu sein. KAHR hat bei wiederholter Vornahme dieser Operation in der ersten Hälfte der Schwangerschaft keinen Abort erlebt, wohl aber binnen kürzester Zeit völlige Beschwerdefreiheit. Gleichzeitig damit aber wurden so, was das Wesentliche ist, höchst gefährliche Brutstellen von Bakterien im Hinblick auf Geburt und Wochenbett beseitigt. Auch mit dem Elektrokauter lassen sich die Kondylome ohne bleibende Narben abtragen. Die Röntgentherapie ist für Fälle breitbasig aufsitzender, rasch wachsender, blumenkohlähnlicher spitzer Kondylome von besonderer Größe vorteilhaft und erzielt kosmetisch ausgezeichnete Ergebnisse.

Eine Bartholinitis wird in ihrem ersten Beginn meist nur bei der Gonorrhoe zu beobachten sein. In anderen Fällen kommen die Patientinnen erst, wenn sich ein Pseudoabszeß bereits ausgebildet hat und sie infolge der schmerzhaften Schwellung kaum mehr gehen oder sitzen können. Durch kühlende Vorlagen und Sitzbäder, wie sie bei der Vulvitis geschildert wurden, wird man am besten zuerst konservativ behandeln. Oftmals kommt es zur spontanen Perforation. Nur selten wird man den Abszeß inzidieren müssen, und zwar an der Stelle der größten Verdünnung. Im Hinblick auf die sich bei Entzündungsrezidiven aus der Inzisionsöffnung bildende Fistel soll die Inzision möglichst von der Schleimhautseite aus vorgenommen und in Längsrichtung der Labie nicht zu klein angesetzt werden. Warme Sitzbäder mit *Hypermanganlösung*, später mit *Eichenrinde* führen nach Spontanperforation oder Inzision zur raschen Heilung. Dort, wo es immer wieder zu rezidivierenden Entzündungen oder bei verschlossenem Ausführungsgang zu einer Bartholinischen Cyste gekommen ist, namentlich dann, wenn diese beim Gehen und bei der Kohabitation sich störend bemerkbar macht, ist im entzündungsfreien Intervall die chirurgische Ausschälung der einzige Weg zur Heilung. Eindringlich muß vor einer Ausführung dieser technisch gar nicht so einfachen Operation durch ungeschulte Hände gewarnt werden. Heilt die Wunde nicht per primam, dann kommt es infolge der Narbenschrumpfung leicht zu einem Klaffen der Vulva und damit zu einem kaum zu beseitigenden ständigen Fluor. Statt der operativen Ausschälung der Cyste ist auch die Elektrokoagulation in Vorschlag gebracht worden. Sie hat in geeigneten Fällen recht gute Ergebnisse gehabt. Die Cyste wird von außen her durch eine Inzision mit dem Elektromesser eröffnet. Die Inzision muß groß genug sein, um den gesamten Innenraum zugänglich zu machen. Dann wird mit einer Plattenelektrode die ganze Wand sorgfältig koaguliert, wobei die Stromstärke so zu bemessen ist, daß nur die Cystenwand selbst, nicht aber das tiefere Gewebe zerstört wird. Ein kleiner Gazestreifen läßt die Inzisionsöffnung für einige Tage zum Abfluß des Wundsekrets offen. Durch Instillation von *Lebertran*, *Perubalsam* oder *Azulonsalbe* gelingt eine schnelle Abheilung mit einem kosmetisch guten Resultat.

Von weiteren Erkrankungen ist auf das seltene Ulcus vulvae acutum virgineller Mädchen hinzuweisen, dessen Erkennung und sichere Feststellung keineswegs leicht ist. Von größter Wichtigkeit ist die Unterscheidung von dem Ulcus molle. Darum ist dem Gynäkologen eine Konsiliaruntersuchung durch einen Dermatologen unbedingt anzuraten. Auch der bakteriologische Aufschluß wird vielfach nicht zu umgehen sein. Erreger ist der Bacillus crassus, der als eine virulente Abart der DÖDERLEINschen Stäbchen angesehen wird. Der Therapie erwachsen bei der Neigung der oberflächlichen, mit Vorliebe auf der Innenfläche der großen und kleinen Labien sitzenden Ulcera zur Selbstheilung keine großen Schwierigkeiten. Trockenbehandlung mit *Dermatol*, *Xeroform*, auch mit *Jodoform* und Reinigung des Geschwürs durch Sitzbäder mit *Kamillen* und Berieselung mit 3%igem *Hydrogenium hyperoxydatum* sind empfehlenswert. Antibiotica (*Streptomycin*) sind fast immer entbehrlich.

Das seltene Ulcus chronicum vulvae (Esthiomène) zeigt ein langsam in die Tiefe wachsendes sklerotisches Ulcus, das therapeutisch schwer zu beeinflussen ist. Neben Lues, Tuberkulose und Gonorrhoe entsteht das Ulcus meist auf dem Boden eines Lymphogranuloma inguinale. Die FREIsche Antigenreaktion fällt dann positiv aus. Vor innerlichen Arsen- und Jodgaben, Galvanokaustik und chirurgischer Therapie wird man zuerst einen Therapieversuch mit *Aureomycin* machen. Während die akuten Erscheinungen und die Schmerzen bei täglichen Dosen von 0,5 bis 1 g in wenigen Tagen schwinden, dauert die Heilung meist mehrere Wochen, so daß bis zu 70 g *Aureomycin* notwendig werden können.

Durch die gleichzeitig bestehenden Lymphstauungen kann sich eine Elephantiasis vulvae entwickeln, bei der die chirurgische Entfernung der ganzen Vulva das einfachste und beste Verfahren darstellt. Im Primärstadium wird man vorteilhafter *Sulfonamide* verwenden und damit am besten die Maskierung einer Lues vermeiden.

Syphilitische Erkrankungen fallen nicht mehr in unser Behandlungsgebiet.

Eine bei ihrem ersten Auftreten manchmal die Frau sehr erschreckende, nicht selten nach dem Geschlechtsverkehr immer wieder auftretende oder an die Periode regelmäßig gebundene Krankheitserscheinung ist der belanglose Herpes vulvae. Unter Verwendung von *Pasta Zinci oxyd.* und *Zinkoxyd-Vasenol-Lenicetpuder* heilen die Bläschen in kurzer Zeit. Eventuell kann man auch einen Therapieversuch mit den S. 110 genannten *Antihistaminicis* oder mit *Hydrocortisonsalbe* machen.

Auch auf jene Vulvitiden ist hinzuweisen, die nicht durch Staphylokokken und Streptokokken und auch nicht durch Gonokokken, sondern durch Bact. E. coli erzeugt sind, mag es sich um Vulvitiden auf dem Boden einer Cystitis oder Pyelitis handeln oder um solche, die durch Infektion vom Darm her entstanden sind. Es gibt auch heute noch Frauen und Mädchen, die bei der Stuhlentleerung und der Reinigung eine solche Indolenz zeigen, daß sie die Colierreger direkt nach der Scheide wischen. Auch bei den ersten ungeschickten Coitusversuchen können die Colivulvitiden entstehen. Sie heilen unter der oben geschilderten Behandlung rasch ab. Anders ist es in solchen Fällen, in denen eine Colicystitis und Pyelitis oftmals in den Kinderjahren Ursache der immer wieder schubweise auftretenden Vulvitis sind. Da muß die Grundkrankheit unter Zuhilfenahme der Chemotherapie (s. S. 386) beseitigt werden.

In der Diagnose und Behandlung der tuberkulösen Ulcerationen des äußeren Genitale sind die Dermatologen erfahrener als die Frauenärzte. Entsprechende Hinweise erfolgen im Abschnitt über die Genitaltuberkulose.

Die Vulvovaginitis infantum ist bei der Gonorrhoe abgehandelt. Bei nichtgonorrhoischen Formen sind im akuten Stadium die genannten Sitzbäder und indifferenten Salben anzuwenden. Weiterhin ist bei den Kindern die normale Scheidenflora durch sorgfältige Scheidenspülungen (dünner Katheter, 5% *Acid. lactic.*) möglichst rasch wieder herzustellen, und schonend sind zerkleinerte *Devegantabletten* einzuführen. Eine Hormontherapie ist nur in refraktären chronischen Fällen zusätzlich nötig, indem man wöchentlich 1 mg *Oestradiolester* verabfolgt.

Pruritus vulvae

Der Pruritus vulvae, die juckende Entzündung der äußeren Scham, ist ein sehr häufiges, oft ungemein qualvolles Leiden, das zufolge seines besonders in der Nacht auftretenden Juckreizes bei längerer Dauer die Frauen geradezu zur Verzweiflung bringen kann. Der Juckreiz erstreckt sich oft nicht nur auf das gesamte äußere Genitale mit besonderer Beteiligung der Klitorisgegend, sondern über den Damm zum After herab und in die Scheide hinein. Eine gewisse Schwellung und Starrheit der Haut- und Schleimhautbedeckung des äußeren Genitale ist nebst zahlreichen Kratzwunden zu beobachten, Erscheinungen, die sekundärer Art sind und auf den verschiedensten Versuchen, das Jucken zu beseitigen, beruhen. Die Behandlung ist sehr schwierig und, wie gleich vorweggenommen sei, auch dann nicht immer erfolgreich, wenn man die Ursachen des Pruritus ermittelt hat. Nach diesen Ursachen muß man immer forschen, sonst bleibt die ganze Behandlung planlos. Jeder Klage über Pruritus muß zwangsläufig die Harnuntersuchung folgen, weil zuckerhaltiger Urin eine häufige Ursache des Pruritus ist, indem er zur Aufweichung der Epithelien und zu Geschwürbildungen Veranlassung gibt, auf denen die Bakterien dann gut gedeihen. Aber auch Würmer, und zwar meist die recht verbreiteten Oxyuren, auch Spulwürmer, ferner entzündliche, beißende Scheidenflüsse, Soor, Trichomonas vaginalis und Ungeziefer oder ein Cervixfluor bei Erosion der Portio können zur Mazeration der Vorhofschleimhaut und der Haut des äußeren Genitale führen und den Juckreiz bewirken. Es sollen auch bestimmte Arzneien (nach SCHRÖDER Belladonna, Opium, Brom, Arsen, Phosphor, Aspirin, Quecksilber, Ichthyol, Lysol und Lysoform) gelegentlich Pruritus verschulden können. Unrichtige, einseitige Ernährung, dauernder, übermäßiger Genuß scharfer Speisen wird auch als Ursache des Juckreizes angeschuldigt und wäre dann als Allergie aufzufassen. Auch ungeeignete Leibwäsche, rauhe Menstruationsbinden mögen ihn erzeugen. Die genannten Ursachen sind es, die mehr oder minder deutlich diese Art des Pruritus als einen symptomatischen anzusehen gestatten. In einer großen Zahl der Fälle aber ist seine Ursache schlechterdings nicht auffindbar. Man spricht von einem essentiellen Pruritus, der nach neueren Auffassungen entweder eine Dysfunktion im Zusammenspiel der endokrinen Drüsen oder nur eine Folgeerscheinung einer psychosexuellen Funktionsstörung ist. KEHRER, auch WALTHARD sprechen von einer Psychoneurose, diese schaffe die Bereitschaft zum Pruritus. Demnach müßte man gerade dieser Ätiologie das Hauptaugenmerk zuwenden und das Symptom des Pruritus häufiger psychosexuell bedingt als biochemisch oder mechanisch gegeben auffassen. Wenn es richtig ist, daß psychosexuelle Ursachen die Krankheit verschulden, und zwar in der Mehrzahl der Fälle, dann muß der Hebel der Therapie dort ansetzen. Besprechung mit der Frau, taktvolles Erforschen ihrer Vita sexualis, allenfalls unter abgesonderter Heranziehung ihres Mannes, wird von Vorteil sein. Also Persuasion und Psychanamnese können hier helfen. Soundso oft aber wird man, weil man die Verhältnisse nicht ändern kann, auch in solchen Fällen symptomatisch vorgehen müssen. Von Wichtigkeit ist es, alles, was die Geschlechtsgegend hyperämisieren kann, abzuhalten. Sorge für guten Stuhl, allenfalls eine Abführkur, regelmäßige Anwendung des subaqualen Darmbades in der Mitte des Intervalls bei noch menstruierenden Frauen, Aufenthalt in frischer Luft mit Wanderungen bis zur weitgehenden Ermüdung, der Wassersport in jeder Form, hydrotherapeutische Prozeduren, besonders Halbbäder von 34 bis 30° C und 5 Minuten Dauer, verbunden mit den üblichen Abreibungen und Übergießungen, kalte Sitzbäder (20 bis 15° C, 10 Minuten Dauer) können hier Gutes tun. Über den Pruritus anogenitalis, der als Folge von Stauungszuständen in den venösen Netzen der Mastdarmwand entsteht und demnach ein Ausdruck des varikösen Symptomenkomplexes des Mastdarmes ist, s. unter Hämorrhoiden, S. 300.

Da der Pruritus mit Vorliebe in den Jahren herabgesetzter oder fehlender Ovarialtätigkeit auftritt, hat man die Anschauung vertreten, der Pruritus habe eine Ovarialinsuffizienz als Grundlage. Tatsächlich zeigt die Behandlung mit Follikelhormon zu einem Teil ausgezeichnete Ergebnisse, während die Verabfolgung von 50 mg Progesteron ganz unzuverlässig ist. Am besten wird neben einer lokalen Behandlung mit *Follikelhormonsalben* eine Follikelhormonkur für $^1/_4$ bis $^1/_2$ Jahr mit Injektionen von je 5 mg *Oestradiolbenzoat*, die 2mal wöchentlich gegeben werden, durchgeführt. Allerdings besteht bei diesem Vorgehen die Gefahr der Hyperplasieblutung, so daß man anfangs nur mit der lokalen Applikation auszukommen versuchen sollte.

Um von der Allergieseite her den Pruritus zu beeinflussen, wurden die Antiallergica vorgeschlagen. In einer ganzen Anzahl von Fällen sieht man tatsächlich nach mehrtägiger Anwendung von *Synpen, Thephorin, Luvistin, Atosil, Neo-Bridal, Omeril, Avil, Antistin, Sandosten* (auch mit *Calcium Sandoz*) gute Erfolge. Neben der peroralen Gabe sind lokale Salbenanwendungen mit diesen Antiallergicis günstig. Da einem großen Teil der Präparate eine sedative Wirkung mit einer großen individuellen Unterschiedlichkeit eigen ist, muß man bei ambulanter Behandlung vorsichtig vorgehen. Oft aber zwingt schon die Begleitvulvitis zu einer Ruhigstellung. Bei vielen ist der zusätzliche sedative Effekt nur günstig, muß sogar, natürlich bei Bettruhe, durch eine *Megaphenkur* verstärkt werden. Auch mit *Hydrocortison*, lokal als Salbe appliziert, sieht man wiederholt ganz überraschende, schlagartige Besserung, selbst bei lange mit anderen Mitteln vergeblich behandelten Fällen.

Bei den Schwierigkeiten einer therapeutischen Beeinflussung ist man immer wieder glücklich, mit einem neuen Präparat endlich helfen zu können. Leider aber wartet man allzu oft bei der nächsten Patientin auf den nun erwarteten sicheren Effekt vergeblich. Es bleibt daher auch heute noch eine ganze Anzahl von Fällen, bei denen man auf ältere, symptomatische Mittel zurückgreifen muß.

Einer Empfehlung LIEPMANNs folgend, bepinselt man nach Entfernung der Schamhaare das Pudendum externum bis zum Anus hinunter mit einer 10%igen *Argentum-nitricum*-Lösung. Diese wirkt dort, wo Fissuren bestehen, heftig brennend, doch läßt der Schmerz bald nach. Wichtig ist, daß bei dieser Therapie häufige Waschungen mit gewöhnlichem Wasser unterbleiben sollen und daß nur einmal am Tage eine zarte Reinigung mit *Karbol-* oder *Teerseife* stattfinden darf. Dabei ist jedes Reiben auch beim Trocknen zu vermeiden. Die Reinigung der äußeren Scham auf dem Bidet mit *Kamillen-* und *Käsepappelbädern* läßt eine kühlende, den Juckreiz mildernde Wirkung meist nicht vermissen. Das Bad mit *Weizenkleie* (Anwendung s. S. 104) hat nicht selten überraschenden Erfolg. STRASSMANN empfiehlt, bei Tage, nach der Waschung mit Karbolseife, die Haut einzupudern, und zwar mit dem S. 104 erwähnten Puder, H. ALBRECHT den 5%igen *Bortalkumpuder*. Der Juckreiz ist bekanntlich in der Nacht weit ärger als bei Tage. Viel trägt dazu die Bettwärme bei. In kühlen Zimmern und mit leichten Decken bei gut eingewickelten Füßen zu schlafen, ist notwendig. Vielfach werden über Nacht Salben empfohlen. Solche sind in den verschiedensten Zusammensetzungen angegeben. Man verordnet:

63. Menthol.......... 0,25 (bis 0,5)
Eucain. hydrochlor. 1,0 (bis 2,0)
Anaesthesin. 5,0
Phenyl. salicylic.
Ol. Olivar...... aa 2,0
Lanolin. ad 50,0
M. f. ungt.
D. S. Zum Salben für die Nacht
(STRASSMANN)

oder

64. Anaesthesin............... 5,0
Vaselin. ad............... 50,0
M. f. ungt.
D. S. Zum Gebrauch beim Jucken

oder

65. Bismut. subnitr........... 0,5
Zinc. oxyd. 1,0
Ungt. lenient.
Vaselin............... aa 25,0
D. S. Salbe (LITAUER)

oder

66. Tumenol 2,0
Anaesthesin.............. 0,5
Acid. boric. 1,0
Zinc. oxyd. 6,0
Ungt. lenient. 30,0
M. f. ungt. sterilisat.
D. S. Morgens und abends auftragen
(KEHRER)

oder

67. Anaesthesin............... 2,0
Menthol. 0,2
Ol. Olivar. 2,0
Lanolin
Vaselin .... aa 10,0
D. S. Zum Gebrauch bei Juckreiz.

Für die Nacht kann man vielfach, namentlich am Anfang, Schlafmittel nicht entbehren. Die Verordnung von

68. Pyramidon.
Medinal. .... aa 0,3
But. Cac. ad 2,0
M. f. suppos. an. D. tal. dos.
Nr. VI
S. Abends 1 Zäpfchen, eingefettet in
den Mastdarm einführen,

ist deswegen empfehlenswert, weil mit Zäpfchen kaum ein Mißbrauch getrieben wird. Auch die Beruhigungsmittel *Somnacetin* (30 Tropfen, 2 Tabletten), *Adalin, Luminal* (0,15), *Abasin* (3mal täglich 1 bis 2 Tabletten), *Sedormid* (4 halbe Tabletten über den Tag verteilt), *Hovaletten, Valeriana,* in Form einer Tasse Baldriantee, wirken beruhigend, besonders dann, wenn man vor dem Schlafengehen die juckenden Stellen mit

> **69.** Acid. carbol. crystall.   2,0
> Aqu. font. ad 100,0
> D. S. Äußerlich

auf einem Wattebausch zart betupfen läßt.

Auch die verschiedenen Nervina müssen zur Milderung des Juckreizes herhalten. Da im Tierexperiment das *Gynergen*, offenbar infolge seiner Wirkung auf den Sympathicus, den künstlich erzeugten Juckreiz prompt beseitigt, ist seine Anwendung auch beim Menschen ätiologisch nicht unangebracht. Ein Versuch mit diesem Mittel oder, mit Rücksicht auf die amphotone Nervenlage so mancher Frauen, mit *Bellergal* kann immer in Form einer 3- bis 4wöchigen Bellergalkur (3 bis 6 Tabletten am Tage) unternommen werden. Nach BAKOFEN hat sich ein Öl nach der Zusammensetzung:

> **70.** Ol. Cadin. (Wacholderteer). 10,0
> Ol. Jecor. Aselli 20,0

bewährt, doch kann es gelegentlich so reizend wirken, daß man von seiner Verwendung Abstand nehmen muß. SCHULTZE-RHONHOFF hatte mit dem Auftragen von *Bienenhonig* auf die Vulva verblüffende Erfolge, die Nachahmung verdienen. Durch Wochen hindurch geduldig fortgesetztes Bestreichen der juckenden Partien mit 1%iger *Vigantol-Zinksalbe* oder mit der billigen 10%igen *Zinklebertranpasta* hat sich bei KAHR manchmal ausgezeichnet bewährt. Es wäre möglich, daß einzelne Fälle auf dem Boden von Vitaminmangel — vor allem Vitamin A-Mangel — entstehen und deswegen auf die *Vitamin A*-Behandlung ansprechen. In einem verzweifelten Falle von senilem Pruritus kam KAHR nach erfolgloser Erprobung fast sämtlicher gebräuchlicher Medikamente mit dem bloßen Bestreichen der äußeren Scham mit *Salicyltalk* überraschend schnell zu einem vollen Erfolg. Teerprodukte sind ebenfalls in Gebrauch, so die *Tumenol-Ammoniumsalbe* 10%ig, die ebenfalls in Tuben in den Handel kommt. Auch der Teerspray *(Dermaethyl)* ist besonders bei chronisch-entzündlicher Reizung der Haut wirksam. Recht gut bewährt hat sich wiederholt die *Euraxilsalbe*, ferner die 1- bis 2%ige *Pantocainsalbe*. Bei deutlichen Fissuren und Ulcera ist sie „ohne Menthol", sonst „mit Menthol" zu verschreiben.

Dort, wo O x y u r e n oder auch andere Darmwürmer vorliegen und den Juckreiz bedingen, muß man zuerst diese durch die bekannten Wurmmittel austreiben. Man beseitigt sie durch *Knoblauchklistiere* und *Wurmmittel,* wie *Butolan* und *Helminal.* 1 bis 3 Knoblauchzwiebeln werden $^1/_2$ Stunde in 1 Liter Wasser gekocht und nach dem Erkalten als Klysma gegeben, das man mindestens 5 Minuten halten läßt. Dazu 3mal täglich

2 Tabletten *Butolan* à 0,5 g oder 3mal täglich 2 Tabletten *Helminal* à 0,25 g und zum Abfangen der Oxyuren in der Aftergegend *Unguentum hydrarg. cinereum* oder *Unguentum praecipitatum album* 10%ig. Eine 7 bis 10 Tage dauernde Behandlung mit *Tetracyclinen (Aureomycin, Terramycin)* hat etwa den gleichen Erfolg wie das in manchen anderen Wurmmitteln wirksame Gentianaviolett. Die Tetracycline verhindern die Eiablage und führen zur Ausstoßung unreifer Eier. Zur Vermeidung von Reinfektionen müssen alle Familienangehörigen behandelt werden. Die Behandlung des Wurmbefalls ist bedeutend erleichtert worden, seitdem im Piperazin ein gering toxisches und gut verträgliches Mittel zur Abtötung von Ascariden (FAYARD) und Oxyuren (CAVIER und SAVATON PILLET) gefunden wurde. Das Medikament — als *Tasnon, Uvilon „flüssig"* oder als *Vermicompren* im Handel — ist für alle Lebensalter geeignet und wegen seines Wohlgeschmacks in der Kinderpraxis beliebt. Erwachsene nehmen 2mal am Tage je 2 Teelöffel *Tasnon* oder 3mal am Tage vor oder nach den Mahlzeiten je einen Teelöffel *Uvilon*, oder von *Vermicompren* vor dem Essen morgens 3 und abends 4 Stück. Diese Kur wird ohne besondere zusätzliche diätetische Maßnahmen, insbesondere auch ohne eine besondere Gabe von Abführmitteln, 1 Woche lang durchgeführt. Bei starkem Wurmbefall kann eine Wiederholung der Kur nach 3 bis 6 Wochen notwendig sein. Lediglich die üblichen hygienischen Maßnahmen — gründliche Händewaschung nach jedem Stuhlgang und vor jeder Mahlzeit — sind zur Vermeidung einer Reinfektion angebracht.

Wo Trichomonaden einen beißenden Fluor unterhalten und zum Pruritus Veranlassung geben, wird die bei der Fluortherapie geschilderte Trichomonasbehandlung, für die die *Devegantabletten* die Methode der Wahl darstellen, anzuwenden sein. Sorge für guten Stuhl im Anfang der Behandlung, besonders die Verwendung des *Sudabades*, ist ebensowenig zu umgehen wie Verbot von Alkohol, Kaffee und Tee. Auch einer salzfreien Kost wird von verschiedenen Seiten das Beste nachgerühmt. In solchen Fällen muß man aber mindestens 1 Woche eine vollständig salzfreie, hauptsächlich auf Gemüse, Milchmehlspeisen und Obst eingestellte Kost vorschreiben und nach einer Woche kann man mit der Zickzackkost nach NOORDEN beginnen, d. h. man gestaltet unter Einschaltung von 1 bis 2 Obsttagen wöchentlich die Nahrung kochsalzarm. Daß natürlich Fälle von Zuckerkrankheit und Pruritus nur nebenher lokal behandelt werden müssen, bedarf keiner Begründung. Daß in Fällen von Dermatosen und Dermatomykosen, allenfalls unter Heranziehung eines Fachmannes der Dermatologie, die Heilung erstrebt werden muß, ist klar.

Trotzdem bleiben noch Fälle, die der weiteren Behandlung trotzen. In solchen hat man sich zu eingreifenderen Maßnahmen zu entschließen, von denen die subkutane Infiltration der Vulva mit etwa 60 ccm $^1/_2$%iger *Novocainlösung* einfach und oft wirkungsvoll ist (HALBAN). Leider ist diese sofortige Juckreizstillung nur kurzfristig. Besser bewährt hat sich die länger anhaltende Wirkung von *Symprocain* (1% Procain mit 2,5%

oder besser 5% Benzylalkohol). MARTIUS und v. MASSENBACH haben bei refraktären Fällen anhaltende Besserungen mit der *Alkoholinjektion* gesehen. Es wird 96%iger Alkohol subkutan genau an die juckenden Stellen, pro Quadratzentimeter 0,2 ccm Alkohol, injiziert. Es muß bei dieser Injektion sehr darauf geachtet werden, nicht intrakutan zu injizieren, um Nekrosen der Haut zu vermeiden. In Fällen, in denen das ganze Register der Therapie aufgezogen worden ist, soll man es mit einer Röntgenbestrahlung versuchen. Besonders bei essentiellem Pruritus, also solchem ohne lokale Veränderungen entzündlicher Natur, werden gute Erfolge berichtet. MARTIUS gibt eine stark gefilterte, also harte Röntgenstrahlung. Von einem Vulvadammfeld mit starker Kompression werden 50 bis 110 r ED verabfolgt. Eine Wiederholung ist nach 14 Tagen und dann nach 8 Wochen möglich.

Wenn in diesem Abschnitt so viele Verfahren der Behandlung angeführt wurden, so geschieht dies gewiß nicht, um eine möglichst große Übersicht über die uns zu Gebote stehenden therapeutischen Vorschläge zu geben, sondern einzig und allein deswegen, weil es kaum ein zweites Leiden in der Gynäkologie gibt, das solche Schwierigkeiten in der Behandlung machen und so oft zum Wechsel der Therapie zwingen kann.

Leukoplakia vulvae

Während der mit Vorliebe zur Zeit der Klimax sich entwickelnde Vitiligo therapeutisch unbeeinflußbar ist und auch keiner Behandlung bedarf, weil dieser Pigmentschwund am Genitale belanglos ist, ist die Leukoplakia mit ihren grauweißlichen Hautverfärbungen und Verdickungen der Hornschicht unter Verbreiterung des Rete Malpighii keineswegs gleichgültig, weil diese Krankheit in die Kraurosis übergehen oder aber auch mit und ohne diese Vorstufe zu dem gefürchteten Vulvacarcinom führen kann. Die Leukoplakia wird ja sogar als präcanceröse Krankheit bezeichnet, und in der Tat kann man Krebse des äußeren Genitale inmitten von leukoplakischen Feldern entstehen sehen. Die Behandlung ist schwierig und wird mehr von dermatologischer als von gynäkologischer Seite betrieben. Da der Juckreiz dabei ungemein heftig ist, kann man auch um die Behandlung mit den beim Pruritus angegebenen Mitteln, besonders der dort angeführten Hormontherapie, nicht herumkommen. Syphilis kann bei der Leukoplakia eine Rolle spielen, weshalb die Seroreaktionen unbedingt anzustellen sind. Manche Autoren gehen mit Rücksicht auf die Möglichkeit einer Entstehung eines Carcinoms auf dem Boden der Leukoplakie — 10 bis 15% leukoplakischer Frauen sollen ein Vulvacarcinom bekommen — so weit, daß sie die Exstirpation der Vulva fordern. Auch die Excision der einzelnen leukoplakischen Herde ist zu erwägen, wenn bei starkem Juckreiz, Fissuren- und Geschwürbildung die Patientin nicht in die Totalexstirpation der Vulva einwilligt. Rezidive in den Narben sind aber nicht selten, so daß ein chirurgisches Vorgehen nur ausnahmsweise einmal angezeigt ist.

Kraurosis vulvae

Die Kraurosis, eine Schrumpfung der Haut an der äußeren Scham, ist durch straffe, faltenlose, derbe, zu Einrissen neigende Haut auf weiß verfärbtem oder blaßgrauem Grund mit Ausfall der Schamhaare gekennzeichnet, sie führt in höheren Graden unter Bildung von schmerzhaften Rhagaden und Fissuren zu beträchtlicher Schrumpfung der Schamspalte und beruht in ihrem Wesen auf einer Atrophie, deren histologische Einzelheiten hier nicht zur Besprechung gelangen sollen. Wesentlich ist nur, daß der Schrumpfung und Atrophie so gut wie immer die Veränderungen, wie wir sie bei der Leukoplakie kennen, vorangehen. Für die Therapie ist der fast immer fortschreitende Charakter der Krankheit richtunggebend. Im Anfang ist es meist der Juckreiz allein, der die Frauen zum Arzte führt und dessen Behandlung, wie oben dargelegt, vielfach eine recht undankbare Aufgabe darstellt. Die *Ovarialhormontherapie* ist besonders bei lokaler Behandlung mit *Follikelhormonsalbe* den beim Pruritus erwähnten symptomatischen Heilmitteln entschieden überlegen. In weit fortgeschrittenen Fällen aber hat das Gewebe seine Ansprechbarkeit auf den hormonalen Reiz verloren. Ein Therapieerfolg ist daher jetzt nach Oestrogengaben nicht mehr zu erwarten. Die Strahlenbehandlung weiß leider von Heilungen nicht zu berichten. Immerhin ist sie schon zur Linderung des Juckreizes anzuwenden. VOGT tritt für sie in Verbindung mit der Hormontherapie ein. Von den chirurgischen Verfahren haben sich die Novocaininfiltration und die Stichelung mit dem Paquelin nicht ganz selten, allerdings meist nur vorübergehend, bewährt. In Fällen heftiger Juckbeschwerden auf dem Boden der Kraurosis kann man gezwungen sein, die Vulvektomie am besten als totale (weniger empfehlenswert als partielle) auszuführen. Wenn sie auch ein verstümmelnder Eingriff ist, der körperlich und seelisch die Kranke belastet, so ist dagegen anzuführen, daß es sich vielfach um ältere, jenseits der Jahre der Geschlechtsbetätigung stehende Frauen handelt, und daß im übrigen die regelrecht ausgeführte Vulvektomie den Geschlechtsverkehr keineswegs unmöglich macht, wenn nicht eine starke Narbenschrumpfung eintritt. Mit Rücksicht auf die naheliegende Möglichkeit des Aufkommens eines Carcinoms auf dem Boden der Kraurosis (in 10% der Fälle) kann der Vulvektomie ein bedeutender therapeutischer Wert nicht abgesprochen werden. In leichteren Fällen wird man den Zustand durch die erwähnten Maßnahmen, einschließlich der Röntgenbestrahlung, erträglich machen können.

Von größter Wichtigkeit ist es, Trägerinnen einer Kraurosis, aber auch einer Leukoplakie, ständig unter ärztlicher Überwachung zu halten und ihnen die periodische Untersuchung als notwendig hinzustellen, ohne deswegen das freilich nicht ganz selten drohende Gespenst der Krebserkrankung an die Wand zu malen.

Ursachen, Erkennung und Behandlung des Fluors

Von den Kardinalsymptomen der Gynäkologie, Blutung, Ausfluß, Schmerz und Verdrängungserscheinungen, ist das weitaus am häufigsten geklagte Symptom der Fluor. Er ist auch zunächst nichts als ein Symptom. Den Fluor nachzuweisen, ist manchmal gar nicht so leicht, so merkwürdig dies klingen mag, weil der Begriff des Ausflusses von den einzelnen Frauen ganz verschieden gefaßt wird. Es gibt solche Frauen, die, ohne eigentlichen Fluor zu haben, von einem Fluorgefühl gequält werden, und andere, die einen tatsächlich bestehenden, beträchtlichen Ausfluß nicht wahrnehmen.

Darum ist es immer richtig, nach dem Aussehen der Leib- und Bettwäsche zu fragen, welches objektiv einen Anhaltspunkt für eine in der Tat vermehrte Sekretion oder das Fehlen einer solchen gibt. So untersucht man genug Frauen, die bei peinlich genauer Beobachtung des Körpers schon die physiologische stärkere Durchfeuchtung des Genitalapparates bei erotischen Vorstellungen und vor der Menstruation und unmittelbar danach als Fluor deuten, und dann wieder Frauen, die nach v. JASCHKE infolge Klaffens der äußeren Scham das Abfließen des physiologischen Sekrets peinlich empfinden. Aber auch das Gegenteil ist wichtig, nämlich daß es Frauen mit geringem Reinlichkeitssinn gibt, die trotz schweren Fluors kein richtiges Fluorgefühl haben.

Mag auch ein vorübergehender, kurzdauernder Fluor bedeutungslos sein, so ist er zweifelsohne bei längerem Bestand auch durch seine Folgen gewichtig. Mit Recht warnt daher NÜRNBERGER, über dem Versuche und Bestreben, die Ursachen des Fluors zu ergründen, mögen sie nun im Genitale oder außerhalb desselben gelegen sein, die Fluorfolgen zu vernachlässigen. Es kann keinem Zweifel unterliegen, daß eine ständig unterhaltene Ausscheidung von Körpersäften, wenn sie längere Zeit dauert, einen Eiweißverlust bedeutet, der für den Organismus letzten Endes nicht gleichgültig sein kann. Aber auch das quälende Gefühl einer ständigen Feuchtigkeit oder Nässe, das den ehelichen Verkehr zu stören geeignet ist und das bei Schritt und Tritt, bei Tag und Nacht der Patientin immer wieder auffällt, ganz besonders wenn sie ihren körperlichen Funktionen nachkommt. ist bei empfindsamen Frauen eine ständige Quelle der Beunruhigung.

Die Therapie wird nur dann erfolgreich sein oder wenigstens Aussicht auf Erfolg haben, wenn man nicht bloß die Ursache des Fluors und seinen Entstehungsort kennt, sondern auch über das normale Geschehen in der Scheide unterrichtet ist. Es ist notwendig zu wissen, daß eine Drüsensekretion nur im Scheidenvorhof von den BARTHOLINIschen und von Talg- und Schweißdrüsen stattfindet und daß die Scheide selbst keinerlei Drüsen aufweist. Es ist also die Herkunft der Scheidenfeuchtigkeit nicht als Produkt der Drüsen, sondern als Transsudat ihrer Wände aufzufassen. Dagegen liefert die Cervix in ihren Drüsen den alkalischen, keimfreien Cervixschleim, während die Mucosa uteri nicht mehr Sekret erzeugt, als eben zur Erhaltung einer gewissen Feuchtigkeit der Schleimhaut notwendig ist. Was nun die Scheide anbelangt, so ist die Bildung eines Sekrets in normaler Menge und normaler Beschaffenheit Ergebnis einer gesunden Scheidenwand unter Anwesenheit des Bacillus acidophilus, der sogenannten DÖDERLEINschen Milchsäurestäbchen. Sie sind es, welche aus den Scheidenepithelien, und zwar aus dem in ihnen enthaltenen Glykogen, die Milchsäure bilden. Diese gewährleistet in einer bestimmten Konzentration von etwa 0,5% solche biologischen Verhältnisse in der Scheide, daß eingeführte Keime verschiedener Art, besonders Streptokokken, in diesem sauren Nährboden für gewöhnlich nicht aufkommen können. Darauf beruht also im wesentlichen das Selbstreinigungsvermögen, der Selbstschutz der Scheide. Wenn einer der drei die normale Scheidenbiologie gewährleistenden Faktoren versagt, sei es, daß die Flora verunreinigt wird, sei es, daß der Säuregehalt sich ändert oder daß die Scheidenwand pathologisch wird, entsteht der Fluor. „In der Schwierigkeit, die primäre Schädigung zu erfassen, liegt das Problem" (v. JASCHKE). Wenn auch der Säuregehalt des Scheideninhaltes von dem Gehalt der Milchsäure herrührt, die wieder von den Vaginalbazillen erzeugt wird, so spielt doch letzten Endes der Gesamtzustand des Körpers in gesunden und kranken Tagen ebenso wie die Konstitution für die Säuerung des Scheideninhaltes und eine normale Beschaffenheit der Scheidenwand eine wesentliche Rolle. Diese Umstände dürfen im Hinblick auf die Therapie nicht übersehen werden. Ein normaler Scheideninhalt ist von krümeliger Beschaffenheit und weißer Farbe, manchmal topfigem Aussehen und wird in 24stündiger Beobachtungsdauer in nicht mehr als etwa rund 1 g Menge geliefert. Dieser normale Scheideninhalt zeigt unter dem Mikroskop die absolute Vorherrschaft der DÖDERLEINschen Milchsäurebazillen, langer, ziemlich großer Stäbchen, die sich lebhaft nach GRAM färben, neben Epithelien der Scheidenschleimhaut und Detritus; er reagiert sauer. Beim II. Reinheitsgrad ist die Eintönigkeit des Bildes schon durch die MENGEschen Commastäbchen und durch Kokken nebst einigen Leukocyten belebt. Beim III. Reinheitsgrad, der bereits schwächeren oder reichlicheren, gelblichen oder gelblich-weißen Fluor erzeugen kann, ist ein reichlicher Gehalt an Leukocyten und eine starke Mischflora vorhanden; die DÖDERLEINschen Stäbchen sind in den Hintergrund gedrängt und eine bunte Menge von Gram-positiven und -negativen Kokken, Sarzinen und anderen Bakterien beherrscht das Bild. Bei diesem Reinheitsgrad ist die Reaktion nur mehr schwach sauer und kann sogar bei weiterer Verunreinigung bis zur Alkaleszenz umschlagen.

Die Bedeutung der Reinheitsgrade darf aber nicht überschätzt werden. Es gibt nicht wenig Frauen mit einem Reinheitsgrad II oder III, die keinerlei Fluor haben, ebenso wie es Frauen gibt, die bei einem Reinheitsgrad I über einen erheblichen Fluor klagen. Die bakterielle Flora ist eben nur einer, und aller Erfahrung nach einer der primär unbedeutendsten Faktoren für die Fluorgenese.

Diese Tatsache muß man vorausschicken, weil sich nur so die allbekannten Fluorursachen, nämlich mechanische, chemische, thermische und bakterielle, besser verstehen lassen. Von den mechanischen ist es der Fremdkörperreiz, der besonders bei den Maßnahmen der Schwangerschaftsverhütung durch den Reiz der verschiedensten Okklusivpessare, der Sicherheitsschwämmchen, des

Condoms usw., bei Vorfällen durch den eines Pessars gegeben ist. Ferner sind es Schädlichkeiten im Gewerbebetrieb, namentlich Staubeinwirkung, besonders bei klaffender Scham, dann Unreinlichkeiten beim Geschlechtsverkehr, wobei nicht zu vergessen ist, daß im Sulcus coronarius glandis massenhaft Bakterien, gar bei mangelhafter Körperpflege ständig hausen, ebenso bei Frauen an der äußeren Scham, wenn sie nicht einer regelrechten Reinigung unterzogen wird. Nicht zuletzt sind es die ewigen Spülungen, besonders mit chemisch nicht gleichgültigen Mitteln, die den Chemismus der Scheide ebenso stören, wie sie die Wand schließlich verändern können. Endlich sind es die verschiedenen bakteriellen Noxen und nebst diesen Darmwürmer, am häufigsten Oxyuren, ferner die Trichomonaden und der Soor, die zu entzündlichem Fluor führen. Diesen Schädlichkeiten gegenüber ist die Scheide einer von Haus aus vollwertigen Frau besser gewappnet als die der Hypoplastin oder Asthenikerin. Bei diesen genügen schon die geringfügigsten, für uns oft nicht greifbaren Ursachen, um einen Fluor auszulösen.

Es ist für die Zwecke erfolgreicher Behandlung notwendig, die Fluorquellen nach den verschiedenen Lokalisationen, in denen sie entstehen, zu trennen. Darum unterscheidet man, von innen nach außen fortschreitend, den tubaren Fluor, der bekanntlich durch schubweise Flüssigkeitsentleerung gekennzeichnet ist. Auf ihn kann dann mit Sicherheit geschlossen werden, wenn man einen dem Sitz der Tube entsprechenden Tumor tastet. Sehr wichtig ist es, daß ein solcher schubweise auftretender, gußartiger Fluor, wenn er eine bernsteingelbe Farbe hat, so gut wie immer auf einem Tubencarcinom beruht (LATZKO). Farbloser oder grauweißlicher Fluor kann in Hydrosalpinx und Tuboovarialcysten seine Ursache haben. Mit dieser Feststellung ist auch schon der Weg der Behandlung eindeutig bestimmt. Er kann natürlich nur in der Entfernung des kranken Organs, selbstverständlich beim Tubencarcinom nur in der Entfernung des gesamten inneren Genitale, bestehen (in Parenthesis sei angeführt, daß freilich auch die Operation des Tubencarcinoms ganz unbefriedigende Ergebnisse zeitigt). Jedenfalls muß das Symptom des gußweisen Fluors sehr ernst gewertet werden (s. auch S. 281).

Die Quellen des corporalen Fluors sind spärlich und können in schwerer eitriger Endometritis, die auch von einer Pyometra gefolgt sein kann, gelegen sein. Der Typus dieser Erkrankung ist die Endometritis senilis (vgl. S. 66 und S. 181). Große diagnostische Bedeutung hat ein korporaler Fluor als Begleiterscheinung eines Krebses des Gebärmutterkörpers. Er ist meist übelriechend, kann spärlicher oder reichlicher sein und läßt selten Blutbeimengungen neben Eiter vermissen. Auch bei submukösen Myomen kommt Fluor gar nicht so selten vor, ganz besonders dann, wenn die Myome sich anschicken geboren zu werden, und bereits ein offener Weg von der bakterienhaltigen Scheide zur Corpushöhle besteht, auf dem es zur echten Endometritis kommen kann. Für den praktischen Arzt ist natürlich mit der richtigen Erkenntnis auch die Therapie, die in der Entfernung des Uterus bzw. des Myoms besteht, gegeben. Eine weitere Ursache corporalen, meist heftigen Fluors von üblem Geruch sind Placentarreste (Endometritis p. abortum).

Gelegentlich wird es notwendig sein, zwecks einwandfreier Feststellung des corporalen Fluors und seiner Unterscheidung vom cervicalen Fluor, sich des ursprünglichen oder modifizierten SCHULTZEschen Probetampons zu bedienen. Er wird nach WINTER in der Weise verwendet, daß man eine sterile, möglichst breite und nicht sehr dicke Watte, kreuzweise mit einem Faden zusammengebunden, oder einen Mulltampon vor die gereinigte Portio legt und nach 24 Stunden wieder unter Einführung der Spekula mit einer Zange entfernt. Ein aus dem Uterus stammendes Sekret liegt immer in der Mitte des Tampons, nahe dem Kreuzungsmittelpunkt des Fadens, während Scheidensekret diese Stelle frei läßt. Damit ist aber immer noch nicht die Entscheidung getroffen, ob das Sekret aus der Cervix oder aus dem Corpus fließt. Im allgemeinen ist es richtig, daß reiner Eiter einer Endometritis corporis, Schleim der Cervix entstammt. Ist Eiter und Schleim vermischt, so kann man auf einen eitrigen Cervicalkatarrh schließen. Für die weitere Differentialdiagnose spielt auch noch das Aussehen der Portio vaginalis eine Rolle, weil Erosionsbildung und Ektropium, Polypen und Ovula Nabothi für den Cervicalkatarrh sprechen; denn der cervicale Fluor ist in der Mehrzahl aller Fälle entzündlichen Ursprungs und seltener vegetativ bedingt. Bei solchen Frauen, die auch zu Spasmen des Magen-Darmtraktes und zu Dysmenorrhoe neigen, kommt es auf seelische Einflüsse hin zu reichlicher Sekretion glasigen, klaren Schleimes aus der Cervix. In übermäßiger Menge geliefert, beeinflußt er infolge seiner alkalischen Reaktion die gesunde Scheidenflora ungünstig, mazeriert das Epithel der Scheidenwand und der Portio und erzeugt auf diese Weise sekundär auch eine Kolpitis (über die Behandlung des cervicalen Fluors s. S. 132).

Sind die oben erwähnten Quellen des Fluors auszuschließen, dann ist der vermehrte Flüssigkeitsstrom der Hauptsache nach aus der Scheidenwand bedingt, wenngleich wenigstens teilweise auch noch aus der Cervix Sekret hinzukommen kann. Der vaginale Fluor muß als eine vermehrte Transsudation der Scheidenwand aufgefaßt werden. Er ist entschieden der häufigste und beschäftigt täglich den praktischen Arzt und den Gynäkologen. Es kann keinem Zweifel unterliegen, daß der Fluor in entzündlichen und nichtentzündlichen Formen auftritt. Wer nicht mikroskopisch untersucht und darum den Leukocytengehalt des Sekrets nicht feststellen kann, sieht bei der bloßen Einstellung im Spiegelbild, ja schon an der Vulva, an der Portio und in der Scheide, entweder die entzündlichen Veränderungen oder es fällt ihm ihr Fehlen auf. Beide, der entzündliche Fluor wie der auf der krankhaften Transsudation der Scheidenwand beruhende Weißfluß, der Fluor katexochen, sind für die Praxis von größter Wichtigkeit. Darum werden auch die im nachfolgenden gegebenen Behandlungsverfahren sich der Hauptsache nach auf den Scheidenfluß beziehen.

Die mannigfaltigen Quellen vestibularen Fluors sind in den Kapiteln Vulvitis, Gonorrhoe, Pruritus vulvae und Kraurosis angeführt.

Schließlich darf man nicht vergessen, daß es auch einen psychogenen vestibularen Fluor gibt. Sehr wichtig ist, daß solche Fluores psychogenen Ursprungs im gesunden Vestibulum sich bei genauerer Beschäftigung mit der Seele der Patientin meistens aus erotischen Wurzeln erklären. Der Versuch eines gewollten und doch nicht gewollten Coitus, also eine Art Abwehr und Kampf zwischen Libido und Moral, ferner Angst vor den Folgen eines solchen Verkehrs, sei es im Sinne der Befürchtung einer Schwangerschaft, sei es im Sinne einer etwa erfolgten Infektion, können diesen psychogenen Fluor auslösen. Wenn man bei jungen Mädchen nur an derartiges denkt und bei einem normalen Befund vorsichtig und zart in der Richtung fragt, kann man diese Vermutung oft bestätigt finden und hat geradezu im Augenblick mit der Feststellung, daß alles in Ordnung ist, auch schon die manchmal recht bedrückte Kranke geheilt. Psychoanalyse im eigentlichen Sinne des Wortes ist für die Behandlung derartiger Fälle wohl immer überflüssig.

Fluor vaginalis

Hat man einen Fall von Fluor als Scheidenfluß erkannt, so läßt, wie eben ausgeführt, die Untersuchung im Spiegelbild auch meist die Feststellung zu, ob dieser Fluor entzündlicher Natur oder eine Erkrankung sui generis ist.

An dieser Stelle sei zunächst allein der Fluor als vermehrte Transsudation aus den bei der Betrachtung nicht oder kaum verändert erscheinenden Scheidenwänden hinsichtlich der Therapie besprochen. Wollte man alle Behandlungsverfahren anführen, welche beim Fluor mit und ohne Erfolg gebraucht wurden und noch im Gebrauche stehen, so würde jede Übersicht und Kritik der Behandlungsverfahren verlorengehen. Es kann daher nur die Aufgabe sein, die Typen der Verfahren, die bewährt sind, vorzustellen und von den Mitteln nur jene anzuführen, welche — unabhängig von therapeutischen Modeströmungen — der Zeit standgehalten haben. Man kann, wie dies auch von gynäkologischer Seite, namentlich von gynäkologisch-neurologischer Seite vorgeschlagen und durchgeführt worden ist, der Meinung sein, daß die lokale Fluorbehandlung überflüssig sei, eine Anschauung, der sich KAHR nicht angeschlossen hatte. Auch in jenen Fällen, in denen ohne Zweifel eine Neurose an der Vermehrung der Sekretion ursächlich mitbeteiligt ist, kann man einer lokalen Behandlung nicht entraten. Die alleinige Allgemeinbehandlung läßt auch dort meistens im Stich, wo offenbar eine Stoffwechselstörung den Fluor bedingt. Diese Anschauung von der Überflüssigkeit, ja vom Schaden der lokalen Behandlung hat aber Wurzeln, denen eine gewisse Berechtigung nicht abzusprechen ist. Sie beruht, abgesehen von einer örtlichen und über Gebühr ausgedehnten Polypragmasie, darauf, daß man über dem Lokalsystem des Fluors oft die Frau als seelische und körperliche Persönlichkeit unbeachtet läßt und daß man Eigentümlichkeiten der Konstitution und allgemeine Krankheiten und Zustände geflissentlich übersieht oder geringachtet. Darum heißt die Devise der Fluortherapie: örtliche und Allgemeinbehandlung, wobei im Einzelfalle sogar die Allgemeinbehandlung in den Vordergrund gerückt werden muß.

Was nun die nicht zu umgehende Lokalbehandlung anbelangt, so seien die folgenden Typen als brauchbar angeführt.

Obenan steht das Lapisbad von ZWEIFEL-MENGE, wohl das beste und verläßlichste Verfahren der Fluorbehandlung. Es ist technisch nicht schwierig. Der Arzt läßt die Patientin auf den Untersuchungsstuhl steigen, der zur Vermeidung von Beschmutzungen durch Lapisflecken mit einem bis in den Kübel hinabreichenden Gummi- oder Billroth-batisttuch bedeckt ist, und führt geschlossen ein langes TRÉLATsches Speculum ein, das langsam gespreizt wird. Man wählt gerade dieses Speculum, weil es infolge seiner schmalen Blätter sehr wenig von den Scheidenwänden bedeckt und daher gestattet, das Mittel auf die ganze Scheidenwand aufzutragen. Nachdem durch eine Scheidenspülung die Scheide mechanisch gereinigt worden ist, wird ein großer in 2%ige Lapis-lösung getauchter tropfnasser Wattetupfer in die Scheide gebracht, so daß die Portiooberfläche in einen Teich der Lösung eintaucht. „Durch drängende, nicht reibende Bewegungen des Stieltupfers läßt sich dann die Ätzlösung zunächst mit der ganzen Portiooberfläche, mit der Wand des Scheidengewölbes und mit den freiliegenden breiten Gewölben der Scheide in Kontakt bringen" (MENGE). Dies läßt sich mit einem röhren-förmigen Speculum weitaus weniger gut ausführen, weshalb zum TRÉLATschen Speculum zu raten ist. Dasselbe Manöver wird noch einmal wiederholt. Die Scheide zeigt als Zeichen der Ätzwirkung eine graurote Farbe. Nun wird die Spreizung des Spiegels so weit gemildert, daß er sich leicht zurückziehen läßt. Während dies geschieht, werden auch die bislang vom Spiegel bedeckt gewesenen Partien der Schleimhaut geätzt und schließlich auch das Vestibulum und die Vulva ebenso behandelt, wenn sie Erscheinungen der Reizung erkennen lassen. Bei guter Übung gelingt eine entsprechende Behandlung der Scheidenwände auch mit einem Rinnenspeculum, wenn man dieses, nachdem man die Gewölbe und die seitlichen Vaginalwände bestrichen hat, allmählich — die hintere Scheiden-wand dem Stieltupfer freigebend — herauszieht. Wichtig ist, daß das Verfahren nicht früher als nach 8 Tagen wiederholt werden soll, ja sogar erst nach 14 Tagen wiederholt zu werden braucht, wenn es überhaupt noch notwendig ist. Meist gelingt es in einer Sitzung, manchmal erst nach zwei, selten nach drei Ätzungen, den Zustand zu beheben. Zwischen zwei Ätzungen ließ MENGE Scheidenspülungen durchführen. Derartige Spülungen haben einmal den Nachteil, daß sie bei ungenügender Technik wirkungslos bleiben, zum anderen werden sie von den Frauen ohnehin viel zuviel angewendet. Statt der Spülungen sollte man daher die wirk-samen Medikamente in Form von Vaginalkugeln, -zäpfchen, -stäbchen oder Salben verwenden. Einer großen Beliebtheit erfreut sich die Spumantherapie, die durch das Prinzip der Oberflächenentwicklung der Schaumkörper eine weitgehende Ausnutzung der kolloidal sus-pendierten Heilstoffe ermöglicht. Beim unkomplizierten Fluor kann die Selbstapplikation, was ein großer Vorteil, namentlich für die ambulante

Praxis ist, bei etwa 3 Wochen dauernder Behandlung zur Heilung des Fluors führen. Gegen den unspezifischen Fluor ist das reizlose, dabei gut desodorisierende *Kamillenspuman*, ferner *Milchsäurespuman* zu empfehlen. Man gibt der Patientin den Auftrag, die vor der Einführung flüchtig in Wasser getauchten Stäbchen zu 1 g einmal abends einzuführen. Adstringierende Wirkung haben die Spumanstäbchen mit Zusatz von 3%igem Acid. tann. Bei hartnäckigem unspezifischen Fluor hat das *Salizylsäurespuman* (12,5%) KAHR gute Erfolge gebracht, das man von der Patientin, jeden 2. Tag ein Stäbchen zu 2 g, einführen läßt.

Seit längerer Zeit steht uns in den *Devegantabletten* ein besonders wirksames Mittel für die Therapie des Fluors zur Verfügung, das durch Kohlenhydratzufuhr am Orte der Behandlung selbst den Ausfluß beseitigt. Fortlaufende Sekretuntersuchungen, wie sie von KLAFTEN und NAVRATIL u. a. in Fällen hartnäckigen Fluors in einer großen Reihe ausgeführt wurden, haben gezeigt, daß dieses Präparat nicht nur zur Behandlung der Trichomonas vaginalis, sondern auch zur Heilung des unspezifischen Fluors befähigt ist. Die Behandlung ist höchst einfach, indem nach Austupfen der Scheide und MENGE-Bad in das vordere und hintere Scheidengewölbe je 1 Devegantablette eingelegt wird. Derselbe Vorgang wird in den nächsten Tagen ohne MENGE-Bad wiederholt, wobei man der Patientin das Mittel in die Hand geben kann unter der Voraussetzung, daß sie 1 bis 2 Vaginaltabletten 1- bis 2mal täglich möglichst tief in die Scheide ohne vorangegangene Spülung einführt. Kurzes Eintauchen der Tabletten in Wasser erhöht deren Löslichkeit. Am Morgen ist das an der äußeren Scham haftende eingetrocknete Sekret einfach abzuwischen. Vorteilhaft hat sich bei KAHR erwiesen, die ersten Einlagen der Devegantabletten nach selbstgemachter Spülung mit Kamillentee und Trockenwischen der Scheide in der Weise vorzunehmen, daß man die leicht zerbröckelnden Tabletten zerbricht und möglichst gleichmäßig in den Scheidengewölben verteilt. Nach 3 Sitzungen gibt man das Mittel den intelligenten Frauen selbst in die Hand.

Auch das LAHMsche Verfahren zur Behandlung des vaginalen Fluors in Form von Scheidenkugeln folgender Zusammensetzung:

<pre>
71. Resorcin.................... 0,3
     Zinc. oxyd. 1,0
     Glycerin. gtts.............. IV
     But. Cac. ad 2,5
     M. f. glob. vag.
     D. tal. dos. Nr. X
</pre>

hat sich bei KAHR beim essentiellen wie entzündlichen Fluor entschieden bewährt. Vorteilhaft ist es, wenn der Arzt vor einer solchen Behandlung mit Kugeln eigenhändig die Scheide zunächst für das Medikament empfänglicher macht, und zwar durch ein schleimlösendes und adstringierendes Mittel, welches WILLE in folgender Zusammensetzung angegeben hat:

<pre>
72. Borac..................   20,0
     Acid. carbol. liquefact. ...   15,0
     Formalin.   10,0
     Aqu. font. ad 1000,0
</pre>

Mit der Nennung der LAHMschen Scheidenkugeln ist gleichzeitig eines anderen Grundsatzes der Fluortherapie, nämlich der Behandlung des Fluors durch Globuli vaginales, Erwähnung getan, die sowohl vom Arzte eingeführt als auch von der Patientin selbst in die Scheide gebracht werden können. Die Zahl der fabrikmäßig hergestellten Kugeln ist gegenüber denen, welche magistraliter verordnet werden, unverhältnismäßig groß. Es seien nur einige Typen aus der reichlich zur Verfügung stehenden Zahl dieser Präparate in Auswahl genannt: Zunächst die wirksam gefundenen, Schwefel enthaltenden Kugeln, wie die *Thiosept*-Globuli (Thioseptöl 10, Glyzerin-Gelatine 90), *Isapogen*-Globuli und *Granugenol*-Vaginalkapseln. Die pharmazeutische Industrie stellt heute Scheidenkugeln aus einer Glyzerin-Gelatine-Grundmasse zur Verfügung, der die verschiedensten Medikamente beigegeben sind. So kommen von den *Tampovaganpräparaten* Vaginalkugeln mit 5%igem *Acidum lacticum*, mit *Acidum salicylicum*, mit 3- und 10%igem *Ichthyol* usw. in den Handel. Von den magistraliter zu verordnenden Kugeln seien die *Ichthyol*-Globuli nach folgender Vorschrift angeführt:

> **73.** Ammon. sulfoichthyol.
> (Cehasol.) 0,2
> But. Cac. ad 2,0
> M. f. glob. vag.
> D. tal. dos. **Nr. X**
> D. S. Am Abend 1 Kugel tief in die
> Scheide einführen.

Das durch MARTIUS eingeführte *Ichth-Oestren* hat sich ebenfalls bewährt. Es enthält neben Milchzucker und Harnstoff ein oestrogenhaltiges Bitumensulfonat.

Den Kugeln oder Zäpfchen haftet der Nachteil an, daß sie oftmals nicht genügend in der Scheide gelöst werden und nicht alle Scheidenwände ausreichend mit dem Medikament in Berührung bringen. Diesen Nachteil vermeidet die Salbenapplikation. Hier haben sich das *Gynaedron* (es enthält Bor, Milchsäure und ein Sulfanilamid in einem Trägerkolloid), noch besser *Oestro-Gynaedron* (Gynaedron und Dioxydiäthylstilben) oder auch *Colpan* (Kohlenhydratpaste mit Oestrogen, Milch-, Borsäure, Harnstoff und Glyzerin) bewährt. Den Tuben ist ein aufschraubbares Scheidenrohr beigegeben, das ein tiefes Einführen der Salben erleichtert.

All die genannten Vaginalkugeln, -zäpfchen oder -salben sind weniger zur alleinigen Behandlung zu empfehlen als besser zur Nachbehandlung im Anschluß an die Ätztherapie zu verwenden. Die Trockenbehandlung des Fluors mit Milchsäure und anderen Medikamenten hat sich nicht eingeführt. Die Therapie mit Sulfonamiden und Antibioticis wird bei der Kolpitisbehandlung erwähnt.

Sehr wichtig ist es, daß, solange das katarrhalische Stadium nachweisbar ist, der Geschlechtsverkehr unterbleibt, und nicht minder wertvoll ist der Rat MENGES, von beiden Ehepartnern eine peinliche Hygiene zu verlangen, weil bei Unreinlichkeit auch nur eines der Partner Rückfälle des Fluors unvermeidlich sind. Scheinbare Rückfälle nach der Behandlung entstehen auch mit der wieder eintretenden Periode, weil das Menstrualblut die Säure der Scheide neutralisiert und dadurch die eben hergestellte normale Flora wieder schädigen kann (H. RUNGE). Darum soll man nach der Periode die Frauen, die man vor ihr zu behandeln begann, immer wieder kontrollieren und noch einmal nachbehandeln. Auch für die schwangeren Frauen mit Fluor vaginalis ist das *Lapisbad* das beste Verfahren, das man freilich nicht bis zum Schwangerschaftsende ausdehnen wird. Bei Schwangeren darf man nicht die physiologisch stärkere Sekretion als Fluor deuten. Sie zu beseitigen, gelingt ohne Spülungen durch besonders peinliche Reinhaltung des äußeren Genitale, am einfachsten durch Waschungen mit *Kamillentee*, sorgfältiges Abtrocknen und Einpudern.

Wenn es auch richtig ist, daß man mit jedem der angeführten Medikamente Erfolge in der Fluorbehandlung zu erzielen vermag, so bleiben sie aber gar nicht so selten aus, wenn man nicht auch eine Reihe von Allgemeinmaßnahmen anordnet. Sie sind in Fällen extragenital bedingten Fluors sogar oft für den Erfolg oder Mißerfolg der Behandlung entscheidend.

Hierher gehören zunächst einmal allgemeine Maßnahmen. Sie betreffen die Lebensweise, die Art der Ernährung, das richtige Maß körperlicher und geistiger Arbeit und sind der Konstitution anzupassen. Bei asthenischen Frauen wird alles, was zur Besserung dieser Körperbeschaffenheit beitragen kann, versucht werden müssen, worüber an verschiedenen Stellen dieses Buches ausführlich gesprochen worden ist (S. 28, 294). Besonders wird eine Mast-Liegekur, verbunden mit milden hydriatischen Maßnahmen, von gutem Erfolge sein. Bei Stoffwechselstörungen, namentlich bei Fettsucht, die nicht selten mit Fluor vergesellschaftet ist, wird man von entsprechenden diätetischen Maßnahmen auch eine Besserung und Ausheilung des Fluors bei entsprechender Geduld und gutem Willen der Patientin erwarten dürfen, ebenso bei Diabetes und Fluor nach entsprechender Diabetestherapie. Bei Individuen mit tuberkulösem Habitus, oder gar bei bestehender Tuberkulose, tun Licht-, Liege- und Diätkuren das ihre und es ist oft gar nicht notwendig, eine besonders eingreifende Lokalbehandlung des Fluors in die Wege zu leiten. Wo die nervöse Veranlagung zu einem Cervixfluor, aber auch zu einem Scheiden- oder Vestibularfluor führt, kann man durch *Bellergal* die Übersekretion beeinflussen, die besonders vor der Periode in diesen Fällen recht störend empfunden wird. Wer es sich leisten kann, möge von Sol- und Moorbädern bei Fluor ausgiebig Gebrauch machen. Die Solbäder, auf die bei den entzündlichen Erkrankungen (S. 198) ausführlich hingewiesen wird, sind nicht nur in gewissen Fällen von verstärkter Regelblutung, bei Hypoplasie, gelegentlich auch bei Schmerzen auf dem Boden von Myomen, sondern ganz besonders bei Fluorkranken ein ausgezeichnetes, die Lokalbehandlung in wertvoller Weise ergänzendes Verfahren. Neben den Solbädern aber sind es die Moorbäder (S. 200), in denen so manche Fluorkranke, besonders solche, bei denen gleichzeitig ein gewisser Infantilismus des Genitale mit und ohne Hypomenorrhoe besteht, Heilung finden. Die Moorbäder können namentlich bei fett-

leibigen Frauen noch mit Trinkkuren, allenfalls mit kohlensauren Stahlbädern zwecks Regelung der Stuhltätigkeit und Entfettung des Organismus zweckmäßig verbunden werden. So richtig es ist, daß das Ergebnis
der Badekur in Badeorten besser und nachhaltiger zu sein pflegt
als das häuslicher Badekuren, die Verhältnisse zwingen uns jedenfalls
vielfach, zu Hause Badekuren anzuempfehlen. Man tut es entweder in
Form der bei den entzündlichen Krankheiten beschriebenen *Solsitzbäder*
oder besser der *Solvollbäder*, sei es, daß man sie mit Mutterlauge macht,
sei es, daß man das rohe Steinsalz oder die fertigen Solbadewürfel dazu
verwendet, entsprechend kleinere Mengen des Badesalzes kommen für
die Sitzbäder in Frage. Die Moorbäder, die entweder als Sitzbäder oder
als Vollbäder gebraucht werden können und die man 3mal wöchentlich,
etwa 20 bis 21 Bäder im ganzen, gibt, werden am besten vor dem
Schlafengehen, 35 bis 36° C temperiert, genommen. Für sie und
für die Vollbäder bewähren sich übrigens auch die *Salhumin-Moor-
extrakte*.

Bei jeder Fluortherapie lokaler Art soll man sich auch zur Abdichtung
der Gefäßwände, die die Transsudation aus der Scheidenwand herabsetzt,
durch längere Zeit des *Kalkes* bedienen. Vierwöchentliche Verabreichung
von Kalk und nach einer Pause von einigen Wochen Wiederholung einer
solchen Kur soll nur dann unterbleiben, wenn bei hartleibigen Frauen die
Verstopfung durch den Kalk sehr lästig wird oder wenn, was auch vorkommt, über Magenbeschwerden Klagen laut werden. Gegen die Stuhlverstopfung erweist sich die Verordnung des *Calcium* gleichzeitig mit
Magnesium citricum (s. S. 54) als sehr empfehlenswert. Besonders bei
unterernährten und asthenischen Fluorkranken kommt man ohne die
Kalktherapie nicht aus, ebensowenig beim Fluor virgineller Personen im
Verein mit den erwähnten Allgemeinmaßnahmen. Auch *Lebertran* oder
Vigantol kann mit Erfolg in ausgesuchten Fällen, besonders beim Fluor
kleiner Mädchen, in den sonnenarmen Monaten verwendet werden;
künstliche Höhensonne ist im Winter immer empfehlenswert.

Es ist naheliegend, den Fluor ohne entzündlichen Befund, der bei
Frauen mit hypoplastischem Genitale dann gern auftritt, wenn gleichzeitig Abwegigkeiten der Regelblutung, wie Amenorrhoe und Hypomenorrhoe, bestehen, auf dem Wege der Hormontherapie beeinflussen
zu wollen. Die Erfolge mit dieser Behandlung beruhen auf der Anreicherung
der Scheidenepithelien mit Glykogen, wodurch die Bedingungen für den
Milchsäurebazillus gebessert werden. Präparate mit Oestrogenzusätzen
wurden bereits genannt. In besonderen Fällen können Oestrogene auch
als Injektion, 3- bis 4mal 2 mg *Oestradiolester* oder peroral 0,02 mg
Aethinyloestradiol täglich, verabfolgt werden. Da uns dieses Vorgehen der
lokalen Behandlung enthebt, ist es namentlich bei Virgines angezeigt.

Schließlich hat noch eine Form der Allgemeinbehandlung des Fluors
von sich reden gemacht. Es ist das die Behandlung durch Umstimmung
des Stoffwechsels. Nachdem schon A. W. BAUER u. a. darauf hingewiesen haben, daß durch eine vollständige Umstellung der Ernährung,
unter Bevorzugung der Vegetabilien und Vermeidung salzreicher Kost,

hartnäckige Fluores eine auffallende Besserung zeigen, hat v. NOORDEN über ausgezeichnete Erfolge dieser Behandlung berichtet. Allerdings fordert er, daß mindestens eine Woche vollständig salzfrei unter Einschaltung von Obsttagen gegessen werde und daß auch in der nächsten Zeit 1 bis 2 Hungertage eingeschaltet werden, allerdings nicht mehr bei salzfreier, sondern salzarmer Kost. Mit Rücksicht darauf, daß heutzutage die Diätküche auch bei salzfreier Kost, besonders unter Verwendung der verschiedensten Gewürze und Salzersatzmittel, wie Titrosalz, einen nicht nur abwechslungsreichen, sondern auch recht schmackhaften Speisezettel zusammenzustellen versteht, kann man dieses Verfahren in der Form von NOORDENS sogenannter „Zickzackkost“, besonders bei nervösen Frauen, denen erfahrungsgemäß die Lokalbehandlung viel Beschwerden bereitet, nur empfehlen.

Kolpitis simplex

Bezüglich der Therapie der Scheidenwandentzündung, also der echten Kolpitis (Vaginitis), kann man sich nach den vorangegangenen Darlegungen kürzer fassen. Hat man eine gerötete und wie gekörnt aussehende, mit blutigen Stippchen versehene Schleimhaut vor sich, die zuweilen reichlich übelriechendes, gelb-grünliches Sekret entleert, das sich bei höheren Graden noch über die Vulva, dieselbe entzündend, ergießt, so ist man im klaren, daß eine Vaginitis vorliegt. Man trachte festzustellen, ob es sich um eine besondere Form oder um eine durch mechanische, chemische oder thermische Schäden erzeugte Scheidenentzündung handelt. Wo, wie erwähnt, Pessare, Kontrazeptionsmaßnahmen und mangelhafte Reinlichkeit im Spiele sind, wo Stoffwechselstörungen, ein Diabetes, eine Furunkulose, Ekzeme vorhanden sind, wird man diesen Grundursachen nachgehen und auf sie neben der lokalen Behandlung Gewicht legen müssen. Handelt es sich um eine klaffende Scham infolge schlecht geheilter Dammverletzungen, durch die die Bakterien der Außenwelt ständig aufwandern können, so bleibt nur eine plastische Operation zur Wiederherstellung eines schlußfähigen Scheidenrohres übrig. Bei der Behandlung ist unbedingt auf das Kohabitationsverbot ernstlich hinzuweisen. Etwa benutzte Antikonzeptionsmittel, welcher Art immer, sind zu verbieten. Ohne Lokalbehandlung, welche im wesentlichen auf das schon bei der Fluorbehandlung Gesagte hinausläuft, kommt man nicht aus. Auch bei diesen ausgesprochenen entzündlichen Fluores ist das Lapisbad das leistungsfähigste Behandlungsmittel. Neben dem Lapisbad kann man sich auch der offizinellen *Jodtinktur* zum Scheidenbad bedienen, indem man etwa 4 ccm Jodtinktur in ein Röhrenspeculum eingießt oder mit einem in Jodtinktur getauchten Wattebausch das hintere Drittel der Scheide einschließlich der Portio und der Scheidengewölbe bestreicht. Nach dem Jodbad legt man zwei *Devegantabletten* ins hintere Scheidengewölbe. Wenn man es vermeidet, das vordere Drittel der Scheide und den Introitus mit Jodtinktur zu benetzen, was brennende Schmerzen verursacht, sieht man von dieser Behandlung ebenfalls gute Erfolge. Meist genügt eine Sitzung, gelegentlich ist eine zweite nach etwa 8 Tagen notwendig. Ist der Ausfluß nach der Ätzwirkung noch stark, so kann zu seiner Beseitigung mit $^{1}/_{2}\%$iger *Milchsäure* gespült werden. Die für eine ambulante Therapie unzweckmäßigen Spülungen sind bei klinischer Behandlung einer Kolpitis dagegen zu empfehlen.

Die Spülbehandlung beruht auf der Wirkung schwacher Adstringentien im Gegensatz zum Lapisbad, das auf Ätzung beruht. Darum ist schon theoretisch die Berieselung, die nur vorübergehender Natur ist, wie sie bei der Scheidenspülung geschieht, weniger wirksam als die länger dauernde Ätzwirkung und hauptsächlich nur dazu geeignet, krankhafte Produkte abzuschwemmen. Ganz wirkungslos sind Spülungen, die im Sitzen gemacht werden, weil dann die Spülflüssigkeit das hintere Scheidengewölbe gar nicht erreicht. Soll der Zweck der gründlichen Abschwemmung der Sekrete erfüllt werden, muß die Spülung im Liegen, am besten auf einem gynäkologischen Stuhl, gemacht werden. Die Scheide wird mit einem hinteren Scheidenspeculum entfaltet, damit die Spülflüssigkeit aus dem Irrigator auch bis zum hinteren Scheidengewölbe gelangt. Für die Spülung kommen die schärfer wirkenden Adstringentien, wie das Alaun, entweder als *Alumen crudum* oder als *Alumen pulver.* (1 Teelöffel auf 1 Liter warmen Wassers), oder das *Tannin* in Frage, das man am besten nach dem Rezept:

> **74.** Acid. tann............... 10,0
> Spir. Vin. dilut. ad 100,0
> D. S. 1 Kaffeelöffel auf 1 Liter warmen
> Wassers

anwendet. Ferner bewähren sich das *Chlorzink* sowie das *Zinksulfat,* auch das *schwefelsaure Kupfer* und das *Formalin*:

> **75.** Zinc. chlorat.
> Aqu. font. .... aa 150,0
> D. S. 1 Teelöffel auf 1 Liter Wasser

oder

> **76.** Cupr. sulfur. pulverisat. ... 50,0
> D. S. 1 Teelöffel auf 1 Liter Wasser.

Diese Adstringentien sollen die Scheidenhaut etwas gerben, die Bakterien zumindest vermindern und den Eiter samt dem Detritus entfernen. Manchmal muß man, wenigstens in den ersten Tagen, früh und abends spülen. Zur Vermeidung von Reizungen soll nach der Spülung die äußere Scham vorsichtig abgetrocknet und mit einem *Vasenol-, Lenicet-* oder *Talkumpuder* bestäubt werden. Meist genügt nach 3 bis 4 Tagen bereits eine Spülung am Morgen. Bei abklingendem Katarrh ist es besser, nicht mehr chemisch differente, sondern indifferente Mittel zu nehmen, also *Salzwasser* (1 Kaffeelöffel auf 1 Liter), *Kamillenabkochungen* und *Käsepappelabkochungen* (3 Eßlöffel auf 1 Liter). Gut bewährt hat sich zum Übergang auch die *Salicylsäure* mit und ohne Beigabe von *Resorcin*.

> **77.** Acid. salicyl............. 5,0
> Spirit. Vin. dilit. ad 100,0
> D. S. 1 Eßlöffel auf 1 Liter Wasser

oder

$$
\begin{array}{ll}
\textbf{78.}\ \text{Acid. salicyl.} \dots\dots\dots & 1,0 \\
\quad\quad \text{Resorcin} \dots\dots\dots\dots & 3,0 \\
\quad\quad \text{Spirit. Vin. dilut. ad} \dots & 100,0 \\
\end{array}
$$
D. S. 1 Eßlöffel auf 1 Liter Wasser
(Thaler).

Auf diese Art wird die Schleimhaut, die wieder ihre normale Biologie erreichen soll, am wenigsten gereizt. Ist der Zustand deutlich besser, wird sich zur Wiederherstellung der normalen Scheidenflora die *Milchsäuretherapie* in Form der $^1/_2 \%$igen *Milchsäurespülung* als vorteilhaft erweisen.

$$
\textbf{79.}\ \text{Acid. lact.} \dots\dots\dots\dots\ 50,0
$$
D. S. 1 Teelöffel auf 1 Liter Wasser
(entspricht 5 g auf 1000).

An Stelle der genannten Spülungen können auch die genannten *Vaginaltabletten* verwendet werden. Bei sicher pathologischer Bakterienflora kann eine Behandlung mit *Sulfonamid*zusätzen zu den Vaginalzäpfchen oder Salben günstig sein. Auch *Aureomycin* und *Terramycin* in Vaginalkugeln hat oft zu überraschend schneller Heilung geführt. Bei Anwendung von Sulfonamiden und Antibioticis muß man sich nur im klaren darüber sein, daß die Beseitigung der bestehenden Bakterienflora nur kurzfristig anhält. Nach Absetzen dieser Medikamente findet sich die gleiche Flora sehr schnell wieder. Es hat sich daher eine sogenannte Zweiphasentherapie eingebürgert: Die direkt oder indirekt mitbeteiligte Bakterienflora wird durch eine etwa 4 Tage dauernde Kur, z. B. mit *Badiocyren*, beseitigt. Im Anschluß daran wird das Cyren für 6 Tage ohne Badionalzusatz gegeben, um jetzt auf dem Wege über die Oestrogenwirkung den Glykogengehalt der Scheidenepithelien zu vermehren und damit den Milchsäurebacillen das geeignete Abbauprodukt zu liefern.

Nicht unerwähnt darf eine Form der Kolpitis bleiben, die Folge einer zu intensiven Fluortherapie ist. Man sieht in diesen Fällen eine geschwollene, hochrote Schleimhaut, deren Berührung heftige Schmerzen verursacht. Oftmals finden sich im Scheidengewölbe noch unzersetzte Reste irgend welcher eingebrachter Medikamente. In diesen Fällen ist eine absolute Ruhigstellung notwendig. Als alleinige Therapie kommt zusätzlich die Instillation von *Olivenöl* in Frage. Führt man diese Behandlung für 5 bis 8 Tage möglichst bei Bettruhe durch, so pflegt diese Kolpitis rasch abzuklingen.

Kolpitis vetularum

Besondere Erwähnung verdient die Kolpitis vetularum, eine recht häufige, nur nach Brachliegen oder Fehlen der Eierstöcke, also entweder nach der Menopause oder nach Kastration, beobachtete Krankheit. Sie beruht auf Ernährungsstörungen infolge Fortfalles der Inkrete des Eierstocks und äußert sich zunächst im Auftreten größerer und kleinerer Epitheldefekte im hinteren Drittel der atrophischen Scheidenwand, die eine ausgesprochene Neigung zur Verwachsung zeigen. Sie kann so weit führen, daß das hintere Drittel der Scheide ganz atretisch wird. Hydro-

und Pyometra können die Folge sein. Der oft recht starke, von einem heftigen Juckreiz begleitete Ausfluß ist meist der Anlaß, ärztlichen Rat einzuholen. Ebensooft aber ist es das so bedenkliche Symptom der Blutung, welches die Frau zum Arzt führt. Es ist manchmal nicht leicht zu entscheiden, ob tatsächlich nur die Kolpitis senilis die Quelle der Blutung ist oder ob in dem verengten Scheidentrichter ein Carcinom sich entwickelt (s. S. 131). Was die Therapie der Kolpitis senilis anbelangt, so sei die Anwendung von *Oestrogenen* oder *Androgenen* empfohlen. *Oestrogene* können einmal intravaginal als *Styli* zu 0,1 bis 0,2 mg — jeden zweiten Tag ein Stäbchen — oder als *Hormonsalben* angewendet werden. Hier bewähren sich auch die vorhergenannten oestrogenhaltigen Salben und Vaginalkugeln. Zusätzlich, oder auch ohne lokale Behandlung, wirken intramuskuläre Gaben von 2 bis 4 mg *Oestradiolester* pro Woche oder perorale Gaben von täglich 0,02 mg *Aethinyloestradiol* bzw. 0,05 mg *Stilboestrol* für einige Wochen gegeben sehr günstig. Um der Gefahr einer Hyperplasieblutung infolge der Follikelhormontherapie aus dem Wege zu gehen, wird in steigendem Maße den *Androgenen* der Vorzug gegeben. Die Androgene führen zu einer Proliferation basophiler Zellelemente, die Glykogen gespeichert haben, ohne gleichzeitig auf das Endometrium proliferierend zu wirken. Die beste Wirksamkeit hat die intravaginale Anwendung von Androgenen. Nur Androgene enthalten z. B. die *Testosid-Ovula* mit 5 mg Testosteronpropionat. 1 Ovulum wird täglich oder jeden 2. Tag abends tief in die Scheide eingeführt. Für eine Behandlung genügen meist 10 Ovula. Als Kombinationspräparat sei das *Vagramin* genannt, das Methyltestosteron und Milchsäure, Borsäure, Kohlenhydrate und Oxyacetylaminophenylarsinsäure enthält. 1 bis 2 Tabletten werden abends tief in die Scheide eingeführt, am besten angefeuchtet, um den Zerfall der Tabletten zu beschleunigen.

Soor und Trichomonadenkolpitis

Was schließlich die Fälle von spezifischer Vaginitis anbelangt, so ist zunächst der Soor der Vagina und sodann die Trichomonadenvaginitis zu erwähnen, Krankheiten, die meist auch die Vulva in Mitleidenschaft ziehen, wie bei der Vulvitis erörtert ist. Der mit Brennen, Jucken und Fluß einhergehende Soor der Scheide befällt meist Schwangere. Er heilt unter einer der nachfolgenden Behandlungsmethoden bald aus. In den meisten Fällen genügt eine *Boraxglyzerinbehandlung*, wie sie in gleicher Weise bei Trichomonaden empfohlen ist: oder man reibt die Scheide mit einem in 0,5%ige *Sublimatlösung* getauchten Tupfer ab oder spült sie allenfalls mit 1%iger Sublimatlösung aus. Handelt es sich um Hochschwangere, ist wegen der Möglichkeit der Resorption von der Sublimatlösung abzusehen. Auch Pinselungen mit 10%igem *Pyoktanin* helfen den Soor beseitigen, wenn die Schleimhaut jeden zweiten Tag mit der Lösung bepinselt wird. Die arge Beschmutzung der Wäsche ist ein Nachteil dieses von LITTAUER sehr gelobten Verfahrens.

Ob das Protozoon Trichomonas vaginalis ein harmloser Mitbewohner einer verunreinigten Scheide ist oder ob, wie andere glauben, diese Erreger für Entzündungserscheinungen der Scheide ätiologisch angeschuldigt werden können, ist nicht mit Sicherheit zu entscheiden. Tatsache ist, daß diese Fälle von Fluor, die durch ein schaumiges, blasiges Sekret ausgezeichnet sind — hervorgerufen durch den die Trichomonas begleitenden Mikrococcus gazogenes alcalescens —, bei einer auf die Entfernung der Trichomonaden gerichteten Therapie alsbald besser werden und zu verschwinden pflegen. Mit dem Verschwinden der Trichomonaden aus dem Sekrete gibt sich auch der heftige, beißende Juckreiz, der zur Rötung der äußeren Scham, zur Verschwellung und Intertrigo führen kann. Mit Rücksicht darauf, daß bei Schwangeren, die Trichomonadenträgerinnen sind, auch andere, allenfalls pathologische Keime als Mitschmarotzer der Scheide aufgefunden werden, muß man ihnen um so mehr eine relative Pathogenität zusprechen, als bei Befund von Trichomonaden und Schwangerschaft eine erhöhte Wochenbettmorbidität festgestellt worden ist.

Die beste und einfachste Therapie der Trichomonadenkolpitis stellt die S. 122 geschilderte Behandlung mit *Devegantabletten* dar. Sie muß als das Verfahren der Wahl bezeichnet werden. Gegenüber dieser Behandlung treten andere in den Hintergrund. Hoehne geht folgendermaßen vor: Nach gründlicher Reinigung der Scheide im Rinnenspeculum mit 0,1%iger *Sublimatlösung* wird die ganze Scheidenwand einschließlich des Vestibulum vaginae mit

80. Borac. 10,0
     Glycerin. ad 100,0

bestrichen. Dieselbe Behandlung wird in vier auf eine Woche verteilten Sitzungen jeden zweiten Tag wiederholt und muß gelegentlich, wenn auch unter Weglassung der Sublimatbehandlung, noch längere Zeit durchgeführt werden. Schmid und Kamniker sprechen sich ebenfalls für die *Boraxglyzerinbehandlung* aus, lassen aber in den Tagen, an denen die Patientin nicht vom Arzt behandelt wird, Scheidenkugeln, bestehend aus 2 g 10%igem *Boraxglyzerin* in Kakaobutter, abends tief in die Scheide einführen und am Morgen ein Sitzbad nehmen, um den durch die Kugeln entstehenden reichlichen Ausfluß zu beseitigen. Auch die von Wille zur Reinigung der Scheide angegebene Lösung, die S. 122 erwähnt ist, dient gut den Zwecken der Trichomonadentherapie, wie sich Kahr überzeugen konnte. Rodecurt gibt eine ,,vagino-cervicale *Yatren-Devegan-Plombenbehandlung*, kombiniert mit urethraler Yatrentherapie und nachfolgender *Devegantablettenprophylax*.‘‘ an. Nach Trockensäuberung von Cervix und Scheide wird ein Kranz von 4 Yatrenpillen um die Portio gelegt und dieses Vorgehen jeden 2. Tag, im ganzen 6mal, wiederholt. Bei den nächsten 6 Behandlungen werden statt der Yatrenpillen 4 bis $4^1/_2$ Devegantabletten um die Portio gelegt. Auch die Cervixhöhle wird jedesmal mit einer Yatren- bzw. Deveganpille plombiert. Während dieser Behandlung wird auch die Urethra mit 3%iger Yatrenlösung vorsichtig mit einem Wattestäbchen ausgewischt. Während der Periode wird nicht behandelt, aber sofort danach. Um Rezidive zu verhüten, verlangt der Autor durch

6 bis 12 Monate 2 Tage vor und 4 Tage nach der Periode die prophylaktische Einführung einer Devegantablette.

Die Scheidendiphtherie und die durch sie hervorgerufene Kolpitis braucht wegen ihrer Seltenheit nur gestreift zu werden, zumal sie kaum erkannt wird, es sei denn, daß sie ausgesprochene Symptome macht. Die Lokalbehandlung muß gegenüber der *Serumtherapie* ganz in den Hintergrund treten (5000 bis 10000 A. E. in mittelschweren Fällen intramuskulär, in schweren 20000 A. E. und mehr intravenös). Allenfalls können Streifen, die mit *Diphtherieheilserum* getränkt sind, in die Scheide eingelegt werden (NÜRNBERGER).

Anhang. Scheidenstenosen und Atresien

Bei alten Frauen spielen, worauf NÜRNBERGER ausdrücklich hinweist, Stenosen des hinteren Scheidendrittels als Quelle von Fluor und Blutung eine nicht zu unterschätzende Rolle in der praktischen Gynäkologie. LABHARDT hat als besondere Lokalisationsform eine Kraurosis fornicis vaginae beschrieben: „Die Krankheit besteht in einer bindegewebigen derben Schrumpfung der Scheidengewölbe. Die Schrumpfung führt unterhalb der Portio zu einer mehr oder weniger weitgehenden Stenosierung der Scheide. Die Stenose ist oft so eng, daß der Finger kaum oder überhaupt nicht ins Scheidengewölbe eindringen kann. Die Abtastung der Portio und des Muttermundes wird dadurch unmöglich." LABHARDT führt diese Erkrankung auf eine Unterfunktion der Ovarien zurück. Gegen die sekundären Entzündungserscheinungen wirken kleine lokale *Oestrogengaben* ausgezeichnet. Die Stenose selbst ist aber durch diese Behandlung nicht zu beeinflussen. Es ist manchmal nicht leicht zu unterscheiden, ob tatsächlich nur eine Kolpitis senilis die Quelle der Blutung ist oder ob in dem verengten Scheidentrichter ein Carcinom sich entwickelt. Manchmal ist die Narkoseuntersuchung, der allenfalls eine Probeexcision anzuschließen ist, nicht zu umgehen. In Narkose lassen sich Stenosen meist leicht bei zartem Fingerdruck oder beim Herausziehen des Uterus mit der Kugelzange lösen. Findet man dahinter nichts Verdächtiges, kann man es dabei bewenden lassen. Ist der Befund auf Carcinom hochverdächtig, so kann man mit Vorteil die vaginale Uterusexstirpation einschließlich des stenosierten Scheidenteiles vornehmen und damit bestehende Fluor- und Blutungssymptome ebenso wie später drohende Gefahren hinsichtlich eines Carcinoms beseitigen.

Bei Kindern gibt es neben Diphtherie auch zweifelsohne Fälle von Scharlach, die zu pseudomembranösen Entzündungen der Scheide führen. Dasselbe können bei Erwachsenen Typhus und andere schwere Infektionen verursachen. Sie sind, wenn sie auch selten vorkommen, deswegen so bedeutungsvoll, weil sie in späterer Zeit, lange nach der Ausheilung, zu Stenosen und Atresien der Scheide Veranlassung geben können. Ausnahmsweise kann es geschehen, daß auf dem Boden solcher pseudomembranöser Entzündungen die ganze Vagina einer dissezierenden Entzündung anheimfällt, so daß nur ein schmaler Kanal übrigbleibt. Stenosen nach solchen Prozessen, aber auch nach Ätzwirkungen, wie sie in selbstmörderischer Absicht mit Sublimat, Chlorzink, Chromsäure beschrieben sind, können den Geschlechtsverkehr weitgehend stören, ja ganz vereiteln, wenn sie auch die Befruchtung keineswegs unmöglich machen, aber bei der Geburt unüberwindliche Hindernisse für den vorliegenden Teil bedeuten. Die Behandlung ist schwierig. Während man in frischen Fällen die Epithelisierung durch 2%ige *Argentumsalbe, Scharlachrotsalbe, Pellidolsalbe* (2%), *Azulonsalbe-Homburg,* die man mit Gazestreifen einführt, zu fördern und die Verklebung zu verhindern hat, kann man in Fällen bestehender Stenosen mit der stumpfen Dehnung besonders in Narkose manches erreichen, wenn sie nicht zu tief greifen und die Nachbarorgane frei lassen. Eine langdauernde und geduldige Salbenbehandlung zwecks Erhaltung des erzielten Erfolges ist notwendig. Dazu erweist sich das Einführen kleiner Kolpeurynter, die mit der Salbe beschickt sind, als vorteilhaft. Die Neigung zu neuerlicher Schrumpfung ist allerdings immer gegeben. Wo aber feste, mit der Umgebung verwachsene Stenosen vorliegen, wo Blase und Mastdarm herangezogen sind, müssen operative Eingriffe gemacht werden. Sie sind schon oft deswegen notwendig, weil es bei höhergradigen Stenosen oder Verschlüssen der Scheide zur Sekret- und Blutstauung kommen kann (Pseudoamenorrhoe). Während Operationen bei der Atresia hymenalis als angeborenem Zustand sehr einfach sind, sind sie bei einer Atresie der Scheide auf dem Boden ausgedehnter Ulcera technisch sehr schwierig und dem Einzelfalle anzupassen. Bei vollständiger Atresie der Scheide oder ihrem Fehlen kommen nur operative Verfahren in Frage. Statt der zwar ausgezeichnete Resultate liefernden, aber recht eingreifenden Operation nach SCHUBERT oder der Scheidenplastik nach KIRSCHNER-WAGNER hat man mit der Transplantation von Amnionhaut, nach dem Verfahren von BURGER, gute Ergebnisse erzielt.

Cervicitis und cervicaler Fluor

Der cervicale Fluor ist nicht selten die primäre Ursache für eine Kolpitis. Durch das alkalisch reagierende, überreichlich sezernierte Sekret der Cervixdrüsen wird das Säuremilieu der Scheide empfindlich gestört und sekundäre Reizerscheinungen in der Scheide selbst sind die Folge. Wird sich in diesen Fällen die Behandlung auch auf die Erkrankung der Scheide zu richten haben — sie wurde im vorhergehenden eingehend besprochen —, so sieht man doch immer wieder Rezidive, wenn die primäre Ursache, die Hypersekretion der Cervixdrüsen, übersehen wird. Zu dieser vermehrten Sekretion kann es einmal durch entzündliche Reizungen kommen. An erster Stelle steht die Gonorrhoe, deren Symptomatik und Behandlung weiter unten abgehandelt wird. Auch durch Geburtstraumen, besonders durch alte, schlecht vernarbte Cervixrisse, ein dadurch bedingtes Ektropium der Schleimhaut, kommt es zu unspezifischen Entzündungen der Cervix. Bei ihnen bewährt sich zunächst das Ätzverfahren. Mit 10%iger *Argentum-nitricum-Lösung* werden Ätzungen mit sterilem Wattestäbchen 2- bis 3mal wöchentlich nach Entfernung des Schleimes durch 10- bis 20%ige *Sodalösung* oder 10%iges *Sodaglyzerin* gemacht.

Auch die Elektrokaustik hat gute Erfolge zu verzeichnen. Über ihre Methodik siehe weiter unten bei der Erosionsbehandlung. Die dort beschriebene Technik ist aber nicht leicht und hat wegen der möglichen Gefahren auch manche Gegner. Besonders bei alten Geburtsverletzungen wird man besser eine Portioplastik ausführen.

Von diesen echten entzündlichen Cervixkatarrhen ist die Hypersekretion der Cervix (GOECKE) zu trennen. Hier findet sich im charakteristischen Unterschied zu den entzündlichen Erkrankungen ein meist dünnflüssiges, wasserklares Sekret. Gerade diese Hypersekretion ist es, die allzuoft zu einer sekundären Kolpitis führt. Die Ursache dieser Hypersekretion wird in einer funktionellen Störung des Genitale gesehen, wie sie in verschiedenen Formen bei der allgemeinen vegetativen Dysregulation zu beobachten ist. GOECKE fand unter 1000 Fällen seiner Sprechstundenklientel bei 39,2% eine vegetative Dysregulation mit mehr oder weniger ausgesprochenen gynäkologischen Erscheinungen. 70% dieser Frauen klagten über Fluor, der in der Mehrzahl der Fälle in dieser funktionellen Störung der Cervixdrüsen seine Ursache hatte. Die früher angewandten Verfahren mit Calcium, Bellergal, Atropin, Eupaverin oder die schon genannte Elektrokoagulation haben keine genügenden therapeutischen Wirkungen gezeigt. Als wesentlich erfolgsicherer empfiehlt GOECKE die parametrane Injektion von *Impletol* oder *Symprocain*. Die Technik der Injektion gleicht der der parametranen Lokalanästhesie. Eine dünne Kanüle wird vom seitlichen Scheidengewölbe in das Parametrium geführt. Man vermeidet eine Verletzung des Ureters oder der Uterina, wenn die Kanüle nicht parallel der Cervix, sondern nach außen divergierend eingestochen wird. Um eine intravasale Injektion zu vermeiden, muß der Spritzenstempel vor der Einspritzung zurückgezogen werden. Es kann dann unbedenklich in etwas anderer Richtung die Injektion erfolgen. Die Menge von 2 bis 4 ccm genügt meistens, um eine merkliche Besserung zu erzielen. Im allgemeinen wird diese Injektion 2- bis 3mal wiederholt. Als zusätzliche Allgemeinbehandlung empfiehlt GOECKE *Calcipot* mit *Vitamin C* und *Vitamin D* und dazu täglich 4 bis 6 *Prominaletten*. Diese Medikamente werden eine Woche lang genommen und im Wechsel mit Pausen von 8 Tagen für 8 Wochen durchgeführt. Auch spastische Dysmenorrhoen sind auf diese Weise beseitigt worden. Nur selten mußte GOECKE die Injektionen mehrfach wiederholen. Die Frauen hatten oft das Gefühl einer schlagartigen Besserung.

Erosion

Wie schon im Vorhergehenden ausgeführt, ist die häufigste Begleiterscheinung des Cervikalkatarrhs, die Erosion, in ihrem Verhalten vom Zustand der Cervicitis weitgehend abhängig. Gelingt es, den Cervicalkatarrh günstig zu beeinflussen, so bessert sich zwangsläufig in der Mehrzahl der Fälle die Erosion. Dort freilich, wo der Boden für sie infolge klaffenden Muttermundes mit vorquellender Schleimhaut nach alten Geburtsnarben und gewaltsamen Aufschließungen nach Aborten günstig ist und dort, wo infolge schlecht vernarbter Dammrisse die Scham klafft und die Bakterien der Außenwelt ständig aufwandern, ist die Erosion schwer beeinflußbar und rührt sich auch nach entsprechender Behandlung gern wieder. Die diagnostische Abtrennung gutartiger Prozesse gegenüber den Frühstadien eines Collumcarcinoms kann manchmal äußerst schwierig sein. Bei der Bedeutung für die Früherkennung des Collumcarcinoms sind alle diagnostischen Möglichkeiten, insbesondere die Kolposkopie, die Zellabstriche nach PAPANICOLAOU und AYRE anzuwenden. Man sollte sich zur Regel machen, wenn einem die genannten diagnostischen Hilfsmittel nicht zur Verfügung stehen, eine Erosionsbehandlung niemals länger als 4 bis 6 Wochen fortzusetzen. Ist trotz der gleich zu besprechenden Behandlung keine Abheilungstendenz der Erosion zu bemerken, so sollten die Frauen unbedingt einem Facharzt überwiesen werden, der über die genannten diagnostischen Hilfsmittel verfügt und auch die oft notwendige Probeexcision durchführen kann.

In der konservativen Behandlung der Erosion ist noch immer das *2- bis 4%ige Lapisbad* im Röhrenspeculum führend. Man nimmt ein nicht zu großes, daher bei der Einführung nicht schmerzendes Milchglasspeculum, stellt die Portio ein und badet die mit 10%iger Sodalösung vom Schleim gereinigte Portio in der 2- bis 4%igen Argentumlösung für 5 Minuten, nicht öfter als 2mal wöchentlich, schiebt während des Bades das Speculum auch hin und her, um gleichzeitig die so gut wie immer mitergriffene, entzündlich veränderte Vaginalschleimhaut zu behandeln. Altbewährt ist auch der Holzessig, und zwar der *rohe Holzessig:*

81. Acet. pyrolignos. crud. ... 200,0

den man im Milchglasspeculum nach sorgfältiger Reinigung der Portio durch 5 Minuten 2- bis 3mal wöchentlich einwirken läßt. Die Wirkung des Holzessigs wird verstärkt, wenn man

82. Acid. carbolic. crystall. ...   6,0
Acet. pyrolignos. crud. ad 200,0

verordnet. Gutes kann man auch bei nicht zu lange bestehenden Erosionen von der Behandlung mit dem *Lapisstift* sehen, wobei man aber nicht öfter als 2- bis 3mal und auch nur in 8- bis 10tägigen Zwischenräumen behandeln soll. Dabei ist bei der Anwendung des Lapisstiftes Vorsicht geboten, indem das überschüssige Medikament abgetupft werden muß. Man kann auch die Lapisstiftbehandlung durch Bepinselung der Erosion mit *Jodtinktur* oder durch ein *Jodbad* ersetzen. Auch erweist sich die Vorlage eines *Glyzerintampons* als vorteilhaft, der am nächsten Tag von der Patientin entfernt wird. Zwei Tage nach der Behandlung läßt man die bei der Fluortherapie genannten Medikamente als Tabletten oder Vaginalkugeln einführen.

Großer Beliebtheit erfreut sich auch heute noch bei der Behandlung der Erosion und des Fluors die Tampontherapie. Zugegeben sei, daß Tampons, mit Flüssigkeit oder mit Salben und Pasten beschickt, eine längere Einwirkung des Heilmittels auf die Gewebepartien, also bei Erosion auf die Geschwürfläche, gestatten. Es soll auch nicht geleugnet

werden, daß die *Glyzerintampons* mit und ohne Zusatz durch ihre wasser-
entziehende Wirkung keinesfalls bedeutungslos sind. Eine resorptive
Wirkung aber ist von der Tampontherapie nach allem, was wir heute
wissen, nicht zu erwarten, und die Anschauung, daß Entzündungen der
Adnexe durch die Tampontherapie zu heilen sind, nicht haltbar. Wendet
man sie an, so muß auch für sie der Satz gelten, daß gerade bei ihrer
zweifelhaften Wirksamkeit niemals zu oft hintereinander und auch im
ganzen nicht länger als in einem 4wöchigen Turnus behandelt werde.
Am ehesten ist die Tampontherapie noch in der ambulatorischen Behandlung der Erosion angezeigt. Vor jeder Tamponbehandlung reinigt
man die Scheide durch eine Spülung mit lauem oder warmem Wasser,
wozu sich meist zwecks Entfernung von Schleim eine schwache Sodalösung (1 Eßlöffel auf 1 Liter Wasser) sehr gut eignet. Man nimmt
zum Tränken des Tampons beispielsweise:

> 83. Kal. jodat. . . . . 5,0—10,0
>   Glycerin. ad 50,0
> D. S. Äußerlich

oder

> 84. Acid. tann. oder
>   Thigenol. . . . . 5,0—20,0
>   Glycerin. ad 50,0
> D. S. Äußerlich.

Man kann auch den Tampon mit Salben bestreichen, als deren Grundlage
man Vaseline nimmt, zu der man von dem betreffenden Medikament
etwa um die Hälfte mehr zusetzt als für die Glyzerinlösung (CHROBAK).
Die schon bei der Fluorbehandlung erwähnten Scheidenkugeln und
Schaumkörper finden auch bei Erosionen und begleitenden Scheiden-
katarrhen, namentlich als Zusatzbehandlung im Hause durch die
Patientin selbst, vielfach Verwendung. Die hierzu gebräuchlichen Globuli
sind S. 123 angeführt.

Von weiteren Methoden zur Behandlung der Erosion sei auf die
Verätzung mit *Chloräthyl*, wie sie in der Schweiz seit vielen Jahren vielfach geübt wird, als ein sehr brauchbares Verfahren hingewiesen. An die
Verätzung schließt man zweckmäßigerweise in den nächsten Tagen
eine Salbenbehandlung an.

Ausgezeichnetes leistet die Verschorfung hartnäckiger Erosionen
durch Elektrokaustik. Bei der Elektrokoagulation folgt man am
besten der von BUNKA angegebenen Technik. Die Portio wird mit einem
zweiteiligen oder selbsthaltenden Speculum eingestellt, aber nicht an-
gehakt. Da die Portiooberfläche (nicht die Scheidenwand!) gegen Hitze
unempfindlich ist, braucht man keine Narkose. Eine genügend lange,
bis zum Kugelende isolierte Kugelelektrode wird an einen Hochfrequenz-
diathermieapparat angeschlossen. Die ganze Erosionsfläche wird, vom
äußeren Rand beginnend, bis zum Muttermundsaum mit punktförmigen
Verschorfungsstellen bedeckt, die sich dachziegelartig nebeneinander
setzen und ineinander übergreifen. Die ganze Erosion soll in eine weißlich-
graue, bröcklig-sulzige Fläche verwandelt werden. Es gehört ein gewisses

Fingerspitzengefühl dazu, nicht zu vorsichtig zu verschorfen, da dann die tieferen Erosionsdrüsen nicht miterfaßt werden, anderseits darf auch nicht zu stark verschorft werden, da sonst Narben und Verziehungen entstehen. Nach Verschorfung der Erosion ist immer zur Beseitigung einer fast niemals fehlenden Hypersekretion der Cervix eine Koagulation des Cervixkanals nötig. Hierzu wird die stromlose Kugelelektrode bis nahe an den inneren Muttermund geschoben und unter Stromeinschaltung schnell nach außen gezogen, so daß die Elektrode durch den Kanal „durchhuscht". Dies muß mehrere Male zur Koagulation der ganzen Wandung wiederholt werden. Auf keinen Fall darf dabei die innere Muttermundgrenze nach oben zu überschritten werden, da es sonst zu Verklebungen mit den bekannten Stauungsfolgen und der Gefahr einer aszendierenden Infektion kommt. Im Anschluß an diese Koagulation ist eine entsprechende Nachbehandlung maßgeblich für den Therapieerfolg. Es wird eine 5%ige *Bepanthenlösung (Panthenol)* im Anschluß an die Verschorfung in die Scheide eingegossen und ein Mulltupfer vorgelegt. Dieser bleibt 20 Stunden liegen. Die Bepantheneinlage wird täglich für 5 bis 6 Tage wiederholt, dann für weitere 2 Wochen jeden 2. Tag Bepanthen. Der Koagulationsschorf stößt sich unter dieser Behandlung in wenigen Tagen ab und die folgende Epithelisierung wird durch Bepanthen wesentlich gefördert. Unangenehm ist ein lästiger, längere Zeit anhaltender Fluor von der Wundstelle her. MINK hat die günstigen Heilungsziffern von BUNKA nicht ganz erreichen können, aber immerhin die Behandlungszeit auf 3 bis 5 Wochen mit Bepanthengaben verkürzt. Für diese Koagulation eignen sich einzig und allein gutartige Erosionen mit intakter Cervix. Eine genaue differentialdiagnostische Abklärung der Erosion durch Kolposkopie, Zelltest und eventuell Probeexcision ist unabdingbare Voraussetzung für diese Behandlung. Auch Emmetrisse, tiefe Cervixlazerationen dürfen nicht vorhanden sein.

Wenn aber ein allen Behandlungsverfahren trotzender Cervicalkatarrh immer von neuem die Erosion erzeugt, wird schließlich die operative Behandlung, besonders die STURMDORFsche Plastik, in ihre Rechte zu treten haben. Die verschiedenen Methoden zur Portioplastik sollen hier nicht weiter erörtert werden. Die operative Behandlung hartnäckiger und auch sehr ausgedehnter Erosionen ist nicht allein im Hinblick auf den Heilungserfolg das beste Verfahren, sondern nicht zuletzt ist durch die Abtragung der gesamten erodierten Fläche eine genaue histologische Untersuchung aller Gewebepartien möglich, um beginnende bösartige Erkrankungen mit Sicherheit auszuschließen. Da die chronische Cervicitis und mit ihr die Erosion durch den chronischen Entzündungsreiz auch später zu einer Carcinombildung führen kann, ist eine plastische Operation, eine „Kosmetik der Portio" (RUNGE) ein geeignetes Verfahren, nicht allein um die bestehende Erkrankung endgültig zur Heilung zu bringen, sondern auch um als Carcinomprophylaxe Bedeutung zu haben. Es sei aber nicht verschwiegen, daß diese plastischen Operationen nicht für den praktischen Arzt geeignet sind, da sie eine gewisse Operationstechnik erfordern. Auch soll man sich nicht zu früh, etwa im subakuten

Stadium, zu einer solchen Plastik entschließen. Es kann sonst zu sehr
unangenehmen Folgeerscheinungen, einer schweren Parametritis und
einem Wiederaufflackern einer als ausgeheilt betrachteten Adnexentzündung kommen. Um lokal wenigstens bei bakterieller Verunreinigung
eine sekundäre Entzündung der Operationswunde zu vermeiden, empfiehlt
sich die präoperative Behandlung für einige Tage mit Einlagen von
Sulfonamiden oder *Antibioticis*. Derartige plastische Operationen können
auch bei jüngeren Frauen durchgeführt werden, da sie weder der Konzeption noch der Geburt hinderlich sind. Bei der hohen Portioamputation
dagegen ist die Konzeptionsfähigkeit vermindert, auch kann es zu Narben-
stenosen kommen, die bei nachfolgender Geburt zur Schnittentbindung
zwingen.

Vaginismus

Höhere Grade dieses Zustandes, der in einer Verkrampfung des
M. constrictor cunni, vergesellschaftet mit einem Krampf der Beckenbodenmuskulatur, ja sogar der Adduktorenmuskeln besteht, sind nicht
gerade häufig. Leichtere Grade werden öfters beobachtet. Die längste
Zeit hat man dieses Leiden als rein örtliches aufgefaßt und nach pathologisch-anatomischen Grundlagen gesucht, die sich ja auch in einer Reihe
von Fällen finden lassen, aber meist nicht Ursache, sondern Wirkung
vergeblicher Bestrebungen von Seiten des Ehepartners sind, den Krampf
zu überwinden. Nur selten liegen tatsächlich krankhafte oder zumindest
abwegige Veränderungen am Hymen, wie eine besondere Festigkeit des
Hymen, vor, oder es sind leichte Fissuren am Introitus, die infolge Bloß-
liegens des nervenreichen Unterhautzellgewebes auf jede Berührung
noch weiter gereizt werden und zum Muskelkrampf führen. Der Vaginismus ist nämlich nichts anderes als eine Abwehrstellung der Frau gegenüber dem eindringenden Penis oder bei der ärztlichen Untersuchung
gegen den eindringenden Finger oder ein Instrument. Diese Abwehrstellung aber geht vom Gehirn aus; sie ist die Schutzmaßnahme gegenüber der gefürchteten, schmerzhaften Einführung des Gliedes auf dem
Boden einer besonderen Überempfindlichkeit einerseits, anderseits aus
der Vorstellung der Unlust, ja des Abscheus vor dem Geschlechtsverkehr
oder auch vor dessen möglichen Folgen. Dort, wo örtliche Ursachen
offenkundig vorliegen, besonders dann, wenn ein schwach potenter
Mann durch ständig wiederholte, aber vergebliche Versuche vorzu-
dringen, zur Reizung, Verschwellung und Fissurenbildung an der hinteren
Kommissur oder am Hymen Veranlassung gegeben hat, ist mit und ohne
lokale Behandlung der Zustand leicht zu beheben. Die Benutzung
anästhesierender Salben, wie der 10- bis 20%igen *Anaesthesinsalbe*,
macht die Empfindlichkeit weit geringer, und es gelingt alsbald, den
Krampf zu lösen, besonders dann, wenn die Patientin dem eindringenden Körper, sei es der Penis, ein Instrument oder ein Finger, dadurch
möglichst entgegenkommt, daß sie die Bauchpresse kräftig anspannt,
ein Kunstgriff, den uns WALTHARD gelehrt hat und der von größter
Bedeutung für die Behebung des Zustandes ist. Dort, wo der Hymen

besonders fest und undehnsam ist und dadurch auch einem kräftig potenten Mann die Defloration unmöglich macht, wird man bei vielen Versuchen, sie doch zu erzwingen, selbst bei einem gesunden Nervensystem schließlich auch einen Vaginismus erleben können. In diesen Fällen von Pseudovaginismus erscheint die operative Beseitigung des Hindernisses geboten. Handelt es sich aber um einen impotenten Mann, so liegt die Abwegigkeit bei ihm und — bei normalem Hymen der Frau — nicht bei ihr. In solchen Fällen durch Operation der Frau die letzten Reste der Potenz des Mannes zu retten und die Frau sozusagen als untauglich für den Geschlechtsverkehr hinzustellen, ist falsch. Solche Ehen scheitern auch trotz der im nachfolgenden angeführten Operationsverfahren früher oder später doch. Bei berechtigter Indikationsstellung zu dieser Operation bewährte sich bei KAHR am besten die Nachahmung der natürlichen Defloration, die STOECKEL als das einzig richtige Verfahren bezeichnet. In tiefer Narkose wird zunächst ein Finger durch den Hymen eingeführt und kräftig nach abwärts gegen den Damm zu gedrückt, worauf ihm ein zweiter folgt, der, den Hymen bis an seine Basis einreißend, auch das darunterliegende Gewebe so weit dehnt, daß nunmehr eine solche Weite geschaffen ist, daß leicht der Penis eindringen kann. Indem mit den beiden eingeführten Fingern der Scheideneingang nach allen Richtungen stumpf gedehnt wird, ist die Operation beendet. Man kann auch zu blutigen Operationsmaßnahmen mit Messer und Schere greifen, von denen namentlich die Methode von POZZI beliebt ist. Die Operation ist ihrem Wesen nach eine mediane Episiotomie, die so ausgeführt wird, daß der Hymenalsaum rechts und links von der Mittellinie von zwei Assistenten angespannt und nun in der Medianlinie $1^1/_2$ cm nach innen und ebensoweit nach außen durchtrennt wird. BUCURA rät, den Einschnitt weniger lang als vielmehr tief zu machen, damit die Fasern des M. constrictor cunni und auch die des Transversus perinei superficialis getroffen werden. Man kann nun an die Durchschneidung noch die stumpfe Dehnung mit den Fingern anschließen und vernäht dann den sagittalen Schnitt durch quere Nähte mittels feinen Catguts. Laterale Episiotomien sind nicht empfehlenswert, weil sie die Form des äußeren Genitale verunstalten und zu Fluor führen können. Sie sind auch kaum notwendig. Andere bevorzugen die Hymenexcision mit und ohne mediane Episiotomie (NOVAK). Eine weitere Behandlung nach völliger Abheilung und Schmerzlosigkeit der Hymeneinrisse durch Einführen von HEGAR-Stiften, die man der Patientin schließlich selbst in die Hand gibt, ist auch insofern praktisch wichtig, als mit der klaglosen Einführbarkeit immer größerer Nummern (bis 33, 34) die Patientin selbst von ihrer Heilung überzeugt wird, bevor sie den Geschlechtsverkehr aufnimmt (V. DITTEL).

Wie erwähnt, ist aber der Vaginismus in der überwiegenden Mehrzahl der Fälle nur der Ausdruck einer neuropathischen Konstitution (KRÖNIG, WALTHARD). Darum ist bei diesen Fällen eine örtliche Behandlung sinnlos. Das Hauptgewicht liegt hier auf der seelischen Beeinflussung der Kranken, nachdem durch eine der angeführten Maßnahmen in der

Patientin die Überzeugung gefestigt wurde, daß sie zur Zulassung des Geschlechtsverkehrs befähigt ist. Wenn es gelingt, restlos das Vertrauen der Frau zu gewinnen, wird man durch die Betonung der normalen Beschaffenheit der Geschlechtsteile und den kategorischen Hinweis auf die Grundlosigkeit der Abwehrstellung schon mit der bloßen Überredungskunst, die man nach DUBOIS Persuasion nennt, Erfolge erzielen. Bei der schwankenden Beschaffenheit des Seelenlebens solcher Frauen aber muß man auch auf das Scheitern solcher Bemühungen gefaßt sein. Man soll auch nicht glauben, daß der Versuch der so oft angepriesenen Psychoanalyse sicher zum Ziele führt. Gegen eine von fachmännischer Seite ausgeführte Hypnose wird nichts einzuwenden sein. Aber auch damit sieht man Mißerfolge. Gelegentlich sind die Ursachen des Vaginismus in sexueller Perversion oder vollkommener Frigidität zu finden, manchmal beruhen sie auf tragischen Konflikten in den Jahren der Pubertät. Oft genug aber sind sie auch bei körperlich vollendet entwickelten und im seelischen Verhalten uns ausgeglichen erscheinenden Frauen nicht ohne weiteres zu ergründen und auch durch Psychoanalyse nicht zu beheben.

ANSELMINO empfahl zur Therapie des schweren Vaginismus die präsacrale Neurektomie, die bereits bei der Dysmenorrhoe (s. S. 81) erwähnt wurde. Dieses Verfahren führte bei 12 Fällen von COTTE und HELD 7mal zur Dauerheilung und 5mal zur Besserung.

Die Schwierigkeit der Behandlung kann man nicht anschaulicher als durch Mitteilung selbsterlebter Fälle schildern. In besonderer Erinnerung ist KAHR ein solcher Fall, den er u. a. gerichtlich anläßlich eines Ehescheidungsprozesses begutachtet hatte:

Eine 37jährige Frau, die seit 11 Jahren mit einem Ingenieur zusammen lebte, hatte auch nicht ein einziges Mal den Congressus, ja auch nur eine Annäherung des Penis zum Genitale zugelassen, weil sie schon beim Anblick des Gliedes nicht nur einen Krampf der Beckenboden-, sondern auch der Adduktorenmuskulatur bekam. An dieser Frau, die keinerlei Abwegigkeiten, weder im Bereiche der Geschlechtsteile noch im übrigen Körper aufwies, war im Verlaufe der 11 Jahre — ihr Mann hatte eine große Zuneigung zu ihr und wollte nichts unversucht lassen, um ein Zusammenleben zu ermöglichen — wohl alles an therapeutischen Bestrebungen aufgeboten worden, was überhaupt denkbar ist. Abgesehen von zahlreichen, aber ganz erfolglosen Dilatationen des Hymen und der Scheide mit HEGAR-Stiften, gläsernen und hölzernen Bolzen, von einer Dehnung und Diszission des Hymen in Narkose, Pinselung des Introitus mit Cocain und ähnlichen Mitteln, war es trotz geduldig geübter Persuasion, 6wöchiger Psychoanalyse und acht hypnotischen Sitzungen durch Neurologen von Fach und Namen nicht gelungen, den Zustand zu beheben oder auch nur um Haaresbreite zu bessern! Schließlich verlangte der Mann die Scheidung, die auch gerichtlich ausgesprochen wurde, wobei es sich zeigte, daß auch jetzt noch die Ehegatten in Freundschaft und Anhänglichkeit einander zugetan waren. Die Frau nahm übrigens die ganze „Schuld" ohne weiteres auf sich und hat KAHR bei der Untersuchung auch auf die Wurzeln ihres Vaginismus blicken lassen, die offenbar in zwei seelischen Traumen in der Pubertätszeit gelegen waren. Es war einerseits eine unzüchtige Berührung, wie sie sich ausdrückte, durch einen verheirateten Mann, die sie mit heftigem Abscheu erfüllte, anderseits die Gegenwart bei der letzten Entbindung ihrer Mutter, die sie als 14jähriges Kind im Nebenzimmer mitanzuhören gezwungen war, wobei die Geburt nach mehrtägiger Dauer erst mit Zange unter den heftigsten Schmerzäußerungen der nicht betäubten Mutter beendigt worden war. Im Gutachten wurde darauf hingewiesen, daß bei dem von Haus aus offenbar besonders empfindlichen Nervensystem der Frau der Eindruck der Geburt ein so mächtiger gewesen ist, daß die Angstvorstellung vor einem solchen Erlebnis diesen unbehebbaren Zustand heraufbeschworen hat.

Dieser Fall zeigt zugleich die Wege der Behandlung, die gewöhnlich begangen werden und die, sofern sie örtlich angreifen, beim echten Vaginismus soundso oft fehlschlagen und, sofern sie seelisch einsetzen, auch Mißerfolge keineswegs ausschließen, weil eben bei einem von Haus aus abwegigen Vorstellungsleben solche Angst- und Zwangsvorstellungen stärker als unsere therapeutischen Kräfte sein können. Zusammenfassend kommt KAHR daher für die Behandlung des Vaginismus zu zum Teil skeptischen Aussichten, sofern dieser mit der betreffenden Persönlichkeit untrennbar verbundene seelische Grundlagen hat.

Die bakteriell bedingten Entzündungen des Genitale

Bei den bisher geschilderten Krankheitsbildern der unteren Geschlechtswege hat es sich um Erkrankungen gehandelt, bei denen ein bakterieller Infekt von sekundärer Bedeutung ist. Eine spezielle, gegen die Erreger gerichtete Chemotherapie ist in diesen Fällen zumindest nicht allein imstande, zu einer dauernden Heilung zu führen, da der in seiner Vielfalt geschilderte Primärschaden durch Antibiotica und Sulfonamide nicht beeinflußbar ist. Ganz anders ist es dagegen bei den noch nicht besprochenen gonorrhoischen Infekten der unteren Geschlechtswege und den spezifischen wie auch unspezifischen Entzündungen der oberen Genitalabschnitte. Hier steht der bakterielle Befall wenigstens zu Beginn der Erkrankung als primärer Schaden ganz im Vordergrund, und es wird daher Aufgabe der Behandlung sein, gegen diese Krankheitserreger gerichtet, mit den Mitteln der Chemotherapie einzugreifen.

Seit der Entdeckung des Penicillin durch FLEMMING im Jahre 1928 und der Sulfonamide durch DOMAGK 1929 sind uns Medikamente in die Hand gegeben, die das Bild des bakteriellen Infektes in therapeutischer und prognostischer Hinsicht völlig verändert haben. Neben den schweren septischen Erkrankungen, die früher unbeeinflußbar zum Tode führten und heute durch geeignete Medikamente geheilt werden können, ist es auf gynäkologischem Gebiete die Gonorrhoe, bei der dieser Wandel besonders deutlich wird. Die mühselige und allzuoft doch vergebliche lokale Behandlung ist überflüssig geworden. Schon zu der Zeit, als lediglich die Sulfonamide anwendbar waren, fand KAHR für diesen Wandel folgende Worte: „Die Zeiten sind vorbei, da so mancher Arzt, der eine Gonorrhoe bei einer Frau zu behandeln hatte, gleichgültig oder mutlos an den Fall herantrat, getragen von dem Gedanken, daß die Gonorrhoe trotz allen Bemühens doch nicht ausheilen werde. Der Triumphzug der Chemotherapie mit den Sulfonamiden, dessen glückliche Zeugen wir sind, hat den Pessimismus von ehedem in einen wohlgegründeten Optimismus verkehrt. Steht die Diagnose fest, und sie muß **ehestens** gestellt werden, so gelingt es heute bei sofort einsetzender Behandlung, die Gonorrhoe nicht nur in einem unwahrscheinlich hohen Hundertsatz und in unwahrscheinlich kurzer Zeit auf die denkbar einfachste Art restlos auszuheilen, sondern auch ungleich öfter als früher ihre Folgezustände ganz zu verhüten, die gerade bei der Frau so schwerwiegende sind." An die Stelle der Sulfonamide ist heute das Penicillin getreten und die Heilungschancen sind dadurch noch wesentlich verbessert worden. Will man aber diese ausgezeichneten Medikamente bei der Bekämpfung bakterieller Entzündungen auch weiterhin als sicher wirksam behalten, so muß dem **Mißbrauch** der Chemotherapie Einhalt geboten werden. Die Einfachheit in der Handhabung der Chemotherapie, ihre Wirksamkeit im Organismus an allen Stellen, die gut durchblutet sind, und der oftmals frappierend schnelle Heilungseintritt machen es nur allzu verständlich, diese neuen Medikamente häufig anzuwenden. Eine geradezu verführerische Reklame (s. hierzu auch S. 153) unterstützt dazu noch erheblich die Tendenzen einer Ausweitung der Chemotherapie. Um so notwendiger und dringlicher ist es für eine verantwortungsvolle und ätiologisch begründete Therapie, die

allgemeinen Grundsätze der Chemotherapie

sorgfältig zu beachten. Über die Wirkungsweise der Antibiotica und Sulfonamide, über die Chemie der einzelnen Stoffe und die vielen immer wieder neu herauskommenden Verbesserungen und Änderungen in der Zusammensetzung ist im Laufe der Jahre eine so gewaltige Literatur erschienen, welche geradezu zu einem Spezialgebiet geworden ist, das von dem praktisch tätigen Arzt nicht mehr überblickt werden kann. Es würde auch über den Rahmen dieses Buches hinausgehen, wollte man eine spezielle Einzeldarstellung der vielen verschiedenen Substanzen geben. Es muß hierzu auf die in einigen Fachzeitschriften erschienenen Übersichtsartikel — z. B. Tscheche: „Über den biochemischen Wirkungsmechanismus einiger Chemotherapeutika und Antiseptika", Angew. Chem. 62 (1950), Nr. 7; Kimmig: „Neuzeitliche Behandlung mit Antibiotica und Sulfonamiden", Geburtsh. u. Frauenhk. 13 (1953), H. 8 u. 9 — und auf die ausgezeichnete Zusammenstellung von Walter und Heilmeyer in der „Antibioticafibel", Thieme-Verlag 1954, aus der eine Reihe der folgenden Einzelheiten entnommen ist, verwiesen werden.

Da die Behandlung mit den modernen Mitteln der Chemotherapie ein so weites Feld hat, ist es aber notwendig, einiges Grundsätzliches zu dieser Therapie auszuführen:

Man sollte sich immer vor Augen halten, daß sowohl Antibiotica wie Sulfonamide praktisch nur eine **bakteriostatische** Wirkung haben. Diese Stoffe hemmen also lediglich das weitere Wachstum der Erreger. Eine **bakterizide** Wirkung, eine Abtötung der Keime, ist mit den erreichbaren Gewebe- und Serumkonzentrationen bei prolierierenden Erregern nur unter besonders günstigen Umständen durch Penicillin und Streptomycin möglich. Die weiteren Antibiotica und die Sulfonamide haben dagegen immer nur eine bakteriostatische Wirkung. Die Abtötung der Keime muß daher in fast allen Fällen den körpereigenen Kräften überlassen bleiben. Toxinwirkungen einzelner toxinbildender Erreger werden durch die Chemotherapie überhaupt nicht beeinflußt. Eine Einwirkung ist hier nur indirekt dadurch zu erwarten, daß durch die Wachstumshemmung dieser Erreger eine weitere Toxinbildung verhindert wird, aber auch hier sind die durch Bakterienzerfall frei werdenden Toxine noch von Bedeutung. Den einzelnen Medikamenten ist ein spezielles Wirkungsspektrum eigen. Es werden durch ein bestimmtes Antibioticum oder Sulfonamid immer nur besondere Erregergruppen in ihrem Wachstum beeinflußt, andere dagegen können sich trotz ausreichender Konzentration des Medikamentes ungehindert weiterentwickeln. Leider gibt aber dieses Wirkungsspektrum nur einen ungefähren Anhalt darüber, bei welchen Erregern überhaupt ein Erfolg erwartet werden kann und bei welchen eine Wirkung ausgeschlossen ist. Auch unter den eigentlich beeinflußbaren Erregern gibt es eine Anzahl von Stämmen, die entweder primär nicht ansprechbar sind oder im Laufe der Behandlung einen Wandel in der Empfindlichkeit durchmachen und resistent werden. Zahlreiche Untersuchungen haben sich mit diesem therapeutisch sehr wichtigen und auch biologisch außerordentlich interessanten Problem der Resistenzentwicklung beschäftigt. Dieser Vorgang läßt sich für die allermeisten Fälle dahingehend deuten, daß in fast jeder Bakterienpopulation einzelne Bakterien unempfindlich gegen das verabfolgte Medikament sind oder durch Mutation resistent werden können. Während die empfindlichen Teile der Population sich durch Wachstumshemmung nicht weiterentwickeln können, vermehren sich die resistenten ungehemmt, bleiben letztlich übrig und damit ist der ganze Stamm resistent „geworden". Die Häufigkeit derartiger Resistenzen steht naturgemäß in Abhängigkeit von der Häufigkeit der Anwendung der einzelnen Medikamente und ist bei den einzelnen Antibioticis verschieden. So ist es nicht erstaunlich, daß durchschnittlich 40%, an manchen Orten sogar bis zu 70% aller Staphylokokkenstämme gegen Penicillin resistent geworden sind und daß die Resistenz gegen Streptomycin und Aureomycin ebenfalls ansteigt. Auf ein starres Wirkungsspektrum ist daher kein Verlaß, es sei denn in dem Sinne, daß bei den von vornherein gegen ein bestimmtes Antibioticum primär resistenten Erregern dessen Anwendung gänzlich zwecklos ist. Die Folgerungen, die daraus für die Praxis zu ziehen sind, lauten daher: Vor einer Antibiotica- oder Sulfonamidgabe muß der Erregernachweis und die Resistenzbestimmung erfolgen. Nur auf diese Weise ist eine gezielte und damit erfolgreiche Therapie sicher. Wenn eine derartige Forderung mit allem Nachdruck als dringendes Gebot aufgestellt werden muß, so gibt es doch eine Anzahl von Gründen, die es verständlich machen, daß auch ohne solche Bestimmungen eine Chemotherapie vorgenommen wird. Bei den noch zu besprechenden Sonderfällen eines akuten, bedrohlichen septischen Zustandes wird man sofort die Chemotherapie mit den gegen die vermuteten Erreger geeigneten Medikamenten beginnen, aber nur um die Zeit zu überbrücken, die für einen Erregernachweis und eine Resistenzbestimmung nötig sind; denn gerade in diesen Fällen sind Erregernachweis und Resistenzbestimmung unabdingbare Grundvoraussetzungen für eine letztlich auch erfolgreiche Behandlung. Bei den nicht derart akut bedrohlichen Infekten dagegen wird man eine optimale Therapie nur treiben können, wenn vor dem Beginn einer antibiotischen Behandlung diese Bestimmungen erfolgt sind. Leider ist aber der Praktiker schon aus rein organisatorischen Gründen gar nicht in der Lage, sozusagen routinemäßig eine bakteriologische Befunderhebung und eine Resistenzbestimmung durchführen zu lassen. Aber auch er wird auf die so erfolgreiche Chemotherapie nicht verzichten wollen und auch nicht verzichten können. Um so schwieriger ist es für ihn, die geeignete Auswahl unter den vielen Medikamenten zu treffen. Zuerst einmal wird man gut tun, um größeren Schaden zu verhüten, bei jeder Antibiotica- oder Sulfonamidgabe eine strengste Indikationsstellung zu beachten. Ein banaler Infekt, der auch früher ohne die modernen Mittel der Chemotherapie abheilte, braucht sie auch heute nicht. Zweifellos hat man auch bei solchen nicht direkt lebensbedrohlichen Infekten die Freude einer überraschend schnellen Heilung gehabt. Man denke nur an die Furunkel und die Mastitis. Schon heute aber sehen wir, daß sich in leider recht großer Häufigkeit diese Schnellheilung nicht mehr einstellen will, ja, daß es sogar unter einer Chemotherapie zu ausgesprochen langen und wenig beeinflußbaren Verlaufsformen kommt, die nur durch einen Verzicht auf jegliche antibiotische Behandlung vermeidbar sind. Besteht daher in der Praxis keine Möglichkeit zum Erregernachweis und einer Resistenzbestimmung, so sollte man sich immer bewußt bleiben, daß einer trotzdem durchgeführten Chemotherapie erhebliche Mängel anhaften. Zumindest muß man sich überlegen, mit welchen Keimen bei der zu behandelnden Krankheit aller Wahrscheinlichkeit nach zu rechnen ist, um so wenigstens mit dem am passendsten erscheinenden Medikament einen Therapieversuch zu machen. Eine solche ungezielte Chemotherapie sollte weiterhin immer nur auf wenige Tage beschränkt werden. Stellt sich der erwünschte und erwartete Therapieerfolg nicht in 2 bis 3 Tagen ein, sinkt die Temperatur in dieser Zeit nicht zur Norm ab, so hat das verwendete Chemotherapeuticum keine Wirkung, die Erreger sind gegen dieses entweder nicht empfindlich oder das Medikament kann nicht in genügender Konzentration an die Erreger herankommen. Eine weitere Anwendung des gebrauchten Medikaments ist daher zwecklos. Eine Ausnahme von dieser Regel machen die prophylaktischen Gaben, auf die noch besonders einzugehen sein wird, und die Behandlung chronischer Infekte, von denen in der Gynäkologie vor allem die Tuberkulose erwähnenswert ist. Um gegen einen primär unbekannten Erreger eine möglichst sichere Handhabe zu haben, wurde es sehr begrüßt, statt der älteren Antibiotica mit einem relativ engen Wirkungsspektrum neue Präparate zu erhalten, die durch ein wesentlich breiteres Wirkungsspektrum ausgezeichnet sind. So bedeutungsvoll sich diese neuen Präparate auch inzwischen erwiesen haben, so sollten sie doch immer nur für Sonderfälle reserviert bleiben. Der Grund für diese Einschränkung liegt zum wenigsten in dem erheblich höheren Preis dieser Präparate, als vielmehr in weit wichtigeren Punkten: Durch diese Medikamente wird die gesamte normale Bakterienflora gestört und zum größten Teil vernichtet. Die große Bedeutung einer normalen physiologischen Bakterienflora für den Organismus ist überhaupt erst klar ins Bewußtsein getreten, seitdem es möglich wurde, diese auszuschalten. Die Folgen der Ausschaltung, vor allem die Vernichtung der Darmflora, bedingen einmal Vitaminmangelerscheinungen, besonders durch Mangel an B- und K-Vitaminen. Diesem Mangel könnte man dadurch begegnen, daß zusätzlich Vitamine verabfolgt werden. Neuere Präparate enthalten auch bereits neben dem Antibioticum einen Vitaminzusatz. Des weiteren aber werden die jetzt keimfreien Schleimhäute im Mund, Darm, in den Luftwegen und auch in der Vagina durch andere Keime besiedelt. Vor allem durch Monilien, z. B. Soor, die sich jetzt ungestört über die Schleimhäute ausbreiten können, entstehen äußerst unangenehme, ja in manchen Fällen lebensbedrohliche Krankheitsbilder. Durch resistente Staphylokokken ist auf diese Weise erst das bisher unbekannte Krankheitsbild einer Staphylokokkendysenterie aufgetreten. Auch weitere gegen das Antibioticum meist resistente Keime, wie Proteus, Pyocyaneus u. a., können Anlaß zu schweren Pneumonien, Enteritiden oder septischen Erkrankungen geben. Um diesen Schäden zu entgehen, muß man gerade bei den neuen Medikamenten mit breitem Wirkungsspektrum so kurz wie irgend möglich behandeln. Das Fieber und der Abfall der Temperatur geben einen ausgezeichneten Maßstab für die Wirkung. Je bedrohlicher das Krankheitsbild ist, umso notwendiger ist der Erregernachweis und die Resistenzbestimmung. Natürlich wird man bei akuten septischen Erkrankungen sofort mit einem möglichst umfassend wirkenden Antibioticum die Behandlung beginnen, vorher aber die entsprechende Sekretentnahme vornehmen, um das bakteriologische Ergebnis und die Resistenzbestimmung zu erhalten und entsprechend diesen Ergebnissen weiter zu behandeln.

Bei der prophylaktischen Anwendung sind derartige Bestimmungen natürlich nicht möglich. Um aber hier überhaupt sinnvoll zu behandeln, muß einmal die Dosierung genau so hoch gewählt werden wie für die Therapie selbst. Geringere Dosen sind nicht nur völlig nutzlos, sondern erhöhen auch noch die Gefahr der Resistenz erheblich. Weiterhin muß das verwendete Antibioticum auch gegen die vermuteten Erreger gerichtet sein. Über das Ausmaß und die Notwendigkeit einer prophylaktischen Chemotherapie gehen die Meinungen heute noch auseinander. In einem Punkt aber herrscht Einmütigkeit: Die in Jahrzehnten erarbeiteten Grundsätze hinsichtlich Asepsis, Antisepsis und Sterilität gelten heute in unveränderter Weise fort. Die Versorgung chirurgischer Wunden hat mit der gleichen Sorgfalt und Vorsicht wie früher zu erfolgen. Bei nichtinfektiösen Prozessen ist eine Prophylaxe gänzlich unnötig. Nur in den Fällen ist die prophylaktische Gabe angezeigt, in denen im Anschluß an den operativen Eingriff eine Infektion mit großer Wahrscheinlichkeit zu erwarten ist, bzw. dann, wenn eine weitere Ausbreitung operativ angegangener infektiöser Prozesse verhindert werden soll.

Im folgenden seien die heute zur Verfügung stehenden Antibiotica und Sulfonamide, ihre Wirkungs- und Anwendungsweise geschildert, soweit sie für die gynäkologischen Erkrankungen bedeutsam sind. Dosierungsangaben beziehen sich lediglich auf Erwachsene mit einem Durchschnittsgewicht von 60 bis 70 kg.

Penicillin

Das älteste Antibioticum, Penicillin, ist auch heute noch mit Recht das am häufigsten verwendete Medikament. Erst 12 Jahre nach seiner Entdeckung durch FLEMMING konnte es dank der Arbeiten von CHAIN und FLOREY in die Therapie eingeführt werden. Die Wirkung von Penicillin erstreckt sich auf die meisten grampositiven Kokken und Bakterien, auf gramnegative Kokken, auf Spirochäten und Aktinomyceten. Aus dem Schimmelpilz Penicillium notatum werden mehrere Penicilline gewonnen, von denen das Penicillin G das stabilste ist. Eine internationale Einheit entspricht $0,6\,\gamma$ des internationalen Standardpräparats krist. Penicillin-G-Natriumsalz. Die chemische Konstitution ist bekannt. Durch ein Ferment, die Penicillinase, wird Penicillin aufgespalten und inaktiviert. Eine Reihe von Bakterien, E. coli, Proteus vulg., Pyocyaneus und ein Teil der penicillinresistenten Staphylokokken können diese Penicillinase bilden und sind daher durch Penicillin nicht angreifbar. Bei primär empfindlichen Stämmen ist bei kurzfristiger und optimal dosierter Penicillintherapie die Möglichkeit einer Resistenzsteigerung sehr gering. Ein großer Teil der Staphylokokkenstämme ist aber durch Selektion bereits resistent geworden. Die meisten Streptokokken sind jedoch empfindlich geblieben; bei den Gonokokken hat sich bisher noch kein Stamm als resistent erwiesen (KIMMIG). Wegen der geringen Toxizität wird Penicillin auch am häufigsten zur Prophylaxe gegeben und ist in vielen Kombinationspräparaten enthalten, die weiter unten erwähnt werden. Die häufigste Anwendungsform von Penicillin ist die intramuskuläre Injektion. Mit wasserlöslichen Penicillin-G-Natrium- und -Kaliumsalzen ist bei einer Gabe von 500000 I. E. eine optimale Serumkonzentration nur für 3 Stunden erreichbar, da Penicillin sehr schnell mit dem Harn ausgeschieden wird. Diese wasserlöslichen Salze sind zur Erzielung einer schnellen und genügend hohen Serumkonzentration bei schweren Infekten angezeigt und intramuskulär wie intravenös, in Sonderfällen auch intraperitoneal oder lokal anwendbar. Mit den Depotpräparaten — hauptsächlich Procain-Penicillin — wird die Resorption und Ausscheidung verzögert, so daß eine ausreichende Serumkonzentration für 14 bis 24 Stunden erreicht werden kann. Zur Einleitung einer Penicillintherapie wird am zweckmäßigsten eine Kombination von Penicillin G (25%) und Procain-Penicillin (75%) verwendet, um schnell einen genügend hohen Serumspiegel zu erreichen und durch das Depotpräparat für eine genügend lange Dauer zu garantieren. Zur Weiterführung der Therapie werden die wäßrigen Suspensionen von Procain-Penicillin allein weitergegeben. Die Procainsalze dürfen niemals intravenös verwendet werden. Ölige Suspensionen von Procain-Penicillin sind ebenfalls für eine länger anhaltende Wirkung nützlich. Sie beträgt 24 bis 36 Stunden. Für die Behandlung allgemeiner Infekte ist der Serumspiegel zu niedrig, jedoch ausreichend bei Geschlechtskrankheiten. Orale Gaben von Penicillin G führen durch eine Aufspaltung im Magen zu einer zu niedrigen Serumkonzentration und würden eine mindestens 3- bis 10mal so hohe Dosierung erfordern. Durch die Einführung des Phenoxymethylpenicillin (Penicillin-V-Säure) ist aber dieser Mangel beseitigt. Mit 100000 I. E. Penicillin-V-Säure als Einzelgabe läßt sich ein ausreichender Serumspiegel für 4 Stunden erzielen. Die Nebenwirkungen der Penicillinbehandlung sind relativ gering, seitdem ausschließlich hochgereinigte Präparate Verwendung finden. Trotzdem können unerwünschte Überempfindlichkeitsreaktionen auftreten, die bei lokaler Applikation auf die Haut besonders häufig sind. Nur in Sonderfällen ist eine solche lokale Anwendung überhaupt nötig. Sie bedarf immer einer zusätzlichen parenteralen oder peroralen Penicillingabe. Vor einer intravenösen Applikation muß mit allergrößter Sorgfalt eine eventuell bestehende Penicillinüberempfindlichkeit ausgeschlossen werden, die vor allem dann zu erwarten ist, wenn früher schon Penicillinbehandlungen erfolgten. Sind zusätzlich Dermatomykosen vorhanden, so treten sehr leicht parallergische Reaktionen auf. Bei solchen Erscheinungen ersetzt man die Penicillingabe am besten durch andere Antibiotica oder Sulfonamide. Die allergischen Reaktionen können durch Antihistaminica gebessert werden (s. S. 110). Bei einem anaphylaktischen Schock, der eine Letalität von 20 bis 30% hat, sind wiederholte Adrenalingaben (0,5 bis 1 ccm einer *Suprarenin*lösung 1 : 1000 intramuskulär oder intravenös), *Euphyllin*, *Sauerstoff* und *Plasmainfusion* erforderlich. Alle diese Nebenerscheinungen lassen sich weitgehend vermeiden, wenn keine Überdosierungen erfolgen, eine lokale Anwendung unterbleibt und nicht jeder banale Infekt sofort mit Penicillin behandelt wird.

Die durchschnittliche Tagesdosis von Penicillin beträgt 300000 bis 2000000 Einheiten. Weitere Dosierungsangaben finden sich bei der Besprechung der verschiedenen Erkrankungen.

Aus der großen Zahl der Handelspräparate seien folgende genannt: Die reinen Penicillin-G-Natrium- oder -Kaliumsalze sind als „Penicillin" mit dem Namen des Herstellers deklariert. Die Depotpräparate bestehen entweder aus einer Procain- bzw. Novokain-Penicillin-Verbindung *(Solucillin, N-Pc, Omnacillin* — enthält noch *Omnadin)* oder sind Verbindungen mit Dibenzyläthylendiamin *(Tardocillin, Permapen, Bicillin, Penidural, Penadur).* Häufig sind Depotpenicilline mit Penicillin-G-Natrium oder -Kalium als Mischpräparat vorhanden. Procain- bzw. Novocain-Penicilline mit Penicillin sind: *Pronapen, Omnacillin forte, Aquacillin, Ruticillin, Depocillin* u. a.; das Mischungsverhältnis beträgt in der Regel 75% Depotpenicillin + 25% Penicillin. *Tardocillin comp.* enthält zusätzlich noch Dibenzyläthylendiaminpenicillin. *Neopenyl* ersetzt den Procainanteil durch ein Antihistamin *(Allercur)*, um somit Überempfindlichkeitsreaktionen, die durch eine Allergie gegen Procain bedingt sind, zu vermeiden. *Oratren* (Penicillin-V-Säure) dient zur oralen Gabe.

Streptomycin

Streptomycin wird aus einigen Aktinomycetenarten, hauptsächlich aus Kulturen von Streptomyces griseus, gewonnen. Seine Wirksamkeit wurde 1943 von WAKSMAN, SCHATZ und BUGIE entdeckt. Neben dem Streptomycin wird hauptsächlich Dihydrostreptomycin in der Therapie verwendet. Das Wirkungsoptimum von Streptomycin liegt im alkalischen Bereiche. Neben seiner Wirkung auf Tuberkelbakterien werden grampositive und gramnegative Bakterien im Wachstum gehemmt. Die Dosierung erfolgt in Gewichtseinheiten. Ein großer Nachteil des Streptomycin ist das Auftreten von resistenten Keimen unter der Behandlung. Abgesehen von der Therapie der Tuberkulose, sind Streptomycingaben länger als 5 bis 7 Tage meist erfolglos, da Resistenzsteigerungen bereits in dieser kurzen Zeit auftreten. Nach intramuskulären Gaben von Streptomycin werden in kurzer Zeit maximale Serumkonzentrationen erreicht, die für etwa 9 bis 12 Stunden anhalten. Die intravenöse Gabe bringt keine Vorteile, sondern nur Gefahren mit sich. Dihydrostreptomycin darf weder intravenös noch subkutan verabfolgt werden. Die durchschnittliche Tagesdosis beider Medikamente beträgt 0,5 bis 3 g. Außer als Tuberkulostaticum wird Streptomycin in Kombination mit Penicillin verwendet. Das Wirkungsspektrum wird dadurch wesentlich erweitert. Die Kombinationspräparate gewähren eine genügend hohe Konzentration beider Antibiotica. Nach KIMMIG besteht aber nur eine additive Wirkung und keine Potenzierung. Die Toxizität von Streptomycin und Dihydrostreptomycin ist gegenüber Penicillin wesentlich größer. Bei großen Dosen kann die Blutgerinnung verhindert werden. Auch kommt es durch Streptomycin zur Störung des Vestibularis; neben subjektiven Beschwerden, wie Schwindelerscheinungen, Trunkenheitsgefühl, Gleichgewichtsstörungen bei Bewegungen, bestehen Übelkeit, Erbrechen und Spontannystagmus. Große individuelle Schwankungen bestehen zwischen subjektiven und objektiven Erscheinungen und auch hinsichtlich einer Progredienz bei Weiterführung der Behandlung. Bei Kindern ist die Tendenz zur Besserung im Laufe von Monaten bis zu 2 Jahren stärker als bei Erwachsenen. Eine Unsicherheit beim Gehen im Dunkeln und beim Treppensteigen kann als Dauerschaden bestehen bleiben. Bei Dihydrostreptomycin sind Störungen des Cochlearis häufiger und wesentlich unangenehmer. Neben Ohrensausen kommt es zu Ausfällen, die anfänglich in der Regel nur die obere Tongrenze betreffen, bei weiterem Fortschreiten sich aber auch auf den Sprachtonbereich erstrecken können, so daß Schwerhörigkeit bis Taubheit die Folge sind. Auch plötzliche Hörausfälle und progressive Störungen sind nach Absetzen der Therapie aufgetreten. Weiterhin sind bei Streptomycin und Dihydrostreptomycin allergische Erscheinungen nicht selten. Arzt und Pflegepersonal müssen sich vor Kontaktdermatitiden, die durch Berührung mit dem Antibioticum entstehen können, hüten. Calcium und Antihistaminica lassen die allergischen Hauterscheinungen schnell zum Schwinden bringen, machen aber ein sofortiges Absetzen von Streptomycingaben notwendig. Auch Monilien können unter der Streptomycinbehandlung auftreten. Die Gefahr der Vestibularis- bzw. Cochlearisschädigung ist selten, wenn unter einer Gesamtdosis von 30 g, unter einer Tagesdosis von 2 g und unter einer Behandlungsdauer von 3 bis 4 Wochen geblieben wird. Die reines Streptomycin-Sulfat bzw. Dihydrostreptomycin-Sulfat enthaltenden Handelspräparate sind wie beim Penicillin mit dem Herstellernamen verknüpft. Mischpräparate von Streptomycin und Dihydrostreptomycin — meist als Tuberkulostatica verwendet, s. S. 219 — sind: *Combistrep, Miscomycin, Scheromycin, Stellamycin, Amphomycin, Protomycin, Ambistryn*. Sie enthalten beide Komponenten zu gleichen Teilen.

Tetracycline

Die Tetracycline haben ein wesentlich breiteres Wirkungsspektrum als Penicillin und Streptomycin. Gegen einzelne gramnegative Bakterien sind sie weniger, gegen Proteus vulg. gar nicht wirksam. Von den Tetracyclinen wurde das Chlortetracyclin = *Aureomycin* 1948 von DUGGAR zuerst entwickelt, das Oxytetracyclin = *Terramycin* 1950 von FINLAY, das Tetracyclin in seiner chemischen Struktur 1952 aufgeklärt. Es ist unter den Namen *Achromycin, Tetracyn, Hostacyclin, Tetracyclin „Bayer"* im Handel. Die drei Stoffe ähneln sich nicht nur in ihrem chemischen, sondern auch in ihrem biologischen Verhalten. Es besteht im allgemeinen eine sogenannte Kreuzresistenz, d. h. Stämme, die gegen eines dieser Medikamente resistent sind, sind es auch gegen die beiden anderen. Da jedoch in manchen Fällen Unterschiede, zum Teil nur quantitativer Natur gefunden wurden, ist es zweckmäßiger, getrennt gegen Chlortetracyclin, Oxytetracyclin und Tetracyclin zu testen. Nebenwirkungen sind bei Tetracyclin wegen günstigerer Löslichkeitsverhältnisse aber seltener und geringgradiger als bei Aureomycin und Terramycin. Alle drei Präparate werden oral gegeben. An Einzeldosen sollen möglichst nicht mehr als 250 mg, am besten in Milch, eingenommen werden. Die Intervalle zwischen den Einzelgaben sollen nicht länger als 6 bis 8 Stunden betragen. Bei Dosen unter 250 mg sind die Intervalle kürzer zu bemessen. Intravenöse Gaben von Tetracyclin sind nur bei schwersten Infekten angezeigt. Die Gesamttagesdosis beträgt 1,5 bis 2 g und soll möglichst nicht unter 1 g und nicht über 4 g liegen. Die Dosen für Terramycin liegen im gleichen Bereich. Orale Gaben sollen niemals auf leeren Magen, sondern stets nach dem Essen mit reichlich Flüssigkeit (1 ccm Flüssigkeit auf 1 mg Terramycin) verabfolgt werden. Die intramuskuläre Gabe von Terramycin ist ebenfalls möglich mit einer durchschnittlichen Tagesdosis von 200 bis 400 mg und einer Einzeldosis von 100 mg mit Intervallen von 8 bis 12 Stunden. Die intravenöse Gabe in physiologischer Kochsalzlösung oder 5%igem Traubenzucker ist auf schwerste Infektionen zu beschränken. Maximal sollen höchstens 100 mg pro Minute gegeben werden. Eine zu rasche und zu hoch dosierte intravenöse Gabe hat neben der Möglichkeit einer Thrombophlebitis die Gefahr einer Blutdrucksenkung, welche zu einem akuten Kreislaufkollaps führen kann. Die intraperitoneale und intralumbale Anwendung ist kontraindiziert. Die für die intramuskulären Gaben vorgesehenen Terramycinpräparate dürfen nicht intravenös verabfolgt werden. Nebenerscheinungen von seiten des Magen-Darmtraktes, Brechreiz, Übelkeit, Erbrechen, Druckgefühl in der Magengegend sind bei den neueren, gereinigteren Präparaten seltener geworden, Reizerscheinungen an den Schleimhäuten des Magen- und Darmkanals können hin und wieder vorkommen. Besonders wichtig ist der Einfluß auf die physiologische Darmflora, die vernichtet wird und damit zu einer Ausbreitung resistenter, gramnegativer Keime und zu einem Überwuchern mit Monilien Anlaß gibt. Auch wurden Superinfektionen mit resistenten, Enterotoxin bildenden Staphylokokken mit zum Teil tödlichem Ausgang beobachtet. Erscheinungen einer Avitaminose, ein Mangel an Vitamin-B-Komplex und Vitamin K, können durch zusätzliche Vitamingaben ausgeglichen werden *(Terramycin SF, Tetracyn SF)*. Allergische Hautreaktionen sind relativ selten. Wegen ihres breiten Wirkungsspektrums eignen sich diese Präparate vor allen Dingen bei Infektionen durch E. coli, Enterokokken und Bact. funduliformis. Für die Behandlung einer Moniliasis der Schleimhäute empfiehlt KIMMIG lokal *Para-oxy-benzoesäurepropylester* oder *Borsorbit* und *Malachitgrün*. Nach DENNIG soll sich zur Behandlung der Soorpilze (Candida albicans) die Parahydroxybenzoesäure *(Paraben, Nipagin, Nipasol)* bewährt haben. Man gibt nach ROSSIER und WEGMANN täglich 0,6 *Nipagin* + 0,2 *Nipasol* per os oder zur Mundspülung auf 1 Glas Wasser 20 Tropfen einer Lösung von *Nipagin* 2,8, *Nipasol* 1,2, *Spiritus* ad 20,0. Auch *Undecylensäure* soll nach MOUNTAIN und KRUMENACHER den Soorbefall verhindern; zur lokalen Anwendung ist Undecylensäure z. B. im *Fungichthol* enthalten. Welche Bedeutung das von HOSOYA aus drei Streptomycesstämmen von der Insel Hachijojima entwickelte Trichomycin gewinnen wird, läßt sich noch nicht absehen. Das Antibioticum soll bei Anaerobiern, Trichomonaden, der Treponema pallidum und außerdem auch bei Mykosen, u. a. gegen Candida-Arten, wirksam sein.

Chloramphenicol

Chloramphenicol wurde aus einer vorher unbekannten Aktinomycetenart von BURGHOLDER und GOTTLIEB 1947 isoliert. Es ist das einzige Präparat, das bisher synthetisch hergestellt wird. Bei den anderen Antibioticis wäre zwar eine Synthese ebenfalls möglich, sie ist aber sehr kompliziert und wenigstens zur Zeit noch unwirtschaftlich. Chloramphenicol hat ein sehr breites Wirkungsspektrum und wirkt hauptsächlich bakteriostatisch gegen gramnegative Bakterien und Kokken, Rickettsien und große Virusarten; gegen grampositive Kokken und Bakterien und gegen Spirochäten ist es weniger wirksam. Im Handel ist es unter dem Namen *Chloromycetin, Leukomycin* und *Paraxin* erhältlich. Eine Resistenzentwicklung unter der Behandlung ist meist verzögert und nicht sehr erheblich. Nur bei gramnegativen Keimen besteht eine partielle Kreuzresistenz gegenüber den Tetracyclinen. Die orale Gabe von täglich 1,5 bis 4,5 g soll nicht länger als 10 Tage mit einer Maximaldosis von etwa 30 g verabfolgt werden. Die notwendigen Intervalle zwischen den Einzelgaben betragen durchschnittlich 6 Stunden. Als Nebenerscheinungen kommt es durch Ausschaltung der physiologischen Bakterienflora zu den bereits genannten Folgen eines Überwucherns mit resistenten Keimen, einer Moniliasis und zum Vitaminmangelzustand. Außerdem ist durch toxische Knochenmarkschädigung das hämatopoetische System in Mitleidenschaft gezogen. Eine Kontrolle des Blutbildes ist daher zweckmäßig. Um diesen Nebenwirkungen zu entgehen, sollte Chloramphenicol nicht angewendet werden bei banalen Infekten, bei chronischen Infekten, die eine längerdauernde Therapieform erfordern, zur Prophylaxe, bei ätiologisch ungeklärten Fällen und bei Patienten mit Blutschädigungen.

Weitere Antibiotica

Die folgenden Antibiotica haben einen begrenzten Wirkungsbereich und sind daher nur bei einer Resistenz der Erreger gegen die vorhergenannten Präparate angezeigt.

Das Erythromycin, als *Ilotycin*, *Erycin* oder *Erytrocin* im Handel, wirkt vorwiegend gegen grampositive Kokken und Bakterien und einige gramnegative Kokken; gramnegative Bakterien und Tuberkelbakterien sind unempfindlich. Von Bedeutung ist hauptsächlich die Wirkung gegenüber Staphylokokken, Enterokokken und Streptokokken. Ein Resistentwerden dieser Keime ist ebenso wie beim Penicillin möglich. Die oralen Gaben betragen bei leichten Infektionen 0,2 g und sollen alle 4 bis 6 Stunden bis zu einer Tagesdosis von 0,8 bis 1,2 g gegeben werden. Bei schweren Infektionen kann die Einzeldosis auf 0,3 bis 0,4 g, die Tagesdosis auf 2 g gesteigert werden.

Carbomycin *(Magnamycin)* wirkt gegen grampositive Bakterien und gramnegative Kokken und ist vor allem bei Staphylokokken und Enterokokken, die gegenüber den anderen Antibioticis resistent sind, und bei Überempfindlichkeitsreaktionen gegen andere Präparate angezeigt. Die orale Gabe von 4 Einzeldosen beträgt 0,5 g pro Tag, bei schweren Infekten bis zu 4 g pro Tag.

Bei Bacitracin erstreckt sich der Wirkungsbereich auf grampositive und gramnegative Kokken, grampositive Bakterien und gegen Spirochäten sowie gegen penicillinresistente Varianten. Intramuskuläre Gaben bewirken lokale Reizerscheinungen und führen häufig zu Nierenschädigungen. Das Präparat ist daher hauptsächlich für die orale Anwendung gedacht. Da es vom Darm her kaum resorbiert wird, eignet es sich nur zur „Dickdarmsterilisierung" in Kombination mit anderen Antibioticis; außerdem ist eine lokale Anwendung möglich. Die Dosierung erfolgt in Einheiten, die Tagesdosis für den Erwachsenen beträgt 80 000 bis 120 000 Einheiten. Die Substanz ist in Tabletten für Lösungen und Salben mit 250 und 500 Einheiten pro ccm bzw. g im Handel.

Tyrothricin *(Tyrosolvin, Tyrocid)* ist nur als oberflächlich, lokal wirkendes Antibioticum, vorwiegend gegen grampositive und gramnegative Kokken in Konzentrationen von 250 bis 500 γ pro ccm zu verwenden. Orale Gaben von 300 bis 400 mg eignen sich nur in Kombination mit anderen Präparaten zur Dickdarmsterilisierung. In ganz seltenen Fällen können intramuskuläre Gaben von 200 mg, beschränkt auf 3 bis 5 Tage, bei schwersten Infektionen der Harnwege gegeben werden, falls es sich um Keime handelt, die empfindlich gegen Tyrothricin und resistent gegen die übrigen Antibiotica sind.

Polymyxin wirkt elektiv auf gramnegative Bakterien. Durch Infektionswechsel kann es zum Überwuchern unempfindlicher grampositiver Keime, auch mit Sproßpilzen und Proteus vulg. kommen. Die oralen Gaben betragen 300 bis 400 mg, in Einzeldosen von 25 bis 50 mg alle 6 Stunden; die intramuskuläre Gabe soll 200 mg nicht überschreiten. Intramuskuläre Gaben sind nur in Sonderfällen bei Resistenz gegenüber anderen Antibioticis gerechtfertigt und bei Nierenfunktionsstörungen kontraindiziert. Bei oraler und lokaler Anwendung sind unter Berücksichtigung der angegebenen Dosen keine Nebenerscheinungen zu erwarten. Polymyxin-B-Sulfat ist besonders bei Pyocyaneusinfekten brauchbar *(Polymyxin B, Aerosporin)*.

Gegen Proteus vulg. und sonstige, vorwiegend gramnegative Keime der Coligruppe, sowie gegen einige grampositive Keime (Staphylokokken, aber nicht Streptokokken) ist das von WAKSMAN und LECHEVALIER 1949 gefundene

Neomycin verwendbar. Die Wirkung ist bakteriostatisch und teilweise auch bakterizid. Wegen toxischer Nebenerscheinungen ist das Mittel nicht indifferent. Vor allem Cochlearis- und Vestibularisschädigungen und Nierenschädigungen, weniger Allergien, können vor allem bei intramuskulären Gaben auftreten, die daher nur bei schwersten Proteus- und Pyocyaneus-Infekten vertretbar sind. Eine Tagesdosis von 750 mg bis 1 g für nicht mehr als 7 Tage lassen diese Nebenerscheinungen weitgehend vermeiden. Sonst wird Neomycin zur Dickdarmsterilisierung verwendet, orale Dosen von 1 g Neomycin alle 4 Stunden am Tage vor der Operation und zur Prophylaxe bis zu 3 Tagen mit einer Tagesdosis von 6 bis 10 g werden hierzu empfohlen. Vorsicht ist bei Ileus geboten. Auch die lokale Applikation auf die Haut und Schleimhäute hat sich bewährt. Hierzu sind Lösungen, Puder und Salben (mit 5 mg pro ccm bzw. g) im Handel *(Neomycin, Mycifradin)*, Neomycin mit Bacitracin: *Nebacetin*.

Nitrofurantoin. Die Nitrofurane bilden eine chemische Sondergruppe unter den bakteriell wirksamen Substanzen. Ihre Wirksamkeit, hauptsächlich gegen E. coli, Staphylokokken, Streptokokken und Aerobacter aerogenes bewährt sich vor allem bei Entzündungen der Harnwege. Es werden peroral, immer mit dem Essen, bei Erwachsenen 300 bis 600 mg pro Tag in Einzeldosen zu 100 bis 200 mg verabreicht. Anurie, Oligurie und Niereninsuffizienz bilden eine Kontraindikation. Das Präparat ist unter dem Namen *Furadantin* im Handel.

Kombinationspräparate

Bei dem unterschiedlichen Wirkungsbereich der verschiedenen Antibiotica war es verständlich, den therapeutischen Effekt durch die Anwendung von Kombinationspräparaten zu steigern. Die Kombination von verschiedenen Antibioticis, auch mit den später zu erwähnenden Sulfonamiden, sollte aber nicht wahllos erfolgen. Nicht alle Medikamente sind miteinander verträglich. So verbietet sich z. B. eine Kombination von Penicillin mit Tetracyclin und Chloramphenicol, weil eine antagonistische Wirkung möglich ist. Eine weitere Schwierigkeit bei der Beurteilung tatsächlich zweckmäßiger Kombinationen liegt bei der Testung. In-vitro-Ergebnisse lassen sich nicht ohne weiteres mit den Verhältnissen im Organismus vergleichen.

Bewährt hat sich beim Penicillin einmal als reines Additionspräparat die schon genannte Kombination von reinem Penicillin G mit Depotpräparaten, um hier die Zeitdauer für einen therapeutisch wirksamen Serumspiegel bei den langsamer wirkenden Depotpräparaten durch die schnell erreichbare ausreichende Serumkonzentration mit wäßrigem Penicillin G auszugleichen (Präparate s. S. 146).

Da alle Antibiotica unter therapeutischen Bedingungen lediglich Konzentrationen erreichen, die bakteriostatisch wirken (KIMMIG), muß der endgültige Abbau durch Phagocytose erfolgen. Um diese Phagocytose zu steigern, hat man Penicillin mit Omnadin kombiniert *(Omnacillin)*. KIMMIG konnte unter der Einwirkung dieses Kombinationspräparates eine signifikante Steigerung der Phagocytose bereits am 5. Tage nachweisen. Die Leukocyten enthielten weitaus mehr Bakterieneinschlüsse als normalerweise. Eine endgültige Bewertung in der Praxis ist noch nicht mit Sicherheit möglich.

Weit verbreitet ist die Kombination von Penicillin mit Streptomycin. Hierdurch kommt es zu einer Erweiterung des Wirkungsbereiches, gelegentlich zur Wirkungssteigerung und teilweiser Resistenzverzögerung. Vor allem für die prä- und postoperative Prophylaxe, bei chronischen Infekten, Infekten der Harnwege kann diese Kombination brauchbar sein. Bei penicillinase-bildenden Bakterien, die außerdem gegen Streptomycin resistent sind, ist diese Kombination natürlich wertlos. Die vielen Kombinationspräparate von Streptomycin, Dihydrostreptomycin und Penicillin enthalten verschiedene Anteile der beiden Wirkungskomponenten, z. T. auch Depotpenicillin. Sie nennen sich: *Combiotic, Omnamycin, Fortemycin, Fortecillin, Pasimycin, Supracillin, Rutimycin, Hostamycin, Ambocillin, Double-Mycin, Duobiotic.* Bei der Staphylokokkensepsis hat sich auch die Kombination von Penicillin mit Bacitracin bewährt. Als einfache Additionstherapie sind Kombinationen mit Streptomycin und Dihydrostreptomycin gebräuchlich, die zu einer Verminderung der Toxizität der einzelnen Komponenten bei gleichzeitiger genügend hoher Serumkonzentration nützlich sind. Präparate wurden schon S. 148 genannt. Weitere diesbezügliche Einzelheiten werden bei der Behandlung spezieller Erkrankungen noch zu erwähnen sein.

Die Fülle der vorhandenen und ständig neu auf dem Markt erscheinenden Antibiotica macht es unmöglich, sämtliche Fabrikpräparate zu erwähnen. Man ist bemüht, neuere Verbindungen zu schaffen, um die Verträglichkeit zu verbessern, allergische Erscheinungen geringer zu machen und vor allem um eine genügend hohe und lange anhaltende Serumkonzentration mit möglichst wenig Injektionen oder peroralen Gaben zu garantieren. Es wird aber immer eine gewisse Zeit dauern, bis genügend ausreichende Erfahrungen über neuere Präparate vorliegen. Bei Kombinationspräparaten sei man besonders vorsichtig. Aus der Antibioticafibel von WAGNER und HEILMEYER seien zur Warnung zwei Stellen zitiert:

„Mit einer klaren Diagnose ist dem Patienten mehr geholfen als mit allen möglichen Antibioticis nacheinander oder sog. ‚Antibiotica-Cocktail‘-Kombinationsversuchen, die oft einen äußerst fraglichen Wert haben (JAWETZ)“ und

„Einige Indikationsangaben und Druckschriften haben oft mehr Ähnlichkeit mit einer allgemeinen Aufzählung von Infektionskrankheiten als mit der tatsächlichen Indikationsbreite der Präparate. Gelegentlich werden In-vitro-Resultate in einer nicht mehr zu verantwortenden Art und Weise mißbraucht. Durch unkritische Auswertung von In-vitro-Testungen mit Kombinationspräparaten wird das Auftreten von Resistenzen ‚negiert‘, geradezu phantastische Serumkonzentrationen ‚nachgewiesen‘ — ganz abgesehen von nicht zutreffenden Verallgemeinerungen.“

Sulfonamide

Durch die Einführung der Antibiotica ist die Bedeutung der Sulfonamide wesentlich eingeschränkt worden. Die neueren Sulfonamidpräparate haben aber auch heute noch ihr Indikationsgebiet und sollten vor allem dann angewendet werden, wenn bei leichteren Infekten, vor allem bei Infekten der Harnwege und zur Dickdarmsterilisierung Antibiotica nicht notwendig erscheinen. Auch bei der Gonorrhoe können bei Unverträglichkeit gegenüber Penicillin und Aureomycin die Sulfapyrimidine angezeigt sein, wenngleich nur noch etwa 30 bis 40% der Gonokokken gegenüber Sulfonamiden empfindlich sind. Die älteren Sulfonamidpräparate haben nur noch eine historische Bedeutung und sollten nicht mehr angewendet werden, da durch neuere Präparate die Gefahr von Komplikationen und Nebenerscheinungen durch bessere Löslichkeit und bessere Verträglichkeit weitgehend gemindert ist.

Als Präparate wären aus der Pyrimidingruppe das Sulfadiacin, das Sulfadimetin *(Aristamid, Elkosin)* zu erwähnen; von weiteren Sulfonamidpräparaten das Sulfisoxazol *(Gantrisin)*, Sulfaäthylthiodiazol *(Globucid)*, Sulfathiocarbamid *(Badional)*, Sulfacarbamid *(Euvernil)*, Sulfacetamid *(Albucid)*; als Additionspräparate *Supronal, Protocid* und *Dosulfin* sowie *Pluriseptal* und *Andal*. Schwer resorbierbar und daher zur prä- und postoperativen Behandlung bei Eingriffen im Magen-Darmbereich geeignet sind das Formaldehydderivat des Sulfathiazol *(Formo-Cibazol)*, das Phthaloylsulfathiazol *(Taleudron)* und die Sulfaguanidine *(Resulfon, Ruocid, Guanicil)*.

Die Sulfonamide werden am besten peroral verabfolgt. Sie sollten immer mit dem Essen und niemals auf leeren Magen genommen werden. Eine reichliche Flüssigkeitszufuhr (pro Gramm 200 ccm) erleichtert die Ausscheidung mit dem Harn, am besten unter Alkalizugabe (*Natriumbicarb.* in etwa der gleichen Höhe wie die Sulfonamidgabe), da die Löslichkeit der Sulfonamide im alkalischen Bereich bedeutend besser ist. Eine ausreichend hohe Dosierung bis zu 12 g, keinesfalls unter 4 g pro Tag, mit Einzeldosen von 1 bis 2 g alle 4, höchstens alle 6 Stunden, ist vor allem zu Beginn der Behandlung erforderlich. Erst nach der Entfieberung kann diese Dosis um 20% reduziert werden und ist dann noch 4 bis 6 Tage weiter zu geben. Zur Erreichung eines schnellen, genügend hohen Serumspiegels werden zu Beginn auch 2 bis 4 g intravenös gegeben. Bei Gaben über 8 bis 10 Tagen sind Blutbild- und Urinkontrollen notwendig, um eventuelle Schädigungen des hämatopoetischen Systems und der Nieren rechtzeitig zu erkennen. Kontraindikation einer Sulfonamidtherapie bilden: Herzinsuffizienz, Nierenerkrankungen mit Ödem und Ausscheidungsinsuffizienz sowie Leberparenchymerkrankungen. Eine lokale Anwendung von Sulfonamiden sollte immer durch perorale Gaben ergänzt werden, allein ist sie meist unzureichend.

Thomsen hat die Gewebekonzentrationen bei peroraler Gabe von *Supronal* mit denen bei vaginaler Anwendung verglichen. Es ließ sich zeigen, daß die alleinige vaginale oder auch intrauterine Anwendung für die Bekämpfung von Entzündungsprozessen im Uterus und in seiner Umgebung völlig unzureichend und daher abzulehnen ist. Die lokale Anwendung komme lediglich als unterstützende Maßnahme bei gleichzeitiger intravenöser oder oraler Gabe in Frage. Besondere Vorsicht ist nach Kimmig bei der lokalen Anwendung von Sulfonamidgemischen geboten, die *Marfanil* enthalten. Marfanil bildet mit Eiweißkörpern Additionsverbindungen, die sehr häufig zu allergischen Exanthemen und Kontaktdermatitiden führen.

Kombinationspräparate mit Antibioticis und Sulfonamiden sind ebenfalls in Gebrauch, und zwar mit Penicillin *(Syncillin, Aristocillin, Elkocillin, Diazil-Penicillin)*, außerdem mit Aureomycin und Erythromycin. Allgemeingültige Richtlinien für die Anwendung dieser Kombinationspräparate lassen sich noch nicht geben. Bei Monoinfektionen sind in der Regel die einfachen Präparate ausreichend. Bei Mischinfektionen kann die Kombination von Antibioticis mit Sulfonamiden zwar sinnvoll sein, ist aber ohne bakteriologischen Befund und Resistenzbestimmung nicht zu empfehlen.

Die einzelnen Formen der bakteriellen Infektion

Gonorrhoe

Durch die Erfolge der Chemotherapie hat die Gonorrhoe ihre zentrale Bedeutung bei entzündlichen Erkrankungen des weiblichen Genitale weitgehend verloren. In manchen Gegenden, vor allem in mehr ländlichen Gebieten, ist die Gonorrhoe bereits zu einer Seltenheit geworden. Um so

wichtiger ist es, bei entzündlichen Erscheinungen des Genitale immer
an die Möglichkeit einer gonorrhoischen Infektion zu denken und diese
durch wiederholte Sekretabstriche entweder auszuschließen oder zu
bestätigen.

Es liegt im Wesen dieser Krankheit, daß sie entsprechend ihrem Sitze
in den Geschlechtswegen ganz verschieden gewertet und in ihrer Vorhersage beurteilt werden muß.

Wir trennen bekanntlich die Gonorrhoe der Urethra und ihrer Umgebung, der Bartholinischen Drüsen und der Cervix als Gonorrhoe
der unteren Abschnitte von der der oberen Geschlechtswege,
die bauchhöhlenwärts vom inneren Muttermund liegen. Ist die Gonorrhoe
der unteren Geschlechtswege im allgemeinen eine örtliche, im wesentlichen auf die Oberfläche der Schleimhäute beschränkte Krankheit, so
ist die innere Gonorrhoe nicht bloß eine Oberflächen-, sondern eine
Tiefenkrankheit, bei der Blut und Lymphe mitbefallen sind, ein Verhalten,
das sich durch den Ausfall der Komplementbindungsreaktion nach
Müller-Oppenheim erweisen läßt. Daß eine Gonorrhoe, welche die
Grenze des inneren Muttermundes überschritten hat, demnach mit Rücksicht auf die möglichen Folgen für den so empfindlichen inneren Genital-
apparat, besonders die Eileiter, grundsätzlich ernst beurteilt werden
muß, liegt auf der Hand und besteht trotz der Erfolge der Chemotherapie
nach wie vor zu Recht.

Die Art der Infektionsvermittlung ist praktisch von großer
Wichtigkeit. Die Nullipara oder die Virgo tragen beim Geschlechtsverkehr
mit dem gonorrhoisch infizierten Manne meist eine Harnröhrengonorrhoe
davon, während der feste Schleimpfropf des Cervicalkanals dort die
Ansiedlung der Gonokokken eher verhindert. Anders bei der Frau, die
geboren hat. Bei ihr wird primär gewöhnlich die Cervix infiziert, da
der Scheidenvorhof dem vordringenden Glied kaum Hindernisse bietet,
während besonders eine klaffende Cervix leicht die Gonokokken aufnimmt. Eine akute Gonorrhoe verursacht heute seltener eine Ansteckung,
meist sind es längst geheilt geglaubte „Katarrhe" der Harnröhre der
Männer. Es kann nun sein, daß sich eine akute Urethritis oder Cervicitis
entwickelt. Oft genug aber geschieht es, daß sich das Leiden ganz
schleichend, vielleicht mit leichtem Brennen beim Wasserlassen und mit
etwas Ausfluß entwickelt und so lange verkannt bleibt, bis Regelstörungen
auf dem Boden einer Endometritis corporis und Beschwerden der inneren
Geschlechtsorgane, besonders von seiten des Beckenbauchfelles, die
Frau zum Arzt treiben, der eine aszendierte Gonorrhoe feststellt. Der
praktische Arzt muß auch wissen, daß eine längst geheilt geglaubte
Gonorrhoe aus Gründen, die nicht immer bekannt sein müssen, durch
eine Art Passage durch die Ehepartner wieder an Virulenz gewinnen
und bei dem einen oder anderen Teil den akuten Zustand von neuem
anfachen kann. Ebenso wissen wir seit Wertheims klassischen Untersuchungen, daß eine chronische, lang zurückliegende, der Frau vielleicht
gar nicht bekannte Gonorrhoe trotzdem beim Manne eine akute Urethritis
auslöst. Möglich ist, daß die Gonorrhoe der Frau durch die Natur restlos

ausgeheilt werden kann. Das gilt nicht nur für die Gonorrhoe der unteren Abschnitte, das gilt auch für die innere Gonorrhoe; auf diese Möglichkeit darf aber natürlich niemand warten! Scheinheilungen sind häufiger; es ist nämlich eine Eigenschaft des Gonokokkus, noch lange Zeit nach der Ansteckung und nach dem Schwinden akuter Symptome Epithelinseln zu bevölkern, die, versteckt gelegen, immer wieder Quellen neuer Ansteckung werden können. Das sind abgekapselte Herde, die sowohl am äußeren Genitale, der Urethra, den paraurethralen Gängen und Krypten und ganz besonders in den Ausführungsgängen der BARTHOLINIschen Drüsen wie auch in den Falten der Cervix liegen können. Urethra und Cervix stehen hinsichtlich der gegenseitigen Ansteckungsmöglichkeiten in einem wechselseitigen Verhältnis. Von der Urethra kann es durch Herabfließen des Sekrets über den Scheidenvorhof mit und ohne mechanische Förderung zur Infektion der Cervix kommen, wie anderseits durch den Cervicalschleim das gonokokkenhaltige Sekret in das Vestibulum vaginae getragen werden und auf den genannten Stellen, aber auch im Rectum Fuß fassen kann. Daß dieses Sekret nicht bloß für die genannten Schleimhäute hoch pathogen ist, sondern auch der Augenbindehaut gefährlich werden kann, macht es jedem eine Gonorrhoe behandelnden Arzt zur Pflicht, als ersten Punkt in der Beratschlagung sauberste Waschung der Hände der Kranken nach jeder Berührung des Genitale aufs schärfste anzuraten. Desgleichen muß man darauf verweisen, daß alle bei der Behandlung der Gonorrhoe gebrauchten Vorlagen, Wattestücke, Wäsche- und Bekleidungsgegenstände hoch infektiös sein können, solange sie feuchtes Sekret beherbergen. Verbrennung gebrauchter Vorlagen und Watte, sofortiges Einlegen verschmierter Wäsche in 2%ige *Lysollösung* muß besonders den Müttern zur Pflicht gemacht werden, damit nicht etwa Hausgenossen und besonders Kinder, die so sehr zur Gonorrhoe der Vulva und der Rectalschleimhaut neigen, angesteckt werden. Diese Ansteckung erfolgt durch die Übertragung des feuchten Eiters, während eingetrocknete Sekrete nicht mehr leicht anstecken, da der Gonokokkus nichts so schlecht verträgt wie die Eintrocknung. Darum ist die Möglichkeit der Ansteckung durch die Benutzung ungenügend gereinigter Badewannen nach dem Bad gonorrhoisch kranker Personen, durch die Verschmierung feuchten Sekrets ebenso gegeben wie durch die gemeinsamen Liegestätten, die erwachsene Gonorrhoiker mit Kindern teilen, die gemeinsame Benutzung von Handtüchern und feuchten Badeschwämmen, auf denen sich die Gonokokken 24 Stunden lebend erhalten können (JOACHIMOVITS).

Das bedeutungsvollste Ereignis im Verlaufe einer Gonorrhoe der Frau ist ihr Aufsteigen in die inneren Geschlechtsabschnitte. Im Augenblick, da die Gonorrhoe die Barriere des inneren Muttermundes überschritten hat und zur inneren geworden ist, ist sie — das muß nochmals betont werden — eine sehr ernst zu nehmende Krankheit geworden. Wenn sie auch nur ausnahmsweise das Leben verkürzt und auch als innere Gonorrhoe durchaus heilbar ist, so stellt sie doch eine die Gesundheit schwer beeinträchtigende, die Arbeitskraft und Lebensfreude stark schmälernde Krankheit dar. Sie macht die Frauen gerade in der besten Zeit des Lebens siech und krank und oft genug konzeptionsunfähig, oder sie führt nach der Aszension im ersten Wochenbett durch entzündlichen Verschluß beider Eileiter zur Einkindsterilität. Wie geht nun die Aszension der Gonorrhoe vor sich? Man nimmt mit R. SCHRÖDER wohl richtig an, daß nach Überschreiten der Barriere des inneren Muttermundes bzw. des Isthmus uteri durch die Gonokokken das Corpus uteri und mit ihm gleichzeitig die Tuben befallen werden, ein Vorkommen, das in rund 20 bis 30% aller Gonorrhoefälle beobachtet wird. Die Ursachen für die Aszension liegen vor allem in Kontraktionen der Uterusmuskulatur, die mit deren Erschlaffen abwechselnd eine Druck- und Saugwirkung ausüben (WAGNER). Dasselbe geschieht durch Druckschwankungen bei schwerer körperlicher Arbeit und übertriebener sportlicher Betätigung. In den meisten Krankengeschichten derartiger Fälle kann man der Aszension bestimmte Ereignisse vorausgehen sehen. Immer sind es solche, bei denen Uteruskontraktionen im Vordergrund stehen, vor allem die Menstruation, das Wochenbett nach Abort und Geburt, intrauterine ärztliche Eingriffe und Kohabitation. Warum in dem einen Fall alsbald nach der Infektion der Cervix das Aufsteigen der Gonokokken erfolgt, während in einem anderen Monate und Jahre vergehen können und, was das Wichtigste ist, warum schließlich eine solche Aszension trotz erwiesener Gonorrhoe der Cervix ausbleiben kann, ist nicht bekannt. So viel aber ist sicher, daß alle den Körper schwächenden Einflüsse und örtliche Unterentwicklung des Genitale die Aszension begünstigen können.

Schließlich verdient noch Erwähnung, daß der Gonokokkus im allgemeinen andere Erreger neben sich nicht aufkommen läßt und daß demnach Mischinfektionen nur selten beobachtet werden. Immerhin wird er auch zusammen mit Staphylokokken und Streptokokken sowie Colibakterien besonders in chronischen Fällen gefunden, wenngleich sein alleiniges Vorkommen, mit Ausnahme der Sekundärinfektion der befallenen Tuben vom Darm her, die Regel ist. Aber auch bei der seltenen Endokarditis und bei der häufigen gonorrhoischen Arthritis sind Staphylokokken und Streptokokken zugleich mit dem Gonokokkus gefunden worden.

Wenn man beim Manne von einer Inkubationszeit von etwa 3 Tagen zu sprechen gewohnt ist, so soll das nur heißen, daß für den Patienten gewöhnlich nach dieser Zeit die ersten Erscheinungen des Harnröhrentrippers offenkundig werden. Eine echte Inkubation gibt es aber weder beim Manne noch bei der Frau. Vielmehr treten pathologisch-anatomisch unmittelbar nach der Einbringung der Keime auf die empfindliche Schleimhaut die ersten Erscheinungen im Sinne der Sekretion ein, die allerdings erst am 2. oder 3. Tag sehr deutlich werden. Ferner ist noch wichtig zu wissen, daß es eine Immunität gegen die Gonorrhoe nicht gibt, daß daher praktisch jede Frau als infektionsbereit angesehen werden muß, wenn auch nicht geleugnet werden soll, daß die Empfänglichkeit der Menschen verschieden ist. Man sieht daher, daß in dem einen Fall die Erscheinungen stürmisch und typisch, also gleich nach der Infektion, in dem anderen allmählich, langsam und leicht verkennbar, weil nur schleichend, beginnen.

Es kann nicht Aufgabe dieser Darstellung sein, die Pathogenese der Gonorrhoe zu erörtern. Hervorgehoben sei nur, daß die sich flächenhaft ausbreitenden Gonokokken, die besonders Zylinderepithel bevorzugen, eine starke seröse Ausschwitzung erzeugen und Leukocyten anlocken, weshalb nach der Vorstufe der heftigen Rötung und Schwellung der Schleimhaut alsbald infolge des Leukocytengehaltes das vorbrechende Sekret weiß bzw. gelblich gefärbt ist. Dieses ist es, welches in den Leukocyten die in Semmel- oder Kaffeebohnenform meist in Gesellschaft beieinander liegenden Gonokokken beherbergt. Sie sprengen die Kapsel der Leukocyten, bringen ihre Kerne vielfach zum Zerfall und finden sich meist in und nicht außerhalb des Rahmens der weißen Blutkörperchen. Mit ihrem Nachweis steht und fällt die Diagnose der Gonorrhoe.

Was nun die Sekretentnahme anbelangt, so genügt bei der akuten Harnröhrengonorrhoe ein leichter Druck auf die hintere Harnröhrenwand, um einen dicken Tropfen Eiter vorquellen zu lassen, oft schon das bloße Abwischen der hochrot geschwollenen, wie eine Papille vorragenden Harnröhrenöffnung. Man entnimmt das Sekret am einfachsten mit einem sterilen, mit Watte umwickelten Holzstäbchen oder der Platinöse oder mit den eigens für diesen Zweck hergestellten Löffelchen. In den Fällen chronischer Harnröhrengonorrhoe muß man aber von hinten her mit dem Zeigefinger die Urethra ausstreichen. Während die meisten Ärzte bei vermuteter chronischer Harnröhrengonorrhoe den Harn vor der Sekretentnahme längere Zeit zurückhalten lassen, geht BUCURA gerade umgekehrt vor. Hat nämlich die Patientin lange Zeit nicht uriniert, so kann der kräftige Harnstrahl, der sich bei gefüllter Blase ergießt, zuviel Sekret und mit ihm die Erreger abschwemmen. Darum ist es nach BUCURA besser, nach Reinigung der Harnröhrenmündung von den ersten Tropfen, die immer Bakterien der Scheide enthalten, erst nach Ausmassieren der Urethra von der Scheide her beim zweiten Auspressen das Sekret zu entnehmen. Auch für diese Fälle der Sekretentnahme eignen sich die dünnen Wattestäbchen oder stumpfen Sekretlöffel (wie der von WOLF) besser als die zu stark biegsame Platinöse.

Schwieriger ist schon die Sekretentnahme aus den Ausführungsgängen der BARTHOLINIschen Drüse. Nach Reinigung der Ausmündungsstelle mit steriler Watte drückt man die Öffnung des Ganges gegen den Knopf einer ganz feinen Haarsonde aus und bringt diese minimale Sekretmenge auf den Objektträger. Aus den SKENEschen und paraurethralen Gängen kann man Sekret nur nach Reinigung der Oberfläche mit Hilfe desselben Verfahrens gewinnen, was technisch nicht ganz leicht ist.

Die Entnahme des Vaginalsekrets kommt für geschlechtsreife Frauen nicht, wohl aber für Kinder, Schwangere und Greisinnen in Frage, deren zarte Schleimhaut für den Gonokokkus anfällig ist.

Von grundlegender Bedeutung für die Beurteilung des Falles ist die Sekretentnahme aus der Cervix. Für die Mehrzahl aller Fälle genügt es, mit einem in 10%iges *Natrium bicarbonicum* oder 10%iges *Soda-glyzerin* getauchten Wattestäbchen den Schleimpfropf zu entfernen.

Die Sekretuntersuchung ist verantwortungsvoll, oft sehr mühsam und zeitraubend und soll nur von dem Arzte geübt werden, der gut damit vertraut ist. Mag für Erfahrene jene Übersicht über ein Sekret-präparat, wie sie die einfache Methylenblaufärbung liefert, genügen, so ist zweifelsohne die Anfertigung eines *Grampräparats* — der Gonokokkus ist gramnegativ — wegen der leichteren Deutbarkeit entschieden vor-zuziehen. Grundsätzlich wichtig ist, daß alle Sekretpräparate in dünner Schicht auf den Objektträger verstrichen und erst nach Lufttrocknung oder vorsichtigem Durchziehen durch die Flamme gefärbt werden. Ist man sich nach einer Methylenblaufärbung — nach Lufttrocknung des Ausstriches wird das Präparat einmal kurz in konzentrierte wäßrige Methylenblaulösung oder alkalische Methylenblaulösung eingetaucht und in reinem Wasser abgespült — nicht klar geworden, so kann man aus demselben Präparat ein Grampräparat ohne weiteres durch Um-färbung herstellen, wenn man vorher jede Spur von Zedernöl mit Xylol, dann mit Aether und schließlich mit Alkohol und Wasser ent-fernt hat.

Der Gonokokkennachweis ist in akuten Fällen leicht, in chronischen, lang zurückliegenden oft ungemein schwierig und nur nach geduldig wiederholter Untersuchung soundso oft erst unter Anwendung der Provokation und des Kulturverfahrens zu erbringen.

Man darf nicht vergessen, daß man 5 und 10 und mehr Sekret-abstriche machen kann und 10mal vergeblich nach Gonokokken sucht, während man sie z. B. beim 11. Mal doch findet. Darum kann man der Provokation, wenn nötig, unter Ausnutzung des leistungsfähigen Kulturverfahrens nicht entraten. Wie bekannt, ist die Menstruation als solche eine ausgezeichnete Provokation, weshalb wir unmittelbar nach der Regel Sekretabstriche untersuchen, oder wir bedienen uns chemischer oder mechanischer Provokationsverfahren, so der i. v. *Arthigoninjektion* (0,3 bis 0,5) der Flaschenpackung oder Dosis 2 bis 4 der Ampullenpackung oder der von 50 bis 70 Mill. Keimen *Gono-Yatren*, nach welchen wir nach 2 bis 3 Tagen nach Gonokokken fahnden. Aber auch die mechanische Provokation bei Cervicitis durch Absaugen des Schleimes mit der BUCURAschen Saugglocke, sowie die chemische mit schärferen *Lapislösungen* (2%ig für die Urethra, 10%ig für die Cervix) oder mit *Lugol* 1:4 und mit 3%igem *Wasserstoffsuperoxyd* ist aussichtsreich, weil sie eine stärkere Schleimabsonderung bewirkt und damit die Erreger aus der Tiefe herausbefördert. R. SCHRÖDER machte seinerzeit das Urteil über die erfolgte Heilung einerseits von der völligen Abwesenheit nicht nur von Leukocyten und Gonokokken in 6 bis 8 Sekretabstrichen, die in Zwischenräumen von mehreren Tagen vorgenommen werden, sondern auch von der völligen Abwesenheit von Gonokokken in 5 Abstrichen, die nach Provokation entnommen worden sind, abhängig. In der Ära der Lokaltherapie war es ein Gebot der Vorsicht, wenn schon nach zwei Menstruationen die Sekretprüfung gonokokkenfrei ausfiel, noch weiter während des nächsten halben Jahres nach der Periode nach Gonokokken zu forschen.

Aber auch bei Verwendung der ungleich leistungsfähigeren Chemotherapie muß mindestens nach der ersten, der Kur mit ihren Provokationen folgenden Periode die Untersuchung der Abstriche negativ ausfallen, soll man von Heilung sprechen können. Gegenwärtig ergänzt man mit Recht die Untersuchung durch das Kulturverfahren bei jedem verdächtigen Abstrich und bei jedem Fall, der bei negativem Abstrich klinisch verdächtig ist. Das ist natürlich im klinischen Betrieb leichter, wohin auch eigentlich alle Frauen mit Gonorrhoe der oberen Geschlechtswege gehören; es ist aber auch außerhalb der Klinik durchführbar. Eine häufige Anwendung des Kulturverfahrens ist um so wünschenswerter, als durch das überraschend schnelle Versiegen des Ausflusses unter der Einwirkung der Antibiotica leichter als früher eine scheinbare Heilung vorgetäuscht werden kann, und das um so mehr, wenn in dem einen oder anderen Sekretpräparat Gonokokken zufällig gerade fehlen.

Die Komplementbindungsreaktion von Müller-Oppenheim hat nur eine beschränkte diagnostische Bedeutung. Bei einer oberflächlichen Schleimhautgonorrhoe werden noch keine Antikörper gebildet, die Reaktion bleibt daher negativ, obwohl die Frau erkrankt und damit auch infektiös ist. Antikörper werden offenbar nur dann gebildet, wenn der Infekt in tiefere Gewebeschichten vorgedrungen ist, bei der Frau hauptsächlich bei gonorrhoischen Adnexentzündungen und bei Fernmetastasen (Arthritiden). Es dauert meist 2 bis 3 Wochen, bis die Reaktion positiv, und mehrere Monate bis Jahre, bis sie wieder negativ geworden ist. Der negative Ausfall der Reaktion besagt aber gar nichts. Entweder ist dann die Frau gesund oder sie leidet an einer oberflächlichen Schleimhautgonorrhoe, oder ein alter Entzündungsprozeß bildet keine weiteren Antikörper mehr. Verwertbar ist nur ein positives Resultat, denn es beweist mit einer fast hundertprozentigen Sicherheit die gonorrhoische Natur eines chronischen, latent bleibenden Infektes. Die Bedeutung der Komplementbindungsreaktion liegt gerade bei den Fällen mit unklaren Adnexprozessen und Arthritiden, wo eine Sekretentnahme und ein Bakteriennachweis nicht möglich ist. Für die Reaktion werden 5 bis 10 ccm Blut benötigt, die einem diagnostischen Institut einzusenden sind.

Da auch der wiederholte negative Ausfall der Sekretuntersuchung nicht mit völliger Sicherheit unbedingt die Ausheilung gewährleistet, soll man bei der schriftlichen Bescheinigung der Heilung immer vorsichtig sein. Geboten ist es, die Ausstellung eines Zeugnisses rundweg abzulehnen, wenn der Ehewerber sich nur 1 oder 2 Wochen vor der Eheschließung vorstellt (G. A. Wagner), weil für eine so folgenschwere Bestätigung eine 3monatige Beobachtungszeit notwendig ist, innerhalb welcher die wiederholte Durchsicht von Präparaten unter Heranziehung von Provokation und Kultur zu fordern ist. Aber auch ein solches Zeugnis sollte nur dahin lauten, daß trotz gewissenhafter und wiederholter Untersuchung unter Verwendung aller zu Gebote stehender Mittel gegenwärtig

keine Anhaltspunkte für eine Gonorrhoe vorhanden sind. Wichtig ist
es für die Praxis, bei auch nur einigermaßen fraglichen Fällen hinsichtlich
der Ausheilung unbedingt den Coitus condomnatus anzuempfehlen, der
im übrigen auch als Provokationsmittel brauchbar ist.

Gonorrhoebehandlung der unteren Genitalabschnitte

Da die heute allein anwendbare Chemotherapie der Gonorrhoe nicht
lokal appliziert wird, haben die verschiedenen Lokalisationsstellen an
den unteren Genitalabschnitten nur noch eine Bedeutung in diagnostischer
Hinsicht, um als geeignete Entnahmestellen für eine Sekretuntersuchung
in Frage zu kommen. Bevor eine gonorrhoische Urethritis behandelt
wird, muß die bakteriologische Untersuchung aus dem Sekretabstrich,
wie er eingehend beschrieben wurde, gesichert sein. Denn auch unspezifische Urethritiden kommen nicht selten vor und sind häufig durch
Penicillin nicht beeinflußbar. Das Aufsteigen einer gonorrhoischen
Infektion in die Blase ist selten. Eine solche Cystitis bietet, wenn sie
gelegentlich einmal vorkommt, nichts für die Behandlung Besonderes.
Häufiger ist der Blasenhals an der Infektion mitbeteiligt. Blasenkrämpfe
können neben den anderen cystitischen Beschwerden die Urethritis und
Trigonitis begleiten. Es genügt meist Bettruhe während der *Penicillinbehandlung*. Besondere symptomatische Maßnahmen sind bei dem sehr
raschen Wirkungseintritt der Chemotherapie nicht erforderlich. Ist es
zu einer Sekundärinfektion durch andere Keime gekommen, so wird
eine entsprechende Behandlung Platz greifen müssen, über die im Kapitel
der Erkrankungen der Harnwege Näheres ausgeführt ist. Eine
Bartholinitis bildet sich ebenfalls unter der allgemeinen Chemotherapie zurück. Eventuelle Restzustände, Sekundärinfektion, Cysten-
bildung machen die S. 106 genannten Maßnahmen notwendig. Das über
die Vulva fließende eitrige Sekret kann dort zur akuten Entzündung,
zu Rötung, Schwellung, Schmerzen, Epitheldefekten und Intertrigo
führen und somit Anlaß zu einer Vulvitis gonorrhoica geben. Die
rasche Vernichtung der Gonokokken läßt die Sekretion von den Ent-
zündungsherden ebenfalls schnell versiegen, so daß es ohne zusätzliche
lokale Behandlung zur Abheilung der Vulvitis kommt. Ist in verschleppten
Fällen eine stärkere Reizung der Vulva entstanden, so ist erst im Anschluß an eine gegen die Erreger gerichtete spezielle Therapie die bei der
unspezifischen Vulvitis genannte Behandlung durchzuführen. Welchen
Segen die Chemotherapie gerade bei der Cervicitis gonorrhoica bringt,
können nur die Älteren ganz ermessen, die in der Lokaltherapie auf-
gewachsen sind und nicht nur immer wieder Rezidive, sondern auch so
manche Aszension durch brüske und polypragmatische Behandlung erleben mußten oder zum mindesten soundso oft dem Aufsteigen des
Trippers gegenüber machtlos waren. Darum kann man den Wert einer
Therapie nicht hoch genug schätzen, die schlagartig der Erreger Herr
wird und dadurch allein schon in vielen Fällen die Aszension verhindert.
Jede Lokalbehandlung unterbleibt grundsätzlich während der Chemotherapie. Um die Gefahr einer Aszension zu verhüten, ist vor allem

während der Periodenblutung Bettruhe einzuhalten. Jede Verkühlung ist zu vermeiden, die Waschung der äußeren Geschlechtsteile ist nur mit warmem Wasser vorzunehmen, um Uteruskontraktionen soweit wie möglich auszuschalten. Das heikle Problem der Behandlung einer Cervixgonorrhoe in der Schwangerschaft liegt dank der Chemotherapie ohne Gefährdung der Schwangeren und ohne Gefährdung der Frucht heute wesentlich einfacher als früher. Eine erst im Wochenbett entdeckte Gonorrhoe muß ohne Verzug behandelt werden, um der drohenden Aszension möglichst zuvorzukommen. Eine häufige Begleiterscheinung der Cervicitis ist die Erosion. Auch hier ist lokal gegen die Erosion zunächst nichts zu unternehmen, denn sie bildet sich nach Abheilung der Cervicitis in der Regel von selbst zurück. Bleibt der Cervix-,,Katarrh" auch nach der Vernichtung der Gonokokken bestehen — der sichere Nachweis für ein Fehlen von Gonokokken ist nur durch wiederholte Abstriche nach Provokation, möglichst durch eine zusätzliche Kultur mit einiger Sicherheit zu erbringen — und zeigt auch die Erosion keine Abheilungstendenzen, so muß entsprechend behandelt werden (s. S. 133). Die Mastdarmgonorrhoe entsteht in der Mehrzahl der Fälle durch die über den Damm gegen den Mastdarm herabfließenden gonokokkenhaltigen Sekrete während der Stuhlentleerung. Da sie symptomarm verläuft und schleichend in ein chronisches Stadium übergeht, bleibt ihr Beginn oft unerkannt, obwohl sie im großen klinischen Material sehr häufig (bis 30% der Fälle und mehr) vorkam. Schmerzhafte Stuhlentleerung, schleimige Sekretion müssen nicht immer vorhanden sein, doch bieten sie einen Hinweis auf die Erkrankung des Rectum. Nur durch den bakteriologischen Befund kann die Diagnose erhärtet werden, indem die nach einer Irrigation mit 100 ccm lauwarmen Wassers aufgefangenen Eiterflocken nach GRAM gefärbt werden. Auch hier ist eine zusätzliche lokale Behandlung unnötig und unzweckmäßig.

Die Chemotherapie der Gonorrhoe

Das Mittel der Wahl für alle gonorrhoischen Infekte, gleichgültig an welchen Stellen sich der Infektionsherd befindet, ist das Penicillin. Bei den unkomplizierten Fällen, den bereits genannten Erkrankungen der unteren Genitalabschnitte, genügt meist die einmalige Gabe von 200 000 bis 400 000 I. E. *Depot-Penicillin*, um eine dauernde Heilung zu erreichen. Sollten nach dieser Kurzbehandlung doch noch Gonokokken nachweisbar sein, so muß die Penicillinkur wiederholt werden. Man gibt jetzt statt einer einmaligen Dosis für die Dauer von 6 bis 10 Tagen täglich 500 000 I. E. *Depot-Penicillin*. Die längere Penicillinbehandlung, die auch bei komplizierten Fällen anzuwenden ist (s. S. 166), sollte aber bei einer auf die unteren Genitalabschnitte beschränkten Gonorrhoe nicht sofort zur ,,größeren Sicherheit" durchgeführt werden. Es ist bei einer frischen Gonorrhoe nicht möglich, eine gleichzeitig akquirierte Lues auszuschließen. Die für eine Abheilung der Gonorrhoe ausreichenden Penicillindosen sind aber für eine Heilung einer Lues unzureichend, so daß bei gleichzeitig bestehender Gonorrhoe und Lues zwar die Gonorrhoe abheilt, die Lues aber „maskiert" wird. Besteht daher der Verdacht auf eine gleichzeitig vorhandene luetische Infektion, soll man nur mit der kleinsten Penicillindosis von 200000 I. E. einen Behandlungsversuch machen oder statt des Penicillin *Streptomycin* oder *Sulfonamide* anwenden, die auf die Spirochäten nur einen minimalen bzw. keinen Einfluß haben. Tritt unter einer Penicillinbehandlung innerhalb von 2 bis 12 Stunden Fieber oder ein Exanthem auf, so macht diese JARISCH-HERXHEIMERsche Reaktion eine gleichzeitig bestehende Lues sehr wahrscheinlich. Um diese oft nur flüchtigen Zeichen nicht zu übersehen, ist eine sorgfältige Beobachtung der Patientin am Behandlungstage erforderlich. Selbstverständlich wird man die Verdachtsfälle weiterhin unter genauer Kontrolle halten und monatlich serologische und bakteriologische Kontrolluntersuchungen für mindestens 6 Monate vornehmen. Ohne sicher nachgewiesene Lues ist eine antiluetische Abortivkur mit 900000 bis 1,2 Millionen I. E. *Penicillin* zu unterlassen.

Besteht eine Überempfindlichkeit gegen Penicillin, so kann die Gonorrhoe auch mit *Streptomycin* in Dosen von 0,5 bis 1,0 g für 1 bis 2 Tage behandelt werden, oder man verwendet *Sulfonamide* aus der Pyrimidinreihe. Als perorale Gabe von *Sulfonamiden* sind am 1. Tag 10 g, am 2., 3. und 4. Tag je 8 g, am 5. und 6. Tage je 6 g notwendig. Auch die Kombination dieser *Sulfonamidgaben* mit unterschwelligen *Penicillin-* oder *Streptomycin*dosen ist möglich. Die Antibiotica mit breiterem Wirkungsspektrum sind zwar gleichfalls für die Gonorrhoetherapie brauchbar, aber keineswegs dem Penicillin vorzuziehen. Abgesehen von dem hohen Preis, wirken sie weniger rasch und weniger zuverlässig, gleichzeitig besteht die Gefahr der Maskierung einer Lues. Nur bei Penicillinüberempfindlichkeit gibt man von *Aureomycin* oder *Terramycin* für 5 Tage täglich 1 g (in Einzeldosen von 250 mg), oder 4 g auf 2 Tage verteilt (Einzeldosen von 500 mg). Bei *Chloromycetin* sind 3 g für einen Tag oder 2mal je 3 g an 2 Tagen gegeben ausreichend.

Nach jeder chemotherapeutischen Behandlung, gleichgültig mit welchem Mittel, ist eine Kontrolle des Heilungsresultates für mindestens 3 Monate nötig. Nach KIMMIG sollen in dieser Zeit mindestens 3 Provokationen mit *Gono-Yatren schwach* $^1/_2$ ccm, *Gono-Yatren schwach* 1 ccm und *Gono-Yatren stark* $^1/_2$ ccm mit jeweils 6 Abstrichen und mindestens einer Gonokokkenkultur gemacht werden. Bei echten Rezidiven, die also nicht durch eine allerdings oft nur schwierig nachweisbare Reinfektion bedingt sind, muß mit 1 Million *Depot-Penicillin* erneut behandelt werden.

Besonders zu erwähnen ist die Vulvovaginitis infantum. Bei der gonorrhoischen Vulvovaginitis erfolgt die Ansteckung der Kinder fast immer durch gemeinsame Schlafstellen und gemeinsamen Gebrauch von Handtüchern, Nachtgeschirren usw.; Epidemien in Kinderkliniken und Waisenhäusern sind ebenfalls beobachtet worden. Leider wird bei der Vulvovaginitis gonorrhoica in der Mehrzahl der Fälle auch die Urethra und das Rectum (bis 70%!) miterkrankt angetroffen, hingegen ist die Aszension begreiflicherweise bei dem ruhenden und noch nicht ent-

wickelten Genitale selten. Strenge Bettruhe ist in allen Fällen während
der Behandlung notwendig. Bei sehr starker Verschwellung der äußeren
Teile wirken feuchte Umschläge mit *Kaliumpermanganat* oder *Borwasser*
lindernd. Diese Umschläge müssen aber nach Gebrauch sorgfältig vernichtet werden, da sie zu Beginn der Behandlung noch stark mit Gonokokken beladen sind. Je nach Alter und Gewicht werden Penicillindosen
von 200000 bis 600000 I. E. *Procain-Penicillin* für 4 bis 5 Tage gegeben
(pro kg Körpergewicht bei Kindern 10000 I. E.). Zusätzlich verbessert
eine Behandlung mit *Follikelhormon* das Ergebnis beträchtlich. Es genügt
meist, am ersten Tage der Penicillinbehandlung 1 mg bis 5 mg *Oestradiolester* intramuskulär zu geben. Lokale Anwendung von Follikelhormonsalben oder intravaginale Gaben sind nicht nötig und gerade bei den
Kindern besser zu vermeiden. Bei alten Leuten hat die Scheidenhaut
ihre während der Geschlechtszeit vorhandene Unempfindlichkeit gegen
die Gonokokken wieder verloren und kann daher miterkranken. Auch
hier ist die *Penicillinbehandlung* mit den oben angegebenen Dosen am
besten mit einer *Follikelhormonapplikation* zu verbinden.

Besteht bei einer Graviden die Vermutung auf eine nicht mit völliger
Sicherheit ausgeheilte Gonorrhoe, so ist auch bei fehlendem Gonokokkennachweis eine Penicillin-Prophylaxe ratsam, um eine durch die Geburt
drohende Exazerbation, bzw. eine Infektion der Neugeborenen zu vermeiden. Man gibt für 4 bis 6 Tage je 400000 bis 600000 I. E. *Procain-
Penicillin*; man kann diese Dosis auch unter der Geburt zur Prophylaxe
einer Aszension post partum anwenden. Es sei in diesem Zusammenhang
erwähnt, daß demgegenüber eine Penicillinprophylaxe bei Neugeborenen
an Stelle der Credéschen Augenprophylaxe mit 1%igem *Argent. nitric.*
nicht empfohlen werden kann. Langjährige Versuche mit Penicillin
haben nach Walch keinen Vorteil gegenüber dem Argent. nitric. ergeben.
Das begrenzte Wirkungsspektrum des Penicillin erfaßt einen wesentlichen Teil der Blenorrhoe-Erreger von vornherein nicht. Diese Erreger
sind für die unspezifischen Blenorrhoeformen aber nicht weniger wichtig
als die Gonokokken. Durch eine generelle Penicillin-Prophylaxe würde
weiterhin der Entstehung resistenter Keime großer Vorschub geleistet
und die Gefahr einer Sensibilisierung gegenüber später einmal notwendigen therapeutischen Penicillingaben wäre gegeben.

[Behandlung der inneren Gonorrhoe

Das akute Stadium der inneren Gonorrhoe macht oft stürmische,
ja geradezu besorgniserregende Symptome und bietet für diejenigen,
welche wenige derartige Fälle gesehen haben, sehr leicht den Anschein
einer zur allgemeinen Peritonitis sichtlich hinneigenden Krankheit von
hoher Lebensgefahr. Wenn es auch richtig ist, daß die akute Appendicitis
differentialdiagnostisch eine sehr große Rolle spielt und alle Umstände,
die für und gegen sie sprechen, ins Treffen geführt werden müssen, wobei
namentlich der Nachweis einer Gonorrhoe unter allen Umständen anzustreben ist, wenn ferner stielgedrehte Ovarialtumoren, Tubarabort und
in seltenen Fällen akute Sigmoiditis ein ähnliches Bild heraufbeschwören

können, so läßt sich doch in der Mehrzahl der Fälle durch Erheben der Anamnese und durch den Sekretabstrich, allenfalls das Kulturverfahren, die Diagnose auf Aszension einer Gonorrhoe stellen. So unheimlich beim ersten Anblick das Bild sein mag, besonders wenn neben den heftigen Schmerzen und Temperaturen bis 39° C und darüber Meteorismus, Brechneigung, belegte Zunge bestehen, so zeigt sich doch, wenn man nur den Mut hat, zuzuwarten und seiner Sache sicher ist, daß dieser so gefährlich scheinende Zustand im Verlaufe weniger Tage, unter der Penicillinbehandlung sogar in Stunden, wesentlich sanfter zu werden beginnt. Übelkeit und Brechneigung nehmen ab, das Fieber geht zurück und auch die Darmtätigkeit kommt mit und ohne Abführmittel in Gang. In diesem Stadium, also im Beginn der Aszension, ist auch von der Chemotherapie noch am ehesten ein Rückgang aller Erscheinungen zu erhoffen, während man ihn später, bei einmal ausgebildeten Adnextumoren als anatomischen Folgezustand der abgelaufenen Entzündung, nicht mehr erwarten kann. Wichtig ist, daß im Anschluß an die Regel, sehr häufig unter neuem Auftreten einer Blutung, das Krankheitsbild sich entwickelt, also deutlich abhängig von der Periode ist. Ist es einmal geschehen, daß der Gynäkologe oder, was häufiger vorkommt, der Chirurg in der Annahme einer akuten Appendicitis die Bauchhöhle geöffnet hat und nun dunkelrote geschwollene Eileiter findet, aus deren Fransenende vielleicht rahmiger Eiter ausfließt, so soll er, will er die Sache nicht zum Schlimmen wenden, unangetastet die Bauchhöhle wieder schließen, jeden Versuch einer Entfernung von Teilen des inneren Genitale unbedingt unterlassen und die Chemotherapie einleiten. Mag es auch so scheinen, als ob das hohe Fieber und die Vorwölbung des Douglas wenigstens zur vaginalen Inzision zwingen müßten, so ist auch dieser Eingriff, wie G. A. WAGNER ausdrücklich hervorhebt, nur selten angezeigt, da es sich meist nicht um pelveoperitonitische Abszesse, sondern viel öfter um abgesackte Eiterungen in den Tuben handelt, deren restlose Entleerung nicht gelingt und die zu ständigem Eiterfluß Veranlassung geben. Auch die Punktion der Eitersäcke vom Douglas her ist im akuten Stadium zu unterlassen. Man weiß nicht, bis wohin man mit der Nadel gelangt, kann Adhäsionen aufreißen und den Eiter in die freie Bauchhöhle tragen.

Indem man der Patientin anschaulich vorstellt, daß zwar Veränderungen im Bauchfell vorhanden sind, die die Schmerzen erklären — der anatomisch allerdings unhaltbare Ausdruck der Bauchfell-„Reizung" für den Zustand der akuten Perimetritis ist da üblich und für den Laien nicht schlecht —, beruhigt man auch seelisch die meist schwer betroffene Frau. Oberstes Gebot ist zunächst strengste Bettruhe, welche sich so weit zu erstrecken hat, daß auch Harn- und Stuhlentleerung im Bette zu erfolgen haben; darum dreht sich zunächst alles. Je länger und je genauer das Gebot der Bettruhe befolgt wird, um so sicherer kann man sein, daß die Gonorrhoe ausheilen wird. Dazu gehört heutzutage der Aufenthalt im Krankenhaus. Er wäre eigentlich für jede innere Gonorrhoe grundsätzlich zu fordern, denn nur die Anstaltspflege garantiert die notwendige strenge Kontrolle der Kranken und ihrer Befunde, die Durchführung der

Abstriche, Provokationen, des Kulturverfahrens und der systematischen Therapie.

Der Gonokokkennachweis sollte immer vor dem Beginn einer Behandlung erfolgen, da die Erreger schon kurze Zeit nach der Penicillingabe entweder völlig verschwunden sein können oder so verändert sind, daß eine genaue Abgrenzung gegenüber anderen Keimen Schwierigkeiten macht. Für die Anwendung von Penicillin gilt bezüglich der Überempfindlichkeit und für die Frage des Ersatzes von Penicillin das bereits auf S. 163 Gesagte. Allerdings wird man die Sulfonamide wegen ihrer doch nur begrenzten und daher unsicheren Wirkung möglichst nicht geben, sondern an Stelle von Penicillin zu den Tetracyclinen greifen. Die Gefahr, eine gleichzeitig bestehende Lues zu übersehen, ist nicht sehr groß, da es eigentlich immer einige Zeit dauert, bis der lokal an den unteren Geschlechtswegen gesetzte Infekt zu einer Aszension führt. Immer aber wird man neben dem Gonokokkennachweis auch die Serountersuchungen machen und auf sonstige Zeichen einer Lues achten.

Für die Behandlung der oberen Gonorrhoe sind die relativ kleinen und einmaligen Dosen von 200000 bis 400000 I. E. Depot-Penicillin nicht genügend, wenn auch selbst mit diesen kleinen Dosen Abheilungen einer gonorrhoischen Salpingitis beobachtet wurden. Als Standarddosis sind 400000 bis 600000 I. E. *Depot-Penicillin* für 6 bis 10 Tage erforderlich, auch noch höhere Dosen und eine längere Behandlung kann in Eizelfällen nötig sein und richtet sich weitgehend nach der Ausbreitung der Entzündung. Sehr zweckmäßig ist es, bei der ersten Penicillingabe das erwähnte Additionspräparat von *Penicillin G-Natriumsalz* mit *Procain-Penicillin* zu geben, da somit am schnellsten ein genügend hoher Serumspiegel wirksam werden kann.

Daß bei der Behandlung alles vermieden werden muß, was eine Vermehrung der Hyperämie des kleinen Beckens bewirkt, ist selbstverständlich. Unsere Vorsorge muß so weit gehen, daß nicht bloß, was nicht betont zu werden braucht, jede unmittelbare erotische Reizung des Genitale fortzufallen hat, sondern daß auch alles, was mittelbar durch Besuche, Lektüre usw. auf die Genitalsphäre hyperämisierend einwirkt, vollständig in Fortfall kommen muß. Darunter gehört absolutes Verbot von Alkohol, eine leichte, dabei aber nahrhafte Kost, bestehend aus Suppe, möglichst passiertem Gemüse, geschabtem, wenig gewürztem Fleisch, nicht blähenden Mehlspeisen leichter Art, besonders solchen mit Fruchtmarmeladen, als Getränke Fruchtsäfte und nicht zuletzt Kamillentee, der auf die schmerzhaften Darmbewegungen einen entschieden lindernden Einfluß hat. Was nun die Ruhigstellung der Bauchorgane anbelangt, so kann man es einerseits mit Kälte, anderseits mit Wärme versuchen. Es klingt unverständlich, daß zwei gerade entgegengesetzte thermische Verfahren schmerzlindernd wirken sollen. Richtig ist, daß die Kälte mehr zur Ruhigstellung des Darmes und zur Anämisierung des Darmes und des Uterus führt, daß aber nach Aufhören der Kälteeinwirkung eine um so stärkere Hyperämie einsetzt. Merkwürdig, aber Tatsache ist, daß bei verschiedenen Völkerschaften die Empfindungen verschieden liegen. In unseren Gegenden ist bei Frauen entschieden die Hitze mehr beliebt als die Kälte, in Amerika ist es gerade umgekehrt. Man hält sich am besten an den Ratschlag von G. A. WAGNER, dasjenige zu geben, das im Einzelfalle die Schmerzen am meisten lindert. In der Mehrzahl der Fälle kommt man auch ohne zusätzliche schmerzstillende Mittel aus, da durch die schlagartige Penicillinwirkung selbst heftigste Schmerzen in wenigen Stunden vergangen sind. Es ist immer wieder beeindruckend, bei der akuten genorrhoischen Aszension mit den geschilderten Symptomen der peritonealen Reizung diesen völligen Umschwung vom schwersten Krankheitsgefühl zum, fast möchte man sagen, Wohlbefinden in kürzester Zeit zu erleben. Gerade diese schlagartige Besserung kann direkt als Differentialdiagnosticum gewertet werden. Ist die Aszension nämlich nicht durch Gonokokken oder nicht allein durch Gonokokken bedingt, so tritt die Wirkung der Penicillinbehandlung erheblich langsamer ein.

Handelt es sich um zwar gonorrhoisch bedingte, aber ältere Adnexprozesse, haben sich bereits Pyosalpingen ausgebildet oder besteht gar ein Adnextumor ohne gleichzeitige akute Entzündungssymptome, so sind die Aussichten der Chemotherapie praktisch gleich Null. Einmal hängt die Wirkung der Chemotherapie davon ab, daß das Chemotherapeuticum auch in genügender Konzentration an die Erreger herankommt. Dies ist oftmals bei bereits anatomisch ausgebildeten Veränderungen, bei Abszeßbildungen, bei entzündlichen dicken Schwarten nicht mehr möglich. Weiterhin müssen natürlich überhaupt noch Erreger vorhanden sein. Bei älteren Adnexprozessen finden sich aber in der Regel in dem zwar oft noch eitrigen Sekret keine Erreger mehr, der Eiter ist steril. Hier kann von einer gegen die Erreger und nur gegen das Wachstum der Erreger gerichteten Wirkung nichts mehr erwartet werden. In solchen Fällen tritt die physikalische und bei bestimmten Bedingungen auch die operative Behandlung in ihr Recht. Diese Behandlungsformen sind bei gonorrhoischen und nichtgonorrhoisch bedingten Adnexprozessen die gleichen und sollen daher im Zusammenhang mit diesen abgehandelt werden.

Die unspezifischen Entzündungen

Eine erschöpfende Darstellung des im Titel umschriebenen Kapitels würde einer Aufrollung der Therapie des Puerperalprozesses gleichkommen, die den Rahmen dieses Buches überschreiten müßte. Gleichwohl sei betont, daß es vornehmlich die Vorgänge gestörter Schwangerschaft und die Komplikationen des Wochenbettes, besonders nach Abortus, aber auch nach rechtzeitiger und frühzeitiger Geburt sind, die die Ursache der Mehrzahl aller Entzündungen, vor allem denen septischer Natur sind. Natürlich können entzündliche Krankheiten der Geschlechtswege auch ohne Bestehen einer Schwangerschaft aus den verschiedensten anderen Ursachen heraus sich ausbilden, auf die zurückzukommen sein wird. Die Keime der septischen Entzündungen sind in den meisten Fällen die sogenannten Wundkeime, also Streptokokken, Staphylokokken und E. coli, welche, nicht selten miteinander vergesellschaftet, zur Mischinfektion führen. Der Infektionsweg entsteht in diesen Fällen entweder durch Infektion des Corpus uteri, also durch Erzeugung einer Endometritis, die ihrerseits wieder die Tuben ergreift und zur Salpingitis, aber auch zur Erkrankung des Ovarium, allenfalls zum Ovarialabszeß Veranlassung geben kann und dabei selbstverständlich das umgebende Peritoneum wesentlich in Mitleidenschaft zieht. Weiterhin sind es die Infektionen, die auf dem Wege der Lymphbahn das Beckenzellgewebe befallen und die echten Parametritiden erzeugen, ganz besonders nach Verletzungen und Manipulationen an der Cervix. Schließlich kann auch auf dem Lymphwege das Peritoneum ergriffen werden, was besonders leicht von dem in die Bauchhöhle hineinragenden Gebärmuttergrund geschieht. Endlich sind es Fälle reiner Infektion auf dem Wege der Blutbahn, die zu Pyämie oder Sepsis führen. Die Krankheitsbilder, die sich bei den septischen Erkrankungen darbieten, sind keineswegs immer so scharf umrissen, wie sie in den Lehrbüchern dargestellt werden und aus didaktischen Gründen beschrieben werden müssen. Unklare Zustände, Aufpfropfung verschiedener Ausbreitungswege bei ein und demselben Falle und demnach Verschwimmen der charakteristischen Krankheitszeichen beobachtet man immer wieder, was die Diagnose erschwert (HALBAN und KÖHLER).

Von einer tiefergreifenden Kohabitationsverletzung angefangen bis zu den bei der Operation gesetzten, also lege artis versorgten Wunden können lokale Entzündungserscheinungen auftreten, welche sich durch speckigen Belag der Wunden, üblen Geruch, Ausfluß, Rötung und Schwellung der Ränder auszeichnen. Absolute Bettruhe, Entfernung etwa spannender Nähte, Berieselung der Wunden mit *essigsaurer Tonerde, Bleiwasser, 3%igem Wasserstoffsuperoxyd, 2%iger Tanninlösung* besorgen die Reinigung solcher Geschwüre rasch. Eine lokale Behandlung mit Sulfonamiden oder Antibioticis ist meist nicht nötig. Kommt es in diesen Fällen zu Temperatursteigerungen, so wird man aber zur Bekämpfung der weiter in die Tiefe reichenden Infektion und zur Vermeidung ihrer weiteren Ausbreitung die Chemotherapie gern zu Hilfe nehmen. Vorher aber muß man sich durch genaueste Untersuchung davon überzeugen, daß die Temperatur nicht durch Sekretverhaltung oder Abszeßbildungen bedingt ist. Hier ist allein die operative Versorgung, die Spaltung und Eröffnung der Abszesse, die Schaffung von Abflußmöglichkeiten bei gestauten Wundsekreten angezeigt, die die Chemotherapie niemals ersetzen kann. Um jedoch auch in diesen Fällen eine weitere Ausbreitung der Infektion zu verhindern bzw. diese zusätzlich zu bekämpfen, sind Antibioticagaben angezeigt, aber nur solche, die auch auf die nachgewiesenen oder zumindest als wahrscheinlich vorhandenen Erreger gerichtet sind. Lokal angewendet, kommen die Medikamente nicht in ausreichender Konzentration in die Tiefe der entzündeten Gewebe. Vorzuziehen sind parenterale oder orale Gaben in den üblichen Durchschnittsdosen, wie sie im vorangehenden genannt worden sind. Diese Durchschnittsdosen können natürlich nur einen groben Anhalt geben; je nach der Schwere des Infekts werden auch höhere Dosen notwendig sein können. Die bei echten septischen Prozessen notwendigen Mengen werden weiter unten genannt. Wird mit einem auch wirklich gegen die vorhandenen Keime gerichteten Chemotherapeuticum behandelt, so sollte die Temperatur auch in spätestens 2 bis 3 Tagen zur Norm abfallen. Tritt keine Temperatursenkung ein, so ist zuerst noch einmal nach Abszessen und Sekretverhaltungen zu fahnden. Sind diese auszuschließen, so ist das verwendete Medikament gegen die vorhandenen Erreger wirkungslos und seine weitere Verwendung zwecklos. Jetzt soll aber nicht wahllos das nächste Antibioticum genommen werden, sondern je nach der Krankheitsschwere wird man entweder ohne Chemotherapie auszukommen versuchen, oder aber durch Sekretabstriche werden die Erreger identifiziert und getestet, um jetzt zielgerecht mit dem als passend herausgefundenen Medikament zu behandeln. Wird man auf der einen Seite immer nur die Chemotherapie so kurz wie möglich treiben, so muß man sie anderseits auch so lange wie nötig anwenden. Es liegt in der Natur einer bakteriostatischen Wirkung, mit der allein bei empfindlichen Erregern mit Sicherheit zu rechnen ist, daß die im Wachstum gehemmten Erreger sich weiter entwickeln, wenn die antibiotische Wirkung abgeklungen ist. Der Organismus braucht aber einige Zeit, um mit den geschädigten Erregern fertig zu werden. Soweit es sich um die üblichen, nicht besonders bedrohlichen Infekte handelt, soll man daher die Chemotherapie nicht mit dem Temperaturabfall beenden, sondern noch 3 bis 4 Tage weiterführen. Hierzu genügen oft etwas geringere Dosen, die aber niemals unterschwellig sein dürfen. Wichtig erscheint auch, daß trotz Fieberabfall und wieder normaler Temperatur weiterhin Bettruhe eingehalten wird, die je nach der Schwere der Erkrankung auch auf längere Zeit zu bemessen ist. Es ist oftmals schwierig, die sich erfreulich schnell wieder wohlfühlenden Patientinnen noch länger im Bett zu halten; man muß aber darauf dringen, denn die Chemotherapie hat zwar dem Körper die Abwehr gegen die Erreger erleichtert, ihm aber nicht alles für eine Heilung Erforderliche abgenommen. Um diese Heilung auch zu erreichen, braucht der Organismus noch eine Ruhigstellung durch genügend lang ausgedehnte Bettruhe.

Septische Erkrankungen

Von einer Sepsis soll man nach SCHOTTMÜLLER nur dann sprechen, wenn von einem Entzündungsherd aus — der als solcher gar nicht besonders in Erscheinung zu treten braucht — konstant oder periodisch pathogene Keime in den Blutkreislauf gelangen und objektive oder subjektive Krankheitserscheinungen hervorrufen. Der Behandlungserfolg einer Sepsis steht und fällt mit der Auswahl des richtigen Medikamentes. Wurde bereits betont, daß Erregernachweis und Resistenzbestimmung Grundvoraussetzungen jeder gezielten Chemotherapie sind, so gilt dies besonders für septische Prozesse. Es ist zwar vertretbar, wenn vor allem Praktiker außerhalb einer Klinik bei sonstigen Infekten eine Chemotherapie auch ohne diese Grundvoraussetzung treiben, weil sie sie treiben müssen und keine Möglichkeit haben, Erregernachweis, Kulturen und

alles sonstige Dazugehörige jedesmal auszuführen, aber bei den lebensbedrohlichen septischen Prozessen ist eine ungezielte Chemotherapie unzulässig. Eine empirische Behandlung ist hier lediglich
zu Beginn erlaubt, um sofort behandeln zu können, ehe das bakteriologische Ergebnis vorliegt. Dieser bakteriologische Befund ist aber heute
mit den dafür geeigneten Methoden oftmals schon nach 12 Stunden erreichbar. Die verschiedenen Methoden der Züchtung, der Resistenzbestimmung mit Blättchentesten oder anderen Bestimmungen sind zu
einem Spezialgebiet geworden, dessen Einzelheiten hier nicht dargestellt
werden sollen. Einen bakteriostatischen Einfluß durch bereits vor der
Sekretentnahme gegebene Medikamente bei der Bakterienkultur auszuschließen, ist dem Bakteriologen möglich. Nur muß er dazu genau über
die vorher durchgeführte Therapie informiert werden. Natürlich wird
man aber zuerst immer vor jeglicher Chemotherapie die nötigen Entnahmen machen. Bei den Blutentnahmen zur Bakterienkultur wird am
sichersten der Erregernachweis gelingen, wenn kurz vor dem Schüttelfrost bzw. bei beginnendem Anstieg der Temperatur Blut entnommen
wird. Nachher sind in der Regel keine Keime mehr zu finden. Auch ist
es zweckmäßig, die Kultur am Krankenbett selbst anlegen zu lassen, denn
durch den Transport, durch Abkühlung, Zeitverlust u. a. können Kulturen
negativ bleiben, obwohl Erreger im Blut vorhanden waren. Sonst wird
man von dem Entzündungsherd selbst oder von Sepsismetastasen Abstriche für die bakteriologische Untersuchung machen können.

So ausschlaggebend für die Heilung die zielgerechte und ausreichend
dosierte Chemotherapie ist, sollte man doch niemals vergessen, daß
hiermit nur ein Teil der Behandlung durchgeführt wird. Auch die
anderen, seit langem üblichen Maßnahmen dürfen nicht vergessen werden.
Es wurde bereits erwähnt, daß Toxinwirkungen durch Antibiotica nicht
beeinflußbar sind. In entsprechenden Fällen sind daher Antitoxingaben
unentbehrlich. Auch chirurgische Maßnahmen zur Ausschaltung des
Streuherdes, zur Eröffnung von Abszessen sind oftmals notwendig.
Gerade durch die Chemotherapie sind die Voraussetzungen für eine erfolgreiche chirurgische Behandlung ganz beträchtlich verbessert worden.
So mancher dem Kranken früher nicht mehr zumutbare Eingriff kann
heute unter dem Schutzmantel der Chemotherapie vorgenommen werden
und damit nicht nur den Herd als bakteriellen Streuherd, sondern auch
als Toxinspender ausschalten. Die früher notwendigen Venenligaturen
sind dagegen jetzt in den meisten Sepsisfällen nicht mehr erforderlich,
da ein genügend hoher Blutspiegel des Antibioticum die ins Blut gestreuten
Keime vernichten kann, ehe sie an anderen Körperstellen septische
Metastasen setzen.

Da die Chemotherapie sich allein gegen die Erreger richtet, ist die
Auswahl der Medikamente unabhängig von der Lokalisation des Entzündungsherdes — das Problem der Blut-Liquor-Schranke ist für die
gynäkologischen Erkrankungen ohne Bedeutung — und allein abhängig
von der Art und Empfindlichkeit der Erreger. Für die Schilderung der
bei der Sepsis anzuwendenden Dosen erscheint es daher zweckmäßig,

die einzelnen Medikamente mit der geeigneten Dosierung bei den einzelnen Erregern zu besprechen. Es kann nun unmöglich hier eine Aufzählung der vielen verschiedenen Bakterienarten, der Viren, Protozoen usw. erfolgen. Meist sind es aber ganz bestimmte Erreger oder Erregergruppen, die praktisch in Frage kommen. Bei puerperalen oder sonstigen Infekten des Uterus finden sich meist Streptokokken, Staphylokokken oder Anaerobier. Seltener sind bei echten septischen Prozessen Gonokokken, Proteus, Pneumokokken oder Clostridien der Gasödemgruppe. Escherichia coli ist meist nur in Mischinfektionen oder bei Infekten der Harnwege zu finden, bei denen anch Proteusinfektionen neben den bereits genannten Keimen vorkommen; sehr selten sind Salmonellen. An Enterokokken und Pyocyaneus ist zusätzlich bei Peritonitiden zu denken.

Im folgenden soll für diese wichtigsten Erregertypen eine Auswahl der in Frage kommenden Antibiotica und Sulfonamide gegeben werden, wobei es im Einzelfalle natürlich immer auch auf die spezielle Empfindlichkeit bzw. Resistenz (z. B. bei Staphylokokken) ankommen wird. Auch die Höhe der Dosierung kann nur in ungefähren Größenbereichen angegeben werden. Hier werden an die Individualisierungskunst des Arztes und seine Auswahl der zusätzlich nötigen Maßnahmen die größten Anforderungen gestellt.

Erreger einer Sepsis sind am häufigsten hämolytische **Streptokokken.** Bei den akut und oft foudroyant verlaufenden Septikämien ist es in der Regel der Streptococcus pyogenes, der als fakultativ anaerober Keim zu diffus sich ausbreitenden phlegmonösen Entzündungen führt, wobei es teilweise zu Nekrosen, nicht aber zu den für Staphylokokken typischen Abszessen kommt. Wegen der großen Empfindlichkeit der meisten Streptokokken gegen *Penicillin* und *Sulfonamide* sind diese Medikamente zuerst zu wählen. Die Dosen liegen wesentlich höher als bei gewöhnlichen Infekten. Zur Erzielung einer rasch voll ausreichenden Gewebekonzentration werden von *Penicillin G* intravenös 400000 I. E. oder 2mal 200000 I. E. täglich gegeben und zusätzlich für die Erhaltung eines ausreichend lange wirksamen Spiegels 600000 bis 800000 I. E. *Depotpenicillin* in wäßriger Lösung. *Sulfonamide* können entweder in Kombination mit Penicillingaben oder auch allein in Dosen von 8 bis 12 g täglich verabreicht werden. Allerdings stößt die orale Gabe vieler Tabletten bei den Schwerkranken oft auf Schwierigkeiten. Bei Gaben von *Streptomycin* kommt es leicht zu Resistenzsteigerungen, außerdem besteht bei den notwendigerweise sehr hohen Dosen die Gefahr der genannten Nebenerscheinungen. *Streptomycin* und *Dihydrostreptomycin* sollen nur intramuskulär gegeben werden. Besteht eine Überempfindlichkeit gegen Penicillin — genaue Anamnese und Beachtung v o r der intravenösen Gabe ist unbedingt erforderlich! — oder sind die vorhandenen Streptokokken gegen Penicillin resistent (die Häufigkeit penicillinresistenter Streptokokken (pyogenes) beträgt durchschnittlich aber nur 5 bis 10%), so kommen die *Tetracycline* in Tagesdosen von 2 bis 4 g in Frage. Erscheint die perorale Gabe in Einzeldosen zu 250 mg nicht anwendbar, so sind auch intravenöse Gaben möglich. Bei *Aureomycin* muß die Lösung in Aqua bidest., physiologischem Kochsalz oder 5%igem Traubenzucker unmittelbar vor der Verabfolgung hergestellt werden; die Infusionsdauer soll etwa 2 Stunden betragen, keinesfalls 4 Stunden überschreiten, da sonst Aureomycin in Lösung inaktiviert wird. Um Nebenerscheinungen zu vermeiden, soll die intravenöse Einzeldosis nicht 0,5 g überschreiten. Die Verdünnung ist 1%ig, bei einem Dauertropf 0,1%ig zu wählen. Thrombophlebitiden sind bei intravenösen Gaben von Aureomycin in 10% der Fälle zu erwarten (WAGNER-HEIL-MEYER). *Terramycin* kann in entsprechender Lösung, die von den Firmen geliefert wird, auch intramuskulär gegeben werden. Zur Vermeidung von Reizerscheinungen hat die Injektion tief intragluteal zu erfolgen. Für intramuskuläre Gaben geeignetes Terramycin darf nicht intravenös gegeben werden. Bei zu schneller intravenöser Gabe kann es zu Kreislaufstörungen — Blutdruckabfall, Gefäßkollaps — kommen; es müssen daher langsam, pro Minute allerhöchstens 100 mg injiziert werden. Am besten eignet sich der Dauertropf mit 5%igem Traubenzucker zu 500 bis 1000 ccm mit 250 bis 500 mg Terramycin. In gleicher Dosis wie Aureomycin *(Chlortetracyclin)* und Terramycin *(Oxytetracyclin)* ist auch das Tetracyclin selbst (als *Achromycin* oder *Tetracyn* im Handel) ebenso geeignet und oft besser verträglich. Die Einzeldosen von 500 mg sind alle 12 Stunden zu wiederholen, die Tageshöchstdosis bei intravenöser Gabe der Tetracycline beträgt 2 g. Chloramphenicol *(Chloromycetin, Leukomycin, Paraxin)* als weiteres Breitspektrum-Antibioticum eignet sich nur zur peroralen Gabe. Intravenöse Gaben sind handelsmäßig wegen der großen Lösungsschwierigkeiten nicht üblich. Als Initialdosis sind 0,5 bis 1,5 g zu geben und auf 2 bis 3 Stunden zu verteilen; die ganze Tagesdosis beträgt durchschnittlich 3 g (bei 60 kg Körpergewicht) bis 3,8 g. Bei der Gefahr der geschilderten Nebenerscheinungen (s. S. 149) ist die Gabe von Chloramphenicol nur bei sicherem Erregernachweis und entsprechender Empfindlichkeit der Erreger angezeigt.

Da die Breitspektrum-Antibiotica in derartigen Fällen meist für längere Zeit gegeben werden müssen, sind die Folgen durch Ausfall der normalen Bakterienflora zu berücksichtigen. *Vitamingaben* sind zusätzlich nötig, um Mangelerscheinungen zu vermeiden. Neben dem *Vitamin B*-Komplex sind auch *Vitamin C*-Gaben erforderlich, da der Organismus zur Infektabwehr große Vitamin C-Mengen braucht. Es gibt heute zahlreiche Vitaminpräparate, welche alle notwendigen Vitamine und zusätzlich Spurenelemente enthalten, u. a. *Multibionta, Obron.* Einige Breitspektrum-Antibiotica werden bereits handelsfertig mit Vitaminen kombiniert geliefert. Außerdem ist nach Beendigung der Chemotherapie ein Ersatz der vernichteten oder jedenfalls erheblich geschädigten Darmflora günstig. Hierzu eignet sich eine einfach durchzuführende Kur mit *Colifer.* Es enthält eine Kultur von E. coli, welche den Darm neu besiedeln kann. Eine solche Gabe hat natürlich nur Sinn, wenn keine Antibiotica mehr gegeben werden. Eine sorgfältige Mundpflege wird dafür sorgen, daß sich kein Soor oder andere Pilze an Stelle der gestörten Bakterienflora festsetzen. Bei Kranken, die nichts zu essen oder zu trinken bekommen dürfen, hat sich das Kauen von Kaugummi als ein ausgezeichnetes und angenehm empfundenes Mittel bewährt, um den Mund feucht zu halten.

Streptokokken der Viridans-Gruppe sind in unserem Fachgebiet wesentlich seltener und führen meist mehr zu subakuten bis chronischen Infekten, vor allem der Endocarditis lenta. Die *Penicillin*-Therapie ist auch hier die Methode der Wahl in allerdings hohen Dosen für eine sehr lange Zeitspanne. Wichtiger für gynäkologische Erkrankungen sind die **Enterokokken** (Streptococcus faecalis u. a.). Meist sind es mehr subakut verlaufende Sepsisformen, welche durch diesen Erreger bedingt sind, bei Mischinfekten ist er häufiger. Derartige Enterokokkeninfekte sind durch Penicillin nicht beeinflußbar, da die Erreger primär gegen Penicillin praktisch resistent sind. Dagegen besteht eine gute Empfindlichkeit gegenüber den *Tetracyclinen*, gegen *Chloramphenicol* sowie gegen *Erythromycin* und *Carbomycin*; auch die Kombination von *Streptomycin* mit *Penicillin* ist wirksam. Die zu verwendenden Dosen entsprechen den genannten Durchschnittsgaben.

Wenn auch die Behandlung der Streptokokkeninfekte mit der Chemotherapie bei der fast immer vorhandenen Empfindlichkeit der Erreger außerordentlich erfolgversprechend ist, so gilt dies leider in nur geringerem Grade von den mindestens ebenso häufigen Staphylokokkeninfektionen. Der **Mikrococcus pyogenes var. aureus** (Staphylococcus aureus) als Hauptvertreter ist gegenüber Penicillin, vor allem in Kliniken, so gut wie unempfindlich geworden. Selbst gegen andere Antibiotica ist die Resistenz im Steigen. Durchschnittlich findet sich bei In-vitro-Versuchen — die allerdings nicht den Verhältnissen in vivo unbedingt gleichzusetzen sind — nach den Angaben von WAGNER und HEILMEYER bei Staphylococcus aureus eine Resistenz gegen Penicillin bei 20 bis 40 und mehr Prozent der geprüften Stämme, gegen Streptomycin bei 10 bis 30%, gegen Aureomycin bei 5 bis 15 bis 30%, gegen Chloramphenicol bei 10 bis 20%. Außerhalb von Krankenhäusern findet sich aber — bisher jedenfalls noch — eine geringere Häufigkeit penicillinresistenter Staphylokokken-Varianten. Weiterhin ist für die Bekämpfung der Staphylokokkeninfekte der Infektionsmodus maßgeblich. Die Ausbildung von Abszessen bedingt eine schlechtere Durchblutung des infizierten Gewebes und damit einen oftmals zu geringen Antibioticaspiegel an Ort und Stelle. Selbst bei empfindlichen Keimen und gar bei gemindert empfindlichen Varianten kann die zu geringe Gewebekonzentration zu einem Mißerfolg führen. Die seit langem bewährten chirurgischen Maßnahmen, die Eröffnung der Abszesse, ist daher auch heute noch genau so wie früher notwendig. Ja gerade unter dem Schutzmantel der Chemotherapie werden heute solche chirurgischen Maßnahmen oftmals erst möglich und erfolgreich. Ein ausreichend hoher Serumspiegel eines wirksamen Antibioticum verhindert die Manifestation einer durch die chirurgischen Manipulationen kaum vermeidbaren Bakterienstreuung. Für die Wahl des Antibioticum ist neben dem Erregernachweis gerade bei Staphylokokken die Empfindlichkeitstestung unumgänglich. Die Möglichkeit, mit dem am besten verträglichen *Penicillin* zu behandeln, sollte immer ausgenutzt werden. Die maximalen Tagesdosen bei der Staphylokokken-sepsis betragen 2 bis 4 bis 10 Millionen I. E. Als Anfangsdosis werden am besten im Dauertropf 1 Million I. E. *Penicillin G* gegeben, dann alle 3 bis 6 Stunden intramuskulär 500000 I. E. Nach 12 Stunden kann im Bedarfsfalle die intravenöse Gabe von 1 Million I. E. wiederholt werden. *Depotpenicillin* sollte erst nach 2 negativen Blutkulturen für die weitere, im Mittel 10 bis 14 Tage dauernde Behandlung verwendet werden. (Selbstverständlich muß der Bakteriologe über die Art der Behandlung orientiert sein, um durch Penicillinasezusatz den vorhandenen Penicillin-gehalt der Blutkultur auszuschalten.) Auch bei nur schwach empfindlichen Staphylokokken empfiehlt sich die hochdosierte *Penicillintherapie*, da keine andere Behandlung ohne Nebenschädigungen möglich ist.

Ist Penicillin wegen Resistenz der Erreger oder Überempfindlichkeit der Patientin nicht anwendbar, so kommen als nächstes die Breit-spektrum-Antibiotica in Frage. Die *Tetracycline* und *Chloramphenicol* können in Tagesdosen bis zu 4 g in der erwähnten üblichen Unterteilung gegeben werden. Für die intravenöse Verabfolgung gilt das bereits bei der Streptokokkensepsis Gesagte. Die Kombination von *Penicillin* mit *Aureomycin* ist allenfalls möglich. Bei foudroyant ver-laufender Staphylokokkensepsis können bis zu 2 Millionen I. E. *Penicillin* alle 2 Stunden und 1 g *Aureomycin* alle 6 Stunden verabfolgt werden. Erweisen sich die Erreger gegen alle bisher genannten Antibiotica resistent, so kommen als weitere Medikamente *Erythromycin* und *Magnamycin* bzw. *Bacitracin* in Frage. Die Tagesdosen betragen bei *Erythromycin* 2 g, in Einzeldosen von 0,5 g alle 6 Stunden peroral verabfolgt. Intravenös kann Erythromycin als Glucoheptonat am besten im Dauertropf in Dosen von 250 bis 500 mg gegeben werden, meist wird aber die perorale Gabe ausreichen. *Magnamycin* erfordert Tagesdosen bis zu 6 g — alle 6 Stunden 0,5 bis 1 g. *Bacitracin* wird am besten mit *Penicillin* oder den *Tetra-cyclinen* kombiniert gegeben. Peroral können Tagesdosen bis zu 120000 E. verabreicht werden. Besser ist es, die zusätzliche Bacitracingabe bis zu 10000 E. lokal in die Abszeßhöhlen zu applizieren.

Bei dem oft langwierigen Verlauf der Staphylokokkeninfekte ist sorgfältig darauf zu achten, daß es nicht zu einer Superinfektion mit resistenten Staphylokokkenvarianten kommt. Bei Anwendung der Breitspektrum-Antibiotica ist auch Besiedlung des Darmes mit resistenten enterotoxinbildenden Staphylokokkenkeimen möglich. Zeichen einer beginnenden Staphylokokkendysenterie sind dünne Stühle. Sie zwingen zur Umstellung in der Wahl der Antibiotica. Der große Bedarf an Vitamin C, der Mangel an Vitaminen durch die Dickdarmsterilisierung bei Verwendung von Breitspektrum-Antibioticis macht die zusätzliche Gabe von *Vitaminen* unbedingt erforderlich. Nicht zuletzt ist daran zu denken, daß ein großer Teil der Staphylokokken Ektotoxine bildet. Das Staphylokokkentoxin enthält mehrere Komponenten mit ver-schiedenen Angriffspunkten. Das Leukocidin zerstört die Leukocyten, Hämolysin löst Erythrocyten auf, das dermonekrotische Toxin führt zu Gewebenekrosen, das Plasmakoagulen läßt das Plasma gerinnen, während das Fibrinolysin das gebildete Fibrin wieder auflöst. Wird zwar durch die Vernichtung der Keime die weitere Toxinbildung verhindert, so gilt es doch, auch die bereits gebildeten Toxine, gegen die alle Antibiotica keinerlei Wirkung entfalten können, abzufangen. Hier hat die Serumtherapie ihren verläßlichen Angriffspunkt. Von dem *Staphylokokkenserum* sind möglichst frühzeitig mindestens 2500 E. sowohl intravenös wie intramuskulär zu geben. Die Dosen können je nach der Schwere der Erkrankung auf 20 000 E. intramuskulär und 40 000 bis 60 000 E. intravenös erhöht werden. Die Wiederholung der intravenösen Gabe in physiologischer Kochsalzlösung ist nach 24 Stunden möglich. Eine Desensibilisierung mit 1 ccm Pferdeserum, 2 bis 4 Stunden vor der intravenösen Gabe, ist nicht immer mit Sicherheit zu erreichen. Eine 10 bis 14 Tage später auftretende Serumkrankheit ist unbedeutend und mit *Kalk*gaben leicht zu kupieren. Bei den chronischen Staphylokokkeninfekten hat sich das Staphylokokkentoxoid, *Staphygen*, bewährt. Die Dosierung muß vorsichtig individualisiert werden. Man gibt die Einzeldosen alle 2 bis 3 Tage subkutan und beginnt in einer $^{1}/_{10}$-Verdünnung mit 0,1 ccm, steigert auf 0,5 und 1 ccm und gibt bei guter Verträglichkeit unverdünnt 0,25, 0,5 bis 1 ccm weiter. Bei Auftreten stärkerer lokaler Reaktionen, die bei einer Allergie entstehen können — viel seltener sind Herdreaktionen oder gar Allgemeinreaktionen —, muß die Dosis vorsichtiger erhöht werden. Staphylokokkenvaccine, *Staphylo-Yatren* in Kombination mit *Yatren*, kann auch bei septischen Erkrankungen intravenös in schnell ansteigenden Dosen bis zu 5 ccm gegeben werden, bei Mischinfekten mit Streptokokken zweckmäßig in Kombination mit *Strepto-Yatren*. Bei chronischen Prozessen bewähren sich meist die *Autovaccine* besser. Gerade bei den chronischen Verlaufsformen mit in der Regel penicillinresistenten Erregern erscheint die Serum- und Vaccinetherapie angezeigt, wenn nicht mit den anderen Antibioticis in Kürze die Infektion zum Schwinden zu bringen ist. Es können auch sehr gut beide Therapieformen miteinander verbunden werden. Neben dieser zusätzlichen Serum- und Vaccinetherapie ist, wie bereits anfangs erwähnt, eine chirurgische Behandlung, die Eröffnung und Entleerung von Abszessen, ihre Spülung mit Antibioticalösungen nicht außer acht zu lassen.

Gelten die „Eitererreger" als häufigste Ursache entzündlicher septischer Prozesse, so sind gerade bei gynäkologischen Infekten die Keime der Coligruppe allein oder mit anderen Erregern zusammen nicht selten. Die **Escherichia coli** als normaler Darmparasit und wichtiger Symbiont ist an anderen Körperstellen pathogen, wobei die Pathogenität gegenüber den eigenen Colistämmen etwas geringer zu sein pflegt als gegen fremde. Mit diesen Keimen ist vor allem bei Cystitiden, Pyelitiden und der Peritonitis zu rechnen; auch bei entzündlichen Adnextumoren sind sie nicht selten zu finden. Als Penicillinasebildner sind die Erreger der Coligruppe durch Penicillin nicht angreifbar. Am besten eignen sich die *Tetracycline*, das *Terramycin* peroral in Dosen von 250 mg alle 8 Stunden, bis zu 750 mg alle 6 Stunden, intravenös 500 mg alle 12 Stunden. *Streptomycin* ist in Tagesdosen von 2 g, alle 12 Stunden 1 g intramuskulär zu geben. *Chloramphenicol* soll möglichst nur peroral bis maximal 3,5 bis 4 g pro Tag (50 bis 60 mg pro Kilogramm), zu Beginn in Einzeldosen zu 0,5 g, später 0,25 g alle 6 Stunden, mit Flüssigkeit oder bei den Mahlzeiten, verabfolgt werden. Auch die Erreger der Coligruppen zeigen eine beträchtliche Resistenzsteigerung, die bei Streptomycin bis auf 60%, bei Terramycin auf 40%, bei Chloramphenicol auf 20% gestiegen ist. Kombinationen der genannten Pharmaca sind daher oft günstiger; auch mit zusätzlicher Sulfonamidgabe kann viel erreicht werden. Bei Resistenz gegen alle genannten Antibiotica kommt für eine kurzfristige Anwendung und nur nach Resistenzbestimmung und Empfindlichkeitstestung *Polymyxin B* oral mit 300 bis 400 mg in Einzeldosen alle 6 Stunden in Frage, die intramuskuläre Gabe nur bei schwersten Infekten alle 6 bis 8 Stunden. Bei der Colisepsis soll antibiotisch so lange behandelt werden, bis 3 bis 4 Blutkulturen negativ sind.

Handelt es sich um eine diffuse Coliperitonitis — hauptsächlich im Anschluß an eine nicht operierte durchgebrochene Appendicitis entstehend —, so kann der Toxinwirkung durch *Coliantitoxin* begegnet werden. Das *Coliserum* der Behringwerke kann intramuskulär oder besser intravenös in Mengen von 20 bis 100 ccm gegeben werden, zur Prophylaxe eignen sich 20 bis 30 ccm. Bewährt hat sich auch das *Peritonitisserum*, welches neben Coliserum ein monovalentes Gasödemserum (Bac. perfringens) enthält. Intraperitoneal werden 40 ccm, intravenös oder intramuskulär 20 bis 40 ccm verabfolgt. Zur Frage der Allergie und Anaphylaxie bei Serumgaben s. Näheres bei der Anaerobier-Sepsis.

Bei Infektionen des Urogenitaltraktes und bei der Peritonitis findet sich häufig der **Acrobacter aerogenes**. Auch gegen diese Erreger wirken die *Tetracycline* am besten, etwas weniger gut ist *Streptomycin*.

Infektionen mit **Proteus vulgaris** sind als primärer Infekt recht selten, jedoch bedeutsam in Form der Superinfektion, bei Infekten der Harnwege, bei Peritonitis oder bei Infekten des Genitaltraktes. Zu derartigen Superinfektionen kann es dadurch kommen, daß Proteus gegen fast sämtliche Antibiotica wenig empfindlich ist. Durch die Wachstumshemmung anderer primär vorhandener Erreger kommt es zu einem Überwuchern mit diesen als Saprophyten im Darmtrakt häufigen Erregern. Die *Tetracycline* mit 2 bis 3 g peroral oder 1 bis 2 g intravenös täglich, *Chloramphenicol* oral mit 3 g, *Streptomycin* mit 3 g intramuskulär, höchste *Penicillin*dosen bis zu 20 Millionen I. E. täglich intravenös im Dauertropf, können wirksam sein. Auch *Sulfonamide* sind in Kombination mit den genannten Antibioticis brauchbar. Die entsprechende Auswahl hängt ganz davon ab, was bei den Empfindlichkeitstestungen als wirksam gefunden wurde. Am zuverlässigsten wirkt das leider nur mit Vorsicht anzuwendende *Neomycin* (s. S. 151).

Recht schwierig ist auch die Bekämpfung der **Pyocyaneus**-Infektion, welche in unserem Fachgebiet als Folge von Infekten der Harnwege auftreten kann, aber nur selten zu einem akuten foudroyanten Verlauf einer Sepsis führt. Am sichersten wirkt gegen Pseudomonas pyocyanea

Polymyxin in Tagesdosen von 100 bis 200 mg. Die Dosis wird in der gleichen Menge physiologischem Kochsalz gelöst und in 4 Einzeldosen alle 6 Stunden verteilt gegeben. Eine Kombination von *Polymyxin* mit *Terramycin* ist möglich, brauchbar ist eventuell auch *Streptomycin* mit *Sulfonamiden*, besonders mit *Supronal*.

Bei der Puerperalsepsis, vor allem nach kriminellen Eingriffen, sind **Anaerobier**-Infektionen nicht sehr selten. Als wichtigste Erregergruppe für akut verlaufende Formen sind die Erreger aus der Gruppe der Clostridien zu nennen. Bei diesen Infekten steht die Toxinwirkung ganz im Vordergrund des klinischen Krankheitsbildes und damit auch der Therapie. Selbst bei noch nicht sicherem Erregernachweis, sondern bereits bei bestehendem Verdacht ist für den Erfolg der Behandlung die sofortige Gabe von polyvalentem *Gasödemserum* innerhalb der ersten 4 Stunden maßgeblich. Das von den Behringwerken hergestellte Serum enthält gegen die häufigsten Erreger in 20 ccm: 8000 I. E. Antiperfringens, 5000 I. E. Antivibrion septique, 6000 I. E. Antioedematiens, 400 I. E. Antihistolyticus und in der 50-ccm-Flasche 20000 I. E. Antiperfringens, 12500 I. E. Antivibrion septique, 15000 I. E. Antioedematiens, 1000 I. E. Antihistolyticus. Zur Prophylaxe sind in Narkose vor operativen Eingriffen mindestens 20 ccm intravenös zu geben, zur Therapie 400 ccm und mehr. Das Serum soll langsam infundiert werden und ist mit der gleichen Menge physiologischem Kochsalz zu verdünnen; zweckmäßig ist die Zugabe von 0,1 bis 0,25 ccm *Suprarenin* 1 : 1000. Sind früher bereits Seruminjektionen erfolgt, so ist eine anaphylaktische Schockbereitschaft zu berücksichtigen. Liegt die frühere Serumgabe länger als 1 Jahr zurück, so ist die Anaphylaxiegefahr gering. Zur Desensibilisierung kann entweder 0,5 ccm Serum subkutan und 1 bis 2 ccm intramuskulär einige Stunden vor der intravenösen Gabe gegeben werden, oder man läßt das Serum verdünnt ganz langsam in Narkose einlaufen. Auch *Antihistaminica* sind zur Herabsetzung der Anaphylaxiegefahr zweckmäßig. Eventuell kann statt Pferdeserum auch Serum vom Rind oder Hammel verwendet werden. Eine Allergie ist ebenfalls zu berücksichtigen. Eine Desensibilisierung ist hier im Gegensatz zur Anaphylaxie durch die Narkose nicht möglich. Zum Ausschluß einer Allergie spritzt man 0,1 ccm des mit 10 Teilen abgekochten Wassers verdünnten Serums intrakutan oder träufelt die gleiche Serummenge in den unteren Conjunctivalsack. Tritt nach 10 bis 15 Minuten eine Quaddelbildung oder Hautrötung auf, so beweist dies eine gegen das Serum vorhandene Allergie. Es ist dann nur möglich, ein anderes Serum von anderen Tieren zu testen. Das Wichtigste zur Antischocktherapie wurde bereits S. 146 gesagt. Eine nach 5 bis 8 Tagen auftretende Serumkrankheit ist harmlos und mit *Calcium*-Präparaten leicht zu bekämpfen. Eiweißarme, vitaminreiche Kost, salinische Abführmittel und gegen lästiges Hautjucken 1 ccm *Suprarenin* 1 : 1000 subkutan, lassen die Erscheinungen schnell schwinden.

Als zweiter Punkt der Therapie bei der Clostridiensepsis ist so früh wie möglich eine ausreichende chirurgische Wundversorgung, möglichst innerhalb der ersten 3 Stunden, durchzuführen. Die Totalexstirpation des Uterus kann notwendig werden. Erst zusätzlich zu diesen beiden therapeutischen Handlungen — Serumgabe und chirurgische Wundversorgung — kommt eine Chemotherapie lokal und allgemein in Frage. Prophylaktisch ist *Penicillin* in Dosen von 400000 bis 800000 I. E. und eventuell auch höher zu geben, *Streptomycin* 1 bis 2 g, auch in Kombination mit Penicillin. Zur Prophylaxe haben sich vor allem *Penicillin* und *Sulfonamide* in den üblichen, genannten Dosen bewährt. Bei manifester Infektion sind von *Penicillin* intravenös 500000 I. E. und zusätzlich intramuskulär alle 2 Stunden 200000 I. E. ausreichend. Zur Einleitung der Therapie sind für den Tag Dosen von 2 bis 3 Millionen bis zu 8 Millionen nötig. Von den Sulfonamiden ist *Marbadal* für die lokale Anwendung und *Supronal* oral zu 8 bis 12 g günstig, *Aureomycin* und *Terramycin* in intravenösen Dosen zu 1 g, alle 12 Stunden 500 mg oder peroral 750 mg alle 6 Stunden.

Weitere Anaerobier der Bacteroidesgruppe, u. a. Bact. funduliformis, kommen meist nur bei Mischinfektion vor und führen zu mehr subakuten bis chronischen Verlaufsformen. Günstig erweisen sich hier Gaben von *Terramycin* und *Aureomycin*, eventuell in Kombination mit *Sulfonamiden (Supronal)*. Neben der Allgemeinbehandlung kann auch die lokale Anwendung in Abszeßhöhlen erfolgreich sein.

Bei Infektionen, die noch nicht zu einem septischen Krankheitsbild geführt haben, können die Dosen der verschiedenen Antibiotica in der Regel etwas niedriger gehalten werden. Man hüte sich aber, aus einer falschen Sparsamkeit heraus, die vor allem mit den Breitspektrum-Antibioticis recht kostspielige Therapie zu kurzfristig oder zu niedrig dosiert zu betreiben. Ist man sich namentlich zu Beginn einer Therapie oder bei prophylaktischen Gaben über das zu wählende Medikament nicht ganz klar, so sollte man nur mit Penicillin oder der Kombination von Penicillin mit Streptomycin oder Dihydrostreptomycin behandeln bzw. bei Verdacht auf Coliinfekte mit Sulfonamiden. Die Breitspektrum-Antibiotica sind nur bei schwersten septischen Prozessen und sonst nur bei vorliegender Empfindlichkeitstestung der Erreger gerechtfertigt. Die durchschnittlichen Dosen seien für die einzelnen Medikamente noch einmal kurz zusammengestellt, um später Wiederholungen zu vermeiden. Die Dosen gelten für Erwachsene mit einem Gewicht von 60 bis 70 kg und müssen dem Zustand des Patienten und dem Umfang des Infektherdes angepaßt sein. Für die **Prophylaxe** sind grundsätzlich die gleichen Dosen zu verwenden wie für die Therapie. Von Penicillin sind intramuskulär, eventuell auch intravenös, 400000 bis 800000 I. E. bis zu 2 Millionen I. E. täglich zu geben, von Streptomycin und Dihydrostreptomycin 1 bis 2 g intramuskulär. Die Tetracycline sind oral mit 1 bis 2 g, unterteilt in Einzeldosen alle 6 Stunden, zu verabfolgen, intravenös 0,5 bis 1 g alle 12 Stunden (Vorsicht bei intravenösen Gaben, s. S. 149). Chloramphenicol ist nur oral mit 2 bis 3 g anzuwenden. Die Sulfonamide können oral bzw. intravenös in Dosen zu 8 bis 12 g gegeben werden. Zur prä- und postoperativen Prophylaxe beschränkt sich die Dauer der Behandlung auf wenige Tage. Bleibt die Patientin

2 bis 3 Tage fieberfrei, so ist eine weitere Gabe nicht mehr notwendig. „Nur bei kritischer Indikationsstellung stellt die Chemoprophylaxe eine ideale Ergänzung zur Asepsis dar, niemals jedoch deren Ersatz!" (WAGNER-HEILMEYER.)

Wiederholt wurde schon darauf hingewiesen, daß eine lokale Chemotherapie allein fast niemals ausreichend sein kann, sondern der Ergänzung durch orale oder parenterale Gaben bedarf. Die hauptsächlich für eine lokale, nicht dagegen für eine allgemeine Anwendung passenden Antibiotica bedürfen daher in der Regel einer zusätzlichen Gabe anderer, auch allgemein verträglicher Antibiotica. Bei lokaler Anwendung ist selbstverständlich ebenfalls eine genügende Konzentration des Medikamentes für die Wirksamkeit ausschlaggebend. Gerade hier wird durch völlig sinnlose Zusätze zu Pulvern, Salben, Mullbinden u. ä. viel gesündigt. Optimale Konzentrationen sind (nach WAGNER und HEILMEYER): für Penicillin 50000 bis 100000 I. E./ccm, Streptomycin 300 bis 500 mg/ccm, Tyrothricin 200 bis 500 γ/ccm, Bacitracin 500 E./ccm, Polymyxin 1 mg/ccm, Sulfonamide 100 bis 200 mg/ccm.

Endometritis

Häufiger ist die Endometritis post abortum bzw. die Endometritis post partum. Dieses Kapitel, welches in die Geburtshilfe gehört und uns wegen der durch sie verursachten Blutungen bereits S. 65 ff. beschäftigt hat, soll hier nicht ausführlich abgehandelt werden. Es sei nur darauf verwiesen, daß in Fällen der akuten Endometritis — gekennzeichnet durch Temperatursteigerung, Schmerzhaftigkeit des Uterus oder gar vielleicht seiner Seitenkanten, Blutungen, übelriechenden Ausfluß — zunächst eine abwartende und konservative Behandlung am Platze ist, wenn nicht eine sehr starke Blutung die energische Stillung gebietet. Wer bei strenger Bettruhe zuwarten kann, wird oft restlose Heilung erzielen. Es genügt, gegen die Schmerzen ein zur Schmerzstillung und Ruhigstellung des Uterus geeignetes Medikament, besonders *Belladonna* und *Papaverin*, zu geben, feuchtwarme Kompressen aufzulegen und die Wärme durch einen 3- bis 4stündlich zu wechselnden Thermophor zu halten, in anderen Fällen wieder, bei denen Kälte angenehm empfunden wird, durch den Eisbeutel die Entzündung zu beruhigen. Der Darm ist durch *Kamillen-, Glyzerin-* oder *Öleinläufe* und *Rizinusöl* (3 Kapseln à 4 g) zu entleeren und die Entfieberung abzuwarten. Durch einen Abstrich aus dem Cervicalkanal läßt sich der Erregernachweis leicht führen. Auf Grund des Erregernachweises und der Resistenzbestimmung wird man häufig mit peroralen *Sulfonamidgaben* auskommen können. Bei fehlendem Erregernachweis wird eines der Kombinationspräparate von Penicillin und Streptomycin in 2 Einzeldosen pro Tag von 500000 I. E. *Depotpenicillin* und 0,5 g *Streptomycin* (bzw. entsprechende Anteile von Penicillin-G und eventuell auch Dihydrostreptomycin) am häufigsten mit Erfolg angewendet. Andere Antibiotica oder Sulfonamide sind je nach Erregertyp und Empfindlichkeit zu wählen. Immer noch ist bei der Endometritis post abortum, besonders wenn das Bild von der

Blutung beherrscht wird, die Ausschabung das gebräuchlichste Mittel. Wo es sich aber nur um kleinere Reste von Eihäuten und Decidua handelt, gelingt es oft, ohne jedwede Ausschabung auszukommen und bei streng eingehaltener Bettruhe und *Secalegabe* die Rückbildung des Uterus ohne Übergreifen der Entzündung auf die Umgebung zu erzielen. Eine wesentliche Unterstützung stellt, wie bereits S. 66 ausgeführt wurde, die *Follikel-Hormonbehandlung* im Sinne der rascheren Regeneration der Schleimhaut dar. Wo aber die Blutung stärker ist und vermutlich in zurückgebliebenen Nachgeburtsresten ihre Ursache hat, wird man am besten erst 4 Tage, frühestens 3 Tage nach der Entfieberung, die Ausräumung vornehmen. In diesen Fällen ist die Curette vorzuziehen. Eine Dilatation erübrigt sich meist, da der Cervicalkanal offen ist, solange Placentarreste im Cavum uteri zurückbleiben. Sollte eine Dilatation doch einmal notwendig werden, so hat sie sehr zart, mit Rücksicht auf die Gefahr von Verletzungen des Cervicalkanals und dessen Besiedelung mit Keimen zu geschehen. Auch soll bei der Endometritis post abortum die Curette stumpf, niemals scharf sein, weil sie sonst die Gefahr der Keimverimpfung in das Myometrium und überdies die Möglichkeit einer Ausrottung der gesamten Schleimhaut und damit einer dauernden Amenorrhoe bei zu energischer Handhabung mit sich bringt. Die Chemotherapie ist in derartigen Fällen trotz der Fieberfreiheit über die Ausräumung hinaus fortzuführen und erst abzubrechen, wenn auch nach dem operativen Eingriff die Temperatur 2 bis 3 Tage normal geblieben ist.

Die Endometritis nichtpuerperalen Ursprunges kann mannigfaltige Ursachen haben: Operationseingriffe, wie die Probeexzision aus der Portio, die Erweiterung des Halskanales mit Hegar- und Laminariastiften, Muttermunddiscissionen wegen Stenosen, Einführen und Liegenlassen von Röhrchen zum Zwecke der Beseitigung einer Dysmenorrhoe und einer Erleichterung der Empfängnis und die intrauterinen Stifte und Okklusivpessare zwecks Verhütung einer Empfängnis. Auch bei Polypen, besonders myomatösen Polypen und gleichzeitig weit klaffendem Halskanal, können solche Endometritiden entstehen, die mit der Entfernung des Polypen abheilen. Tuberkulöse Endometritis, die deszendierend oder hämatogen entsteht, ist seltener von Blutungen begleitet und führt in schwereren Fällen durch Zerstörung der Schleimhaut zu dauernder Amenorrhoe, in leichteren aber kann sie mit der Abstoßung der Schleimhaut und damit der tuberkulösen Herde zur Ausheilung kommen (s. auch S. 213). Schließlich und nicht zuletzt muß ausdrücklich darauf hingewiesen werden, daß eine ganze Reihe von Fällen, die im Anschluß an die Periode auftreten, so verdächtig sie auch auf Gonorrhoe sein mögen, einwandfrei nicht gonorrhoischen Ursprunges sein und sogar infolge Mitbeteiligung des Bauchfelles recht bedrohlich aussehen können. Zweifelsohne kommt eine Besiedelung des Trümmerfeldes des Corpus uteri während der Menstruation mit septischen Keimen offenbar unter dem Einfluß gewisser, die Abwehrkräfte des Körpers schwächender Umstände vor. Es sind dies ganz besonders: Verkühlungen während der Periode, wie sie durch kalte Bäder entstehen, aber auch der Geschlechtsverkehr während der Periode, der, ganz abgesehen von seiner undelikaten Seite, um diese Zeit keineswegs gefahrlos ist (H. Küstner). Erkältungen und Geschlechtsverkehr können zu Kontraktionen der Gebärmutter und damit zu Saugbewegungen der Gebärmutter führen, wodurch leicht die Keime aus der Scheide ins Corpus uteri aufwandern können, wie dies schon bei der Gonorrhoe ausgeführt worden ist. Mit H. Runge sei auch darauf hingewiesen, daß bei Frauen in der präklimakterischen Zeit aus oft unbekannten Ursachen Endometritiden entstehen und daß solche auch bei der Matrone vorkommen können, wie S. 66 und 88 erwähnt ist. Daß in solchen Fällen, die immer auf ein Corpuscarcinom Verdacht erwecken müssen, nur die Abrasio und mikroskopische Untersuchung Klarheit schaffen können, sei nochmals hervorgehoben. Nur bei akuten Entzündungserscheinungen mit Übergreifen auf die Umgebung ist jede lokale Behandlung zu unterlassen und eine entsprechende Chemotherapie bei gleichzeitiger strenger Bettruhe durchzuführen.

Weniger eindrucksvoll, mehr schleichend, durch kleine unregelmäßige Blutungen, ständigen Ausfluß und leichte Schmerzen ausgezeichnet, sind jene Endometritiden, welche nach längerem Gebrauche der Intrauterin-, aber auch der Okklusivpessare gar nicht selten beobachtet wurden. An dieser Stelle wurden diese, lange vor ihrem zeitweiligen Verbot, als Quellen mannigfaltiger, zum Teil nur sehr schwer oder überhaupt nicht mehr behebbarer entzündlicher Schäden angeprangert, besonders wenn sie jeweils durch einen ganzen Zyklus hindurch, vielleicht sogar jahrelang getragen und nur während der Periode fortgenommen wurden. Der äußerst üble, widerliche Geruch derartiger Pessare nach vierwöchigem Liegen müßte es auch dem Laien klarmachen, daß der Verschluß einer natürlichen Öffnung auf so lange Zeit nicht folgenlos bleiben kann. Ließ man in diesen Fällen die Pessare für immer fort, so sah man alsbald die subjektiven Beschwerden abklingen und objektiv Ausfluß und Blutung zurückgehen. Längere Gaben leichterer *Styptica*, Prießnitz-wickel und Thermophore, warme Spülungen mit 2 Eßlöffel *Steinsalz* auf $1^1/_2$ Liter Wasser oder 1 Eßlöffel Mutterlauge auf dieselbe Menge, allen-falls länger dauernde Scheidenspülungen mit 10 bis 15 Litern der Salz-lösung sind vorteilhaft, ebenso Spülungen mit *Jod*, wenn sicher eine Hyperthyreose ausgeschlossen werden kann, am besten mit

85. Kal. jodat.............. 5,0
    Tinct. Jod.............. 20,0
    Aqu. dest. ad 200,0
    D. S. 2 Teelöffel auf 1 Liter Wasser.

Auch *Steinsalz*-Sitzbäder mit und ohne Badespeculum, ganz besonders aber Moorbäder oder statt deren *Moorlaugen-*, *Moorextrakt-* oder *Salhumin*-Sitzbäder (S. 201) sind zu empfehlen. Bei länger dauernden Blutungen, die in diesen Fällen nicht heftig zu sein pflegen und besonders ante und post menstruationem sich bemerkbar machen, kann man eine *Follikel-hormon*therapie mit Erfolg betreiben.

Wird eine Abrasio notwendig, so geschehe sie möglichst zart. In Fällen, in denen neben einer beträchtlichen Dauerblutung auch ein hartnäckiger, unbeeinflußbarer corporaler Fluor besteht, wird man, besonders bei älteren Frauen, die Ätzung des Cavum uteri mit *Formalin* oder *Jodtinktur*, wie sie S. 47 geschildert ist, vornehmen müssen. In der Mehrzahl dieser Zustände kommt man mit den genannten Maßnahmen zum Ziele, wenn es auch oft nicht mehr gelingt, ein Übergreifen der Entzündung auf die Tuben zu verhindern.

Salpingoophoritis, Pelveoperitonitis, Douglasabszeß

Eine gesonderte Besprechung verdient die nicht gonorrhoische Entzündung der Adnexe, sei es, daß sie durch Fortschreiten der Entzündung vom Endometrium her oder auf dem Lymphwege entstanden ist, sei es, daß sie einer Metastase ihren Ursprung verdankt, oder endlich aus einer Appendicitis hervorgegangen ist. Diese Adnextumoren sind im Gegensatz zu den gonorrhoischen glücklicherweise häufig einseitig und neigen im allgemeinen leichter zur Naturheilung. Entstehen sie im Anschluß an Geburten, so können sie sich recht schleichend und allmählich entwickeln, aber auch stürmisch beginnen, was man namentlich im Gefolge krimineller Aborte immer wieder sieht. Häufiger sind entschieden die Fälle, wo der Beginn sich an ein verlängertes Wochenbett anschließt, von dem die Frau sich nicht recht erholen will. Bei chronischen Krankheiten des uropoetischen Systems, die auf die Scheide und die oberen Geschlechtswege übergreifen, ist der Verlauf ebenfalls schleppend. Ist die Entzündung vom Darm fortgeleitet, beispielsweise bei Appendicitis, gelegentlich auch bei Sigmoiditis, können auch heftige akute Erscheinungen den Beginn bezeichnen. Die entzündlichen Adnextumoren puerperaler Natur sind auch dadurch bemerkenswert, daß umfänglicher als bei der Gonorrhoe das Ovarium mitbefallen wird, welches leicht abszediert. Auch die Tuben haben Neigung zur Bildung von großen mächtigen Eitersäcken. Wenn sie auch, ebenso wie ein Ovarialabszeß, in die Bauchhöhle durchbrechen können — ein höchst gefährliches Ereignis, dem man nur durch sofortige Laparotomie mit nachfolgender Drainage und mit einer hochdosierten Chemotherapie noch begegnen kann —, so soll man sich trotz dieser Möglichkeit und trotz längere Zeit anhaltenden Fiebers nicht zu früh zur chirurgischen Therapie entschließen. Hat man zu früh operiert, so gelingt es nur ausnahmsweise, solche mit hochvirulenten Keimen angefüllten Eitersäcke uneröffnet zu entfernen, und das Einreißen mit dem nachfolgenden Erguß über das Bauchfell kann die Katastrophe der allgemeinen Peritonitis herbeiführen. PEHAM und KEITLER erwähnen, daß sie auch in solchen Fällen beim Bauchschnitt sich auf die bloße Inzision und Drainage mit Mikulicztampon begnügt haben und damit lebensrettend wirken konnten. Wie die Erfahrung aus der geburtshilflichen Klinik lehrt, zeigen solche mächtigen, durch Tage und Wochen hohe Temperaturen unterhaltenden Eitersäcke trotz allem doch die Neigung zur Heilung. Darum ist es vorteilhaft, sozusagen mit dem Messer in der Hand abzuwarten und, wenn die Operation dennoch notwendig wird, womöglich den vaginalen Weg der Inzision und Drainage zu beschreiten. Er ist der Weg der Wahl beim echten Douglasabszeß, also der Eiteransammlung am tiefsten Punkt des Beckens. Weit weniger günstig sind die Aussichten der Heilung, wenn nicht der Douglas, sondern eine absackte Pyosalpinx eröffnet wird. Dann kann es, worauf STOECKEL besonders hinwies, zu einer Tuben-Scheiden-Fistel kommen, weil die infizierte Tubenschleimhaut nach wie vor Eiter sezerniert. Das ist dann keine Heilung und erst mit der Exstirpation der Pyosalpinx von oben her, mit der man sehr lange warten muß, kommt es zum Aufhören der Eiterung und zur Heilung. Zwingt der drohende Durchbruch einer Pyosalpinx in den Darm, der sich durch Tenesmen und schleimige Stühle ankündigt, zum aktiven Vorgehen, so ist es besser, statt einer Inzision eine Punktion der Pyosalpinx von der Scheide her vorzunehmen. Mit der Punktion läßt sich eine genügende Entleerung des Eitersackes erreichen, gleichzeitig aber auch die Gefahr einer Tuben-Scheiden-Fistel vermeiden.

Die Beherrschung dieser sehr schweren und gefahrvollen Krankheitsbilder ist durch die Chemotherapie wesentlich erleichtert und erfolgssicherer geworden. Gerade in diesen Fällen kommt es maßgeblich auf die Wahl des geeigneten Medikamentes an. Es ist also alles daranzusetzen, den Erregertyp und seine Empfindlichkeit gegen die einzelnen Antibiotica möglichst rasch festzustellen. Denn hier genügen meist nicht die üblichen Durchschnittsdosen, sondern hohe bis höchste Dosierungen sind nicht zu umgehen. Es gelingt in der Regel, mit dieser antibakteriellen Therapie in wenigen Tagen Fieberfreiheit und Rückgang der Schmerzen zu erreichen. Bleiben die Temperaturen trotz der Gabe eines nachgewiesenermaßen wirksamen Antibioticum unbeeinflußt, so spricht dies für abgekapselte Abszesse, die chirurgisch eröffnet werden müssen. Vor allem bei dem Ovarialabszeß finden sich mächtige, in Schwarten eingebettete Tumoren, gegen die eine Chemotherapie machtlos bleibt, weil eine ausreichende Gewebekonzentration des Antibioticum durch diese dicken Schwarten nicht erreichbar ist. Hier hilft nur die unter dem Schutz der Chemotherapie durchführbare operative Entfernung der Tumoren (s. hierzu auch S. 208).

Bei der Behandlung der gonorrhoischen Adnexentzündungen war bereits ausgeführt worden, daß durch die Chemotherapie auch die anfänglich äußerst heftigen Schmerzen schnell zu schwinden pflegen. Bei den Entzündungen durch andere Erreger ist dies zwar häufig auch der Fall, jedoch nicht immer so eindrucksvoll wie bei der Gonorrhoe. Auch bei den mehr subakuten Fällen, bei denen eine Chemotherapie keinen Erfolg mehr haben kann, da die Erreger selbst bereits vom Körper vernichtet sind, können zusätzliche schmerzstillende Maßnahmen notwendig werden. Besonders sei auf das *Papaverin* (Rp. 47, S. 93) und die *Belladonna* (Rp. 84, S. 76) hingewiesen. Kombinationen dieser beiden Mittel oder mit *Codein*

86. Extract. Belladonnae..... 0,02	87. Extract. Belladonnae..... 0,02
Papaverin, hydrochlor. ... 0,03	Codein. hydrochlor. 0,02
But. Cac. ad 2,0	But. Cac. ad 2,0
M. f. suppos.	M. f. suppos.
S. 1—2 Zäpfchen täglich	S. 1—2 Zäpfchen täglich

sind manchmal nicht zu umgehen. In leichteren Fällen genügt Codein

> **88.** Codein. phosphor.......... 0,3
> Aqu. Amygd. amar........ 6,0
> Aqu. font. ad 20,0
> D. S. 3mal täglich 20 Tropfen

oder

> **89.** Codein. phosphor......... 0,3
> Sirup. simpl. 30,0
> Aqu. font. ad 150,0
> D. S. 3stündlich 1 Eßlöffel.

Wohlfeil und sehr gut wirksam sind

> **90.** Phenacetin.
> Amidopyrin.
> Antipyrin. coff.-citr...... aa 0,2
> M. f. p., D. t. d. Nr. XX
> D. S. Bei Schmerzen 1—3 Pulver
> täglich,

ferner Marburgs Pulver:

> **91.** Amidopyrin.
> Phenacetin. .... aa 0,3
> Coff. natr. benz........... 0,1
> Codein. phosphor.......... 0,02

und die *Antipyrinklysmen*: Man löst in 3 Eßlöffeln Wasser 2 g *Antipyrin* und gibt es nach Reinigungsklysma in einer kleinen Spritze 1- bis 2mal täglich. Auch die Verordnung von *Ichthyolscheidenkugeln* mit Zusatz von *Pyramidon* oder *Antipyrin* hat einen entschieden schmerzstillenden, vielleicht auch entzündungshemmenden Einfluß. Man verordnet:

> **92.** Ammon. sulfoichthyol. (oder
> Cehasoli) 0,2
> Amidopyrin. 0,3
> (oder Antipyrin. 0,5)
> But. Cac. ad 2,0
> M. f. Globuli vag.
> D. tal. dos. Nr. X

Bewährt haben sich von schmerzstillenden Fabrikmitteln das Spezial-präparat *Eupaco* in Tabletten oder Zäpfchen, die *Gelonida antineuralgica*, *Eu-Med-*, *Treupelsche Tabletten*, *Optalidon*, *Saridon*, die *Belladonna-Excludzäpfchen*, *Bellafolin* (1 bis 2 Tabletten à 0,25 mg oder 10 bis 20 Tropfen). Von *Morphin* kann man so gut wie immer, von *Opium* und *Pantopon* auch vielfach absehen.

Je akuter der Entzündungsprozeß ist, um so vorsichtiger sei man mit *Opiaten*, damit eine beginnende Peritonitis nicht übersehen wird. Diese bereits erwähnte äußerst gefährliche Komplikation soll weiter unten ge-sondert besprochen werden. Besteht jedoch die Gefahr einer Peritonitis nicht, so wird man mit bestem Erfolg entweder *Dolantin-Supp.* oder von einer 2%igen *Pantoponlösung* 3mal täglich 20 Tropfen geben. Vor allem abends sind diese Medikamente zur Ruhigstellung und für ein beschwerde-freies Durchschlafen nützlich.

Diese Medikamente, im Verein mit Umschlägen, machen auch heftigste Schmerzen durchaus erträglich. Man kann echte Prießnitzumschläge geben, d. h. man nimmt eine in kaltes Wasser getauchte Kompresse (Handtuch), das man ausgewrungen hat, deckt es mit einem trockenen Tuch zu und gibt darüber entweder Billrothbatist oder Flanellstoff oder ein Wolltuch und läßt diesen Umschlag mehrere Stunden liegen (etwa 3 bis 4 Stunden lang). Seine Wirkung besteht in einer langsam einsetzenden, daher angenehm empfundenen reaktiven Hyperämie, die schmerzstillend und krampflösend wirkt. Der Effekt ist schwächer als der jener Hyperämie, die dadurch erzeugt wird, daß wir von vornherein warme oder heiße Kompressen auflegen und die Wärme durch einen Thermophor erhalten. Beider Methoden kann man sich bedienen, wobei man, wie noch einmal erwähnt sei, weitgehend dem Empfinden der Patientin entgegenkommen soll. Von nicht zu unterschätzender Wirkung ist, unbeschadet der Dunstumschläge, das Aufpinseln von *Tinct. Jodiglycerini* aa oder einer 6- bis 10%igen *Jod-Vasogen-Lösung* auf den Bauch. Auch das Auflegen eines Leinwandlappens, auf den eine Ichthyolsalbe folgender Zusammensetzung dick aufgetragen wird,

> **93.** Cehasol. oder Ammon. sulfo-
> ichthyol. 20,0
> Lanolin.
> Vaselin. . . . . aa 10,0
> M. f. U.
> S. Äußerlich

wirkt resorptionsfördernd. Benutzt man die Eisblase, so muß man dafür Sorge tragen, daß sie niemals der Haut unmittelbar anliegt, sondern durch mehrere Lagen von Tüchern von ihr getrennt bleibt und bei länger dauernder Verordnung am besten in einer Art Hängevorrichtung, die man leicht behelfsmäßig aus Tüchern oder Gurten herstellen kann, angebracht wird, damit sie nicht durch Druck stört. Wo ein recht unangenehm ziehender Schmerz gegen den Mastdarm hin besteht, wo vielleicht ein Douglasexsudat sich einzustellen droht, machen wir von der Kälte mit Vorliebe Gebrauch, indem wir den ATZBERGERschen Mastdarm-Kühlschlauch anwenden. Dieser ist sehr einfach zu handhaben und stellt nichts anderes dar als ein geschlossenes Mastdarmrohr mit Zu- und Ablaufvorrichtung, in dem das Wasser von der gewünschten Temperatur kreist. Man nimmt diesen ATZBERGERschen Kühler, der auch in der Chirurgie bei paraproktalen und proktalen Erkrankungen gern verwendet wird, mindestens zweimal täglich für etwa eine halbe Stunde in den Behandlungsplan auf. Er kann auch als vaginale Apparatur ohne weiteres Verwendung finden. Ganz besondere Aufmerksamkeit muß dem Darm zugewendet werden. Eine etwa bestehende Stuhlverstopfung ist auf jeden Fall zu beheben, nicht nur weil sie besonders in der Flexura sigmoidea zu Kottumoren führen, sondern weil sie auch die ohnehin schon bestehende Hyperämie nur noch vermehren kann. Am besten eignen sich Kamilleneinläufe oder solche mit Öl, außerdem die unschädlichen Gleitmittel, besonders das *Paraffinum liquidum* und *Parafluid* (2mal täglich

1 Eßlöffel) oder die (teueren) Fabrikpräparate *Nujol, Purgiolax* und *Agarol* (s. auch bei Obstipation, S. 343). Von salinischen Abführmitteln macht man nur zeitweise Gebrauch. Das von ASCHNER zwecks Milderung des Ablaufes der Entzündung besonders empfohlene *Calomel* wird bei diesem Zustand nicht in der abführenden, sondern in kleinen Dosen entweder allein (3mal täglich 0,01) oder in Verbindung mit Podophyllin in Form der *Chologentabletten* (Stärke I) verordnet.

Sind die Temperaturen zur Norm zurückgekehrt oder erreichen sie wenigstens nicht mehr höhere Werte als gegen Abend 37,5°, sind die Schmerzen gelinde geworden, lassen sich aber bereits Verdickungen und Schwellungen der Adnexe feststellen, während im akuten Stadium der Perimetritis sehr häufig zu Seiten des schmerzhaften Uterus noch kein solcher Befund erhoben werden kann, so zeigt dies an, daß die Aszension sich in anatomisch greifbare Folgen umzusetzen beginnt. Jetzt sind die Schwellungen der Adnexe voraussichtlich noch in jenem Zustande, der einer Rückbildung fähig ist. Auch eine an sich wirksame Chemotherapie wird bei unspezifischen Adnexentzündungen die in der Regel schon vorhandenen Adnextumoren nicht mehr beseitigen können. Man hat früher nach Abklingen der akuten Entzündungszeichen eine Reizkörpertherapie mit spezifischen oder unspezifischen Mitteln durchgeführt und die von BUCURA angegebene Gonokokkenvaccine oder die Mischvaccine mit gutem Erfolge zur Anwendung gebracht. Die besseren Erfolge mit der heutigen Chemotherapie machen derartige Maßnahmen meist unnötig; zur Resorption werden im Anschluß an die Chemotherapie die physikalischen Behandlungsmethoden angewendet, welche weiter unten genauer besprochen werden müssen. Wird man daher von einer Behandlung mit Terpentin, Caseosan, Eigenblut und einer Fiebertherapie absehen, so kann es doch im einen oder anderen Falle zweckmäßig sein, zusätzlich zu einer physikalischen Therapie eine unspezifische Reizkörpertherapie durchzuführen, wozu man am besten *Euflamin* verwendet. Euflamin besteht aus einem polyvalenten Antigenkomplex, der neben unspezifischen Antigenen auch spezifische enthält, welche aus Streptokokken, Staphylokokken, Escherichia coli und Gonokokken gewonnen wurden. Da verborgene Krankheitsherde mitreagieren können, müssen die Gegenanzeigen, eine Appendicitis, ein Ulcus ventriculi, eine Lungentuberkulose und Nephritis, streng beachtet werden. Man beginnt mit dem *Euflamin schwach* Antigenstärke 1 und läßt zwischen den einzelnen intramuskulären Injektionen 2 bis 3 Tage Zwischenraum. Leichtere Temperatursteigerungen und mäßige Schmerzhaftigkeit sind anfänglich fast immer vorhanden, aber als Zeichen der Ansprechbarkeit des Krankheitsprozesses günstig zu werten. Sind die Reaktionen dagegen stürmisch, so ist der akute Prozeß noch nicht genügend abgeklungen und eine weitere Reizkörpertherapie wäre fehlerhaft und gefährlich. Sonst gibt man nach 3 Tagen die 2. Injektion der Stärke 2 *Euflamin schwach* und steigert langsam in den genannten Abständen bis zur Stärke 6; die weitere Gabe von *Euflamin stark* mit Stärke 7 bis 13 wird man nur selten bis zu Ende führen müssen. Manchmal treten stärkere Reaktionen nicht sofort, sondern erst nach der 3. oder 4. Injektion auf. Sie sind mit den genannten Schmerzmitteln leicht zu kupieren. Man sollte dann die folgenden Injektionen zwar mit dem nächsten Stärkegrad, aber statt 1 ccm nur 0,5 ccm oder 0,75 ccm geben. Doch, wie schon gesagt, derartige Behandlungen sind in den meisten Fällen durch eine richtig geleitete Chemotherapie unnötig geworden.

Außer der aufsteigenden oder vom Darm her übergreifenden Infektion sind die metastatischen Entzündungen zu erwähnen, die seltener die Tuben, häufiger das Ovar ergreifen. Sie entstehen nach Infektionskrankheiten, und zwar seltener nach den klassischen Infektionen, wie Typhus, Variola, Mumps, als, was praktisch viel wichtiger ist, besonders nach Angina, Grippeinfektion und durch Metastasen von irgendwo im Körper befindlichen Eiterherden. Hier dreht sich alles um die richtige Diagnose und um den Mut, abzuwarten, der anfangs größer sein muß als der Entschluß, operativ vorzugehen. Kann man eine akute Appendicitis, den Durchbruch eines Ulcus ventriculi, eine Infektion der Gallenwege ausschließen und besteht noch dazu meist zur Zeit einer Grippeepidemie ein katarrhalisches Krankheitsbild, so kann man die Genitalbefunde auf diese beziehen, wenn auch die Schmerzhaftigkeit der Unterbauchgegend und des Douglas oft sehr heftig ist, die außer in den entzündeten Adnexen auch in der toxischen Neuritis der Beckennerven (CRAMER) ihre Ursache haben kann. Es hat den Anschein, als würden Fälle, bei denen früher aus anderen Ursachen, beispielsweise durch viele künstliche Aborte u. ä., alte entzündliche Veränderungen an den Adnexen entstanden waren, diese leichter der metastatischen Entzündung anheimfallen als gesunde Genitalorgane. Bei der Behandlung dieser Entzündungen verspricht oft die Chemotherapie Erfolg, die unter ständiger Überwachung des örtlichen Befundes durchgeführt wird. Muß man bei akuten Fällen operativ eingreifen, so geschieht es nach den im vorigen entwickelten Grundsätzen.

Neben der bereits erwähnten Gefahr der Peritonitis kann es bei entzündlichen Prozessen des Genitale auch zu einer Thrombophlebitis kommen. Diese bedarf einer besonderen Therapie, die später besprochen werden soll (s. S. 227 ff.).

Peritonitis

Verstärken sich bei einer akuten Entzündung der Adnexe plötzlich die Schmerzen, findet man bei Betastung des — ganzen! — Bauches mit weicher warmer Hand eine reflektorische Bauchdeckenspannung, kommt eine oberflächliche beschleunigte Atmung hinzu, ein Singultus oder gar ein Erbrechen, so handelt es sich um eine diffuse Peritonitis, die bei Adnexprozessen seltener fortgeleitet, vielmehr durch eine Ruptur der Pyosalpinx, eines Pyovar oder eines abgekapselten Abszesses bedingt ist. Die Erfolgsaussichten einer Behandlung richten sich einmal nach der Art der Erreger. Bei Ruptur einer gonorrhoischen Pyosalpinx wird man unter dem Schutze einer genügend hoch dosierten *Penicillintherapie* mit konservativen Maßnahmen auskommen können. Ist die Diagnose einer Gonorrhoe nicht von vornherein klar und aus dem Cervixabstrich nicht zu führen, so handelt es sich meist um andere Erreger, oft um Mischinfektionen mit E. coli. Hier ist der Erfolg einer Therapie ganz abhängig von dem Zeitpunkt der Erkrankung. Je länger die Ruptur zurückliegt, um so schlechter sind die Heilungsaussichten. Es gilt als Prinzip, in jedem Falle durch Laparotomie die Bauchhöhle zu eröffnen. Gelingt es nicht, den ganzen Entzündungsherd zu exstirpieren, so wird man sich mit einer Ableitung der Sekrete nach außen durch die Bauchdecken und zusätzlich durch die Vagina nach unten begnügen müssen; vorteilhaft ist in derartigen Fällen die Einlage eines *Mikulicz-Tampons*. Die Chemotherapie hat an diesen langbewährten Grundsätzen nichts geändert, höchstens in dem Sinne, daß jetzt auch noch in den Fällen eine Operation unter dem Schutze der Chemotherapie gewagt wird, die früher unterblieb, weil die Patientin aufgegeben wurde. Es gibt allerdings auch Sonderfälle, wo man unter dem Schutze der Chemotherapie versuchen kann, ohne Laparotomie auszukommen. Ist nämlich bei bereits sehr geschwächten Patientinnen der Eiterherd vom hinteren Scheidengewölbe aus gut zu erreichen und führt die Eröffnung des Douglas zu einem ausreichend erscheinenden Sekretabfluß, so wird man nach der Scheide zu drainieren und — „mit dem Messer in der Hand" — zuwarten. Dieses mehr konservative Verfahren hat den großen Vorteil, der ohnehin sich in einem Schockzustand befindlichen Patientin den weiteren Operationsschock durch die Laparotomie zu ersparen; es verhindert weiterhin auch ein Aufreißen frischer Verklebungen und damit eine Störung der natürlichen Heilungstendenzen. Gerade bei diesen Krankheitsbildern lassen sich aber keine festen Richtlinien geben, sondern man wird von Fall zu Fall entscheiden müssen, wie weit ein operatives Vorgehen angezeigt ist. Nicht zuletzt hängt die Entscheidung auch von dem Erfolg einer richtig geleiteten Chemotherapie ab. Sind Infekte mit E. coli wahrscheinlich, so wird eine Penicillintherapie nicht genügend wirksam werden können. Natürlich wird man durch Cervixabstriche und Douglaspunktion so schnell wie möglich den speziellen Erregernachweis und die Resistenzprüfung durchführen lassen, aber bereits vorher ist ohne jeglichen Zeitverlust eine Chemotherapie zu beginnen. Hierzu eignet sich am besten das *Terramycin*, da es durch sein breites Wirkungsspektrum fast alle in Frage kommenden Keime erfaßt. Erst nach Vorliegen des bakteriologischen Befundes und der Empfindlichkeitstestung wird man das einfachste der als wirksam gefundenen Antibiotica in Fortsetzung der Chemotherapie zur Anwendung bringen. Da jegliche perorale Zufuhr bei der Peritonitis nicht nur unmöglich, sondern auch kontraindiziert ist, wird das *Terramycin* zu Beginn intravenös in 4 Einzeldosen zu 500 mg gegeben. Am besten löst man das *Terramycin* in 500 ccm *physiologischer Kochsalzlösung* oder einer 5%igen *Fructoselösung* und läßt die Mischung als Dauertropf langsam einlaufen. Der Dauertropf ist zusätzlich ohnehin notwendig, um einen Wasserverlust und damit eine Eindickung des Blutes zu vermeiden. Pro Tag sind 1500 bis 2500 ccm erforderlich, wobei man zweckmäßig außer einer *Fructoselösung* auch

Ringerlösung gibt, um Störungen im Elektrolytgleichgewicht weitgehend auszugleichen. *Laevulose* und *Ringerlösung* sind etwa zu gleichen Teilen zu geben; bei starkem Erbrechen wird man nach HEGEMANN noch besser 2 Teile 5%iger *Fructose*, 3 Teile *Ringerlösung* und 5 Teile einer 0,75%igen *Ammoniumchloridlösung* verwenden. Den *Terramycinzusatz* gibt man möglichst in die Fructose hinein. Zur Stützung des Kreislaufes sind Kreislaufmittel — *Coramin, Sympatol* u. ä. — als Zusatz zur Infusion nicht so wichtig wie die Flüssigkeitsgabe als solche. Zur Stützung des Herzens werden 1- bis 2mal täglich $^1/_8$ mg *Strophanthin* und auch ein *Kampferdepot* günstig sein. Um ein Eiweißdefizit auszugleichen, sind Bluttransfusionen zu 500 ccm alle 2 Tage am besten, die aber auch nur dann gegeben werden dürfen, wenn durch Erythrocytenzählung, Hb-Wertbestimmung und Hämatokrit eine Eindickung des Blutes auszuschließen ist. Mengenmäßig genügen 500 ccm zwar nicht, um einen Eiweißverlust ganz auszugleichen — hierzu wären 1500 ccm Blut oder 5%ige Aminosäuregemische zu 1200 ccm in Glucoselösung erst ausreichend —, für die meist auf wenige Tage beschränkte parenterale Flüssigkeitszufuhr reichen aber auch die kleineren Blutmengen. Immer ist eine langsame Einlaufgeschwindigkeit bei allen Infusionen anzustreben, um auf keinen Fall den überaus stark beanspruchten Kreislauf durch zu große Flüssigkeitsmengen zu überlasten. Auf eine ausreichende Harnsekretion ist besonders zu achten. Der Ausfall der durch die Chemotherapie vernichteten Darmflora erfordert weiterhin eine Vitaminzufuhr; neben dem *Vitamin B-Komplex* ist bei Infekten vor allem *C-Vitamin* erforderlich. Gegen Toxinwirkungen ist außerdem Peritonitisserum zu geben, intravenös — nach Ausschluß einer Anaphylaxie oder Allergie — zusammen mit *Calcium* in Dosen von 20 bis 40 ccm, intraperitoneal mit 40 ccm. *Terramycin* darf intraperitoneal nicht gegeben werden! Zur lokalen intraperitonealen Therapie eignen sich dagegen nach ALBERS *Sulfonamidgaben*. Diese sind niemals in Substanz, sondern nur gelöst, und zwar am besten in 0,9%iger warmer Kochsalzlösung in einer Menge von 10 g intraperitoneal zu verabreichen. Zusätzlich hat ALBERS durch intraperitoneale *Penicillin*gabe — 500000 I. E. Penicillin G — die Erfolgschancen einer Peritonitisbehandlung erheblich verbessern können. Zur Schmerzlinderung hat sich seit langem feuchte Wärme, am besten und einfachsten in Form von Dunstwickeln, gut bewährt. Durch die antibakterielle Chemotherapie tritt sehr schnell eine völlige Schmerzlosigkeit ein, so daß zusätzliche Maßnahmen zur Schmerzbekämpfung unnötig werden. Statt eines Dunstwickels ist es sogar besser, die entzündliche Hyperämie durch Eisbeutel auf den Unterbauch zu mindern. Fast regelmäßig ist eine diffuse Peritonitis mit einem paralytischen Ileus verknüpft. Sobald die Chemotherapie wirksam geworden ist und die Bauchdeckenspannung dementsprechend nachläßt, ist es zweckmäßig, durch *Tonephin*gaben die Peristaltik wieder in Gang zu bringen. Besondere Sorgfalt erfordert die weitere Beobachtung, da Spätkomplikationen nach einer diffusen Peritonitis auftreten können. Einmal kann es trotz wirksamer Chemotherapie zur Ausbildung von

Abszessen kommen. Während Douglas- und Bauchdeckenabszesse leicht zu diagnostizieren sind, kann es schwieriger sein, einen subphrenischen Abszeß zu erkennen. Alle diese Abszeßbildungen verlangen eine operative Spaltung und Entleerung. Weiterhin kann es durch die Verklebung der Bauchserosa zu einem Adhäsionsileus kommen. Nach HARTL traten solche Fälle mit Spätileus in einem Drittel aller behandelten Peritonitiden auf. Ob sie durch die verminderte Leukocytenausschwemmung und durch geringere Fibrinolyse infolge der Chemotherapie bedingt sind, oder ob sie deswegen häufiger zur Beobachtung kommen, weil früher ohne Chemotherapie diese Patientinnen vorher ad exitum kamen, läßt sich nicht eindeutig sagen. Wesentlich ist nur, daß man an diese Komplikationsmöglichkeit denkt und bei den Zeichen eines Ileus frühzeitig operiert. Bei den geringsten Stenoseerscheinungen wird man ohne Verzug laparotomieren und, wenn keine Enterostomie möglich ist, wenigstens eine Appendikostomie ausführen. Zur Entleerung des Darmes hat sich zusätzlich die MILLER-ABBOTT-Sonde bewährt. Diese doppelläufige Sonde trägt an einem Ende einen aufblasbaren Gummiballon, der die Sonde im Dünndarm hält. Das Einlegen einer MILLER-ABBOTT-Sonde ist nicht leicht und erfordert mehr Geduld als Erfahrung. Im Magen liegend, hat die Sonde ihren Sinn verfehlt; das Ende in den Dünndarm zu bekommen, benötigt oftmals viel Zeit und mehrfaches Umlagern der Patientin. Die Ergebnisse mit dieser Entlastung durch das Abfließen oder Absaugen aller gestauten Sekrete durch die Sonde sind aber so ausgezeichnet, daß man in allen diesen Fällen keine Mühe scheuen sollte. Zusätzlich ist eine medikamentöse Behandlung mit peristaltikanregenden Mitteln nicht zu versäumen. Bereits vor der Operation werden Gaben von *Prostigmin* — 1 ccm = 0,5 mg — empfohlen, die für längere Dauer auch postoperativ alle 4 bis 6 Stunden zu wiederholen sind. Zusätzlich kann die bereits erwähnte *Tonephin*gabe, am besten im Dauertropf, verabreicht werden. Ausgezeichnetes leistet auch die Infusion von 80 bis 100 ccm 9%-igem (!) *Kochsalz*. Zur Entgiftung und Anregung der Peristaltik soll sich auch *Cholinchlorid* im Dauertropf, 5 g auf 500 ccm Flüssigkeit, bewährt haben.

Durch die heute zur Verfügung stehenden Antibiotica hat die ehemals hohe Sterblichkeit bei der diffusen Peritonitis eine erfreuliche und beträchtliche Senkung erfahren. Es kommt aber neben der Antibioticagabe bei den Peritonitiden alles auf ein sinnvolles Kombinieren mit den übrigen genannten Maßnahmen an. Wenn bei einer ausgeprägten diffusen Peritonitis zu dem kleinstmöglichen operativen Eingriff unter dem Schutze der Chemotherapie geraten wurde, so darf dies nicht dahin verstanden werden, daß man in den Frühstadien abwarten soll. Hier gilt es nach wie vor, alles daranzusetzen, um durch die Eröffnung der Bauchhöhle von oben möglichst den ganzen Entzündungsherd zu beseitigen, ehe das Allgemeinbefinden durch eine ausgedehnte diffuse Peritonitis zu schwer gestört ist.

Parametritis

Isolierte Erkrankungen des Beckenbindegewebes auf dem Boden eines bakteriellen Infektes gehören heute zu den größten Seltenheiten,

wenn man einmal von der sekundären entzündlichen Infiltration des
parametranen Gewebes beim Collumcarcinom absieht. Der Grund für
diese Veränderung gegenüber der Vergangenheit ist darin zu sehen, daß
die Hauptursache, die in zwei Dritteln der Fälle zur Parametritis führte,
nämlich die Geburtsinfektion, zur Rarität geworden ist. Auch
schmierige Curetten oder Sonden, Laminariastifte, Intrauterinpessare,
Prolapspessare und Pfählungsverletzungen, die — außer Cervixrissen
und kriminellen Aborten — als drittes Drittel ursächlich nach STOECKEL
in Frage kommen, sieht man praktisch kaum noch. Sollte es bei unsach-
gemäßem Dilattieren doch einmal zu einem Einreißen der Cervix kommen,
so ist einmal die Infektionsgefahr bei sterilem Arbeiten gering, zum anderen
leicht durch entsprechende Chemoprophylaxe zu kupieren. Es bleiben
praktisch nur noch die kriminellen Aborte übrig, bei denen häufig
die parametrane Entzündung nicht isoliert, sondern zusammen mit
einer Adnexentzündung auftritt. Es vergeht daher selbst in einer Fachklinik heutzutage lange Zeit, ehe man auf eine echte isolierte Parametritis
trifft, die sich durch ihr breit der seitlichen und hinteren Beckenwand
anliegendes Infiltrat von entzündlichen Adnexerkrankungen abgrenzen
läßt, welche, im Gegensatz zu diesem nur rektal oder rekto-vaginal
feststellbaren Befund, nach unten zu konvexe Konturen aufweisen und
zwischen Beckenwand und Tumor den Finger ein Stück Weges vorrücken
lassen.

Die vorwiegend das hintere parametrane Gewebe, die Sacro-uterin-
Ligamente betreffenden Veränderungen, die auch als Parametritis
posterior bezeichnet wurden, sind in den meisten Fällen nicht Folge
einer bakteriellen Entzündung, sondern spastischer Natur. Hierauf
wurde schon im Kapitel der Dysmenorrhoe (s. S. 70) hingewiesen,
auch wird im Kapitel über Kreuzschmerzen (s. S. 324) darauf noch
einzugehen sein.

Gehören also die isolierten, meist einseitigen Entzündungen des
Beckenbindegewebes zu ausgesprochenen Seltenheiten, so bedürfen sie
doch einer gesonderten Besprechung.

Im akuten Stadium mit hohem Fieber bei schwer gestörtem Allgemeinbefinden ist wegen der unmittelbaren Nachbarschaft mit dem Peritoneum
ein Mitbefallenwerden des Beckenperitoneum, der Uterus- und Blasen-
serosa recht häufig und kann nicht nur zu Verklebungen, sondern auch
zur intraperitonealen Eiterbildung neben der parametranen führen.
Hier steht der akute entzündliche Prozeß ganz im Vordergrund.

In prognostischer Hinsicht mag es zwar nicht unwichtig sein, zwischen
einer Parametritis und einer Adnexentzündung zu unterscheiden. Einmal
kommen aber beide Prozesse miteinander vor, weiterhin ist bei der Untersuchung „jeder grobe Druck wegen der Gefahr des Weitermassierens
der entzündlichen Infiltrate zu unterlassen" (DÖDERLEIN), vor allem aber
ist zu diesem Zeitpunkt eine solche Unterscheidung gänzlich unnötig;
denn in jedem Falle wird man streng konservativ mit Bettruhe und,
wenn irgend möglich, mit gezielter *Chemotherapie* oder mit einem *Breitspektrum-Antibioticum* behandeln. Feuchtwarme Wickel, die 3stündlich

erneuert werden, bei peritonealer Reizung die Eisblase, werden zusätzlich zur Schmerzlinderung beitragen. Auch Einläufe mit *Kamillen* schaffen Erleichterung. *Spasmolytica* und *Antidolorosa* braucht man meist nur kurzfristig zu geben. Bei septischen Prozessen kann auch ein Dauertropf mit *Ringerlösung* oder *Glukose* zusammen mit dem passenden *Antibioticum* notwendig werden.

Im weiteren Verlauf gibt es nun die bekannten drei Möglichkeiten: Das entzündliche Infiltrat bildet sich zurück, es kommt zur völligen Ausheilung, oder es kommt zur parametranen Exsudatbildung, zur eitrigen Einschmelzung und schließlich als drittes zur Schwielenbildung. Die Schwielenbildung, die das ganze Becken ausmauern, das Rectum einengen und sogar die Ureteren komprimieren kann, macht eine sehr langwierige Behandlung erforderlich, zumal hierbei im Gegensatz zur chronischen Adnexentzündung ein operatives Eingreifen nicht möglich ist.

Die eitrige Einschmelzung, das parametrane Exsudat, verlangt zur Entleerung des unter·Druck stehenden Eiters die Inzision. Man lasse sich aber auf Inzisionen nicht ein, wenn das Exsudat nur schwer oder kaum erreichbar ist. Die gute alte Methode der Reifung durch entsprechende Maßnahmen ist auch heute noch nicht überholt. Hierzu bewährt sich die Auflage von *Leinsamenkataplasmen* und ganz besonders die *Antiphlogistine* oder *Enelbin*, die man auch zur Reifung von solchen Exsudaten mit Erfolg anwenden kann, welche nur vaginal anzugehen sind.

Leinsamenkataplasmen bereitet man folgendermaßen: ³/₄ Liter Wasser werden zum Kochen erhitzt und auf diese Menge allmählich 250 g Leinsamen eingerührt, die man unter Umrühren einmal aufkochen läßt. Dadurch entsteht ein gleichmäßiger Brei. Diese Menge reicht gewöhnlich für zwei größere Kataplasmen, von denen man das eine auflegt, während das andere auf einer heißen Wärmflasche warmgehalten wird. Noch einfacher ist die Bereitung mittels des Cataplasme instantané, das aus einem Seetang bereitet ist und in Plattenform in den Handel kommt. Ein nach Bedarf entsprechend groß geschnittenes Stück wird für 5 Minuten in kochendes Wasser getaucht, wodurch es aufquillt. Dann legt man es, überdeckt mit Billrothbatist oder mit einer Schicht Watte, auf die erkrankte Stelle, die erweicht werden soll.

Die Inzision selbst ist bei parametranen Exsudaten keineswegs so einfach wie sie erscheint und muß dem Facharzt überlassen werden, zumal auch bei der lateralen Parametritis neben der Inzision parallel zum POUPARTschen Band eine Gegeninzision von der Vagina her notwendig werden kann. Das Selbstheilungsbestreben der Natur läßt oft den Eiter in das Rectum, die Scheide oder die Blase den Weg nehmen. Wenn der Eiterdurchbruch breit ist und sich die Perforationsöffnung nicht zu bald schließt, ist dieser Weg nur zu begrüßen, weil ihm dann die Ausheilung folgt. Auch der Durchbruch in die Blase ist eine Heilung. Nach dem nur kurze Zeit dauernden Eiterharnen bessert sich das Krankheitsbild meist sehr rasch. Vorsichtige Blasenspülungen mit *3%iger Borsäure*, reichliche Durchspülung der Blase mit alkalisch-muriatischen Mineralwässern sowie Wärmeapplikation sind zur Förderung der Heilung vorteilhaft. Ganz anders ist es, wenn Ovarialabszesse, Adnextumoren, besonders aber Pyosalpingen, also präformierte Hohlräume mit sezernierendem Epithel, in die genannten Organe durchbrechen. Das sind die Fälle, in denen der Durchbruch ungünstig gewertet werden muß. Bei diesen soll er eher vermieden werden (s. S. 183).

Mit der Entleerung der parametranen Exsudate ist zwar die Heilung angebahnt und wird auch nach entsprechender Zeit oft völlig erreicht. In anderen Fällen wieder schließt sich an die Entleerung des Eiters das Bild der chronischen Infiltration und Schwielenbildung an, das sich übrigens auch in weniger stürmisch verlaufenden Fällen allmählich aus dem subakuten Zustand entwickeln kann. Die Beschwerden können durch Narben zu Druckgefühl, Kreuzschmerzen, starken Unlustgefühlen beim Geschlechtsverkehr, zur Erschwerung der Miktion und Stuhlentleerung und zu verstärkten Regelblutungen infolge einer gewissen Unbeweglichkeit des von Schwielen umgebenen Uterus führen. Auch Neuralgien durch Druck verhärteter Exsudate auf die Nerven können sich einstellen. Hier ist dann die konservative Behandlung am Platze, die naturgemäß ausgiebiger sein muß als in jenen Fällen, in denen es überhaupt nicht zur eitrigen Einschmelzung gekommen ist und die von Haus aus eine gewisse Neigung zur Selbstheilung zeigen. Man beginnt mit den mildesten resorptionsfördernden Verfahren, mit den warmen Umschlägen, Prießnitz oder Thermophor, läßt weiter Bettruhe einhalten und gibt den Heißluftkasten zunächst nur mit einer Temperatur von 70° und nur für 5 Minuten. Kommt es nicht zu Temperatursteigerungen, so wird die Heißluft hinsichtlich Temperatur und Dauer der Sitzung gesteigert. Von besonderem Einfluß auf die Resorption ist des weiteren die Kurzwellentherapie. In diesem Stadium bewähren sich auch heiße Spülungen mit der Spülbirne nach HASSE oder PINKUS. Sie haben jedoch nur dann einen Sinn, wenn viel Wasser (mindestens 10 bis 20 Liter) mit einer ausreichend hohen Temperatur (45 bis 50° C) genommen wird. Die besondere Konstruktion der genannten Spülbirnen vermeidet eine Berührung des heißen Wassers mit dem wärmeempfindlichen Introitus vaginae und der Vulva, die zweckmäßig noch mit einer dicken Vaselineschicht bestrichen wird. Einfache Scheidenspülungen mit dem Irrigator werden zwar auch noch immer empfohlen, sind aber gänzlich zwecklos. Das Wasser kann nicht genügend heiß sein und kommt gar nicht intensiv genug mit dem Gewebe in Berührung, um als Wärmeüberträger wirksam zu werden.

Recht geeignet für langwierige, nur geringe Heilungsneigung zeigende Exsudate und Schwielen parametraner Natur sind die Moorbäder in den S. 200 genannten Badeorten, deren Wirkung manchmal geradezu frappant ist und die kaum jemals enttäuschen. Hinsichtlich der Erweichung der Schwielen und der Erlangung neuer Beweglichkeit für den Uterus ist die Belastungstherapie mit dem quecksilbergefüllten Kolpeurynter, wie sie S. 204 geschildert wird, recht vorteilhaft.

Als besondere Form der Parametritis sei noch die Parametritis aktinomykotica erwähnt. Diese sehr seltene Infektion ist meist vom

Darm her fortgeleitet oder Folge von Verletzungen bei kriminellen Aborten. Während die Infektion mit dem Strahlenpilz an den äußeren Geschlechtsteilen nichts Besonderes gegenüber anderen Infekten bietet und eine Aktinomykose der Tuben oder Ovarien eine sekundäre Ansiedlung der Keime bei einer intraabdominellen Aktinomykose darstellt, welche zu großen Konglomerat-Tumoren führen kann, bedeutet die Infektion des parametranen Gewebes ein schweres Krankheitsbild; EMMERICH spricht von dem schwersten gynäkologischen Krankheitsbild überhaupt. Der Nachweis der typischen Drusen im Quetschpräparat oder im histologischen Schnitt gelingt meist leicht. Fehlen die Drusen, so könnte das Vorhandensein von Plasma- und Pseudoxanthomzellen und einigen Riesenzellen auf eine Tuberkulose hindeuten; es finden sich aber keine Verkäsungen wie bei dieser. Bei nicht fistelnder Aktinomykose kann die Diagnose schwer sein. Bei derben, ausgedehnten Infiltraten, die zum Durchbruch neigen, sollte man wenigstens an die Möglichkeit einer Strahlenpilzinfektion denken. Bei der Behandlung einer Aktinomykose ist die frühere Therapie mit *Jodkali* — täglich 1 bis 2 g, steigernd bis auf 5 bis 6 g und mehr — oder mit Injektionen einer 25%igen *Jodipinlösung* ganz durch Gaben von Sulfonamiden oder Antibioticis verdrängt worden. Neben den gegen Anaerobier wirksamen *Sulfonamiden* ist es vor allem das *Penicillin*, welches in hohen Dosen — 1 Million I. E. täglich — spezifisch wirksam ist und von keinem anderen Antibioticum übertroffen wird. Zusätzlich zu der Chemotherapie bewährt sich eine Röntgenbestrahlung. Diese wird nach MARTIUS als harte Strahlung (0,5 mm Cu + + 3 mm Al) bei 35 cm FHA mit 150 r, dann dreimal je 50 r bei 30 cm FHA von einem großen Bauch- und Rückenfeld aus gegeben. Man wiederhole nach 6 Wochen mit 4mal 50 r. STANGE berichtete über eine erfolgreiche Heilung einer Parametritis aktinomykotica, bei der nach extraperitonealer Eröffnung in drei Kuren insgesamt 23 Millionen I. E. *Penicillin* und 2000 r Röntgen verabfolgt wurden. Auf Grund der Ansprechbarkeit der Aktinomyceten auf Penicillin sollte man auch bei anderen Infektlokalisationen hochdosierte Penicillingaben anwenden.

Die physikalische Behandlung der Adnextumoren

Schon in der Behandlung des akuten und subakuten Stadiums der Entzündung der Adnexe ist die physikalische Therapie in Form von Kälte und Wärme — Eisbeutel, Prießnitzumschlag, Dunstwickel und Thermophor — unentbehrlich. Aber auch in späteren Stadien, besonders bei solchen Entzündungen, die zu spät oder mangelhaft einer rationellen Therapie unterzogen wurden, und in so manchen hartnäckigen Fällen entzündlicher Adnextumoren, wie sie durch Wundkeime erzeugt werden, muß man immer und immer wieder physikalische Heilbehelfe heranziehen. Die im nachfolgenden geschilderten Verfahren werden nicht bloß bei den entzündlichen Folgezuständen nach Gonorrhoe, sondern auch bei solchen nach Adnex- und Bindegewebeentzündungen durch andere Erreger verwendet.

Wärmeanwendung

Was die Wärmebehandlung anbelangt, so ist auch in den zum chronischen Zustand neigenden Fällen die tägliche Anwendung feuchter Wärme in Form des Dunstumschlages mit dem Thermophor oder trockener Wärme durch den Thermophor allein je nach dem Wunsche der Patientin immer angebracht. Die stärkste Wärmewirkung wird durch Verbindung von feuchter und trockener Wärme erzielt, indem man nach Entfernung des feuchten Umschlages auf den feuchten, nicht abgeriebenen Bauch für weitere 10 Minuten das Heizkissen einwirken läßt. Höhere Wärmegrade können im Hause ohne Apparat in wirksamer Weise durch *Leinsamenumschläge* (Bereitung s. S. 192) oder durch die Verwendung der *Antiphlogistine* erzielt werden. Dieses im wesentlichen aus Kaolin und Glyzerin nebst ätherischen Ölen bestehende Gemisch wird so heiß wie es vertragen wird, auf die Haut gebracht, nachdem es in seinem Blechbehälter im Wasserbad entsprechend erhitzt wurde. Darüber kommt eine möglichst dicke Schicht Verbandstoff. Die Masse bleibt so lange liegen, bis sie leicht von der Haut abfällt (gewöhnlich nach 12 bis 24 Stunden). Sie ist übrigens nicht nur von den Bauchdecken, sondern auch von der Vagina her anwendbar. Man nimmt ein etwa nußgroßes Stück der erhitzten *Antiphlogistine* oder *Enelbin*, umhüllt es mit mehreren Lagen von Gaze und bindet den so entstandenen Beutel mit einem längeren Faden zu, an welchem die Masse nach 12- bis 24stündigem Liegen im Scheidengewölbe leicht entfernt werden kann.

Ausgezeichnet haben sich auch Torfpackungen bewährt. Das Torfwerk Einfeld in Holstein liefert einen recht billigen, besonders zubereiteten Torf, der von selbst 24 bis 36 Stunden lang eine Temperatur von 35 bis 38° C hält, wenn er mit warmem Wasser einer beigegebenen Vorschrift entsprechend angefeuchtet wird. Der Torf liegt in einem Leinenbeutel auf dem Leib und garantiert eine gleichmäßige, nicht zu starke Wärme, die immer sehr angenehm empfunden wird. Nicht zuletzt zwingt die Torfpackung die Patientin, auch ohne Aufsicht strikte Bettruhe einzuhalten. Im akuten Entzündungsstadium ist diese Wärme noch zu intensiv. Aber sehr bald nach dem Abklingen der akuten Symptome ist diese Form der Wärmeanwendung für die Überleitung zur Kurzwellentherapie recht brauchbar.

Je nach den örtlichen Gegebenheiten wird man auch heute noch mit Vorteil die Heißluftbehandlung PALANOS anwenden, deren einfache Apparatur auch in die Häuser verliehen wird. Wieweit die Heißluft geeignet ist, heilend, insbesondere resorptionsfördernd zu wirken, ist schwer zu entscheiden. Jedenfalls ist sie nicht ohne Erfolg in subjektiver und wohl auch in objektiver Hinsicht. Die erste Anwendung der Heißluft ist gleichzeitig ein brauchbarer Hinweis auf das Stadium des Prozesses, indem beim subakuten Fall die Heißluft schmerzhaft empfunden wird und die Temperatur anzusteigen pflegt, ein Beweis, daß die Behandlung zu früh in Angriff genommen wurde, während sie in den späteren Stadien gut vertragen und von den Frauen immer gelobt wird. An Stelle der eigentlichen Heißluftbäder gibt man die elektrischen Lichtkasten- und Lichtbügelbäder. Während bei den ursprünglichen Heißluftbädern nur die sogenannte geleitete Wärme zur Einwirkung kommt, wirken die Lichtbügelbäder durch Licht-Wärme-Strahlung. Der Beginn der Behandlung sei möglichst vorsichtig gehandhabt, die Höhe der anzuwendenden Temperatur muß dem Empfinden der Patientin angepaßt werden. Man beginne mit Temperaturen nicht über 70° C und steigere sie zunächst nicht höher als bis zu 80 bis 90° C (gemessen an der Decke des Apparates, wobei die Temperatur nahe der Haut um etwa 15° niedriger ist). In der Regel soll man nicht öfter als 3mal wöchentlich in der ersten Woche und bei guter Verträglichkeit erst in der zweiten Woche jeden Tag die Heißluftkur vornehmen. Die erste Sitzung dauere nicht länger als $^1/_4$ Stunde. Auch bei lange fortgesetzter und gut vertragener Behandlung soll sie 30 bis 45 Minuten nicht überschreiten. Bei der Heißluftbehandlung des Beckens kommen Herzklopfen, Kopfschmerzen, Schwäche und Müdigkeit nicht ganz selten vor. Diese Beschwerden können einigermaßen durch Auflegen kalter Tücher auf das Herz und auf den Kopf gelindert werden. Wichtig ist, daß der erkrankte Körperteil bei empfindlichen Personen besser mit einem dünnen Stoff bekleidet der Heißluft ausgesetzt wird und daß der Kasten nach außen hin gegen die Beine zu mit einer Decke abgedeckt wird, damit nicht zuviel Wärme verlorengeht. Man sorge, daß die Frauen nach der Behandlung jede Erkältung vermeiden und den Bauch mit einem Frottiertuch abreiben, das Zimmer nicht sofort verlassen und am besten auf einem Ruhebett einige Zeit ruhen. Auch eine kühle Abwaschung mit nachfolgender energischer Trocknung ist von großem Vorteil, weil die nach länger durchgeführter Heißluftbehandlung auftretenden Ermüdungserscheinungen durch Kältereize verhütet werden können.

Die vaginale Wärmeapplikation kann durch heiße Scheidenspülungen und die Antiphlogistinebehandlung oder durch verhältnismäßig einfache Apparate erzielt werden, wie den Gynotherm, Pelvitherm und den ATZBERGERschen Apparat. Während der Gynotherm ein geschlossenes, sondenförmiges Instrument darstellt, in welchem heißes Wasser zirkuliert, geschieht die Erhitzung beim Pelvitherm durch die Elektrizität. Der Pelvitherm nach FLATAU kann etwa 1 bis 2 Wochen nach völliger Entfieberung angewendet werden und 2 bis 3 Stunden liegen bleiben. Die vaginale Heißluftbehandlung durch Föhnapparate, die Scheidenheizlampen von SEITZ und die Scheidenbestrahlungslampe von WINTZ werden nicht mehr angewendet. Auch das ELLIOT-Verfahren ist in Deutschland nicht gebräuchlich. Bei diesem Verfahren wird ein dünner dehnbarer Gummiballon in die Vagina eingeführt und ohne Berührung mit der wärmeempfindlichen Vulva eine Stunde lang mit 40° C heißem Wasser durchgespült.

Die Erzielung einer starken aktiven Hyperämie, die schmerzstillende Wirkung und die Förderung und Aufsaugung von Exsudaten ist zwar durch die bis jetzt genannten Verfahren erwiesen, wird aber durch die Kurzwellentherapie in noch höherem Maße gewährleistet. Trotzdem ist es fehlerhaft, den Frauen mit der Kurzwellentherapie, wie dies gar nicht so selten geschieht, völlige Heilung zu versprechen. Soundso oft ist auch die Kurzwelle nicht imstande, restlos die Krankheitserscheinungen zu beseitigen. Nicht zu vergessen ist, daß eine zu früh begonnene Kurzwellenbehandlung schadet und zum neuerlichen Aufflackern des Prozesses führen kann. Ein guter Prüfstein dafür, ob die Kurzwellenbehandlung bereits angezeigt ist, ist die klaglose Verträglichkeit der Heißluft oder der Torfpackung. Gegenüber dieser bedeutet sie ein wirksameres Verfahren, erzeugt sie doch im Körper selbst infolge der Durchleitung eines elektrischen Hochfrequenzstromes Wärme und auch in der Tiefe Temperatursteigerungen. Dadurch wird die Resorption der chronischen Entzündungsprodukte besonders gefördert und ein wohltätiger Einfluß auf die Schmerzen erzielt. Darum ist es kein Wunder, daß mit Kurzwellen behandelte Fälle von Adnextumoren, die trotzdem nicht schwinden, nach dieser Behandlung für die Operation besser geeignet sind als früher, weil sie beweglich wurden. Ein Kurzwellenplan ist mit 12 bis 15 Sitzungen zu veranschlagen, die man auf nicht mehr als höchstens 20 erhöhen sollte. Es ist vorteilhaft, einschleichend vorzugehen, und zwar zunächst mit 2 Minuten zu beginnen, um dann langsam jeden zweiten Tag auf 5 Minuten, 10 Minuten bis zu 20 Minuten zu steigern. Eine leichte Schmerzempfindung nach der Kurzwellenbehandlung ist belanglos, bei stärkeren Schmerzen wird man aber besser die Pausen zwischen den Bestrahlungen größer wählen oder mit der Dauer der Bestrahlung zurückgehen. Außerordentlich wichtig ist die Bettruhe nach der Bestrahlung für gut 2 Stunden. So mancher Mißerfolg einer Kurzwellenbehandlung ist darauf zurückzuführen, daß vor allem bei ambulanter Kurzwellentherapie dieser Ruhigstellung des Körpers, welche zugleich am sichersten Erkältungen verhütet, nicht genügend Beachtung geschenkt wird.

Bäderbehandlung

Unentbehrlich im Behandlungsplane der Adnexentzündungen sind Badekuren. Es unterliegt keinem Zweifel, daß die Badebehandlung in Badeorten weit bessere Ergebnisse zeitigt als die zu Hause, selbst bei jenen Bädern, deren chemische Zusammensetzung und Wirkung im Hause sich von der in Kurorten nicht wesentlich unterscheidet. Die Entfernung aus der gewohnten Umgebung, der nicht zu unterschätzende Klimawechsel, die Einstellung nur auf die Gesundung, der Wegfall der täglichen Sorgen einerseits, anderseits eine ganz streng geregelte, auf die Eigentümlichkeit des Badegebrauches abgestimmte Lebensweise, eine angepaßte Diät, sexuelle Abstinenz, regelrechte Sorge für Stuhl, Einschaltung von Ruhepausen, alle diese Umstände sind es, die den Badegebrauch im Badeort selbst erfolgreicher zu gestalten pflegen als zu Hause. Trotzdem muß auch der Bäderkur zu Hause als wichtigem Heilmittel gedacht werden.

Für die Behandlung der entzündlichen Adnexe, der Pelveoperitonitis chronica, der Douglas- und parametranen Infiltrate durch Bäder im

Hause eignen sich zunächst als recht einfach herzustellen die Solbäder, besonders in Form der Solsitzbäder, die, abgesehen von ihrer thermischen Wirkung, den Stoffwechsel und die resorptiven Vorgänge ebenso wie das vegetative Nervensystem günstig beeinflussen. Grundsätzlich muß man die Solsitzbäder so geben, daß sie den natürlichen Solbädern mit 1 bis 4% Kochsalzgehalt gleichkommen, d. h. mindestens 1 bis 2% Kochsalz enthalten. Rechnet man ein Sitzbad mit mindestens 25 l Wasser, so braucht man dafür 1 bis 2 kg Salzzusatz. Man nimmt entweder das rohe Steinsalz (Viehsalz) oder das bekannte Halleiner, Ausseer, Ischler, Gmundner Salz, das Salz von Staßfurt, Reichenhall u. a. Es wird auch in Würfeln, die schon abgepaßt sind und die entsprechende Konzentration des Salzbades gewährleisten, in den Handel gebracht. Eine andere praktische Art des Salzbades ist die Bereitung mit Sole (z. B. Kreuznach, Münster a. Stein, Aussee, Hall, Ischl, Hallein). Sie enthält 20 bis 30% Salz. Zu einem Sitzbad müssen etwa 2 bis 4 Liter der Sole zugesetzt werden. Konzentrierter sind die Mutterlaugen, die durch Einkochen der salzhaltigen Quellen, die auch andere Chloride enthalten, überdies öfter auch einen geringen Gehalt an Jod, Brom oder Arsen aufweisen, gewonnen werden. Da solche Mutterlaugen bis 40% Salzgehalt aufweisen, genügen zu einem Sitzbad 1 bis 2 Liter der Mutterlauge. Es ist wichtig, die Bäder, die immer etwas angreifend wirken, nicht öfter als 3mal wöchentlich zu verordnen, immer vor dem Schlafengehen, und nicht länger als auf 15 Minuten ausdehnen zu lassen. Die am besten die Resorption fördernde Temperatur liegt zwischen 35 bis 40° C, doch werden auch höhere Temperaturen bis 43° C empfohlen. Es sei noch hervorgehoben, daß die Temperatur im Sitzbad ziemlich rasch absinkt, weshalb es wichtig ist, neben der Sitzwanne einen mit möglichst heißem Wasser gefüllten Krug bereit zu halten, um der Abkühlung begegnen zu können. Der Körper ist bis zum Nabel im Wasser, Brust und Rücken sollen vor Erkältung durch entsprechende Kleidungsstücke geschützt sein. Systematisch fortgesetzte Solbäder steigern die Stickstoffausscheidung und sind daher sowohl bei Kindern wie bei Erwachsenen geeignet, Ermüdungserscheinungen auszulösen. Auch soll daran erinnert werden, daß bei infantilen Frauen die Bäder nicht zu heiß und der Salzzusatz nicht zu konzentriert sei, weil gelegentlich entzündliche Reizzustände an der äußeren Scham hervorgerufen werden können (STICKEL). Allgemein wird die gute Wirkung der Solbäder auf das vegetative Nervensystem im Sinne einer deutlichen Aktivierung sowie die Steigerung der Diurese hervorgehoben. Im allgemeinen genügt es, eine Serie von 15 bis 20 derartigen Solbädern zu geben, wobei man gut tut, etwa 3 Tage vor der zu erwartenden Periode und ebenso lange danach eine Pause einzuschalten (O. FRANKL). Eine solche Kur kann unbedenklich nach einigen Wochen wiederholt werden.

Die Zahl der Solquellen, welche zum Kurgebrauch in Frage kommen, ist sehr groß. In Österreich sind es vor allem die Salzkammergutquellen, Gmunden, Aussee und Ischl, welche hochkonzentrierte Solquellen sind, weshalb sie zum Badegebrauch, ebenso wie die von Reichenhall, Traunstein, Frankenhausen verdünnt werden müssen. Bekannte Quellen mit geringerem Kochsalzgehalt, welche daher unverdünnt zu den Bädern gebraucht werden, sind Hall i. T., Pyrmont, Kreuznach, Harzburg u. a. Wichtig ist, daß zahlreiche dieser Quellen auch Jod enthalten, so Hall in Oberösterreich, Tölz, Kreuznach, Wiessee, ein Umstand, der ohne Zweifel hinsichtlich der Resorption von Exsudaten günstig ist. Auch der Kohlensäuregehalt so mancher dieser Bäder, wie Pyrmont, Kissingen, Nauheim und Oeynhausen, ist eine erwünschte Beigabe. In allen Badeorten ist die Zahl 21 eine Art heilige Zahl! 21 Bäder kann man in 4 Wochen nehmen, wobei man gewöhnlich schematisch so vorgeht, daß man in der ersten Woche 4, in der zweiten 5 und in der dritten und vierten Woche je 6 Bäder verabreicht. Man beginnt mit einer Dauer von 10 Minuten, die bis zu 30 Minuten steigt, und mit einer Temperatur von 34 bis 36° C. Die einzelnen Badeärzte und die einzelnen Kurorte haben da ihre verschiedenen, durch den Gebrauch als praktisch erwiesenen Behandlungspläne, denen sich die Patientin ohne weiteres fügen soll. Als weitere, westdeutsche Solbäder wären noch Hamm, Harzburg, Rappenau, Ravensberg, Rothenfelde, Salzgitter, Salzuflen, Sassendorf, Waldliesborn, Windsheim zu nennen. Auch gegen die Zwischenschaltung von Solsitzbädern, wie sie in zahlreichen Badeorten neben den Solvollbädern üblich ist, allenfalls gegen die Einführung von Speculis im Bade ist ebenfalls nichts einzuwenden, wohl aber gegen jede andersartige Lokalbehandlung bei allen Arten der Badekuren. Es will so scheinen, als würden hartnäckige Erosionen, schwerere Fälle von Fluor als Begleiterscheinung der Adnexentzündung dann besser ansprechen, wenn während des Bades ein der Weite des Vaginalschlauches entsprechendes Speculum eingeführt wird, wodurch für etwa 10 Minuten das Scheidengewölbe von der Salzlösung dauernd bespült wird. Hervorgehoben sei noch, daß für die chronischen Adnexentzündungen gonorrhoischer Natur die Salzbäder weniger in Frage kommen. Ihr Hauptanwendungsgebiet ist in Fällen von Entzündungen nach puerperalen Prozessen, bei Asthenie und Infantilismus, bei Sterilität sowie bei den von Myomen ausgelösten Verwachsungsschmerzen und endlich nach MENGE bei Ischias klimakterischer Frauen gegeben, worüber in den betreffenden Abschnitten Hinweise erfolgen bzw. erfolgt sind. Wo die Kochsalzquellen zugleich jodhaltig sind, kann der innerliche Gebrauch durch eine Trinkkur auch bei geringem Jodgehalt resorptionsunterstützend wirken, wie man dies von Jodbad Hall, Kreuznach und anderen Badeorten weiß. Davon kann man in Fällen alter Unterleibstuberkulose vorteilhaft Gebrauch machen.

Auch die Wildbäder (Akratothermen) Gastein, Badenweiler, Schlangenbad, Ragaz haben bei leichteren Formen der Beckenzellgewebs- und Adnexentzündungen eine gute Wirkung, zumal sie auch das vegetative Nervensystem günstig beeinflussen. Am vorteilhaftesten werden sie freilich in der Gynäkologie bei klimakterischen Störungen angewendet.

Mit Recht erfreuen sich die Moorbäder in der konservativen Behandlung der Adnexentzündung, wie in der Gynäkologie aus den mannigfachsten Indikationen überhaupt, der größten Beliebtheit. War es bei den Solbädern verhältnismäßig leicht möglich, die Wirkung einer Hausbadekur derjenigen im Badeort ziemlich anzugleichen, so ist dies bei den Moorbädern nur in dazu eingerichteten Anstalten und nicht im Privathause tunlich. Wenn auch Ersatzmitteln des Moors in Form von Extrakten und Laugen bei Hausbäderkuren eine gewisse chemische Wirkung nicht abgesprochen werden kann, so fallen dabei die nicht minder wichtigen thermischen und mechanischen Umstände ganz weg (LAQUEUR). Darum ist dort, wo eine dringende Anzeige nach Moorbädern besteht, das Aufsuchen eines Badeortes kaum zu umgehen. Solche Badeorte sind einmal die Frauenbäder Tatzmannsdorf, Marienbad bei Salzburg, Pyrmont, Spa. (Es liegt in der Natur dieser Badeorte, daß sie gleichzeitig auch kohlensaure Stahlquellen aufweisen, deren Vorhandensein nur von Vorteil bei den Badekuren ist.) Als spezielle Moorbäder für Frauenleiden steht weiterhin in Westdeutschland eine große Reihe zur Verfügung. In Holstein liegt das Sol- und Moorbad Bramstedt, etwas südlicher Lüneburg; im Bereiche des Harz bis nach Westfalen nach Westen hin liegen die Bäder Driburg, Grund, Hermannsborn, Meinberg, Pyrmont, Randringhausen, Salzdetfurth, Seebruch, Senkelteich. Vom Fichtelgebirge über den Main bis zur Nahe ziehen sich Bocklet, Brückenau, Kreuznach, Salzschlirf, Schwalbach, Steben, Tönisstein. Im Schwarzwald liegen Griesbach und Peterstal, im Donau- und Alpengebiet Abbach, Aibling, Buchau, Gögging, Kohlgrub, Reichenhall, Waldsee und Wurzach.

Die halbfesten Moorbäder, aus den Mineralmooren bestehend, enthalten vegetabilische und oestrogene Substanzen und organische Säuren, deren chemische Wirkung von Belang ist. Einmal werden sie als Moorvollbäder gegeben mit einer Temperatur von 35 bis 42° und einer Dauer von 15 Minuten bis 1 Stunde. Die Wirkung des Moorbreies, dessen Herstellung und Füllung nicht weiter beschrieben werden soll, ist zunächst die der Wärmestauung, weil das Moor die Wärme sehr lange behält und nur langsam abgibt. Darum, und das ist wesentlich, kann das Moorbad höher temperiert sein als ein Wasserbad, wobei die Körpertemperatur bei halbstündiger Dauer bereits um 1,5° und darüber steigt, ohne daß das Herz dadurch so alteriert wird wie bei einem Wasserbad der gleichen Temperatur. Hierzu kommt noch die mechanische Wirkung des Moorbreies, die im Sinne der Reibung durch die Bewegung der Patientin im Bade und im Sinne des Gewichtes, also der Belastung auf die Bauchorgane wirkt. Schließlich ist auch die stoffwechselfördernde Wirkung nicht zu vergessen. Da nach exakten Untersuchungen in der Tiefe der Entzündungsherde die Temperatur deutlich ansteigt, ist eine rasche Resorption solcher Herde außer Zweifel. Die stoffwechselanregende Wirkung ist hauptsächlich durch die organischen und anorganischen Säuren und die Eisensalze gegeben; ferner ist die adstringierende Wirkung des Moorbreies für Fälle von Hypersekretion wertvoll. Neben den Vollbädern werden zum anderen auch gern Moorumschläge gegeben, wie sie für die Fango- und Schlammpackungen üblich sind. Dabei werden Temperaturen zwischen 40 und 55° C vertragen. Ohne diese Moorbäder, die seltener als Sitzbäder, meist, wie gesagt, als Vollbäder und Umschläge verwendet werden, kann man in schwereren Fällen von Adnex- und Beckenzellgewebsentzündung chronischer Art nicht auskommen. Es ist erstaunlich, wie lang zurückliegende, anderweitig nicht mehr zu beeinflussende Entzündungsherde, seien es Adnextumoren oder Douglasexsudate, ganz besonders aber parametrane Schwielen, an Konsistenz verlieren, unempfindlich werden und weitgehend, ja vollständig der Resorption anheimfallen. Man hüte sich aber, akute oder gar subakute Fälle solchen Badekuren zu unterwerfen, die zwangsläufig zu einer akuten Steigerung des Symptomenbildes führen würden. Die Schmerzhaftigkeit muß weitgehend geschwunden sein und Temperatursteigerungen dürfen seit langem nicht mehr bestehen. Recht vorteilhaft ist es auch, die Senkungsgeschwindigkeit der roten Blutkörperchen zu prüfen, welche das Abgeklungensein des akuten Stadiums anzeigen muß (mehr als 75 Minuten nach LINZENMEIER, bzw. unter 25 mm in 2 Stunden nach WESTERGREEN), bevor man diese Bäderkur verordnet (CUKOR). Man darf auch nicht vergessen, daß Frauen mit Tuberkulose, Emphysem, Herzfehlern und Atherosklerose sich für diese eingreifende Kur nicht eignen. Dort, wo neben der Entzündung auch die asthenische Konstitution günstig beeinflußt werden soll, ist die Moorbadekur nebst dem Gebrauch kohlensaurer Stahlbäder, wie dies z. B. in Pyrmont der Fall ist, beliebt oder wird mit einer Trinkkur verbunden. Bezüglich der anderen mannigfaltigen Indikationen der Moorbadekur, wie bei Fluor, den Zyklusstörungen, bei der Sterilität, aber auch bei der Fettsucht, ist an den betreffenden Stellen hingewiesen.

Von den hauptsächlich chemisch wirksamen Moorextrakten, welche zu Hausbadekuren verwendet werden, ist das *Salhumin* allgemein bekannt. Es wird zu Sitzbädern in der Temperatur von 36 bis 42° C von etwa 15 Minuten Dauer, am besten 3mal wöchentlich, vor dem Schlafengehen, verordnet. Es ist auch wohlfeil, da für ein Sitzbad nur $^1/_3$ bis die Hälfte der Packung notwendig ist. Außer dem Salhumin sind auch noch andere Moorsalze und Laugen (Hermsen, Schmiedeberger, Sedlitzky und Mattoni) im Handel. Praktisch recht gut brauchbar sind die *Tatzmannsdorfer Moorkompressen* im Ausmaße von 25 × 45 cm, die, genügend erhitzt, 30 bis 50 Minuten liegen bleiben und 15- bis 20mal verwendet werden können.

Als recht wirksames Mittel zur Förderung der Resorption bei länger bestehenden, dem chronischen Stadium sich nähernden oder bereits chronisch gewordenen Adnextumoren müssen ferner die Fangopackungen erwähnt werden, welche, wenn auch nicht im Hause, so doch in physikalischen Heilanstalten am Wohnsitz der Patientin verabreicht werden können. Der Badeschlamm Fango, der aus vulkanischer Erde besteht und meist italienischen, aber auch deutschen Ursprunges (Eifel) ist, wirkt nicht chemisch, sondern durch feuchte Wärme, während beim Pistyaner Badeschlamm auch dessen Schwefelgehalt therapeutisch belangvoll ist. Der pulverisierte Schlamm, der zu einem Brei angerührt wird, kommt in einer Temperatur von 40 bis 50° als Umschlag entweder um den ganzen Unterleib oder nur auf dessen Vorderseite in der Weise zur Anwendung, daß er auf ein Gummituch aufgestrichen wird, in das sich die Patientin hineinlegt. Zwecks Vermeidung eines größeren Wärmeverlustes wird während der $1/2$ bis $3/4$ Stunden dauernden Fangopackung eine Wolldecke über die Patientin gebreitet. So wie beim Moorumschlag muß auch nach dem Fangoumschlag ein Reinigungsbad der Prozedur folgen. Auch die Fangopackung gestattet ähnlich dem Moorumschlag die Anwendung höherer Temperaturen infolge der geringen spezifischen Wärme und hat den Vorteil, die Ausgangstemperatur wegen des schlechten Wärmeleitungsvermögens lange beizubehalten. Wie beim Moor erzeugt auch hier das Gewicht des Schlammes und die Reibung seiner feinsten Partikelchen auf der Hautoberfläche eine resorptionsfördernde Wirkung. Die Fangopackungen werden anfänglich 2mal, später 3mal wöchentlich gemacht. Jede Temperatursteigerung ist ein Zeichen einer zu frühen Anwendung des Verfahrens, welches dann ausgesetzt werden muß. 15 bis 20 Packungen bilden eine Kur.

In einer Zeit ganz besonderer und sehr berechtigter Hinneigung der Mehrzahl aller Frauen zu Luft- und Wassersport muß auch noch der See-, Fluß- und Meerbäder sowie der Sandbäder in ihrer Bedeutung für die Adnexerkrankungen gedacht werden. Darüber besteht wohl kein Zweifel, daß die vielfach übertriebene Anwendung der kalten Bäder auch bei gesundem Genitale nicht gleichgültig ist. Schädlich sind sie unmittelbar vor und gar während der Menstruation. Infolge des Klaffens des Halskanales und des Mangels des schützenden Schleimpfropfens der Cervix kann es unter dem Einfluß des Kältereizes zu Kontraktionen der Gebärmutter und damit zur Beförderung des Blutes in der Richtung nach den Eileitern kommen. Auf diese Weise können Scheidenkeime aszendieren und sogar zu schweren Entzündungen, ja gelegentlich einmal zur Peritonitis führen. Was aber den Badegebrauch außerhalb der Periode bei Frauen mit Entzündungen der Adnexe anbelangt, so muß gesagt werden, daß bei kalten Bädern in Flüssen, Seen, künstlichen Strandbädern große Vorsicht am Platze ist, da scheinbar bereits abgeklungene Entzündungserscheinungen der Adnexe recht üble Verschlimmerungen zeigen können. Es ist daher notwendig, ausdrücklich darauf hinzuweisen, daß Frauen, die eine Adnexentzündung hinter sich haben, auch dann, wenn sie geheilt erscheinen, in dem betreffenden Jahr mindestens der kalten Freibäder sich enthalten sollen. Besonders schlecht ist es, und man kann im Anschluß daran Verschlimmerungen nachweisen, wenn die Frauen mit den nassen Badeanzügen stundenlang bei kühlem Wetter und bedecktem Himmel am Strande verweilen. Hinsichtlich der Meerbäder ist zu bemerken, daß warme bis heiße Wannen- und Sitzbäder mit Seewasser gleich den Solbädern nicht bloß bei Folgezuständen nach Entzündungen, sondern auch bei Amenorrhoe, Sterilität und Neigung zu Abortus Ausgezeichnetes leisten. Diese Seewasserbäder bilden auch eine gute Vorbereitung für Bäder im freien Meer, welche durch die klimatischen Faktoren, durch den Salz- und Jodgehalt des Meerwassers, seine thermische Wirkung und die mechanische durch den Wellenschlag von

Belang sind. Für zarte Individuen eignen sich in erster Linie die italienischen Seebäder und allenfalls die Ostseebäder, besonders als Nachkuren nach Moorbädern, während kräftigere Frauen auch solche in der Nordsee gebrauchen können. Das Bad soll nie länger als 12 Minuten in den südlichen und 6 Minuten in den nördlichen Meeren dauern (O. Frankl).

Mit dem heutigen Badebetrieb in den sogenannten Strandbädern sind auch Sandbäder verbunden. Trockener heißer Sand kann bei chronisch entzündlichen Adnexerkrankungen einerseits durch das auf den Unterleib verteilte Gewicht, anderseits durch die Reibung des Sandes an der Hautoberfläche mechanisch und bei großer Hitze des Sandes auch thermisch von Wirkung sein. In Fällen, wo die Frauen glauben, des Aufenthaltes am Strande nicht entraten zu können, anderseits aber aus den oben genannten Gründen die Wasserbäder nicht gleichgültig sind, kann man diese heißen Sandbäder unter der Voraussetzung, daß der Sand vollständig trocken ist, ohne weiteres gelten lassen und durch den Aufenthalt an frischer Luft, besonders an der See, und die Wirkung der Sonnenbestrahlung eine Stoffwechselanregung und -förderung erzielen. Diese Art des Bädergebrauches erscheint dort, wo er unbedingt verlangt wird, noch der beste Ausweg.

Heiße Sandbäder werden auch in Kliniken mit entsprechender Einrichtung gern verordnet. Sie bewähren sich durch die intensive Zuführung trockener und gleichmäßiger Wärme ausgezeichnet und können abwechselnd mit Kurzwellenbestrahlung verabfolgt werden. Man gibt pro Woche 3mal Kurzwelle und 2mal Sandbäder für 10 bis 20 Minuten. Auch hier ist es für den Therapieerfolg wesentlich, im Anschluß an die Wärmeapplikation mindestens 2 Stunden Bettruhe einzuhalten.

Zur Therapie chronisch entzündlicher Adnexe kann endlich noch die Quarzlichtbestrahlung des Unterbauches unterstützend herangezogen werden. Entsprechend der Empfehlung von Fromme macht man eine Kur von etwa 15 bis 20 Sitzungen, beginnend mit einer Minute in 75 cm Abstand bis zu 20 Minuten Dauer in 40 cm Abstand. Es ist schwer, die Wirkungsweise der Behandlung festzustellen, doch kann ihr ein gewisser Wert als allgemeines Roborans nicht abgesprochen werden, weshalb sich eine solche Kur, besonders in den Wintermonaten in Großstädten empfiehlt.

Während man früher in der gynäkologischen Massage nach Thure Brandt eines der wichtigsten Behandlungsmittel zum Ausgleich der nach Entzündungen zurückgebliebenen Veränderungen gesehen hat, ist heutzutage diese Behandlungsmethode mit Recht immer mehr und mehr in Vergessenheit geraten. Bei Adnextumoren wäre eine Massage der krankhaft veränderten und durch bindegewebige Verklebung unter einem gewissen Druck stehenden Hohlorgane unnatürlich und gefährlich. Bei der Parametropathie (s. S. 325) wäre sie verfehlt und falsch. Lediglich bei parametranen Infiltraten und Schwielen, bei Adhäsionen könnte man wenigstens theoretisch der Massage einen günstigen Einfluß zubilligen. Praktisch aber bedeutet eine solche 3mal in der Woche für 1 bis 3 Monate durchgeführte Behandlung nicht nur bei neurotischen Individuen eine

erheblich erotisierende Manipulation. Die geschilderte intensive Wärme-
und Belastungstherapie hat eine bessere Wirkung und vermeidet derartige unärztliche Folgen.

Belastungstherapie

Schließlich muß auch noch der Belastungstherapie zum Zwecke
der Dehnung und Resorption von Exsudaten und parametranen
Schwielen als einer brauchbaren, durch einen gleichmäßigen und durch
längere Zeit anhaltenden Druck wirksam werdenden Behandlung Erwähnung getan werden. Diese von HALBAN-SCHAUTA angegebene Methode
hat sich zwar bewährt, sie findet aber heute nur noch vereinzelt Anwendung.

Der Druck von außen wird durch einen Schrotbeutel erzielt, der 1 bis
2 kg schwer ist, der Gegendruck von der Scheide her durch einen mit
Quecksilber gefüllten Kolpeurynter. Die Patientin wird in mäßige
Beckenhochlagerung gebracht, der Kolpeurynter zusammengerollt in die
Scheide eingeführt und mittels Trichters wird $^1/_2$ kg Quecksilber eingegossen. Dabei schmiegt sich das flüssige Quecksilber den Konturen des
Scheidengewölbes voll an, indem es dieses ausdehnt und auf die Exsudate
drückt. Man beginnt mit $^1/_2$ kg Quecksilber, das man eine halbe Stunde
einwirken läßt, und kann bis $1^1/_2$ kg mit der Quecksilberbelastung gehen
und das Gewicht zwei, ja drei Stunden wirken lassen. Nach Beendigung
der Sitzung läßt man das Quecksilber langsam abfließen, um nicht eine
zu starke Hyperämie zu erzeugen. Man behandelt etwa 3mal wöchentlich
und sieht meist nach 15 bis 20 Sitzungen bei parametranen Schwielen,
besonders bei solchen am Beckenboden, gute Ergebnisse. Der fixierte,
retrovertierte oder retroflektierte Uterus läßt sich ebenfalls durch dieses
Verfahren allmählich beweglicher machen. Daß die hinter Schwielen
etwa liegenden, entzündlich veränderten Adnexe durch dieses Verfahren
nicht gebessert werden, ist verständlich. Es kann aber auch mit
SCHAUTA als eine Vorbereitung zu einem allenfalls noch notwendig
werdenden Eingriff angesehen werden. Bei Retroflexio uteri läßt man die
äußere Belastung fort. Selbstverständlich darf sie überhaupt nicht im
akuten und auch nicht im subakuten Stadium angewendet werden. Auftreten von Schmerzen oder gar Temperatursteigerungen zwingen zur
sofortigen Unterbrechung der Behandlung.

Grenzen der konservativen Behandlung, Anzeigen zur operativen Therapie entzündlicher Adnextumoren

Im vorangegangenen ist die Notwendigkeit zum chirurgischen Eingreifen bei der Peritonitis, zur Inzision und Drainage bei akuten Entzündungen, um durch die Entlastung und die Schaffung eines Eiter-
abflusses weitere Gefahren abzuwenden, ausführlich besprochen worden.
Hier handelt es sich um die recht schwierige Frage der Indikationsstellung
zur operativen Behandlung chronischer Adnexentzündungen.

Wenn auch eine möglichst frühzeitige und richtige, geduldig durchgeführte Chemotherapie viele Kranke vor diesem durch Jahre sich hin-

schleppenden Stadium in Zukunft bewahren dürfte, so bleibt doch eine
Reihe ungeheilter Fälle zurück, die überhaupt nicht, ungenügend oder zu
spät behandelt wurden oder bei denen die Behandlung ohne Erfolg war.
Diese Frauen aber weiter konservativ zu behandeln, ist bei den vorhandenen pathologisch-anatomischen Gegebenheiten wenig aussichtsreich. Man muß sich darüber klar sein, daß dicke, alte, verschlossene
Tubensäcke und Tubovarialcysten, die als anatomische Grundlage kein
entzündliches Ödem und keine Hyperämie mehr, sondern derbes Bindegewebe aufweisen, den konservativen Behandlungsmethoden trotzen
müssen und trotz aller physikalischer Maßnahmen sich immer wieder zu
rühren pflegen. Hier ist eine endgültige Heilung nur von der Operation
zu erhoffen.

Vor Ablauf etwa eines Jahres wird bei echten entzündlichen Adnextumoren eine operative Behandlung kaum in Vorschlag zu kommen
brauchen, weil über dem Stadium der Bettruhe, der wiederholten Chemotherapie und den verschiedenen physikalischen Behelfen Monate vergehen und sich während dieser Zeit manches im Befunde ändern kann.
Ist aber etwa nach Jahresfrist der Befund schlecht, indem nach wie vor
die Adnextumoren fortbestehen, die Beschwerden, besonders zur Zeit der
Menstruation, subjektiv recht unangenehm sind und auch objektiv die
Periode Abweichungen vom Regeltypus zeigt, dann sollte man sich doch
zur Operation entschließen; es sei denn, es handelt sich um eine der wenigen
Frauen, die ihren ganzen Lebenszweck in der weiteren Behandlung ihrer
Krankheit sehen. Operiert man im Zustande der längst abgelaufenen
akuten Entzündung, so läuft man in der Regel nicht Gefahr, infektiöse
Fälle anzugehen, wovor man durch die Prüfung der Abstriche nach
Provokation unter Anwendung der Gonokokkenkultur, durch Kontrolle
der Temperatur, die Ermittlung der Leukocytenzahl und das einfache
Verfahren der Senkungsgeschwindigkeit oder durch die Lichtbogenprobe
nach ZINSER bewahrt wird. Ist die Senkungsgeschwindigkeit nach
LINZENMAYER kürzer als 75 Minuten oder beträgt sie nach WESTERGREEN
mehr als 30 mm nach 2 Stunden, sollte man derartige Fälle unbedingt
weiter konservativ behandeln, ebenso bei positivem Ausfall der MÜLLER-
OPPENHEIMschen Reaktion. Ist sie wesentlich länger nach LINZENMAYER
bzw. niedriger nach WESTERGREEN als dieser Grenzwert, wird man nicht
nur ernste Gefahren vermeiden, sondern auch Bauchdeckeneiterungen
nicht zu befürchten haben.

Was nun die Operationsmethode anbelangt, so kann man bekanntlich
konservativ oder radikal operieren. Von den konservativen Operationen
sind einige entschieden schlecht und abzulehnen. Das ist zunächst die
einseitige Resektion der Adnexe. Bei der erwiesenen Doppelseitigkeit
des Prozesses pflegt sich in vielen Fällen bald nach der Operation der
einen Seite die andere Seite zu melden und die operierte Frau ist schlechter
daran als vorher. Konservative Verfahren müssen mindestens in der
beidseitigen Entfernung der Eileiter bestehen. Das uterine Ende
der Eileiter muß exzidiert, der Gebärmuttergrund kann dabei nach
BEUTTNER gekappt werden; doch kommen auch nach dieser Operation

gar nicht so selten schmerzhafte Stumpfexsudate vor, die auf lange Dauer physikalische Heilverfahren notwendig machen. Der große Vorteil des Verfahrens, das den Uterus als menstruierendes Organ, wenn auch nicht als Fruchthalter, im großen und ganzen erhält, soll nicht geleugnet werden. Diese Frauen haben das Gefühl der Vollwertigkeit ihrer Geschlechtsorgane, auch wenn sie steril sind. Man darf aber nicht vergessen, daß die Periodenblutung weiter stark bleiben, daß sie nach wie vor Unregelmäßigkeiten aufweisen kann und daß ganz besonders von Seiten der einmal krank gewesenen Cervix Erscheinungen möglicherweise bestehen bleiben. Fluor, Erosion und Schmerzen beim Verkehr infolge alter parametraner Schwielen können trotz der Entfernung der Tuben, bei defundiertem Uterus und belassenen Ovarien auch weiterhin den Zustand als keineswegs gut erscheinen lassen. Das muß man bedenken, so sehr man auch für junge Frauen wünschen möchte, ihnen die Geschlechtsorgane möglichst zu erhalten. Ob man im Einzelfalle die BEUTTNERsche Operation machen oder aber radikal vorgehen muß, kann nur angesichts der geöffneten Bauchhöhle entschieden werden. Darum ist es schlecht, einer Patientin ein konservatives Operationsverfahren zu versprechen, das nachträglich zu halten, der Frau nur zum Nachteil gereichen kann. Man muß sich in solchen Fällen unbedingt freie Hand vorbehalten. Auch die supravaginale Amputation der Gebärmutter ist für die Behandlung chronisch entzündlicher Adnexe grundsätzlich nicht das richtige Verfahren. Sie beläßt nämlich die Cervix, das Eintrittsorgan für die Krankheit, das oft noch an den genannten Folgeerscheinungen krankt. Außerdem gibt sie gerade in diesen Fällen häufiger die Grundlage für langwierige, schwere Stumpfexsudate ab. Sollte sich wenigstens ein Ovar erhalten lassen, so wird man auch den Uterus belassen können. Sind aber beide Ovarien in den Entzündungsprozeß einbezogen, so hat auch die Erhaltung des Uterus keinen Sinn mehr. Im Gegenteil, gerade in diesen Fällen ist die Entfernung des Uterus nicht allein aus den eben genannten Gründen nützlich, sondern auch im Hinblick auf die spätere Behandlung der Ausfallserscheinungen günstig. Denn ohne Uterus läßt sich eine Follikelhormonbehandlung leichter durchführen, ohne daß die Gefahr der Hyperplasieblutung besteht. Eine Implantation des Ovarialrestes ist durch die Möglichkeiten der Hormonbehandlung überflüssig geworden. Entweder ist das Ovar entzündlich erkrankt, dann muß es auch im ganzen entfernt werden, oder es ist völlig gesund, dann kann es an Ort und Stelle belassen werden. Die komplizierten anatomischen Verhältnisse, die Notwendigkeit der Lösung von Adhäsionen mit den Nachbarorganen und die oft recht schwierige Deckung des Wundgebietes mit der Serosa machen ein abdominales Vorgehen zur Regel. Nur in seltenen Ausnahmefällen wird ein sehr versierter Operateur auch einmal vaginal operieren können.

Das ganze Problem der operativen Behandlung liegt nicht in der Gefahr eines Aufflackerns der Entzündung, die bei der bisher genannten Indikationsstellung zur Operation kaum gegeben ist und bei den noch zu schildernden Fällen durch die zusätzliche Chemotherapie in Schach gehalten werden kann, sondern in den eben genannten Konsequenzen: Die meist junge Frau verliert nicht nur die ohnehin funktionsuntüchtigen Tuben, sondern auch Uterus und Ovarien. Jedenfalls muß man vor jedem operativen Eingriff mit dieser Möglichkeit rechnen. So wünschenswert ein gewisser Konservativismus für den operativen Eingriff ist, so sehr kann er sich rächen. Immer wieder erlebt man, daß bei Frauen drei, zwei oder ein Jahr vorher eine Teilresektion gemacht worden war, die dann nicht zur endgültigen Heilung führte und doch noch die Totalexstirpation der restlichen Teile unter technisch recht ungünstigen Verhältnissen erforderte. Wenn eingangs gesagt wurde, daß etwa ein Jahr vergehe, ehe die Indikation zur operativen Behandlung zu diskutieren sei, so darf eine solche Zeitbestimmung nur als ein ungefährer Anhalt gewertet werden. Ergibt sich nach einer langdauernden konservativen Behandlung letzten Endes doch die Notwendigkeit zur — radikalen — Operation, so fragt man sich immer wieder, ob es nicht besser gewesen wäre, die Frau schon früher zu operieren, um ihr eine zum Schluß doch nutzlose Wartezeit zu ersparen. Man darf nicht vergessen, daß solche langdauernden Behandlungen mit wiederholtem Klinikaufenthalt, mit Verschickung in Moorbäder u. ä. nicht nur hinsichtlich der Kosten ein soziales Problem darstellen, sondern auch für das Leben der Frau, für Familie und Ehe von einschneidender Bedeutung sind.

Einen gewissen Anhalt für das richtige Vorgehen gewinnt man aus der Höhe der Heilungsergebnisse bei der konservativen Behandlung. Berücksichtigt man nur die Fälle, die einen sicheren Palpationsbefund hatten, so ergibt sich nach HEYNEMANN eine Heilung von 50 bis 70% nach einer ersten, 30 bis 50 Tage dauernden klinischen Behandlung. Wichtiger sind die Ergebnisse späterer Nachuntersuchungen. Hier betrug die Heilungsquote etwa 80% (HOLTZ, ROSSENBECK, W. SCHULTZ und andere), wobei zum Teil die moderneren Möglichkeiten der Chemotherapie noch nicht nutzbar gemacht wurden. Dementsprechend lag bei HEYNEMANN die Operationshäufigkeit zwischen 10 bis 20%. Hieraus wird deutlich, daß es sehr wohl seine Berechtigung hat, grundsätzlich zuerst einmal konservativ zu behandeln. Als einziger „chirurgischer" Akt wird in manchen Fällen die noch zu schildernde Punktionsbehandlung von Vorteil sein. Um auf der anderen Seite ein konservatives Bemühen nicht allzu lange auszudehnen, insbesondere dann nicht, wenn der Diagnose noch einige Unklarheiten anhaften, wird man im Einzelfalle am besten folgendermaßen vorgehen:

Zuerst einmal wird konservativ mit den genannten Mitteln und Methoden behandelt; schwindet das Fieber, bilden sich, wenn auch langsam und in Wochen, die Adnextumoren zurück, so ist man auf dem richtigen Wege und wird alle Möglichkeiten der konservativen Therapie, einschließlich einer Badekur, ausnutzen. Man erhält der Frau damit ihr Genitale zumindest in vegetativer Hinsicht, manchmal auch in generativer, denn selbst Schwangerschaften sind nach Ausheilung eines entzündlichen Adnexprozesses mehrfach beschrieben worden. Rührt sich dagegen nichts, bleiben die Adnextumoren unverändert, so wird man zuerst einmal diagnostisch weiterforschen müssen. Denn nicht selten handelt es sich bei solchen Fällen gar nicht um einen chronisch entzündlichen Adnexprozeß, von dem ausgegangen wurde, vielmehr sind diese „Adnextumoren" Teercysten einer Endometriose. Dieser Verdacht besteht besonders bei Frauen Mitte bis Ende der dreißiger Jahre, bei denen ein akut entzündliches Stadium in der Anamnese fehlt, die Beschwerden sich langsam zunehmend entwickeln, meist den Charakter der sekundären Dysmenorrhoe haben, bzw. im Prämenstruum besonders stark sind. Hier ist jede weitere konservative Behandlung nutzlos, während die Operation zur Heilung führt (s. auch S. 250). In manchen Fällen verhilft die Punktion, unter Gewinnung einer Probestanze für die histologische Untersuchung, zur richtigen Diagnose. Die Punktion kann in anderen Fällen eine Tuberkulose erweisen, für die das Nichtansprechen physikalischer Maßnahmen typisch ist. Auch hier sind Anamnese — frühere tuberkulöse Erkrankungen —, Menstrualblutuntersuchung, die bakteriologische Überprüfung eines durch Punktion gewonnenen Sekretes und die histologische Untersuchung einer Probestanze von Bedeutung (s. hierzu auch S. 215). Unbedingt sollte bei einem Ovarialabszeß operativ behandelt werden, da hierbei jede konservative Therapie nutzlos bleibt und die unzureichend behandelte Erkrankung zur schweren Kachexie führen kann. Derartige Abszedierungen können auf zwei Wegen entstehen. Einmal können die Erreger auf dem Blutwege in das Ovar hineingelangen, indem sie zur Zeit des Follikelsprunges, also im Intervall, in dem frischen, noch nicht abgeriegelten Hämatom einen idealen Nährboden finden. Als Ausgangsherd sind nach G. A. WAGNER vor allem die Anginen, aber auch andere unspezifische oder spezifische extragenitale Entzündungen anzusehen. Sind für diese Erkrankungsform, die in jedem Alter bei menstruierenden Frauen und auch bei Virgines vorkommt, einseitige Lokalisationen das Typische, so können auf dem Lymphwege, meist als Folge von intrauterinen Manipulationen entstehende Abszedierungen auch doppelseitig sein. Die Diagnose ist sehr schwer und meist aus dem Tastbefund allein nicht zu stellen. Bei isoliertem — hämatogen entstandenem — Ovarialabszeß soll sich dieser nach G. A. WAGNER durch den beweglicheren, glatten und meist kugelförmigen Tumor mit fehlender parametraner Bindegewebsbeteiligung differentialdiagnostisch gegenüber einer Pyosalpinx abgrenzen lassen. Typisch wäre auch das Fehlen einer Druckempfindlichkeit des Tubenabganges, die als „MARTINsches Zeichen" ein verläßliches Symptom der Salpingitis sei. Für eine lymphogene Genese spricht dagegen das Vorhandensein rezidivierender Adnexentzündungen. Temperaturen sind nur zeitweise vorhanden und schwinden bei Bettruhe ebenso schnell wie die allgemeinen Beschwerden. Der Tastbefund bleibt dagegen trotz der üblichen intensiven konservativen Therapie unverändert. Die Blutkörperchensenkungsgeschwindigkeit ist stark beschleunigt, die Hyperleukocytose ist wechselnd, aber meist vorhanden. Eine „Inkongruenz des hämatologischen Verhaltens" (G. A. WAGNER) scheint höchstens für den isolierten hämatogenen Abszeß typisch zu sein. Wird man bei vorhandener Einseitigkeit zwar konservierend operieren und das gesunde andere Ovar, vielleicht sogar die Tube, wenn sie gesund ist, erhalten können, so wird man doch oft radikal operieren müssen. Man muß sich also auch hierbei die freie Entscheidung vorbehalten und dementsprechend die Patientin orientieren. Immer sollte man von dem Abszeßeiter einen Abstrich zur bakteriologischen Untersuchung machen, um den Erregertyp und seine Resistenz gegen Antibiotica festzustellen. Kommt es in den meisten Fällen zwar unter dem Schutze der Chemotherapie zur schnellen primären Heilung, bei der postoperative Temperaturen nur in den ersten 2 Tagen beobachtet werden, so können Infekte mit bösartigen Keimen — insbesondere mit Anaerobiern, z. B. Bacteroides funduliformis, s. S. 178 — lebensbedrohliche Komplikationen verursachen. Gerade bei diesen Fällen ist aber ein operatives Vorgehen um so mehr angezeigt, als die Ovarialabszesse auch in Nachbarorgane, in den Darm, die Blase und die Scheide (KAHR), nicht zuletzt in die freie Bauchhöhle perforieren können. Denn nicht immer findet sich eine derbe, oft gefältelte, gelblich verfärbte Abszeßmembran — die derartige Bildungen fälschlich als Corpus-luteum-Abszeß deuten ließ —, sondern die Wand kann auch äußerst dünn und zerreißlich sein. Diese dünnwandigen, immer einseitigen Abszesse sind äußerst gefährlich, da sie, ohne besondere Symptome zu machen, bei der Palpation platzen und damit zur letalen Peritonitis führen können. Bei den mehr chronischen dickwandigen Abszessen fällt der schwer gestörte Allgemeinzustand auf. Entleeren sich bei der Punktion eines „Adnextumor" ohne weitere Verschiebung der Punktionsnadel reichliche Eitermengen, so spricht dies eindeutig für einen Ovarialabszeß (HEYNEMANN), doch sollte man gerade bei derartigen Verdachtsfällen die Punktion besser unterlassen, um eine peritoneale Aussaat der eigentlich immer virulenten Keime zu vermeiden. Auch ist im Gegensatz zu den chronischen echten Adnexprozessen eine Ausheilung durch die Punktion nicht zu erwarten.

Die Punktionsbehandlung

Als Mittelding zwischen konservativer und operativer Behandlung erfordert die Punktion der Adnextumoren eine besondere Besprechung. Diese Methode ist vor allem von HEYNEMANN empfohlen worden. Es handelt sich bei diesem Verfahren nicht um die Eröffnung von Pyosalpingen oder Ovarialabszessen durch Inzision und Drainage, deren nachteilige Folgen, wie S. 182 geschildert, nur dann in Kauf zu nehmen sind, falls der prognostisch noch schlechtere Durchbruch in die Blase oder den Darm droht, sondern es handelt sich lediglich um die Punktion und Absaugung ihres Inhalts mittels der Punktionsspritze. HEYNEMANN schreibt dazu: „Ich habe bald nach dem ersten Weltkriege damit begonnen, die Punktion zunächst nur selten, bald aber auf Grund der gemachten Erfahrungen auch häufiger anzuwenden. Jetzt stellt sie seit 2 Jahrzehnten einen gesicherten Bestandteil unserer konservativen Behandlung entzündlicher Adnextumoren dar." Demnach ist dieses

Verfahren lediglich zusätzlich neben der bereits geschilderten konservativen Behandlung angezeigt. Eine sorgfältige Indikationsstellung und richtige Technik sind Voraussetzungen für den Erfolg bei diesem Vorgehen. Die fünf von HEYNEMANN aufgestellten Indikationen lassen sich in zwei Gruppen einteilen. Die ersten vier sind seltener gegeben, nämlich: anhaltendes hohes Fieber, Kachexie, sehr starke unbeeinflußbare Schmerzen und drohende Perforation. Am häufigsten von diesen an sich selteneren Indikationen gibt ein anhaltendes hohes Fieber Anlaß zur Punktion. Hier wird also der akute Prozeß angegangen. Bei der Auswahl eines gegen die Erreger tatsächlich wirksamen Antibioticum — nicht allzu selten handelt es sich um Anaerobier, z. B. Bact. funduliformis oder Streptococcus putridus, Streptococcus anaerobius oder Streptococcus foetidus, die sämtlich gegen Tetracycline empfindlich zu sein pflegen — fällt die Temperatur in der Regel relativ schnell zur Norm ab. Aber nicht immer kann das Antibioticum in genügender Konzentration an die Erreger herankommen, weil derbe Schwielen und Abszeßmembranen die Blutzufuhr auf ein Minimum reduziert haben. Hier ist die Entleerung des Eiters nach dem alten bewährten Grundsatz „ubi pus ibi evacua" durch die Punktion richtig. HEYNEMANN rät davon ab, die Abszeßhöhlen mit antiseptischen Lösungen durchzuspülen, da er keine besseren Erfolge mit diesen Spülungen erzielen konnte. Es ist aber heute durchaus angebracht, die seinerzeit HEYNEMANN nicht zur Verfügung stehende Chemotherapie in diesen Sonderfällen zusätzlich auch lokal anzuwenden. Je nach dem Erregertyp und seiner Empfindlichkeit wird man das passende Antibioticum in der S. 179 genannten Konzentration zur lokalen Instillation gebrauchen. Man muß aber bei diesen Prozessen, die sich noch im entzündlichen Stadium befinden, damit rechnen, daß sich Exsudat oder Eiter neu bilden. Eine endgültige Heilung ist also nicht zu erzielen. Der rasche Abfall der lange anhaltenden hohen Temperatur ist aber ein deutlicher Hinweis auf die Nützlichkeit eines solchen Vorgehens. Nicht zuletzt ist es die Möglichkeit des exakten Erregernachweises, welche es bei diesen wochen- oder gar monatelang fiebernden Prozessen gestattet, zielgerechter zu behandeln, zumal nicht selten als Ursache eine bisher noch nicht erkannte Adnextuberkulose aufgedeckt wird (s. S. 215ff.). Mit dem Punktat sollte daher auch immer ein Tierversuch angesetzt werden.

Eine Kachexie pflegt sich in der Regel gerade bei diesen lang fiebernden Fällen zu entwickeln; sehr starke, durch andere Mittel unbeeinflußbare Schmerzen und eine drohende Perforation in Darm, Vagina oder Blase oder gar in die Bauchhöhle pflegen gleichfalls mit dieser ersten Indikation zur Punktionsbehandlung verbunden zu sein. Weitaus häufiger als diese vier genannten Punkte ist es aber ein Ausbleiben der Rückbildung der chronischen Adnextumoren, welche die Indikation zur Entleerung durch die Punktion stellt. Wurde bei den akuten Fällen eine erneute Exsudat- oder Eiterbildung bewußt in Kauf genommen, so gilt es hier, die Punktion niemals zu früh und nur bei den Fällen vorzunehmen, die sicher ohne jegliche Neigung zu einer entzündlichen Reaktion sind.

Diese Punktion steht daher niemals am Anfang einer physikalischen Behandlung, sondern an ihrem Ende. Das ist auch der Grund, warum dieses an sich „konservative" Verfahren hier erst bei der Besprechung der Indikation zur Operation genannt wurde. Denn es sind die Fälle, wo sich gerade wegen der fehlenden Rückbildung, trotz sorgfältiger und lange genug anhaltender physikalischer Behandlung, der Gedanke an die Operation immer mehr und mehr in den Vordergrund der therapeutischen Überlegungen schiebt. Hier soll man vor dem operativen Eingriff die Punktion einschalten — wenn man seiner Diagnose sicher ist.

Neben der richtigen Indikationsstellung ist eine richtige Technik Voraussetzung für den Erfolg einer Punktion. Hierzu gibt HEYNEMANN folgende Ratschläge, die sich bewährt haben: Nur die Narkose bietet die Gewähr für die notwendige ruhige Lage der Patientin, am einfachsten eine intravenöse Kurznarkose. Selbstverständlich ist die Punktion immer in der Klinik und nur von einem Facharzt vorzunehmen. Die Portio wird eingestellt, mit einer Kugelzange an der hinteren Muttermundslippe gefaßt und vorsichtig nach oben gezogen. Jetzt ist das hintere Scheidengewölbe zugänglich und wird mit Jod- oder sonstiger Desinfektionslösung abgerieben. 2 cm hinter der Portio, stets genau in der Mittellinie, wird die Punktionskanüle eingestochen und langsam schräg nach hinten oben in den Douglas vorgeschoben. Während des vorsichtigen Einschiebens wird der Stempel der auf die Kanüle angesetzten Spritze angezogen. Sobald Flüssigkeit in der Spritze erscheint, wird zunächst die Kanüle nicht weitergeschoben, sondern die ganze Flüssigkeit abgesaugt. Für Erregernachweis, Kultur und Tierversuch sind entsprechende sterile Röhrchen bereitzuhalten. Kommt nichts bei der Aspiration mit der Spritze — vorausgesetzt, man ist sicher im Douglas — oder ist alle Flüssigkeit abgesaugt, so wird die Kanüle zuerst etwas zurückgezogen, ohne sie aber dabei ganz herauszuziehen, dann auf den meist seitlich liegenden Adnextumor gerichtet und in den Tumor eingeführt. Jetzt wieder Anziehen des Spritzenstempels und Absaugen der Flüssigkeit. Dann tastet man nach, ob der Inhalt genügend abgesaugt ist und kann eventuell noch weitere abgekammerte Cysten mit der Nadel zu erreichen suchen. Auch dieses Punktat muß natürlich bakteriologisch untersucht werden. Eine Verletzung von Blase, Ureter oder Art. uterina ist ausgeschlossen, wenn man sich an die Regel hält, immer nur genau in der Mittellinie die Kanüle einzuführen und den Tumor erst von dort aus zu punktieren. Die ordentliche Entleerung des Rectum läßt auch hier ein Anstechen vermeiden. Allerdings kann man bei starken Verziehungen und Adhäsionen im Douglas auch einmal den Darm anstechen und Kot aspirieren. Dann muß man die Punktionsversuche abbrechen. Die Gefahr einer Rectum-Scheiden-Fistel ist dadurch praktisch niemals gegeben. Die Aussichten dieser Punktionsbehandlung — die, um es noch einmal zu betonen, nicht mit der Inzision und Drainage von frischen Abszessen zu verwechseln ist — sind um so günstiger, je cystischer und größer die Adnextumoren sind. Kleine dickwandige und mehr-

kammerige Tumoren sind seltener durch die einfache Punktion zu beseitigen. Hier müssen dann gegebenenfalls die genannten operativen
Maßnahmen per laparotomiam Platz greifen.

Genitaltuberkulose

Die Häufigkeit der tuberkulösen Genitalerkrankungen scheint
angestiegen zu sein. Zu einem Teil ist diese Zunahme darauf zurückzuführen, daß die verbesserten diagnostischen Methoden häufiger als
früher die tuberkulöse Natur eines chronisch entzündlichen Prozesses
erkennen lassen. Es ist aber auch daran zu denken, daß durch den Rückgang der Tuberkulosesterblichkeit häufiger als früher extrapulmonale
Lokalisationen der Tuberkulose zur Entwicklung kommen. Nach
Sektionsstatistiken finden sich bei 1 bis 3% der sezierten Frauen Zeichen
einer tuberkulösen Genitalerkrankung. Unter den entzündlichen Adnexerkrankungen finden sich 10 bis 15% Tuberkulosen, wobei zum Teil
erhebliche Unterschiede zwischen Land- und Stadtbevölkerung bestehen. Bei der städtischen Bevölkerung ist die Zahl tuberkulöser Adnexentzündungen durch die höhere Zahl gonorrhoischer Erkrankungen relativ
geringer als auf dem Lande. Dementsprechend schwanken auch die
Zahlenangaben aus verschiedenen Kliniken sehr erheblich, je nachdem,
ob ihr Krankengut sich mehr aus ländlicher oder städtischer Bevölkerung
zusammensetzt.

Eine Tuberkulose der Genitalorgane kann in jedem Lebensalter auftreten. Die höchste Erkrankungsziffer fällt in die Zeit zwischen dem
20. und 30. Lebensjahr, nur weniger häufig sind Genitaltuberkulosen
zwischen dem 30. und 40. Lebensjahr, während in den davor und dahinter
liegenden Jahren tuberkulöse Erkrankungen, besonders der Adnexe,
recht selten sind. Dies dürfte nicht so sehr auf eine besondere Anfälligkeit des Genitale in diesem Lebensabschnitt als vielmehr darauf zurückzuführen sein, daß die Tuberkulose überhaupt in diesen Jahren am
häufigsten auftritt. DIETEL erwähnt eine von HUEBSCHMANN beschriebene
Genitaltuberkulose bei einem 6 Wochen alten Säugling als jüngsten Fall
und als ältesten eine von SCHLIMPERT mitgeteilte Genitaltuberkulose
bei einer 90jährigen Greisin.

Von den Genitalorganen werden am häufigsten die Tuben von der
Tuberkulose befallen. Meist gemeinsam mit den Tuben erkrankt das
Endometrium, weniger häufig das Ovar. Sehr viel seltener sind Tuberkulosen der Vagina, Portio und Vulva. Eine primäre Tuberkulose
am Genitale gibt es praktisch nicht. Die in der Literatur mitgeteilten
Fälle tuberkulöser Geschwüre am Hymenalsaum, die durch eine deflorie-
rende Kohabitation mit einem genitaltuberkulösen Manne entstanden
sein können, stellen Raritäten dar. Die in 80 bis 90% aller Genitaltuber-
kulosefälle vorhandene Adnextuberkulose ist immer sekundärer
Natur und in der Regel hämatogen entstanden. Seltener wird man ein
direktes Übergreifen einer Peritonealtuberkulose auf das Genitale sehen.
Im Gegensatz zu der üblichen Lehrmeinung, die Peritonealtuberkulose

greife auf die Tuben über, kehrt KNAUS diese Beziehung um und behauptet auf Grund seiner Erfahrungen, daß die Erkrankung des Bauchfelles, von unbedeutenden Ausnahmen abgesehen, immer die Folge einer Salpingitis tuberculosa sei. Von den Tuben aus, der häufigsten und darum wohl auch meist ersten genitalen Lokalisation, kann der tuberkulöse Prozeß direkt auf das Ovar und kanalikulär auf das Endometrium übergreifen. Doch ist auch hier eine hämatogene oder lymphogene Streuung denkbar und nachgewiesen.

Die Diagnose einer tuberkulösen Erkrankung ist an den dem Auge sichtbaren Teilen der unteren Genitalabschnitte relativ leicht. Ulcerationen und Knötchenbildungen an der Portio lassen zumindest den Verdacht auf eine Tuberkulose aufkommen. Die Differentialdiagnose gegenüber einer Lues oder einem Carcinom kann allerdings schwierig sein. Selbst bei der histologischen Beurteilung einer Probeexzision — die fast immer zum exakten Nachweis der Tuberkulose gemacht werden muß — wird man in Einzelfällen nur schwer zwischen Lues und Tuberkulose unterscheiden können. So berichten BAUMANN und MATHIAS von einem Fall, der klinisch als Carcinom imponierte, histologisch für eine Tuberkulose gehalten wurde und in Wirklichkeit eine Lues war. An der Vulva findet sich am häufigsten eine Tuberculosis cutis et mucosae miliaris ulcerosa in Form kleiner Knötchen oder oberflächlicher, druckempfindlicher Geschwüre. Ein Ulcus vulvae chronicum tuberculosum kann zu einer Elephantiasis der Vulva führen; ein Lupus vulvae, ein Scrophuloderma oder eine Tuberkulose der BARTHOLINIschen Drüsen ist ebenfalls möglich. In der Vagina entstehen tuberkulöse Ulcerationen meist deszendierend, bedingt durch das Abfließen bazillenhaltigen Sekretes aus den oberen Genitalabschnitten. Entsprechend der wechselnden Empfindlichkeit der Vaginalhaut finden sich tuberkulöse Prozesse in der Vagina meist bei Kindern oder Greisinnen. HEYNEMANN fand bei Genitaltuberkulosen in 5,6% der Fälle eine Mitbeteiligung der Vagina.

Die am häufigsten vorkommenden Formen der Genitaltuberkulose an den oberen Genitalabschnitten sind demgegenüber weitaus schwieriger zu erkennen. Die Symptome sind nicht nur uncharakteristisch, sondern auch recht unterschiedlich. Nicht selten fehlen Blutungsstörungen oder Schmerzen vollständig und die erkrankten Frauen suchen den Arzt lediglich wegen einer bestehenden Sterilität auf. Bei der Endometriumtuberkulose kann der Zyklus entweder völlig normal sein oder Störungen zeigen, die in allen Abstufungen von der Amenorrhoe bis zur Metrorrhagie vorkommen. Auch Menorrhagien, wie sie für das Bild der „verzögerten Abstoßung" (s. S. 35) beschrieben wurden, kommen vor. Bei nachgewiesener Endometriumtuberkulose fand NOGALES bei 56% der Fälle eine zyklusgerechte Schleimhaut, bei den restlichen 44% dagegen einen monophasischen Zyklus oder eine Hyperplasie. NEVINNY-STICKEL jr. fand bei 24% an Tuberkulose Erkrankten eine Hyperplasie, bei 33 zyklusnormalen Frauen mit Endometriumtuberkulose 20mal Zeichen einer verzögerten Abstoßung, die mit der lokalen Granulationsbildung im Endometrium in Zusammenhang gebracht werden. Diese Zahlen zeigen, daß zwar Blutungsstörungen relativ häufig vorkommen, der Typ der Blutungsanomalie oder ihr Fehlen aber in keiner Weise für das Bestehen einer Endometriumtuberkulose charakteristisch ist. Nicht selten wird die Diagnose einer Endometriumtuberkulose rein zufällig anläßlich einer Abrasio gestellt, die wegen uncharakteristischer Blutungsstörungen oder wegen Sterilität durchgeführt wurde. Da es durch den operativen Insult, durch die Dilatation der Cervix und die Ausschabung zu gefährlichen Exacerbationen einer bis dahin latent verlaufenen Tuberkulose, ja sogar zur tödlichen miliaren Aussaat kommen kann, ist die Abrasio als diagnostisches Hilfsmittel stark umstritten gewesen. Eine Reihe namhafter Gynäkologen, wie EYMER, G. A. WAGNER, WEIBEL, denen sich auch KAHR anschloß, hat es entschieden abgelehnt, bei dem geringsten Verdacht auf eine tuberkulöse Erkrankung eine diagnostische Curettage vorzunehmen. Aus der großen Zahl von Abrasionen, über die in vielen Arbeiten berichtet wurde, läßt sich aber ersehen, daß die Gefahr derartiger Komplikationen doch nicht so groß ist, zumal heute wirksame Medikamente als Tuberkulostatica zur Verfügung stehen, welche ein Aufflackern einer bisher latenten Entzündung mit großer Sicherheit vermeiden lassen. Selbstverständlich wird man bei akut entzündlichen Symptomen, insbesondere bei einem akuten Adnexprozeß, jegliche intrauterine Manipulation unterlassen. Außer einem solchen diagnostischen Eingriff, der am sichersten unter dem Schutze der Chemotherapie erfolgt und niemals ambulant durchgeführt werden darf, sollte man bei Verdacht auf eine Genitaltuberkulose immer eine Untersuchung des Menstrualblutes vornehmen. Die bakteriologische Menstrualblutuntersuchung wurde in Deutschland von KIRCHHOFF entwickelt und hat sich als ein vorzügliches und völlig unschädliches diagnostisches Verfahren erwiesen. Diese Untersuchung hat daher eine zentrale Bedeutung in der Diagnostik tuberkulöser Erkrankungen der oberen Genitalabschnitte gewonnen. Da aber auch diese Methode, deren Ausführung weiter unten beschrieben werden wird, ihre Schwierigkeiten in der praktischen Anwendung hat, wird man auch heute nicht gänzlich der Curettage und der histologischen Untersuchung des Abrasionsmaterials entraten können. Es ist wichtig, hierbei darauf hinzuweisen, daß die Erkennung einer Endometriumtuberkulose im histologischen Bild zwar in vielen Fällen äußerst leicht, manchmal aber auch sehr schwierig sein kann. Oftmals ist es notwendig, eine Vielzahl von Schnitten durchzumustern, um endlich auf die typischen, spezifischen Veränderungen zu stoßen. L. KELLER berichtet, daß es in einzelnen Fällen erst im 40. bis 50. Schnitt möglich wurde, die Diagnose einer Endometriumtuberkulose histologisch zu sichern. Nicht zuletzt ist dies auch der Grund dafür, warum eine große Zahl von Endometriumtuberkulosen nicht erkannt wird, obwohl eine Curettage erfolgte.

Zeigt die Endometriumtuberkulose, wenn überhaupt, so gänzlich uncharakteristische Symptome, so ist auch die Erkennung einer Adnextuberkulose aus der Symptomatologie oder aus dem Tastbefund kaum möglich. Es werden natürlich beim entzündlichen Adnexprozeß, insbesondere bei virginellen Personen, anamnestische Daten über eine extragenitale Tuberkulose, eine Pleuritis oder eine in der Kindheit durchgemachte Bauchwassersucht an die spezifische Natur der Entzündung denken lassen. Auch der schleichende Beginn einer Adnexentzündung, das auffällige Fehlen einer besonderen Druckempfindlichkeit von Adnextumoren bei oft subfebrilen Temperaturen und nicht zuletzt die völlige Wirkungslosigkeit einer über längere Zeit durchgeführten Wärmeapplikation bei unverändertem Tastbefund machen eine Adnextuberkulose wahrscheinlich. Wenig druckempfindliche Knötchen im Douglas sprechen ebenfalls mehr für eine Tuberkulose und weniger für eine retrocervicale Endometriose. Alle diese Zeichen lassen aber immer nur eine mehr oder weniger sichere Verdachtsdiagnose zu. Nicht selten wird die tuberkulöse Natur eines Adnexprozesses erst bei der Operation makroskopisch, manchmal auch erst mikroskopisch erkannt. Aber auch das Umgekehrte ist wiederholt vorgekommen. Es wurde z. B. bei bestehender Lungentuberkulose ein Palpationsbefund für eine Adnextuberkulose gehalten, während sich bei der Operation ein Ovarialtumor oder zumindest kein tuberkulöser Prozeß auffinden ließ. Diese Fälle haben nicht allein ihre differentialdiagnostische Bedeutung, sondern sind im Hinblick auf die Therapie wichtig. Ist doch in solchen Fällen erst durch eine Operation der sichere Ausschluß einer tuberkulösen Genitalerkrankung möglich, womit auch die weitere langwierige und kostspielige Behandlung unnötig wird. Auch die Probelaparotomie wird zur Diagnosenstellung ebenso wie die Laparoskopie herangezogen. Das Einführen des Laparoskopes kann bei den oft vorhandenen Adhäsionen schwierig sein. Wegen der geringen, aber möglichen Gefahr von intraabdominalen Verletzungen wird diese an sich ausgezeichnete Methode von vielen abgelehnt. Auch die Salpingographie ist der Diagnosenstellung nutzbar gemacht worden. Hierzu sollen ölige Kontrastmittel möglichst nicht verwendet werden. Aber auch wasserlösliche Kontrastmittel lassen tuberkulöse Veränderungen im Schleimhautrelief gegen andere, nicht durch Tuberkelbakterien bedingte entzündliche Veränderungen nicht immer mit genügender Sicherheit abgrenzen. Wegen der möglichen Gefahren gehört in Deutschland im Gegensatz zu manchen anderen Ländern die Salpingographie nicht zu den diagnostischen Routinemaßnahmen. Bereits bei der Punktion chronisch entzündlicher Adnextumoren (s. S. 210) wurde erwähnt, daß eine bakteriologische Untersuchung des Punktates gerade auch im Hinblick auf eine Tuberkulose bedeutungsvoll ist. In der Regel wird es nicht möglich sein, in einem Ausstrichpräparat die Tuberkelbakterien zu erkennen, sondern erst durch den Tierversuch mit dem gewonnenen Sekret läßt sich der Erregernachweis führen. Mit Erfolg hat man auch bei der Punktion durch Verwendung besonderer Stanzen Gewebebröckel gewonnen, um diese mikroskopisch untersuchen zu können. Auch gelang es bei wenigen Fällen, in dem aus den Tuben und dem Uterus nach außen abfließenden Sekret Tuberkelbakterien nachzuweisen (DIETEL). Die Ergebnisse mit dieser Methode waren aber zu dürftig, um ihr einen festen Platz in der Diagnostik einzuräumen.

Erst mit dem Auffangen des Menstrualblutes konnte KIRCHHOFF ein Verfahren entwickeln, das sich vielfältig bewährt hat. Die Methodik wurde inzwischen weiter verbessert. SIEMS hatte anfänglich ein Auffanggerät konstruiert, das in die Vagina eingelegt wurde. Zweckmäßiger erscheint ein von BÖTTGER und RUMPHORST beschriebenes Gerät. Es besteht aus 4 Portiokappen, in Analogie zu den Portiokappen von SIEMS, mit einem Durchmesser von 22, 27, 33 und 40 mm, um die Kappen der jeweiligen Größe der Portio anzupassen. Auf diese Kappen aufschraubbar ist ein leicht nach vorn gebogenes, 10 mm weites Rohr, das an seinem anderen Ende einen Hahn zum Verschluß trägt und in einen abschraubbaren Sekretbehälter mündet, der 6 ccm faßt. Dieser Behälter besteht aus einem Glasröhrchen innen und einer besonders abschraubbaren Metallkappe außen. Gehalten wird das Gerät durch einen Leibgurt mit zwei elastischen Gummibändern, die an zwei Metallbügeln seitlich am Metallrohr befestigt werden[1]. Der Vorteil dieses Gerätes liegt in der minimalen Belästigung der Patientin; sie kann mit diesem Gerät auch herumgehen und sich auch vorsichtig hinsetzen. Um bei einer Virgo das Gerät ohne Verletzung des Hymen einführen zu können, empfiehlt sich das S. 57 geschilderte Verfahren von MINK, mit Hyaluronidase den Hymen aufzuweichen. Ohne Abnahme des Gerätes ist gleichzeitig leicht nach Abschrauben der Schutzkappe zu kontrollieren, ob sich genügend Menstrualblut im Glasröhrchen angesammelt hat. Das Gerät ist selbstverständlich sterilisierbar. Noch einfacher gestaltet L. KELLER das Auffangen des Menstrualblutes: Eine Portiokappe passender Größe wird mit einem Gummischlauch armiert, der am anderen, aus der Vagina herausreichenden Ende ein Auffangröhrchen trägt. Die Kappe hält durch Saugwirkung ohne Befestigung; die Patientin ist an keiner Bewegung gehindert. Nach wenigen Stunden sind 8 bis 10 ccm Blut angesammelt und die Kappe wird wieder durch Zug am Schlauch leicht entfernt. Das steril aufgefangene Menstrualblut wird in einem bakteriologischen Institut untersucht. Im Ausstrichpräparat wird man nur selten Tuberkelbakterien finden können. Etwas besser sind die Ergebnisse mit der Fluoreszenzmikroskopie. Hauptsächlich wird das aufgefangene Blut aber für die Bakterienkultur und den Tierversuch verwendet. Da in den meisten Fällen erst der Tierversuch sicheren Aufschluß gibt, dauert die Untersuchung 6 bis 8 Wochen. Diese lange Wartezeit bis zum Vorliegen des Untersuchungsergebnisses ist ein gewisser Nachteil der Methode. Der weitere „Nachteil" liegt darin, daß die bakteriologische Aufarbeitung, das Anlegen einer Tuberkelbakterienkultur usw., sehr viel spezielles Können erfordert und viel Mühe macht. Die Sicherheit aber, mit der es gelingt, eine Tuberkulose durch die Menstrualblutuntersuchung nachzuweisen, ist außerordentlich groß. Über Paralleluntersuchungen von diagnostischen Curettagen und Menstrualblutuntersuchungen berichtet L. KELLER: In 51 Fällen wurde 43mal

---

[1] Das Gerät wird von BAUER & HÄSELBARTH, Hamburg 20, Hohe-Luft-Chaussee 139, hergestellt.

bei Curettage und Menstrualblutuntersuchungen das gleiche Resultat erzielt; 3mal wurden Tuberkel bei der Curettage bei negativem Menstrualblutbefund nachgewiesen; 5mal war das Menstrualblut positiv und die Curettage negativ. Abgesehen von den Schwierigkeiten, das Vorhandensein einer Endometriumtuberkulose histologisch sicher zu erkennen, ist auch daran zu denken, daß die Tuberkelbakterien aus der Tube stammen können. L. KELLER kommt zu dem Schluß, daß die Menstrualblutuntersuchung eine der Curettage gleichwertige diagnostische Methode darstellt; ein negatives Ergebnis schließe jedoch die tuberkulöse Ätiologie einer entzündlichen Adnexerkrankung nicht aus. Läßt sich wegen einer gleichzeitig bestehenden Amenorrhoe kein Menstrualblut gewinnen oder reicht die Blutmenge bei einer Hypo-Oligomenorrhoe nicht zur Untersuchung aus, dann hat es sich bewährt, hormonal eine Blutung auszulösen bzw. zu verstärken. Entweder gibt man hierzu eine Mischinjektion von 10 mg *Ovocyclin M* und 200 mg *Lutocyclin M*, oder 10 mg *Progynon B* ol. zusammen mit 125 mg *Proluton-Depot*. Die etwa 14 Tage nach der Injektion auftretende Blutung ermöglicht dann die Menstrualblutuntersuchung. Außer zu diesem einmaligen Zweck sollten aber derartige Menstruationsstörungen — wie in den entsprechenden Kapiteln bereits erwähnt — nicht hormonal behandelt werden. Bei hohen und wiederholt gegebenen Follikelhormondosen, wie sie für eine Amenorrhoebehandlung notwendig wären, besteht die Gefahr einer Exazerbation des bisher latent verlaufenen Entzündungsprozesses. Kleinste Follikelhormondosen dagegen — z. B. 0,25 mg *Cyren* — erscheinen erlaubt und werden von KIRCHHOFF und KRÄUBIG empfohlen.

Es sei in diesem Zusammenhang auch auf die Möglichkeit einer gleichzeitig bestehenden Nierentuberkulose hingewiesen. Dieses gleichzeitige Vorkommen einer Nieren- und einer Genitaltuberkulose vermutete man beim Manne als Folge der anatomischen Verhältnisse ungleich häufiger als bei der Frau. Aus den Sektionsergebnissen läßt sich aber nachweisen, daß auch bei der Frau in 44,9% Nieren- und Genitaltuberkulose gleichzeitig bestehen. Die systematischen Untersuchungen der neueren Zeit haben weiterhin ergeben, daß auch bei der Frau viel häufiger als früher vermutet, sowohl bei bestehender Genitaltuberkulose eine Nierentuberkulose wie umgekehrt bei zuerst nachgewiesener Nierentuberkulose eine Genitaltuberkulose zu finden ist. Es wird daher notwendig sein, in allen solchen Fällen die Diagnose nicht nur auf die Genitalorgane zu beschränken, sondern auch auf das uropoetische System auszudehnen.

Die Behandlung der Genitaltuberkulose

Ist die tuberkulöse Natur einer Genitalerkrankung durch die bakteriologische Menstrualblutuntersuchung, die histologische Untersuchung eines Abrasionsmaterials, einer Probeexzision oder eines bei der Punktion gewonnenen Gewebebröckels erwiesen, so beginnt eine Behandlung, die recht langwierig und mühsam ist. Für das Gelingen, für die Ausheilung eines praktisch immer sekundären tuberkulösen Prozesses kommt es maßgeblich auf eine dem Einzelfalle angepaßte, individuelle Behandlung an. Diese wird von den verschiedenen therapeutischen Möglichkeiten sich niemals einer einzigen allein bedienen, sondern immer durch die dem Einzelfalle angepaßte Kombination der verschiedensten Wege ihr Ziel zu erreichen suchen. Der Gynäkologe wird am sichersten gehen, wenn er die Behandlung einer Genitaltuberkulose zusammen mit dem Tuberkulosefacharzt durchführt, denn nur dieser hat in der Regel die ausreichende Erfahrung in der notwendigen Allgemeinbehandlung der Tuberkulose, die einen lokalen therapeutischen Eingriff immer zu ergänzen hat.

Die Grundlage der Allgemeinbehandlung bildet die Liegekur, möglichst in der frischen Luft, im Rahmen einer Heilstätte. Hier können auch neben den klimatischen Faktoren diätetische Maßnahmen am besten und sichersten durchgeführt werden. Diese viele Monate dauernden Kuren sind recht kostspielig. Da in Deutschland die Einweisung in eine Heilstätte über die Landesversicherungsanstalt geht, treten erfreulicherweise die sozialen Überlegungen weitgehend in den Hintergrund. Die Landesversicherungsanstalten wählen die nächstgelegenen und für die Behandlung extrapulmonaler Tuberkulose auch geeigneten Heilstätten selbst aus. Die guten Behandlungserfolge in Heilstätten mit den verschiedensten klimatischen Bedingungen haben erwiesen, daß es ein speziell für die Tuberkulose geeignetes Klima nicht gibt. Neben dem früher bevorzugten Hochgebirgsklima haben sich auch bei der Genitaltuberkulose das Seeklima wie auch die Liegekuren in den waldreichen Mittelgebirgen bewährt. Gleichzeitig mit dieser Allgemeinbehandlung wird man heute immer eine Chemotherapie betreiben. Für diese Behandlung stehen verschiedene Tuberkulostatica zur Verfügung. Durch ihre Einführung sind nicht allein die Heilungsaussichten beträchtlich verbessert worden, sie haben auch zu einem Wandel in der Indikationsstellung für die verschiedenen therapeutischen Möglichkeiten geführt. Wie in dem Namen Tuberkulostaticum zum Ausdruck kommt, handelt es sich hierbei um Medikamente, die nur eine Wachstumshemmung der Bakterien bewirken können, nicht aber zu deren Abtötung führen. Bei der allgemeinen Besprechung der Chemotherapie (s. S. 141) war bereits betont worden, daß mit den Antibioticis und den Sulfonamiden praktisch immer nur eine Wachstumshemmung der gegen das verabfolgte Mittel empfindlichen Erreger möglich ist. Die Vernichtung der Erreger muß den körpereigenen Kräften überlassen bleiben. Wenn es auch bei einzelnen Medikamenten, z. B. dem Penicillin, denkbar war, daß eine bakterizide Wirkung erreichbar sein kann, so gilt für die Tuberkulostatica, daß diese die Bakterien nur im Wachstum hemmen, aber nicht vernichten. Um so bedeutsamer ist es, die Tuberkulostatica immer nur mit einer Allgemeinbehandlung zusammen anzuwenden.

Die größte Wirksamkeit gegen Tuberkelbakterien haben Streptomycin bzw. Dihydrostreptomycin und Isonikotinsäurehydrazid (INH). Geringer wirksam sind die Paraaminosalizylsäure (PAS) und die Thiosemikarbazone. Bei Terramycin ist die tuberkulostatische Wirkung geringer als bei Streptomycin, auch kommt dieses Antibioticum schon aus preislichen Gründen für eine monatelange Behandlung kaum in Frage. Als spezifisch wirksam gegen Tuberkelbakterien hat sich dagegen das Viomycin erwiesen, dessen toxische Wirkung jedoch die Anwendungsmöglichkeiten einschränkt. Das Hauptproblem bei der Anwendung dieser Mittel ist, genau wie bei der ganzen Chemotherapie überhaupt, die Resistenzsteigerung der Tuberkelbakterien. WALTER und HEILMEYER geben für die Resistenzsteigerung nach Anwendung der einzelnen Medikamente über 120 Tage folgende Werte an: resistent waren nach täglicher Gabe von Streptomycin über 80%, bei 2- bis 3mal wöchentlicher Streptomycingabe über 30 bis 40%; nach PAS bei täglicher Gabe etwa 50%, nach INH täglich über 70%. Bei der Kombination von Streptomycin und PAS betrug die Resistenzquote bei täglicher Gabe beider Medikamente 20%. Wurde Streptomycin nur 2- bis 3mal wöchentlich und PAS täglich gegeben, so belief sich die Resistenzquote auf 5 bis 10%; bei INH täglich und Streptomycin 2mal wöchentlich lag die Resistenz für Streptomycin bei 5 bis 6% und für INH bei 1 bis 2%. Aus diesen Werten ließe sich folgern, daß eine passende Kombination verschiedener Medikamente miteinander am günstigsten ist. Das Deutsche Zentralkomitee zur Bekämpfung der Tuberkulose empfiehlt auch, eine Chemotherapie in der Regel als kombinierte Behandlung mit mindestens 2 Mitteln durchzuführen. Es gibt jedoch auch andere Stimmen (FREERKSEN), die die alleinige Gabe eines einzigen Mittels für ausreichend halten und dem Isoniazid (INH) den Vorzug geben. Eine Resistenzsteigerung der Tuberkelbakterien wird von FREERKSEN als Zeichen einer „Devirulation" geradezu begrüßt. Im Tierversuch hatten nämlich resistente Keime die Fähigkeit, zur floriden Tuberkulose zu führen, verloren. Diese Befunde haben sich bestätigt (WEIDMANN) und lassen die bisher gefürchtete Resistenz der Tuberkelbakterien in einem anderen Licht erscheinen. Der Gynäkologe wird am besten tun, sich in diesen Fragen eingehend mit dem Tuberkulosefacharzt zu beraten, insbesondere auch mit diesem abzustimmen, welche Medikamente für eventuell notwendig werdende operative Maßnahmen noch in wirksamer Weise zur Verfügung bleiben sollen.

Für die Applikationsform und die Dosierung der einzelnen Medikamente lassen sich folgende Richtlinien geben:

Streptomycin und Dihydrostreptomycin sind vor allem die Medikamente für einen prä- und postoperativen Operationsschutz. Die täglichen Dosen betragen für den Erwachsenen im Mittel 1 g pro Tag, mindestens sollen 0,5 g, höchstens bis zu 3 g gegeben werden. Am besten erfolgt die Gabe intramuskulär, eine intravenöse Applikation ist kontraindiziert. Für Instillationen in Fisteln oder Abszeßhöhlen soll die Konzentration der Lösung nicht über 50 mg pro ccm hinausgehen. Bei Kombinationen mit anderen Medikamenten sind Dosen von 0,5 bis 1,0 g bei täglicher Gabe, 1 bis 2 g bei Gaben jeden 2. oder 3. Tag und 2 g bei einer wöchentlichen Gabe zu verabfolgen (Präparate s. S. 148).

INH (Isonikotinsäurehydrazid) wird in der Regel nur oral gegeben, doch sind für Sonderfälle auch 2-, 2,5- und 5%ige Lösungen für Instillationen, intramuskuläre bzw. intravenöse Gaben möglich. Die Tagesdose soll mindestens 0,15 g betragen, optimal sind 0,30 bis 0,60 g (5 bis 8 mg pro kg) erlaubt; als Höchstdosis kann bis zu 1 g täglich verabfolgt werden. Handelspräparate: *Antituberkulosum „Trogalen"-Tabletten, Azuren, INH „Cassella", INH „Petrasch", Isonin, Neoteben, Nicazid, Nicetal, Nidaton, Phthisen, Rimifon, Tb-Phlogin „Heyl", Tebesium* (mit Vitamin A-, B-Komplex, D und Aminosäuren), *Tebilon, Tibinid, Tizide*.

PAS (Paraaminosalizylsäure) wird bei oraler Applikation in Tagesdosen von 12 g, mindestens 8 bis 10 g und höchstens — nur bei der selten indizierten Infusion i. v. in 4%iger handelsfertiger bzw. frisch zubereiteter Lösung — bis zu 20 bis 40 g bei einer Einlaufszeit von 5 bis 6 Stunden gegeben. Zur subkutanen Infusion wird eine 1- bis 2%ige Lösung empfohlen, wobei vorher in das Injektionsgebiet Hyaluronidase *(Kinetin, Adase, Hyason, Kinaden, Luronase, Permease)* appliziert wird. Für Instillationen können PAS-Konzentrationen bis zu 4% bzw. 5% gewählt werden; eine Gewebeisotonie besteht bei 2,8%. Bei lokaler Anwendung, z. B. für Operationswunden, kann die Lösung auch 10%ig sein, jedoch soll kein PAS-Pulver in die Operationswunde hineingestreut werden. Handelspräparate: *Aminacyl, Aminox, PAS „Alpine", PAS „Cassella", PAS „Cilag", PAS „Ido", PAS „Wander", Pasalon*.

Die Thiosemicarbazone werden nur noch selten angewendet. Die oralen Tagesdosen betragen im Mittel für *Conteben* 0,1 bis 0,15 g; sie sollen nicht unter 0,05 g liegen und können bis zu 0,3 g gesteigert werden. Instillationen und lokale Applikationen von Pulversuspensionen zu 50 bis 200 mg sind möglich. Handelspräparate: *Benthiozon, Conteben, Solvoteben, TBK-Kutiak, Tebacyl* (zum Teil sind kleinere Dosisänderungen bei den verschiedenen Präparaten notwendig).

Viomycin kommt als gut wirksames Tuberkulostaticum wegen seiner toxischen Eigenschaften nur dann in Betracht, wenn eine Gabe von Streptomycin oder INH wegen Resistenz der Erreger oder wegen Überempfindlichkeit der Patientin gegenüber diesen Mitteln nicht möglich ist. Weiterhin kann es bei akut bedrohlichen Tuberkuloseformen indiziert sein. Intramuskulär sollen Tagesdosen zu 2 g gegeben werden, wobei diese Tagesmenge auf 2 Injektionen zu je 1 g alle 12 Stunden aufzuteilen ist. Am besten und am wenigsten durch Nebenerscheinungen belastet, hat sich die intermittierende Gabe in Kombination mit anderen Medikamenten bewährt. Im Vordergrund der Nebenerscheinungen stehen Nierenschädigungen, die besonders bei bestehendem Nierenschaden zu schweren Funktionsausfällen führen können. Auf Albuminurie und Zylindrurie ist daher während der ganzen Behandlungszeit genau zu achten. Um Störungen im Serum-Elektrolyt-Gleichgewicht zu vermeiden, können Gaben von *Kalium-* oder *Calciumchlorid* notwendig werden. Auch auf Vestibularis- und Cochlearisschädigungen (s. S. 147) ist zu achten. Allergische Reaktionen können durch *Antihistaminica* (s. S. 110) gemildert werden. Nur selten wird mit diesen Gefahren zu rechnen sein, wenn Viomycin nur intermittierend jeden 2. oder 3. Tag zu je 2 g gegeben wird; dann wird eine 6 Monate währende Dauertherapie vertragen, während bei täglicher Gabe die Dauer der Behandlung einen Monat nicht überschreiten soll. Handelspräparate: *Viocin, Vionactan, Viomycin.*

Für eine sinnvolle Kombinationstherapie kommt es vor allem darauf an, daß die einzelnen Medikamente in einer ausreichenden Dosierung angewendet werden. Die im vorherstehenden aufgeführte Dosishöhe darf keinesfalls bei der Kombination verschiedener Mittel vermindert werden. Bei fertigen Kombinationspräparaten ist auf diese Grundforderung besonders zu achten, da manche dieser Präparate keine ausreichende Dosishöhe der einzelnen Komponenten gewährleisten. Eine Kombinationstherapie gleichzeitig mit drei oder vier Medikamenten zusammen wird meist nur bei hoch akuten tuberkulösen Prozessen angewendet. Hierzu werden die genannten Dosen von *Streptomycin, INH, PAS* und eventuell auch *Conteben* täglich verabfolgt. Bei den nicht bedrohlichen Formen genügt meist eine Zweierkombination. Auch hier wird man eine tägliche Gabe von *Streptomycin* nur bei bedrohlichen Prozessen bzw. zum Operationsschutz anwenden, sonst bewährt sich für eine langdauernde Behandlung die intermittierende Gabe von Streptomycin jeden 2. bis 3. Tag oder einmal pro Woche bei gleichzeitig täglicher Gabe von *INH* oder *PAS*. Viomycin sollte, wie bereits ausgeführt, nur bei Unverträglichkeit anderer Präparate bzw. bei ihrer Unwirksamkeit oder bei akut bedrohlichen Formen verabreicht werden. Zweckmäßig ist auch hier die intermittierende Gabe in Kombination mit *INH* oder *PAS*. Eine Kombination von *Viomycin* mit *Streptomycin* sollte möglichst vermieden werden, da sich hierbei die Gefahren einer neurotoxischen Schädigung vervielfachen.

Statt einer gleichmäßigen Kombination für vier, acht oder zwölf Monate können auch verschiedene Kombinationen im 3tägigen, wöchentlichen oder monatlichen Wechsel gegeben werden, ebenso wie von manchen eine Schaukeltherapie mit je einem Mittel im Wechsel in Vorschlag gebracht wurde.

Der nicht zu unterschätzende Vorteil dieser Chemotherapie liegt vor allem darin, daß der tuberkulös erkrankte Organismus in seiner Gesamtheit, nicht nur eine mehr oder minder zufällige Lokalisation dieser Erkrankung, beeinflußt wird. Trotz der guten Erfolge mit der Chemotherapie, die diese zu einem unerläßlichen Bestandteil bei der Behandlung der Genitaltuberkulose gemacht hat, darf man aber nicht vergessen, daß ihre Wirkungsmöglichkeit, wie bei allen anderen dem Organismus zugeführten Antibioticis oder Sulfonamiden, davon abhängig ist, ob das Mittel auch an den Erkrankungsherd selbst in genügender Konzentration herankommt. Dies ist leider, besonders bei verkäsenden chronischen Adnexprozessen nicht der Fall. Hier werden andere Behandlungsmethoden Platz greifen müssen. Insbesondere die operative Behandlung hat hier ihren Hauptangriffspunkt. Die Aufgabe der Chemotherapie ist in diesen Fällen nicht die Beeinflussung dieses lokalen Prozesses, sondern die Vermeidung einer sekundären Streuung bzw. eines weiteren Befalles anderer Organteile. Um lokal eine höhere Konzentration zu erreichen, hat KRÄUBIG die Tuberkulostatica, vor allem INH, örtlich angewendet. In das Corpus uteri wurden 8 bis 10 *Styli* à 0,03 g *INH* mittels einer von

Hirsch-Hoffmann empfohlenen Instillationskanüle eingelegt, in die Tuben wurde mit dem Salpingographiegerät von Erbslöh eine *INH-Lösung* instilliert, falls das ampulläre Ende verschlossen war, und dort für 3 bis 4 Stunden belassen. Kräubig berichtet von einigen Fällen, die erst nach dieser zusätzlichen lokalen Behandlung bakterienfrei wurden.

Die Strahlenbehandlung der Genitaltuberkulose hat durch die guten Erfolge mit der Chemotherapie erheblich an Bedeutung verloren. Dies gilt vor allem für die Röntgenbestrahlung der Tuberkulose der oberen Genitalabschnitte. Es wurden hierzu mit harter Strahlung (0,6 bis 1 mm Cu und 180 bis 200 kV) bei einem Fokus-Haut-Abstand von 30 bis 50 cm mit großen Bestrahlungsfeldern eine Herddosis von 35 bis 100 r gegeben. Mit einer Oberflächendosis von 100 r wurde begonnen, Gauss gab dann im folgenden abfallende Dosen zu 80, 60 und 40 r, während Martius nach den ersten 100 r in Abständen von 8 Tagen dreimal 60 r gab. Die Gefahr einer Keimschädigung hatte man trotz des jugendlichen Alters der Patientinnen bewußt in Kauf genommen, weil doch meist eine Sterilität die Folge der tuberkulösen Erkrankung war. Da heute die Chemotherapie, besonders bei Beginn der tuberkulösen Adnexerkrankungen, eine Ausheilung des Prozesses erreichen kann und in der Folge nach abgeheilter Adnextuberkulose auch Schwangerschaften aufgetreten sind, dürfte für derartige Fälle eine Röntgenbestrahlung nicht mehr in Betracht kommen. Auch bei der Tuberkulose der unteren Genitalabschnitte wird man mit Vorteil die Röntgenbestrahlung durch die Chemotherapie ersetzen können. In Sonderfällen kann es aber auch angezeigt sein, eine Portiotuberkulose zu bestrahlen. Hierzu empfahl Kepp 1800 bis 2000 mgEh Radium oder mit dem Körperhöhlenrohr eine Röntgendosis von 600 r in 3 cm Tiefe, wobei diese Dosis in einigen Wochen wiederholt werden kann. Die örtliche Quarzlicht- und Ultraviolettbestrahlung ist ebenfalls durch die Chemotherapie verdrängt. Der roborierende Effekt einer Ultraviolettbestrahlung wird aber oft zusätzlich während der Heilstättenbehandlung genutzt, und besonders in sonnenarmen Gegenden ist diese Behandlung von Vorteil. Alle sonstigen lokalen Maßnahmen, wie Ätzungen oder plastische Operationen, sind bei der Tuberkulose der unteren Genitalabschnitte heute verlassen.

Die operative Behandlung der Tuberkulose der oberen Genitalabschnitte war durch die Allgemeinbehandlung und die Strahlenbehandlung verdrängt worden, da die Operationsmortalität sehr hoch war und die schwer heilenden Fisteln, vor allem die bei Lösung von Verwachsungen mit dem Darm entstandenen Darmfisteln, den primären Operationserfolg häufig zunichte machten. Gerade hier haben die Tuberkulostatica einen erheblichen Wandel bewirkt, indem die Gefahren des operativen Eingriffes, die miliare Aussaat und die Fistelbildung, mit einer kaum erhofften Sicherheit vermeidbar wurden. Die operative Behandlung chronisch entzündlicher tuberkulöser Adnexprozesse hat sich daher wieder einen festen Platz im Therapieplan erobern können. Es muß aber betont werden, daß dieser operative Eingriff im Hinblick auf die genannten Komplikationen zwar weniger gefahrvoll, keineswegs aber leichter geworden ist. Es handelt sich hierbei um die schwierigsten und mühseligsten Operationen des gynäkologischen Fachgebietes. Schon die Indikationsstellung zur Operation erfordert eine große Erfahrung. Es ist keineswegs so, daß für diese Indikationsstellung die Größe der Adnextumoren ausschlaggebend wäre. Man kann immer wieder sehen, daß auch größte Adnextumoren sich unter einer richtig geleiteten Chemotherapie in einer Heilstätte zurückbilden können. Der Erfolg einer solchen konservativen Behandlung muß daher immer zuerst abgewartet werden. Erst wenn sich nach einer entsprechenden konservativen Heilstättenbehandlung in einigen Monaten ergibt, daß keine Änderung des Befundes zu erreichen ist, die Beschwerden weiterbestehen, der Entzündungsprozeß immer wieder zu Rezidiven neigt oder die wiederholte Menstrualblutuntersuchung weiterhin einen positiven Bakteriennachweis ergeben hat, wird man die Indikation zu einer operativen Beseitigung des Entzündungsprozesses nicht nur stellen können, sondern auch stellen müssen. Der Entschluß zu einem operativen Eingriff wird nicht zuletzt aus dem Grunde nur zögernd gefaßt, weil in manchen Fällen dieser Eingriff auf eine Totalexstirpation des Uterus mit beiden Adnexen hinauslaufen muß, soll er zu einer andauernden Heilung führen. Die sich daraus ergebenden Konsequenzen für die meist im Alter zwischen 20 und 30 Jahren befindlichen Patientinnen muß sich nicht nur der Arzt selbst klarmachen, sondern auch der betreffenden Patientin gegenüber zum Ausdruck bringen. Aus dem Tastbefund allein läßt sich unmöglich das Ausmaß des nötigen Eingriffes vorher genügend sicher abschätzen. Der Operateur muß aber unbedingt freie Hand haben, um alles tun zu können, was sich aus dem Situs bei geöffnetem Bauch ergibt. In der Regel sind beide Tuben zumindest erkrankt. Eine weitere Streuung wird sich makroskopisch nicht immer mit genügender Sicherheit feststellen oder ausschließen lassen. Man wird bei einer sicher lokalisierten Erkrankung natürlich konservativ operieren und wenigstens das eine Ovar mit dem Uterus belassen. Ein zu weit getriebener Konservativismus kann sich aber bitter rächen und einen zweiten operativen Eingriff notwendig machen. Gerade hier wird es auf den rechtzeitigen und anderseits auch nicht zu frühen Entschluß ankommen, wann der erkrankte Herd beseitigt werden soll, ehe weitere Teile infiziert werden.

Im Gegensatz zu der hier dargestellten, primär konservativen Einstellung fordert KNAUS ein aktives Vorgehen. Da seiner Meinung nach eine konservative Behandlung der Genitaltuberkulose immer ein fragwürdiges Unternehmen bleiben muß, bei dem eine echte Ausheilung kaum einmal erreicht werden könne, operiert er, sobald die Diagnose gestellt ist und der Zustand der Patientin es erlaubt. Da in der Regel zu Beginn der Erkrankung nur die Tuben befallen sind, hält er die frühzeitige Exstirpation beider Tuben unter Belassung von Uterus und Ovarien für das sicherste Verfahren, um einmal eine echte Ausheilung zu erreichen und zum anderen die Ausbildung großer Adnextumoren mit all ihren Gefahren, nicht zuletzt auch in operativer Hinsicht, zu verhindern.

Eine Tuberkulinbehandlung wird von den meisten Tuberkulosefachärzten abgelehnt. FROEWIS hat demgegenüber über ausgezeichnete
Resultate bei der Adnextuberkulose berichtet. Da gerade Prozesse mit
verkäsenden Herden und Schwielenbildungen einer chemotherapeutischen
Beeinflussung nur wenig zugänglich sind, erscheint es gerechtfertigt,
die Methode von FROEWIS zu erwähnen, die er auch heute noch, trotz
der Möglichkeiten einer Chemotherapie, allein oder in Kombination mit
einer Chemotherapie zur Anwendung bringt. Die Methode der „ATK-
Impfung" ist folgendermaßen: Nach Reinigung der Haut mit Alkohol
oder Aether wird abwechselnd die eine und dann die andere Hälfte der
Lendengesäßbreite mit einer spitzen Nadel gitterförmig scarifiziert. Es
soll dabei nicht unbedingt zu einer Blutung kommen, doch darf die
Haut auch nicht zu oberflächlich eingeritzt werden. Auf diese scarifizierte
Hautfläche wird mit einem mit Watte umwickelten Stäbchen *Alt-Tuberkulin Koch* (Hoechst) eingerieben. Die Dosis beträgt bei der ersten
Impfung $^1/_4$ ccm, sie wird bei den folgenden Impfungen jeweils um $^1/_4$ ccm
gesteigert, so daß bei der vierten Impfung 1 ccm *Alt-Tuberkulin* eingerieben
wird. Diese Dosis wird dann bei allen weiteren Impfungen beibehalten.
Die einzelnen Impfungen werden in Abständen von 3 Wochen vorgenommen. Die Zahl der im ganzen notwendigen Impfungen beläuft sich
auf 10 bis 20. Wie SAHLI bei der PONNDORFschen Modifikation, unterscheidet FROEWIS vier Grade der Hautreaktion:

++++: Rötung, Schwellung mit Konfluenz der Impfstriche, Infiltration und Bläschenbildung mit teils eitrigem Inhalt;
+++: Rötung, Schwellung mit Konfluenz und Infiltration ohne
Bläschenbildung;
++: Rötung und Schwellung ohne Konfluenz;
+: leichte Rötung und Infiltration.

Je stärker die Hautreaktion sich ausbildet, um so größer soll auch der
Heilungserfolg sein. Bei Genitaltuberkulosen ist nicht selten zu Beginn
der Behandlung eine ausgesprochene Hypergie oder eine Spätreaktion
zu finden, die bei der folgenden Impfung in die prognostisch günstige
Allergie übergeht. Als Herdreaktionen sind kurzdauernde Organschmerzen
nicht selten. Außer einer Abgeschlagenheit und Müdigkeit mit Kopf-
und Gliederschmerzen, eventuell einem leichten Erbrechen oder einer
Brechneigung am nachfolgenden Tage, bestehen keine weiteren Beschwerden, so daß FROEWIS diese Behandlung auch ambulant durchführt.
Die Impffläche heilt nach 3 bis 4 Tagen unter Borken- und Krustenbildung
ab. Gegen den Juckreiz kann eine *Lebertran-Fettsalbe* aufgetragen werden.
Die Behandlung wird so lange fortgesetzt, bis nur noch eine schwach
positive allergische Hautreaktion (+) vorhanden ist. Eine „wirkliche
Heilung" will FROEWIS damit nicht erreichen, wohl aber eine „klinische
Heilung" mit weitgehender Rückbildung des lokalen Prozesses. 3 Monate
nach Abschluß der Impfungen wird eine erneute Kontrolle durchgeführt,
der bei stärker positiver Reaktion 2 bis 3 weitere Impfungen folgen,
bis die Hautreaktion wieder schwach positiv geworden ist. FROEWIS

nimmt eine spezifische Tuberkulinwirkung an, da er mit einer unspezifischen Reizkörpertherapie nicht die gleich guten Erfolge erzielen konnte.

Eine tuberkulöse Parametritis ist sehr selten. Die Diagnose einer spezifisch tuberkulösen Entzündung ist fast nur durch die histologische Untersuchung zu sichern. Eine bakteriologische Untersuchung führt oftmals nicht zum Ziele, da, besonders im Anschluß an einen Abszeßdurchbruch in den Darm, Mischinfektionen häufiger sind als rein tuberkulöse Infekte. Die Therapie ist wie bei allen Parametritiden langwierig. Neben der für den tuberkulösen Prozeß notwendigen Behandlung in der Heilstätte zusammen mit einer intensiven Chemotherapie ist eine physikalische Behandlung, wie sie bereits für die unspezifische Parametritis beschrieben wurde, notwendig (s. S. 190 ff.).

Eine Peritonealtuberkulose entsteht immer sekundär. Nach der landläufigen Ansicht kann der Entzündungsprozeß sowohl vom Darm, von den Nieren, den mesenterialen Lymphknoten, den benachbarten Knochen der Wirbelsäule oder vom Genitale aus sich lymphogen oder kontinuierlich übergreifend ausbreiten, aber auch hämatogen entstehen. KNAUS will — von seltenen Ausnahmen abgesehen — nur ein direktes Übergreifen einer Salpingitis tuberculosa auf das Bauchfell gelten lassen. Er fordert dementsprechend die operative Entfernung beider Tuben. Da jedenfalls Peritoneum und Tuben eng benachbart sind und bei einer Tubentuberkulose die Fimbrien erst spät verkleben, dürfte es zumindest erforderlich sein, bei jeder Peritonealtuberkulose die Adnexe genauestens zu inspizieren, um einen dort befindlichen Streuherd auszuschalten. HEYNEMANN hat aber auch eine Reihe von Fällen zitiert, bei denen das Peritoneum zuerst erkrankte und die Tuben erst später infiziert wurden. Die Diagnose einer Peritonealtuberkulose wird meist erst nach Eröffnung der Bauchhöhle zu stellen sein. Der Beginn der Erkrankung ist in der Regel nur schleichend und zeigt nur uncharakteristische Zeichen, wie Abgeschlagenheit, Müdigkeit und Appetitlosigkeit. Entweder im weiteren Verlauf oder auch zu Beginn der Erkrankung kann es aber auch zu akuten Symptomen der peritonealen Reizung kommen. Die meist rechts lokalisierten Schmerzen führen neben der vorhandenen Bauchdeckenspannung unter der Diagnose einer Appendicitis zur Laparotomie. Erst jetzt werden die samtartige Verdickung der Serosa mit kleinen Knötchen, die verstreut auf der Serosa der Bauchwand und der Därme liegen, oder perlschnurartig angeordnete Käseknötchen zur richtigen Diagnose führen. Zwei Verlaufsformen lassen sich unterscheiden. Die trockene Form der Peritonealtuberkulose zeigt die eben beschriebenen charakteristischen Knötchenbildungen zu Beginn der Erkrankung; im weiteren Verlauf kann es zu äußerst üblen Verklebungen der Bauchorgane miteinander kommen. Diese Konglomerattumoren können an den verbackenen Därmen zu Fistelbildungen führen und damit Anlaß zu einer Mischinfektion geben. Nur bei diesem erfreulicherweise selteneren Verlauf kann ein operativer Eingriff notwendig werden, um den gebildeten Abszessen einen Abfluß zu verschaffen. Weitaus häufiger kommt es zur Rückbildung der Knötchen ohne erhebliche Adhäsionsbildungen. Bei der anderen Form der Peritonealtuberkulose steht die Exsudation im Vordergrund. Das Exsudat kann serös, aber auch hämorrhagisch oder eitrig sein. Der manchmal erhebliche Ascites führt zu starker Auftreibung des Leibes, welche im deutlichen Gegensatz zu einer allgemeinen Abmagerung steht (Spinnenform). Die Verdrängungserscheinungen erfordern eine Entlastung. Diese soll möglichst durch einen Bauchschnitt, nicht durch Punktion geschaffen werden. Bei den nicht seltenen Verklebungen der Därme mit der Bauchwand besteht bei der Punktion einmal die Gefahr der Darmverletzung, zum anderen ist durch die Punktion allein eine ausreichende diagnostische Klärung in der Regel nicht möglich. Nur bei feststehender Diagnose kann nach der ersten Entlastung ein sich neu gebildeter Ascites eventuell vorsichtig punktiert werden.

Die Therapie der Peritonealtuberkulose besteht einmal in der für alle tuberkulösen Prozesse notwendigen Allgemeinbehandlung zusammen mit der Anwendung von *Tuberkulostaticis* für mindestens 4 bis 6 Monate. Auch heute noch macht man zusätzlich gern von einer alten Behandlungsmethode Gebrauch, nämlich einer 4- bis 6wöchigen *Schmierseifenkur*. Hierzu wird ein Eßlöffel voll *Sapo calinus* mit lauwarmem Wasser zu einem dicken Brei verrührt und auf den Bauch aufgeschmiert. Nach einer halben Stunde wird der Bauch mit warmem Wasser abgewaschen. Ist die Haut des Bauches empfindlich geworden, wird der Rücken eingerieben, bis die Bauchhaut die Prozedur von neuem verträgt. Man kann auch in einer Art Zyklus die Einreibung auf Oberschenkel, Arme, Bauch, Brust und Rücken verteilen, indem man täglich eine andere Körperpartie mit der Schmierseife behandelt (BRAUCHLE). Unterstützend wirkt eine interne *Lebertrantherapie*. An Stelle der Schmierseifenbehandlung können auch Umschläge mit *50%igem Alkohol* Erfolg haben. Allenfalls kann man so vorgehen, daß man *Alkoholumschläge* auf den Bauch und *Schmierseife* am Rücken oder Gesäß auflegen läßt. Eine Röntgenbestrahlung hat heute bei Peritonealtuberkulose keine Berechtigung mehr. Die Heilungstendenz des Peritoneum ist ohnehin sehr gut; man hat immer wieder ein spontanes Ausheilen des Prozesses nach Eröffnung der Bauchhöhle feststellen können. Die Chemotherapie, mit einer entsprechenden Allgemeinbehandlung kombiniert, wird in der Regel auch die primären Streuherde zur Ausheilung bringen. Schon im Hinblick auf die durch eine Peritonealtuberkulose ungestört bleibende Fertilität ist bei dem meist jugendlichen Alter der Patientinnen eine Röntgenbestrahlung nicht indiziert.

Es würde über den Rahmen dieses Buches hinausgehen, die Beziehungen zwischen Genitaltuberkulose und Schwangerschaft im einzelnen in ihren speziellen Fragen für Mutter und Kind zu erörtern. Nur einige Bemerkungen seien hierzu gemacht. Das Auftreten einer Schwangerschaft bei oder nach einer tuberkulösen Erkrankung der Genitalorgane war früher einerseits ein relativ seltenes Ereignis, andererseits wurde das Zusammentreffen sehr gefürchtet. MEINRENKEN konnte aus der Klinik KIRCHHOFF über 4 Fälle von Genitaltuberkulose aus den Jahren 1944 bis 1948 berichten, in denen die Frauen schwanger geworden waren und im Anschluß an den Abort bzw. die Geburt infolge einer miliaren Aussaat ad exitum kamen. Der sichere Nachweis einer Tuberkulose konnte in 2 Fällen erst durch die Sektion geführt werden. Bei unklaren Temperaturen im Anschluß an den Abort oder Partus sollte daher die Möglichkeit einer tuberkulösen Exazerbation in Erwägung gezogen werden. Heute besteht demgegenüber durch die Anwendung wirksamer Tuberkulostatica einmal die Möglichkeit, eine miliare Streuung zu verhindern bzw. abzufangen; zum anderen haben die guten Behandlungserfolge mit der Chemotherapie dazu geführt, daß die Tuben durchgängig bleiben und Schwangerschaften nach abgeheilter Genitaltuberkulose geradezu als deutliches Zeichen der erfolgreichen Behandlung gewertet werden. So berichtete KRÄUBIG über 10 Schwangerschaften nach erfolgter Behandlung einer Genitaltuberkulose. Diese Ergebnisse hat HAHN aus der gleichen Klinik noch erweitert. Bei 13 Frauen kam es im Anschluß an die Behandlung zu 15 Schwangerschaften; 2 Schwangerschaften endeten mit einer Fehlgeburt, 3 mit einem Tubarabort, die übrigen 10 Schwangerschaften wurden ausgetragen. Außerdem wurden 2 weitere Schwangerschaften beobachtet, bei denen die Genitaltuberkulose kurz vorher diagnostiziert war und die Behandlung erst während der Schwangerschaft durchgeführt wurde. Auch hier kam es zur glatten Geburt ohne irgendwelche Komplikationen hinsichtlich der Tuberkulose vor und nach der Geburt. Nicht zuletzt sind es solche günstigen Ergebnisse, die eine primär konservative Einstellung in der Therapie rechtfertigen. Selbstverständlich muß man jeden derartigen Fall genauestens unter Kontrolle halten und auch am sichersten klinisch entbinden, um etwaige Komplikationen sofort erkennen und behandeln zu können.

Zusammenfassend läßt sich daher für die Genitaltuberkulose sagen, daß ihre Heilungschancen nicht nur hinsichtlich der Arbeitsfähigkeit und im Hinblick auf das Allgemeinbefinden, sondern auch für die Fertilität erheblich verbessert werden konnten.

Zur Behandlung der Thrombophlebitis, der Thrombose und der Thromboembolie

Die Behandlung der Thrombophlebitis und der Thrombose mit allen ihren Folgeerscheinungen erfordert eine gesonderte Besprechung. Die neueren Erkenntnisse über den komplizierten Mechanismus der Blutgerinnung und deren medikamentöse Beeinflussung haben die Therapie solcher Erkrankungen in völlig neue Bahnen gelenkt. In diesem Zusammenhang soll nun nicht der Mechanismus der Blutgerinnung in seinen Einzelheiten analysiert werden; hier kommt es nur darauf an, einen Überblick über die verschiedenen Behandlungsmethoden zu geben.

Bei den venösen Thrombosen gilt es einmal, der Entstehung solcher Thrombosen und Thromboembolien im Anschluß an gynäkologische und geburtshilfliche Eingriffe durch eine wirksame Prophylaxe entgegenzuwirken, zum anderen, ausgebildete Thrombosen und aufgetretene Embolien zu behandeln. Thrombophlebitiden als Folgeerscheinungen schwerster septischer Prozesse spielen heute eine ganz untergeordnete Rolle; denn erfreulicherweise sind derartig schwere, meist puerperale Infekte Raritäten geworden und kommen, wenn überhaupt, praktisch nur noch als Folge übler krimineller Abtreibungsmanöver zur Beobachtung.

Eine Thrombenbildung kann sehr verschiedene Ursachen haben. Maßgeblich sind die bekannten drei Faktoren von VIRCHOW: Veränderungen der Gefäßwand, Veränderungen der Blutzirkulation und Veränderungen der Blutgerinnung. Die seit langem bekannten medikomechanischen Maßnahmen — aktive und passive Bewegung, Massage, Verbände u. ä. — wirken hauptsächlich auf die Blutzirkulation, während Gefäßwand und Blutgerinnung durch die Antithrombotica beeinflußt werden. Unter diesen werden Medikamente, wie Vitamin B_1, der Vitamin P-Komplex, das Vitamin E, der Roßkastanienextrakt, als Antithrombotica II. Ordnung bezeichnet, da sie nicht direkt in das Gerinnungsgeschehen eingreifen, sondern dieses nur über die Zirkulation durch Venentonisierung, durch Veränderung der Kapillarpermeabilität und durch Entzündungshemmung indirekt beeinflussen. Eine Wirkung auf die Blutfermente und -zellelemente und damit auf die Blutgerinnung selbst haben nur Antithrombotica I. Ordnung (MATIS und KNORR). Diese auch als Antikoagulantien bezeichneten Stoffe sind daher für eine spezifische Behandlung der thromboembolischen Erkrankungen geeignet. Bei der therapeutischen Anwendung dieser Stoffe ist es nun wichtig, sich klarzumachen, daß die Wirkung der Antikoagulantien darauf beruht, die spezifischen physiologischen Eigenschaften des Blutes zu ändern. Die normale Gerinnungstendenz des Blutes wird künstlich und unphysiologisch herabgesetzt, sei es, daß dies durch eine Reduzierung gerinnungsfördernder oder durch eine Aktivierung gerinnungshemmender Faktoren geschieht. Eine Therapie mit diesen Stoffen erfordert daher eine sehr sorgfältig gesteuerte Dosierung. Es haben sich zwar auf Grund einer vieljährigen Erfahrung gewisse Standarddosen herausgebildet, mit denen es zu Beginn der Behandlung gelingt, schnell und zuverlässig die Gerinnungstendenz des Blutes so weit zu vermindern, daß zumindest eine weitere Thrombenbildung nicht mehr möglich ist. Für die Weiterführung dieser Therapie sind aber besondere Bestimmungsmethoden unerläßlich, da die notwendige weitere Dosierung von dem individuell verschiedenen Wirkungsgrad der Medikamentation abhängt.

Diese einzelnen Bestimmungsmethoden — die Vollblutgerinnungszeit, das Thrombelastogramm, der Quickwert u. a. — sollen hier nicht geschildert werden, da hierzu besondere labormäßige Voraussetzungen gegeben sein müssen, die dem praktizierenden Arzt fehlen. Eine gute Übersicht über die Durchführung dieser Untersuchungsmethoden hat KNÜCHEL in der Monographie über „Die thromboembolischen Erkrankungen und ihre Behandlung" von NAEGELI, MATIS, GROSS, RUNGE und SACHS gegeben (F. K. Schattauer, Stuttgart 1955). Da aber diese Bestimmungsmethoden für eine ausreichend durchgeführte und erfolgreiche Thrombosetherapie unerläßlich sind, ist die Nutzbarmachung dieser Antithrombotica I. Ordnung dem praktizierenden Arzt weitgehend entzogen. Er wird lediglich in besonderen Fällen eine derartige Behandlung einmal beginnen können, sie aber nicht ohne zusätzliche Bestimmungen weiterführen dürfen.

Im folgenden seien zuerst die einzelnen Antikoagulantien in ihren speziellen Eigenarten geschildert, dann folgen die Methoden zur Prophylaxe und Therapie der einzelnen thrombotischen Erkrankungen.

Allgemeines zur Behandlung thromboembolischer Erkrankungen

Unter den verschiedenen Antikoagulantien lassen sich zwei größere Gruppen gegenüberstellen: einmal die Heparine und Heparinoide, zum anderen das Dicumarol und seine Analoge, sowie die Indandione. Eine Mittelstellung zwischen beiden nehmen die Seltenen Erden ein. Um die unterschiedliche Wirkungsweise dieser Stoffe zu verstehen, sei in Anlehnung an das Gerinnungsschema von MARBET-WINTERSTEIN der Gerinnungsvorgang kurz skizziert: In der Vorphase der Blutgerinnung kommt es zur Vasokonstriktion und zur Agglutination der Thrombocyten. Während der 1. Phase wird das Thromboplastin (Faktor III) gebildet. Hierbei spielen außer den Thrombocyteninhaltsstoffen — den Plättchenfaktoren 1 bis 3 — die verschieden benannten Faktoren X, IX und VIII eine Rolle. In der folgenden 2. Phase wird der Faktor III (Thromboplastin) durch den Faktor VII aktiviert; zusammen mit dem aus der Leber stammenden Prothrombin (Faktor II) wird bei Anwesenheit von Calciumionen (Faktor V) das Thrombin gebildet. Jetzt sind die Vorbedingungen für die Thrombenbildung geschaffen, das im Plasma gelöste Fibrinogen (Faktor I) wird durch Thrombin in Fibrin umgewandelt. In der Nachphase schließt sich die Retraktion des Fibrins an. Damit entsteht der Thrombus, der im folgenden durch Fibrinolyse wieder aufgelöst werden kann.

In diese Vorgänge greifen nun verschiedene gerinnungshemmende Fermente ein, unter denen die Heparine therapeutische Bedeutung erlangt haben. Diese Heparine sind Mucopolysaccharid-Polyschwefelsäureester, die nicht streng einheitlich chemisch definiert sind, so daß die Bezeichnung Heparine statt Heparin genauer ist. Die Heparine werden aus der Leber gewonnen und bilden beständige, wasserlösliche Natriumsalze. Die Dosierung erfolgt nach Einheiten oder mg; 130 I. E. entsprechen etwa 1 mg. Mit 200 I. E. Heparin wird die Gerinnungsfähigkeit von 100 ccm Nativblut aufgehoben. Im Plasma wirkt Heparin als Antithrombokinase, mit einem Globulin bildet sich ein Heparin-Antithrombin; es wirkt auch auf die Retraktion und hat außerdem fibrinolytische Eigenschaften. Hinzu kommt eine vasoaktive Wirkung und eine Wirkung auf die Blutzellelemente. Die Gerinnungshemmung tritt sofort ein, läßt aber auch schnell wieder nach, so daß bei Einzelgaben die Dosis nach 4 bis 6 Stunden wiederholt werden muß, um eine gleichmäßige Senkung der Gerinnungsfähigkeit zu gewährleisten. Depot-Heparine haben eine etwas längere Wirkungsdauer, hier genügt die Wiederholung nach 12 bis

24 Stunden, jedoch ist auch die Anlaufzeit länger. Per os, perlingual, perkutan ist keine Einwirkung auf die Blutgerinnung möglich. Heparine müssen daher entweder intravenös oder intramuskulär verabreicht werden (s. später). Die Handelspräparate — *Heparin (Novo), Heparin (Vitrum), Liquemin, Thromboliquin* — enthalten in 5 ccm Ampullen 25 000 I. E., Depot-Liquemin enthält 40 000 I. E./ccm. Diese Präparate sind als Organextrakte leider recht kostspielig. Billiger sind die aus natürlichen Ausgangsstoffen synthetisch hergestellten Heparinoide, unter denen sich vor allem das *Thrombocid*, ein Gemisch aus sulfurierten Pentosen und Hexosen bewährt hat. Die Wirkung entspricht weitgehend der des Heparin. Mit 7 mg *Thrombocid* läßt sich die Gerinnungsfähigkeit von 100 ccm Nativblut 48 Stunden lang aufheben. Nach intravenöser Gabe hält die Gerinnungshemmung 3 bis 5 Stunden an, bei *Depot-Thrombocid* i. m. 8 bis 12 Stunden. Nach MATIS und KNORR zeigen Heparine und Thrombocid im Verhältnis 1 : 3, bezogen auf mg der Substanz, klinisch keine auffälligen Unterschiede, vorausgesetzt, daß die Anwendung nicht über 5 bis 10 Tage erfolgt. Die Gerinnungshemmung von Heparinen und Heparinoiden wird durch Protaminsulfat sofort aufgehoben. Protaminsulfat *(Protamin Roche)* ist daher ein wichtiges Antidot bei der Therapie mit Heparin(oid)en. 25 000 I. E. Heparin werden mit 2mal 5 ccm 1%igem Protamin i. v. neutralisiert, die Gerinnungshemmung eines Heparin-Depots wird mit 5 ccm einer 5%igen Protaminlösung i. m. aufgehoben.

Für die Applikation und Dosierung der Heparin(oid)e lassen sich folgende allgemeinen Richtlinien geben:

Die Heparine können intravenös entweder im Dauertropf (Torontomethode) kontinuierlich, oder intermittierend in 3 bis 8 Einzeldosen über 24 Stunden verteilt (schwedische Methode) gegeben werden. Bei der Torontomethode werden 50 bis 100 mg Heparin sofort injiziert und dann als Dauertropf 200 bis 500 mg auf 1000 ccm einer physiologischen Kochsalz- oder einer Glukose-Lösung mit einer Tropfenzahl von 15 bis 25 Tropfen pro Minute verabfolgt, so daß in 24 Stunden nicht mehr als 1000 bis 1200 ccm verbraucht werden. Wird hiermit zwar eine kontinuierliche Heparinzufuhr garantiert, so muß doch sehr genau die Tropfenfolge kontrolliert werden. Bei vielen Erkrankungen ist eine solche Flüssigkeitszufuhr auch unerwünscht oder sogar kontraindiziert (Herz- und Niereninsuffizienz), so daß die intermittierende Gabe gebräuchlicher ist. Bei dieser schwedischen Methode werden 30 000 bis 50 000 I. E. Heparin (etwa 400 mg) recht unterschiedlich verteilt; je nach der Schwere der Erkrankung kann die Dosis bis auf 80 000 bis 120 000 I. E. (600 bis 900 mg) erhöht werden. Im allgemeinen wird die erste Heparingabe möglichst frühzeitig am Tage gegeben, dann folgen während des Tages weitere 2 bis 5 Gaben in niedrigerer Dosierung und möglichst spät am Abend die letzte, wieder etwas höhere Dosis. Ein größerer Intervall in den Nachtstunden ist zum Ausgleich einer etwaigen Kumulation erwünscht. Mit den Depotpräparaten ist zur Weiterführung einer Heparintherapie (s. später) eine Einsparung der Injektionen möglich. Man gibt

1- oder 2mal täglich eine intramuskuläre Injektion bis zu 45000 I. E. Die Wirkung tritt nach einer halben bis einer Stunde ein, erreicht ihr Maximum nach 4 bis 6 Stunden, nach 8 Stunden fallen die Werte wieder zur Norm ab. Thrombocid soll bei akuten Prozessen zu Anfang möglichst hoch — 900 bis 1200 mg — dosiert werden, am 2. und 3. Tag gibt man 800 bis 900 mg und kommt an den weiteren Tagen meist mit 600 mg aus. Diese Dosen, die auch etwas niedriger angegeben werden, unterteilt man anfänglich in 3 Einzeldosen, morgens, mittags und abends, wobei die Mittagsdosis etwas niedriger sein kann; später kommt man mit zwei intravenösen Injektionen aus. Vom 3. Tag ab wird oft Depot-Thrombocid zu 600 bis 900 mg in 2 Einzeldosen intramuskulär verabfolgt.

Die Kontrolle der Heparin(oid)wirkung geschieht durch die Bestimmung der Blutgerinnungszeit. Zusätzlich wird der Antithrombintiter und die Retraktionszeit ermittelt. Sehr geeignet zur Bewertung der Heparinwirkung ist weiterhin das Thrombelastogramm nach HARTERT. Die Bestimmungen werden unmittelbar vor der nächsten Injektion vorgenommen; als Faustregel gilt nach MATIS und KNORR für die Kontrolle in 12- bis 24stündigen Abständen: bei normalem Wert kann die Dosis der nächsten Injektion erhöht werden, liegen dagegen die Werte über dem $1^{1}/_{2}$fachen des Ausgangswertes, so wird die Dosis reduziert. Da die Gefahr einer Überdosierung bei der begrenzten Wirkung der Heparin(oid)e — falls keine Depotpräparate angewendet werden! — gering ist, halten manche die regelmäßige Kontrolle der Wirkung nicht für unbedingt notwendig. Eine optimale Therapie läßt sich aber nur durch eine individualisierende Dosierung treiben, die diese Kontrollbestimmung erfordert.

Im Gegensatz zu der „umfassenderen" Wirkung der Heparin(oid)e auf das Gerinnungsgeschehen greifen Dicumarol und seine Analoge an einem speziellen Punkt ein: sie hemmen die Bildung von „Prothrombin" in der Leber. Außer der Bildung des eigentlichen Prothrombin und des Faktor VII wird auch die Bildung des Faktor X, vermutlich auch des Faktor IX gehemmt, so daß man direkt von einer „Narkose der Leber" gesprochen hat. Auf die Frage einer extrahepatischen Prothrombinbildung soll nicht weiter eingegangen werden. Der Vorteil in der Anwendung des Dicumarol und seiner Analoge liegt einmal in der einfachen Applizierbarkeit, sie sind alle peroral am besten wirksam, zum anderen in der längeren Wirkungsdauer, die jedoch auch mit einem späteren Wirkungseintritt verbunden ist. So beginnt die Wirkung von Dicumarol (Methylen-bis-oxy-cumarin), bei einer Initialdosis von 300 mg am 1. und 200 mg am 2. Tage, nach 16 bis 24 Stunden; sie erreicht ihr Maximum nach 36 bis 48 Stunden und klingt nach weiteren 24 bis 48 Stunden wieder ab. Die Gerinnungstendenz ist nach 5 bis 7 Tagen wieder normalisiert. Jede therapeutische Gabe von Dicumarol oder eines seiner Analoge erfordert eine dauernde Überwachung, um ein optimales Niveau einzustellen und zu erhalten. Da der Prothrombinkomplex in seiner Bildung gehemmt wird, läßt sich die Dicumarolwirkung durch Messung des „QUICK-Wertes" feststellen. (Die Namensgebungen „Prothrombinzeit",

„Prothrombinspiegel" u. v. a. sollten durch die Bezeichnung „QUICK-Wert" ersetzt werden, da die Einphasenmethode von QUICK nicht das eigentliche Prothrombin, den Faktor II, bestimmt, sondern den ganzen Komplex.) Dieser QUICK-Wert soll auf 20 bis 30% eingestellt werden. Unter diesem Wert beginnt die Blutungsgefahr, darüber bleibende Werte sichern nicht vor dem Auftreten einer Thrombose. Alle angegebenen Dosierungen sind daher nur als grobe Anhaltspunkte zu werten. Durch die gegenüber den Heparin(oid)en weitaus längere Wirkungsdauer ist die Gefahr einer Überdosierung viel leichter gegeben, während zu geringe Dosen nicht allein ein unbegründetes Gefühl der Sicherheit erwecken, sondern auch geradezu eine Thromboseneigung provozieren. Eine unkontrollierte Gabe von Dicumarol (Analogen) muß daher als ein Kunstfehler bezeichnet werden (MATIS und KNORR).

Die Hemmung der Prothrombinbildung in der Leber kommt dadurch zustande, daß Dicumarol als ‚Antivitamin" das für die Prothrombinsynthese notwendige Vitamin K verdrängt. Gaben von öllöslichem Vitamin K_1 sind daher in der Lage, die Dicumarolwirkung aufzuheben; Überdosierungen von Vitamin K_1 können sogar zu einer Dicumarolresistenz führen. Während bei einer idiopathischen Hypoprothrombinämie auch wasserlösliche Vitamin K-Präparate wirksam sind, können als Antidot gegen Dicumarol (Analoge) nur öllösliche Vitamin K_1-Präparate angewendet werden (s. S. 234).

Der Wirkungseintritt von Tromexan (Carbäthoxymethylen-bis-oxy-cumarin) erfolgt nach einer Initialdosis von 1200 bis 1800 mg am 1. Tage und 600 bis 900 mg am 2. Tage bereits nach 24 Stunden in therapeutisch wirksamer Höhe, das Maximum ist nach 36 bis 48 Stunden erreicht, dann folgt eine gegenüber dem Dicumarol ebenfalls schnellere Normalisierung nach 3 bis 5 Tagen.

Marcumar enthält nur eine Oxy-cumaringruppe (Phenyl-propyl-oxy-cumarin). Mit einer Initialdosis von 18 bis 21 mg am 1. und 9 bis 12 mg am 2. Tage tritt die Senkung des QUICK-Wertes nach 24 bis 48 Stunden ein und bleibt länger bestehen, so daß eine Normalisierung erst in 8 bis 12 bis 14 Tagen erreicht wird. Das Präparat ist daher vor allem für eine längere Behandlungsdauer gut geeignet.

Bei Sintrom (Nitrophenyl-acetyl-aethyl-oxycumarin) tritt die Gerinnungshemmung nach 24 bis 36 Stunden ein, bleibt dann für weitere 12 bis 24 Stunden auf dem erreichten Niveau, um anschließend schnell wieder normalisiert zu werden. Dadurch ist das Präparat gut steuerbar, erfordert eine nur einmalige Tagesgabe und neigt nicht zur Kumulation. Bei normalen Ausgangswerten beträgt die Initialdosis am 1. Tage 20 bis 28 mg (5 bis 7 Tabletten zu 4 mg) und am 2. Tage 16 bis 24 mg. Die weiteren Dosen für die folgenden Tage liegen je nach Quickwerten zwischen 2 und 12 mg.

Die Indandione haben den gleichen Angriffspunkt wie die Dicumarole (Analoge), ihre Wirkung ist daher auch mit dem QUICK-Wert zu kontrollieren; ebenfalls wirkt öllösliches Vitamin K_1 als Antidot. Mit Phenylindandion (P. I. D.) läßt sich nach einer Initialdosis von

200 bis 300 mg peroral in 24 bis 36 Stunden das Wirkungsmaximum erreichen, 48 Stunden nach der letzten Gabe — 25 bis 100 mg vom 2. Tage ab — klingt die Wirkung schnell wieder ab. Bei **Dipaxin** (Diphenyl-acetyl-indandion) dagegen ist das Wirkungsmaximum in 48 bis 72 Stunden zu erreichen, die Normalisierung erfolgt sehr langsam in 15 bis 20 Tagen. Als Initialdosis werden 20 bis 30 mg, als weitere Dosis 10 bis 15 mg und als Erhaltungsdosis 2 bis 6 mg angegeben.

Im Gegensatz zu den Dicumarol(Analog)en und den Indandionen inaktivieren die **Seltenen Erden** den Prothrombinkomplex im kreisenden Blut. Da demnach die Prothrombinbildung in der Leber nicht beeinflußt wird, ist auch das Vitamin K kein Antagonist im eigentlichen Sinne, doch wird die Wirkung der Seltenen Erden auf das Gerinnungsvermögen auch durch Vitamin K-Gaben beeinflußt. Hierzu sind im Gegensatz zu den Dicumarolen auch wasserlösliche Vitamin K-Präparate (*Synka-Vit, Kavitrat* u. a.) geeignet. Als Handelspräparat hat sich das **Thrombodym** (Neodyn-sulfo-iso-nicotinat) eingeführt. Nach einer intravenösen Applikation — andere Applikationsformen sind unwirksam — von 250 mg (2 Ampullen zu 5 ccm der $2^1/_2\%$igen Lösung) hat die Wirkung nach 30 bis 120 Minuten ihr Maximum erreicht und ist in 12 bis 24 Stunden wieder im Abklingen. Die Gefahr der Blutung ist bei Einhaltung einer genauen Dosierung kaum gegeben, so daß auch eine Kontrolle des Effektes durch Bestimmung der Quickwerte nicht unbedingt nötig ist. Da dieses Präparat einen schnellen Wirkungsbeginn bei gleichzeitig gegenüber den Heparinen längerer Wirkungsdauer besitzt, billiger ist und den Aufwand labormäßiger Untersuchungsmethoden in einem gewissen Grade erspart, bildet es eine wertvolle Ergänzung zu den anderen Antikoagulantien. Für die prophylaktische Anwendung genügen nach WILBRAND als Initialdosis 250 mg, dann folgen alternierende Dosen zu 125 mg und 250 mg täglich. THIES und BOECKER geben prophylaktisch noch etwas höhere Dosen — am 1. Tage morgens 375 mg (3 Ampullen), abends 125 mg, dann vom 2. bis 12. Tage morgens und abends je 125 mg — und für die Therapie die gleichen Dosen, bis auf die am 2. bis 4. Tag, an denen statt 125 mg morgens 250 mg verabfolgt werden.

All den genannten Präparaten ist eine mehr oder weniger deutliche Vasoaktivität eigen, die mit der Gerinnungsaktivität nicht parallel läuft. Mit Heparin(oid)en kann infolge der Gefäßdilatation ein hypertonischer Blutdruck gesenkt werden. Bedeutungsvoller für die Therapie mit Antikoagulantien sind die Alterationen der Gefäßwand. Bekannt sind Schädigungen der Gefäßwand vor allem nach Dicumarol(Analogen)-Gaben. Aber auch nach Heparingaben kann es zu einer Erhöhung der Gefäßpermeabilität kommen. Mit gefäßabdichtenden Mitteln (s. weiter unten) lassen sich diese Schädigungen weitgehend eindämmen. Es wird sich aber nicht immer vermeiden lassen, daß als Folge der aufgehobenen Gerinnungsfähigkeit und der Gefäßschädigung als **Komplikationen** der Antikoagulantientherapie Blutungen auftreten. Eine sorgfältige Dosierung wird solche Komplikationen zwar weitgehend vermeiden können; doch soll man nicht aus Angst vor ihnen zu niedrig dosieren, sondern man muß nach HARTERT die Patientin „an den Rand der hämorrhagischen Diathese bringen".

Die Blutungsgefahr ist bei den Heparin(oid)en relativ gering, falls ausgesprochene Überdosierungen vermieden werden. Kommt es trotz sorgfältiger Dosierung doch zur Blutung, so genügt häufig wegen der nur kurzfristigen Heparinwirkung das Absetzen des Präparates. Sonst läßt sich mit dem schon genannten Protaminsulfat die Heparin(oid)-wirkung sofort unterbrechen. Unangenehmer und auch häufiger sind Blutungen unter der Dicumarol(Analoge)-Therapie. Bei leichter Blutungs-neigung wird man meist allein mit zusätzlichen Gaben von Vitamin K_1 auskommen. Man gibt 1 bis 2 Trinkampullen zu 10 mg des öllöslichen Vitamin K_1 *(Konakion, Vitamin K-EBEWE)*, auch in Wiederholung. Bei starken Blutungen und ausgesprochener Überdosierung wirkt am sichersten und schnellsten die Frischbluttransfusion, die gleichzeitig den Blutverlust am besten ersetzt. Zusätzlich bedarf es einer Normalisie-rung der Gefäßpermeabilität und -fragilität. Hierzu eignen sich Calcium, Pyramidon, Antihistaminica, Vitamin C und P. Allergische Erschei-nungen sind recht selten, bei Heparinen wird ein Wechsel des Medikamentes empfohlen. Neben den Antihistaminicis sind Adrenalingaben (0,25 ccm der Lösung 1 : 1000), auch mehrmals verabreicht, nützlich. Recht häufig kommt es nach Dicumarolgaben zu einem Haarausfall, der nach MERZ bei 66% geburtshilflicher und 54% gynäkologischer Fälle beobachtet wurde. Dieser Haarausfall tritt etwa 8 bis 10 Wochen nach der ersten Antikoagulantiengabe auf (THOMASCHECK), er ist jedoch bald reversibel. Vitamin D_2-Gaben sollen, prophylaktisch 2 Wochen vor dem erwarteten Haarausfall gegeben, nach BEUTNAGEL und FRIEDRICH dessen Häufigkeit deutlich mindern.

Als Kontraindikationen für eine Therapie mit Antikoagulantien gelten hämorrhagische Diathesen und die Endocarditis lenta. Auch Hypertension, Apoplexie, Gefäßsklerose und hochgradiger Diabetes können nach MATIS und KNORR für Dicumarol (Analoge) absolute, für Heparin(oid)e relativ-absolute Kontraindikationen bilden. Bei Er-krankungen der Leber dürfen keine Dicumarole, bei schwerster Nieren-insuffizienz keine Heparine gegeben werden. Bei Avitaminosen von Vitamin K empfehlen die genannten Autoren eine zusätzliche Therapie mit Vitamin B-Komplex und Joghurtkonzentraten, falls Dicumarole gegeben werden sollen. Bei Vitamin C-Mangel sind neben Vitamin C-auch Vitamin P-(Rutin-)Gaben nützlich, und zwar sowohl bei Heparinen wie bei Dicumarolen. Bei ulcerösen Erkrankungen des Magen-Darm-kanals sind besonders die Dicumarole verboten. Besonderheiten für Operationen, bei der Gravidität und im Wochenbett werden noch erwähnt. Die Menstruation bildet keine Gegenindikation für eine Therapie mit Antikoagulantien. Werden andere Medikamente außerdem verabfolgt, so soll man bei Salicylpräparaten, auch PAS u. ä. die Dicumarole be-sonders vorsichtig dosieren. Antibiotica bedingen eine vermehrte Dicumarolempfindlichkeit und eine verminderte Heparinempfindlichkeit. Erfreulicherweise sind die Fälle mit septischen Thrombophlebitiden, die eine antibiotische Therapie zur Vermeidung einer Septicopyämie zusätzlich erfordern, recht selten. Sonst ist es — außer beim Lungeninfarkt — besser, auf eine gleichzeitige antibiotische Therapie zu verzichten, da der störende Einfluß nicht allein durch Schädigung der Darmflora und damit der Vitamin K-Bildung bedingt ist, sondern auch auf eine Hemmung körpereigener Inaktivatoren der Blutgerinnung zurückgeführt wird.

Entsprechend den unterschiedlichen Eigenschaften der verschiedenen Koagulantien ergibt sich für ihre Anwendung folgendes: Die Heparin-(oid)e sind das geeignete Mittel zur Bekämpfung akuter thromboembolischer Erkrankungen, da sie in kürzester Zeit die Gerinnungstendenz vermindern und außerdem durch ihre fibrinolytischen Eigenschaften beginnende Thrombenbildungen zur Auflösung bringen können. Bei manifesten Thrombosen darf man eine solche Auflösung natürlich nicht mehr erwarten. Eine Kontrolle der Wirkung sollte, zumindest vom 2. Behandlungstage ab, wenigstens mit der Bestimmung der Blutgerinnungszeit durchgeführt werden, wenn damit auch die gesamte Heparinwirkung nicht voll erfaßt wird. Eine längere Heparinbehandlung ist nicht zu empfehlen — bis auf Sonderfälle, wie z. B. in der Gravidität —, und zwar nicht allein wegen der Umständlichkeit der parenteralen Applikation und des recht hohen Preises der Präparate, sondern auch wegen einer nicht ganz unbedenklichen Hemmung der Thrombocytenfunktion.

Die Seltenen Erden *(Thrombodym)* scheinen in einem gewissen Grade die Heparine in der Therapie und die Dicumarole in der Prophylaxe ersetzen zu können. Bei akut bedrohlichen Erkrankungen, z. B. bei der Embolie, wird man aber nicht auf die weit umfassendere Wirkung der Heparin(oid)e verzichten wollen, bei der Prophylaxe ist die notwendige intravenöse Applikation von Thrombodym ungünstiger als die perorale Verabfolgung der Dicumarol(Analog)e.

Die Dicumarol(Analog)e sind einmal zur Prophylaxe gut geeignet, zum anderen haben sie sich in der Kombination mit Heparin(oid)en für die Behandlung thromboembolischer Erkrankungen bewährt. In der Dosierung unterscheiden sich zwei Verfahren: Bei der ,,maintenance dose method'' wird mit einer Initialdosis und entsprechenden weiteren Erhaltungsdosen der QUICK-Wert auf einen bestimmten Bereich — 20 bis 30% — eingestellt und möglichst unverändert gehalten. Bei ,,intermittierenden'' Gaben wird eine hohe Initialdosis gegeben, dann folgen die weiteren intermittierenden Gaben bei erneutem Ansteigen der QUICK-Werte. Mit diesem letzten Vorgehen lassen sich Kumulationen und Blutungen sicherer vermeiden. Bei den einzelnen Präparaten sind die nötigen Dosen unterschiedlich. Bei den kurzfristig wirksamen Mitteln, wie *Tromexan*, sind die Unterschiede zwischen Initialdosis und Erhaltungsdosis nicht sehr groß, bei den ,,Superdicumarolen'', wie *Marcumar*, sind nach ausreichender Initialdosis — mit der zweckmäßig die Gaben am 1. und 2. Tag bezeichnet werden (MATIS und KNORR) — nur niedrige Erhaltungsdosen in größeren Abständen nötig. Bei entsprechender

Dosierung unter ständiger Kontrolle des QUICK-Wertes sind diese Mittel für eine langdauernde Behandlung sehr gut geeignet. Zur weiteren Überwachung und zur rechtzeitigen Erkennung einer beginnenden Blutungsneigung raten MATIS und KNORR zur routinemäßigen Untersuchung des Harnsedimentes, da häufig der Blutung als Überdosierungsfolge sowohl bei Heparinen wie bei Dicumarolen eine Mikrohämaturie vorausgeht. Doch sei zu beachten, daß eine Hämaturie auch als Folge einer Nierenembolie bei Unterdosierung vorkommen kann. Bei akuten Fällen werden zuerst die Heparin(oid)e angewendet, zumal ihnen außer dem schnellen Wirkungseintritt ein fibrinolytischer und vasoaktiver, spasmenlösender Effekt zukommt, den andere Präparate nicht besitzen. Dann wird die Heparintherapie von der Dicumaroltherapie abgelöst, nicht zuletzt wegen der bequemeren und einfacheren Applikationsform und zur Kostenersparnis. Beide Medikamente müssen natürlich sorgfältig aufeinander abgestimmt werden, damit einmal Kumulationen vermieden werden, vor allem aber die Latenzzeit bis zur Dicumarolwirksamkeit ausreichend überbrückt wird.

Zur Beendigung der Therapie mit Antikoagulantien wird allgemein empfohlen, sich langsam mit dem Medikament „auszuschleichen" und nicht abrupt die Behandlung abzubrechen. Sonst kann durch Gegenregulationen eine Thromboseneigung bedenklich verstärkt werden. Dies gilt vor allem für die kurzfristig wirksamen Präparate. Bei den Mitteln mit langer Wirkungsdauer — *Marcumar* u. ä. — ist ein solches Ausschleichen nicht notwendig.

Zu erwähnen wäre noch die perkutane Darreichung heparinartiger Organextrakte. Hierzu hat sich die *Hirudoid*-Salbe sehr bewährt. Nach HOLZKNECHT sollen 6,0 *Hirudoid*-Salbe einer Wirkung von 2500 I. E. *Liquemin* i. v. entsprechen. Bei oberflächlichen Prozessen ist daher mit der Salbenapplikation eine kausale Therapie möglich, wobei eine besondere Bestimmung der Gerinnungszeit unnötig ist. Bei tieferliegenden Thrombosen ist dagegen kein Effekt zu erwarten.

Bei den bisher geschilderten Antithromboticis I. Ordnung, den Antikoagulantien, steht der Eingriff in den Blutgerinnungsmechanismus im Vordergrund, weitere Wirkungen auf den Kreislauf und die Gefäßwand sind erst in zweiter Linie von Bedeutung. Hier greifen zusätzlich die Antithrombotica II. Ordnung an.

Das Rutin, der Vitamin P-Faktor, und das Hesperidin, als Hyaluronidasehemmer, sind als Schutzstoff für die Gefäßwand nicht nur in der Behandlung anderer Erkrankungen mit erhöhter Kapillarpermeabilität oder verminderter Kapillarresistenz von Bedeutung, sondern auch bei den thromboembolischen Krankheiten. Hier wirkt sich die Behandlung nicht allein deswegen günstig aus, weil Veränderungen der Gefäßwand zu der Trias von VIRCHOW für die Thrombenbildung gehören, sondern weil gerade unter der Therapie mit Antikoagulantien, vor allem mit Dicumarolen, Gefäßwandalterationen kaum vermeidbar sind. Daher wird von vielen zusätzlich zur Behandlung mit Antikoagulantien auch Rutin (*Birutan, Citrin, Rutin, Rutinion* u. a.) intravenös, intramuskulär, peroral in Dosen von 200 bis 300 mg täglich verabfolgt. Zur Venentonisierung bewährt sich das Kombinationspräparat eines Roßkastanienextraktes mit Vitamin B_1, das Venostasin. Neben der Durchblutungssteigerung, die — objektiv von GAIER und JANTSCH u. a. nachgewiesen — das Präparat zur Behandlung von Durchblutungsstörungen geeignet macht, wirkt sich eine gefäßabdichtende Reaktion günstig aus. Es werden meist 3mal 15 Tropfen peroral oder 2mal je 5 ccm intravenös gegeben. Vorteilhaft ist auch die gefäßabdichtende und entzündungshemmende Wirkung von Butazolidin (Dioxo-diphenyl-n-butylpyrazolidin). Es wird besonders bei sterilen Thrombophlebitiden in mehrmaligen Injektionen von 3 bis 5 ccm intramuskulär empfohlen (RUNGE). Auch dem Vitamin E — Alpha-Tocopherol — wird eine Wirkung auf das Gefäßsystem und die Gerinnungsvorgänge zugeschrieben. Die Dosierung ist verschieden, neben hohen Anfangsdosen zu 300 bis 600 mg und späteren Erhaltungsdosen zu 50 mg (MATIS) wird auch eine tägliche Gabe von 10 mg (BECKMANN) angeraten. Zur Stützung des Kreislaufes und damit zur Thromboseprophylaxe kann die Strychninwirkung ausgenutzt werden. Von *Invocan forte* (0,005 Strychnin + 0,05 Strychninchlorid als Laktate/ccm) wird täglich 2mal 1 ccm intramuskulär verabfolgt.

Zu den weiteren aktiven Maßnahmen, vor allem zur Thromboseprophylaxe, haben sich medico-mechanische Maßnahmen gut bewährt. Das Frühaufstehen findet zur postoperativen Thromboseprophylaxe immer mehr Anhänger. Sind aktive Bewegungen nicht möglich oder nicht zumutbar, so können statt dessen Massage und Turnübungen im Bett — „Spazierengehen im Bett" — außerordentlich nützlich sein.

Auch die Kompressionsverbände gehören zu den zirkulationsfördernden Maßnahmen. Damit diese Verbände jedoch für die Prophylaxe und in der Nachbehandlung ihren Zweck erfüllen, ist zweierlei zu beachten: zuerst einmal ist eine zusätzliche Bewegung notwendig. Die Patientin soll und muß also mit diesen Verbänden aufstehen und herumlaufen, zumindest aktive Bewegungen im Bett machen können und dürfen. Nachts werden diese Verbände am besten abgenommen. Zum anderen ist eine richtige Technik beim Anlegen der Verbände erforderlich. Die Binde soll das Venenlumen allseitig verengen, um durch Beschleunigung des Blutstromes eine Stase zu beheben. Es ist dazu eine gleichmäßige Kompression nötig. Insuffiziente Venenklappen können so durch die Verengerung des Venenquerschnittes und die zusätzliche Muskelbewegung wieder suffizient werden. Auch soll eine Fixierung des Thrombus möglich sein. Neben elastischen Binden sind Schaumgummi-Kompressionsverbände in der Nachbehandlung schon frühzeitig anwendbar, erst später nimmt man fixierende Stärke- und Klebebinden, die nachts nicht mehr abgenommen werden. Nach KRIEG muß der Druck der Binde maximal sein, darf aber nicht die arterielle Durchblutung gefährden. Um einen gleichmäßigen Druck zu erreichen, rollt man die Binde unmittelbar am Bein, nicht aber durch die Luft ab. Es wird am Fuß, der in leichter Außenkantenstellung gehalten wird, mit parallelen Touren von innen nach außen begonnen, die Ferse wird einbezogen, dann an der Wade kornährenähnlich gewickelt; unter- und oberhalb des Knies Rundtouren, am Knie selbst kreuzförmige Züge, um die Bewegungsfreiheit zu erhalten; in die Kniekehle kommt ein Watte- oder Schaumgummipolster. Bei richtig dosiertem Druck soll nach KRIEG in Horizontallage eine leichte Verfärbung der Zehen eintreten, die beim Gehen verschwindet. Für die Thrombosebehandlung werden Kompressionsverbände dann empfohlen (KRIEG), wenn der Thrombus eindeutig zu lokalisieren ist, was praktisch nur bei einer Lokalisation am Unterschenkel, nicht aber bei tiefen Beinvenenthrombosen der Fall ist. Statt der Kompressionsverbände oder auch zur Unterstützung ihrer Wirkung macht man von dem bereits erwähnten *Venostasin* Gebrauch, das wegen seiner Tonisierung des venösen Gefäßsystems als „medikamentöser Kompressionsverband" (NAEGELI) wirkt.

Sind auch die bisher genannten medikamentösen und aktiven mediko-mechanischen Maßnahmen sehr erfolgreiche Methoden, um als Prophylaxe der Thromboseentstehung entgegenzuwirken und als Therapeuticum eine erfreulich schnelle Heilung zu ermöglichen, so müssen doch noch die alten konservativen Maßnahmen genannt werden, zumal sie auch heute noch zur Behandlung der Thrombosen in Frage kommen, falls eine Therapie mit Antikoagulantien nicht möglich oder kontraindiziert ist. Diese rein symptomatische Behandlung besteht in der Ruhigstellung und Hochlagerung der erkrankten Extremitäten. Hierdurch wird der Venendruck verringert, die Gefahr der Lösung und Verschleppung eines Thrombus ist geringer. Eine solche Ruhigstellung muß für 4 bis 6 Wochen durchgeführt werden. Soll die Hochlagerung ihren Zweck erfüllen und den venösen Abfluß erleichtern, so muß auf eine richtige Lagerung geachtet werden. Das Knie soll nicht höher als die Ferse liegen, das Becken darf nicht zu tief absacken. Am sichersten wird dem entgegengewirkt, wenn nicht nur das erkrankte Bein hochgelagert, sondern das Bett am Fußende hochgestellt wird.

Sehr angenehm werden zusätzlich symptomatisch wirkende Umschläge mit *Alkohol*, *Borwasser* u. ä. empfunden. Auch Salbenverbände sind zu empfehlen, vor allem die schon genannte *Hirudoid*-Salbe wirkt günstig und bei oberflächlichen Prozessen nicht nur symptomatisch. Am besten streicht man die Salbe direkt auf die Haut auf. Sind die erkrankten Stellen sehr druckempfindlich oder hat man Sorge, hierdurch einen Thrombus zur Ablösung zu bringen, so kann man auch die Salbe auf einen Leinenlappen streichen und dann auflegen. Auch die alte Blutegelbehandlung ist häufig recht wohltuend. Die Blutegel — am besten drei an der Zahl — werden auf die mit Wasser und Seife gereinigten Hautstellen mit einem Likörglas oder einer weithalsigen Flasche angesetzt. Grobe Manipulationen mit der Pinzette verhindern das Anbeißen. Die Bißwunden bluten immer einige Zeit nach, daher darf niemals eine Blutegelbehandlung mit einer Antikoagulantientherapie kombiniert werden. Sofern die Patientin nicht zu sehr geschwächt ist, ist diese Nachblutung nur erwünscht. Sollte sie zu stark sein, kann man mit

Stryphnongaze oder mit dem *Lapisstift* die Blutung stillen. Keinesfalls dürfen die Blutegel entfernt werden, ehe sie nicht von selbst abfallen, da sonst ein Teil des Saugapparates abgerissen wird und in der Hautwunde zu üblen Eiterungen führen kann.

Spezielle Bemerkungen zu den thromboembolischen Erkrankungen

Eine Behandlung thromboembolischer Erkrankungen ist untrennbar mit der Prophylaxe derartiger Schädigungen verbunden. Diese Prophylaxe ist nicht allein für die Verhütung einer Thrombose wichtig, sondern weit bedeutungsvoller für die Verhütung einer Embolie. Gerade die im Gefäßlumen flottierenden Thromben bleiben völlig symptomlos, sind dabei aber in den meisten Fällen Ursache einer tödlichen Embolie. Zur Verhütung der Embolie reichen daher die Bemühungen um eine Früherkennung der Thrombose nicht aus, die ohnehin nur nach Symptomen an den Beinen fahnden kann, aber nicht die gerade in unserem Fachgebiet so häufigen Beckenvenenthrombosen erfaßt. So kommt es leider in manchen Fällen dazu, daß die tödliche Lungenembolie erst zum „Initialsymptom" einer Thrombose (NAEGELI) wird. Gerade im Hinblick auf die Embolieprophylaxe sind daher alle Maßnahmen von Bedeutung, die auf die Zirkulation, die Gefäßwand und die Blutgerinnung einwirken und damit die Möglichkeiten zu einer Thrombenbildung mindern. Gerade die so gefährlichen, weil symptomlosen flottierenden Thromben können sich schon am Tage des operativen Eingriffes bilden; hier käme eine alleinige postoperative Prophylaxe zu spät. Sie muß daher, wenn irgend möglich, schon vorher einsetzen. Die Zirkulation wird durch Venentonisierung mit *Venostasin* verbessert, zur allgemeinen Roborierung sind *Vitamin E*-Gaben in kleinen Dosen (10 mg) und *Strychnin*-Gaben in der angegebenen Dosierung günstig; sehr nützlich ist auch eine Festigung der Gefäßwand mit *Vitamin C* und *P (Rutin)*. NAEGELI und MATIS empfehlen auch eine diätetische Vorbehandlung. Bei Patientinnen mit stark reduziertem Allgemeinzustand ist eine roborierende Diät zu geben, bei Übergewicht ist eine kochsalz- und flüssigkeitsarme Kost mit wenig Fett und ohne Eier vorzuziehen. Eine Kreislaufvorbehandlung bei Herz- und Kreislaufschäden führt meist zu einer erhöhten Gerinnungsneigung, die nicht auf die Herz- und Kreislaufmittel direkt zurückzuführen ist, sondern in der verbesserten Leberfunktion ihre Ursache hat. In dieser präoperativen Phase bereits mit Antikoagulantien prophylaktisch zu behandeln, ist zwar nicht üblich; nach NAEGELI wurden aber bei ausgesprochener Thromboseneigung auch Antikoagulantien bereits vor der Operation gegeben, ohne damit zu hämorrhagischen Komplikationen zu führen. Für eine derartige Indikationsstellung wird natürlich auch die Art der Operation und die Möglichkeiten der exakten Blutstillung eine Rolle spielen. Bereits vorhandene Varizen stellen natürlich eine besondere Thrombosegefährdung dar. Hier sind seit langem Kompressionsverbände beliebt, die von manchen grundsätzlich gefordert werden, während andere (MATIS und KNORR) befürchten, daß bei mangelnder Bewegung die Zirkulation eher eingeschränkt wird. Ist der operative Eingriff nicht zeitgebunden, z. B. bei plastischen Operationen, so wäre auch an eine entsprechende Behandlung der Varizen (s. S. 299) zu denken, damit sie in genügendem Zeitabstand vor der Operation beseitigt sind. Bei der Operation selbst läßt sich durch gute Narkosetechnik und schonendes Operieren die Thromboseneigung mindern. Die Blutstillung sei auch im Hinblick auf die postoperative Prophylaxe so exakt wie irgend möglich.

Das Hauptgewicht der Thromboembolieprophylaxe liegt naturgemäß in der postoperativen Zeitspanne. Auch hier sind die genannten venentonisierenden und gefäßwandschützenden Medikamente angebracht, die meist auch gleichzeitig entzündungshemmend wirken. Eine sehr große Bedeutung kommt dem Frühaufstehen zu, da hierdurch am besten die Zirkulationshemmung in den Beinen und auch im Becken beseitigt wird. Die Patientin soll bereits am 1. Tage zumindest auf dem Bettrand sitzen, besser noch wenigstens einmal auf den Füßen stehen. Sonst kann auch durch eine gut geleitete Gymnastik, durch einen „Spaziergang im Bett" viel erreicht werden. Diese Maßnahmen erfordern keinen besonderen Aufwand und sind überall durchführbar. Eine prophylaktische Behandlung mit Antikoagulantien sollte jedoch dann nicht unterbleiben, wenn nach Anamnese, nach Alter und Konstitution, nach der Art der Erkrankung und auch nach besonderen Eingriffen, wie u. a. Bluttransfusionen, eine besondere Thrombosegefährdung besteht. Hierbei werden auch klimatische Bedingungen eine Rolle spielen. Bei der postoperativen Gabe von Antikoagulantien fürchtet man die Blutungsneigung. Es wird daher ganz auf die Art der Operation und die schon erwähnte Exaktheit der Blutstillung während der Operation ankommen. In der Regel ist aber diese Blutungsgefahr vom 2. bis 3. Operationstage an so minimal, daß man die Vorteile der „thrombosefreien Zone" ausnutzen sollte. Die Dicumarol(Analog)e sind das geeignete Mittel, um mit der genannten Dosierung eine Senkung des QUICK-Wertes auf 20 bis 30% zu erreichen und zu halten. Diese Therapie bedingt natürlich eine Kontrolle der QUICK-Werte und damit einen besonderen Laboraufwand, der aber gemessen an dem erreichbaren Effekt letzten Endes billiger ist als eine langdauernde Thrombosebehandlung ohne Antikoagulantien. Für die Prophylaxe mit *Thrombodym* erscheint die Prothrombinkontrolle entbehrlich, doch sollte man wenigstens mit der einfacheren Methode nach FIECHTER Stichproben machen, um sich nicht in einer falschen Sicherheit zu wiegen. Die Dauer der Prophylaxe mit Antikoagulantien muß von Fall zu Fall variiert werden. Als Anleitung kann dienen, daß die Patientin ohne Beschwerden wenigstens 3 Tage herumgegangen sein soll, ehe mit der Antikoagulantientherapie aufgehört wird.

Es würde über den Rahmen dieses Buches hinausgehen, die ganzen thrombosebegünstigenden Veränderungen während der Schwangerschaft, Geburt und im Wochenbett zu erläutern. Im Zusammenhang mit der Prophylaxe sei nur kurz erwähnt, daß eine entsprechende Diät in der Schwangerschaft, wie sie zur Prophylaxe der Gestosen gehört, auch einer

Thrombosegefährdung entgegenwirkt. Eine regelrechte Schwangerengymnastik wird sich ebenfalls günstig auswirken. Die nicht seltenen Schwangerschaftsanämien sind schon im Hinblick auf die erhöhte Thrombosegefährdung zu behandeln. RUNGE weist mit Nachdruck auf eine Behandlung der Schwangerschaftsödeme hin, wobei nicht die gestosebedingten Ödeme, sondern die so häufigen Stauungsödeme gemeint sind. Hierbei sind in den letzten 3 Monaten der Schwangerschaft Kompressionsverbände nützlich, die nicht nur die Ödeme beseitigen, sondern damit auch die Schwangere von nächtlichen Wadenkrämpfen, Schmerzen und einem Schweregefühl befreien. Diese Verbände sollen aber nicht als Dauerverbände mit Zinkleim oder als Pflasterverbände angelegt werden, sondern mit elastischen Binden, die nachts abgewickelt werden. Auf das richtige Anlegen dieser elastischen Binden ist zu achten; abends müssen die Ödeme völlig geschwunden sein, wenn der Verband richtig lag. Daß RUNGE auch im Gegensatz zu vielen anderen Autoren eine Verödung der Varizen empfiehlt, falls diese Beschwerden machen, wird noch S. 299 besprochen.

Die Art der Behandlung ausgebildeter Thrombosen richtet sich weitgehend danach, ob es sich um oberflächliche oder tiefe Beinvenenthrombosen handelt. Der Behandlungserfolg hängt wiederum sehr von dem Behandlungsbeginn ab, der so frühzeitig wie nur irgend möglich liegen soll. Dies setzt aber die Notwendigkeit voraus, die Frühsymptome der Thrombose zu kennen und zu erkennen. Nicht nur der Arzt, sondern auch die Schwestern, Gymnastikerinnen, Masseusen müssen nach G. BAUER „thrombosis-minded" sein. Nach HELD sollte jede Spannung und jeder krampfartige Schmerz in der Wade zu einer genauen Untersuchung Veranlassung geben. Auch jede unerklärliche Puls- und Temperatursteigerung ist verdächtig. Sind entzündliche Reaktionen im Bereiche einer Operationswunde auszuschließen, so spricht eine Puls- und Temperatursteigerung für eine beginnende Beckenvenenthrombose. Für die häufigen Thrombosen an den unteren Extremitäten sind folgende Zeichen zu beachten: Druckschmerz der Wade bei Kompression von vorn und hinten sowie bei seitlicher Kompression; hier besonders auf der fibularen Seite deutlich. Dann tiefer Wadenschmerz bei Anspannung der Muskulatur durch passive Dorsalflexion des Fußes, Druckschmerz am unteren Rande der Fossa poplitea, teigiges Anfühlen der Wadenmuskulatur schon vor einer meßbaren Verdickung, Schmerz bei Druck auf die Planta pedis (douleur prétalonnière, DUCUING). Der Druckschmerz im Wadenbereich läßt sich nach WANKE auch objektivieren; während ein Manschettendruck von 50 bis 70 mm Hg normalerweise schmerzlos vertragen wird, löst der gleiche Druck bei Venenbefall an dieser Stelle Schmerzen aus. Ödeme treten als Frühsymptome flüchtig auf, sie verraten sich durch eine etwas prallere Konsistenz des Gewebes und gelegentlich durch vermehrten Glanz der Haut. Der frühzeitige Nachweis von Ödemen gelingt nach NAEGELI am besten durch Schüttelbewegungen der entspannten Wade; die erkrankte Wade „hinkt" der gesunden nach. Diese Zeichen gehen den allgemein bekannten und leicht erkennbaren Zeichen der Thrombose — Cyanose, Druckempfindlichkeit entlang dem Venenverlauf, Strangbildung — voraus, sind aber nur bei genauester Beobachtung und Prüfung erkennbar. Schwieriger ist die Erkennung einer Beckenvenenthrombose. Neben der bereits genannten, anders nicht erklärbaren Temperatur- und Pulssteigerung findet man die Parametrien trotz fehlenden Infiltrates druckempfindlich — falls nicht eine gleichzeitig bestehende Adnexitis und Parametritis das Bild komplizieren. Appetitlosigkeit, Unruhe, Schlaflosigkeit deuten nach ZILLIACUS ebenfalls auf eine Thrombose hin, falls sie anders nicht erklärbar sind.

Zu der Behandlung thromboembolischer Erkrankungen seien noch folgende spezielle Bemerkungen gemacht.

Bei Thrombosen der oberflächlichen Beinvenen wird man in der Regel ohne eine Therapie mit Heparin(oid)en oder Dicumarol(Analog)en auskommen können. Nur wenn man mit einer Fortleitung der Thrombose in tiefere Abschnitte oder im postoperativen Verlauf zur gleichen Zeit mit dem Auftreten tiefer Beinvenenthrombosen rechnen muß, sind die Antikoagulantien angezeigt. Bei den sicher nur oberflächlich lokalisierten Prozessen genügt eine kausale Behandlung durch die perkutane Applikation in Form der *Hirudoid-Salbe*. Ganz zu Anfang werden auch die genannten indifferenten Umschläge, verbunden mit Bettruhe und Hochlagerung des Beines, wohltuend empfunden. Auch die *Venostasinsalbe* ist dick aufgetragen günstig. Eine Ruhigstellung sollte aber möglichst vermieden, zumindest nicht zu lange ausgedehnt werden. Weit besser und einem Fortschreiten der Thrombosierung entgegenwirkend ist der elastische Kompressionsverband, der ein frühzeitiges Aufstehen nicht nur erlaubt, sondern, wie oben schon ausgeführt, geradezu erforderlich macht. Bei den oft recht schmerzhaften Varicophlebitiden raten RUNGE und HARTERT zu folgendem Vorgehen: Oberhalb und unterhalb des erkrankten Bezirkes werden die varikösen Venen verödet (s. S. 299), dann folgt als zweiter Akt die Entleerung des intravarikösen Hämatom durch Stichinzision. Diese wird mit einem senkrecht aufgesetzten Skalpell ausgeführt und schmerzt nicht mehr als eine Punktion mit der Kanüle. Spontan entleert sich nur das wenige noch flüssige Blut, die Hauptmasse des geronnenen sirupösen Blutes („crème au chocolat") läßt sich durch kräftigen seitlichen Druck entleeren. Dieser Druck ist zwar weit schmerzhafter als die Inzision, doch ist eine Anästhesie kaum einmal nötig. Diese Entlastung beseitigt meist schlagartig die unangenehmen Beschwerden. Damit sich die Vene nicht wieder füllt, sondern die Wände miteinander verkleben, wird der erkrankte Bereich, nach Abdeckung der Inzisionsstelle mit einem sterilen Tupfer, mit einer elastischen Binde fest gewickelt. Zusätzlich geben RUNGE und HARTERT zur Entzündungshemmung und Gefäßabdichtung 3 ccm des 20%igen *Butazolidin* i. m. Die Behandlung wird ambulant durchgeführt, eine Bettruhe ist kontraindiziert.

Der Erfolg einer Behandlung tiefer Beinvenenthrombosen hängt weitgehend von dem frühzeitigen Behandlungsbeginn ab, worauf schon ausdrücklich hingewiesen wurde. Die spezifische Behandlung mit Antikoagulantien wird durch die genannten zusätzlichen Mittel (Antithrombotica II. Ordnung) ergänzt. Zur Wahl und Dosierung der Antikoagulantien finden sich recht unterschiedliche Angaben, die sich aber im Prinzipiellen ziemlich gleichen. In den meisten Fällen wird kombiniert zuerst mit den schnell wirksamen Heparin(oid)en, dann mit den Dicumarol(Analog)en behandelt. Nach NAEGELI und MATIS bewährt sich folgendes Schema: Innerhalb der ersten 24 Stunden sind 50000 bis 60000 I. E. *Heparin* oder 1000 bis 1200 mg *Thrombocid* zu geben. Morgens Bestimmung der Gerinnungs- und Retraktionszeit, die etwa das $1^1/_2$fache des Ausgangswertes betragen soll. Eine ausreichende weitere Dosierung soll 90 Minuten nach der Injektion den Ausgangswert der Gerinnungszeit auf das Dreifache erhöht haben. Am 2. Tage werden 40000 bis 50000 I. E. *Heparin* bzw. 600 bis 900 mg *Thrombocid* über den Tag verteilt. Am 3. Tage 30000 bis 40000 I. E. *Heparin* bzw. 600 bis 900 mg *Thrombocid*, zusätzlich 15 mg *Marcumar*. Am 4. Tage 20000 I. E. *Heparin* oder 600 mg *Thrombocid* und zusätzlich 9 mg *Marcumar*; am 5. Tage 10000 bis 20000 I. E. *Heparin* oder 400 bis 600 mg *Thrombocid* und *Marcumar* je nach dem QUICK-Wert (20 bis 30%), an den weiteren Tagen für die Dauer von 1 bis 3 Wochen weitere *Marcumar*gaben, entsprechend den QUICK-Werten. *Rutin, Venostasin* sind zusätzlich in den genannten Dosen zu geben. Weiterhin diätetische Behandlung, die Flüssigkeitszufuhr muß ausreichend sein, eine forcierte Diurese ist zu vermeiden. Atemübungen sollen schon 12 Stunden nach der ersten Heparingabe gemacht werden, aktive Bewegungen nach 48 Stunden langsam steigern, je nach dem Allgemeinbefinden. Sobald wie möglich soll mit elastischen Kompressionsverbänden aufgestanden werden.

Im Hinblick auf die Schwere der Erkrankung, ihre Gefahren und nicht zuletzt im Hinblick auf die weitaus besseren Behandlungserfolge treten NAEGELI und MATIS nachdrücklich dafür ein, jede tiefe Beinvenenthrombose in der geschilderten Weise zu behandeln. Wenn eine Bestimmung der verschiedenen Gerinnungsfaktoren nicht möglich ist, sollte die Kranke unter ausgiebigem Heparin(oid)-Schutz schonend in die Klinik transportiert werden. Hierzu werden 40000 bis 50000 I. E. *Heparin*, davon 20000 i. v., oder 900 mg *Thrombocid*, davon 450 mg i. v., verabfolgt.

Für die Gravidität sind einige Besonderheiten zu vermerken. In der Schwangerschaft besteht nach RUNGE und HARTERT bei Anwendung von Heparin(oid)en keine Gefahr für das Kind. Dicumarol(Analog)e sind zwar für das Kind auch nicht gefährlich, doch sollten diese Medikamente im Hinblick auf die ohnehin schwer belastete Leber der Schwangeren nicht gegeben werden. Bei der tiefen Beinvenenthrombose in der Schwangerschaft sind daher nur Heparin(oid)e in der oben angegebenen Dosierung zu verwenden. Diese Gaben werden nicht durch *Marcumar* abgelöst, sondern es werden je nach den erhaltenen Bestimmungswerten etwa 40000 I. E. für etwa 14 Tage weitergegeben. Bei dem labilen

Gerinnungssystem der Schwangeren lehnen RUNGE und HARTERT die Verwendung von Depot-Heparin(oid)en ab. Sobald die Ödeme geschwunden sind — meist am 3. bis 4. Tag —, wird mit Kompressionsverbänden aufgestanden. Zusätzlich wird *Butazolidin* (2 bis 5 ccm i. m.) gegeben. Im Wochenbett sind auch die Dicumarol(Analog)e anwendbar. Eine Gefahr für das Kind über die Milch ist nach RUNGE und HARTERT im Gegensatz zu manchen Befürchtungen nicht vorhanden. Die Wöchnerin kann also weiterhin ihr Kind stillen, nur muß (wegen der partiellen Ausscheidung der Dicumarole mit der Milch?) etwas höher als gewöhnlich dosiert werden. Das Neugeborene ist natürlich genau zu überwachen.

Bei septischen Thrombosen sind die Heparin(oid)e zu bevorzugen, da nur ihnen eine fibrinolytische Eigenschaft zuzusprechen ist. Durch die langsame Auflösung der Thromben kommt es zu einer Keimaussaat, die eine zusätzliche antibiotische Therapie erfordert. Heparin(oid)e müssen bei gleichzeitiger Antibioticagabe höher dosiert werden. Lange Zeit hat man die Mobilisierung der Keime gefürchtet, doch ist gerade die Kombination beider Medikamente günstig, da einmal der entzündliche Prozeß die Thromboseneigung erhöht, anderseits die Antibiotica in einen festen Thrombus nicht mit ausreichender Konzentration hineingelangen, um wirksam zu werden.

Es ist zwar das Ziel der ausführlich geschilderten Prophylaxe, die Thromboembolie zu vermeiden, doch wirken die Antikoagulantien auch bei der manifesten Lungen-Embolie oft lebensrettend. Aus den eingehenden, von GROSS zitierten Statistiken geht hervor, daß nur in 8,5% der Fälle der Tod plötzlich in weniger als 10 Minuten eintritt; bei 31% in weniger als 60 Minuten; es bleibt daher bei dem größeren Teil (60,5%) der Fälle noch ausreichend Zeit, mit einer Behandlung zu beginnen. Den bekannten Zeichen der Embolie — Blässe, Unruhe, Übelkeit, Brechreiz, leichte bis schwere Bewußtseinstrübungen, Schweißausbruch, kleiner und frequenter Puls — gehen häufig uncharakteristische Zeichen voraus, wie Temperatursteigerung, Schwäche und Ohnmachtsgefühl, Schmerzen in der Schulter. Sie sollten zumindest an eine drohende Embolie denken lassen. Zur Beseitigung der akuten Schmerzen und der Todesangst werden sofort *Morphin* zu 0,01 bis 0,02 oder *Pantopon* zu 0,02 oder *Eukodal* zu 0,01 bis 0,02 zusammen mit *Cardiazol* 0,1 oder *Coramin* 0,4 bis 0,7 oder *Lobelin* 0,01 gegeben. Nach GROSS haben sich auch Gaben von *Scophedal schwach* zu 0,7 bis 1,0 bewährt. Außerdem wird man immer das altbekannte *Eupaverin*, 5 ccm intravenös, in 3- bis 4stündigen Abständen geben. Diese Mittel sollen mit der zusätzlichen Sauerstoffinhalation durch Ganglienblocker ersetzt werden können. Von *Pendiomid* gibt man nach GROSS 100 mg langsam — 10 bis 20 mg pro Minute — intravenös und kontrolliert dabei den Blutdruck. Zur Behebung des peripheren Kreislaufkollapses wird ein Dauertropf mit *Zucker-* oder *physiologischer Kochsalzlösung* gegeben, dazu Noradrenalin *(Aktamin, Arterenol)*, das sorgsam mit 0,1 bis 0,2 γ/kg und Minute zu dosieren ist; kleine Heparinmengen sollen eine Thrombosierung der Armvene verhindern. Die Tropfinfusion soll durch Blutdruckkontrolle überwacht werden. Der Blutdruck soll etwas unter der Norm bleiben, bei normalem Druck etwa bei 100 mg Hg. Dementsprechend ist die Tropfenzahl (15 bis 20 Tropfen/min) zu regulieren. Weiterhin werden zur Stützung des Herzens am Tage 2- bis 3mal $1/_8$ *Strophanthin* gegeben, bei Infekten mit Fieber über 38° bis zur doppelten Dosis. Bei schweren Fällen mit Rechtsinsuffizienz soll ein ausgiebiger Aderlaß (500 bis 1000 ccm!) entlastend wirken. Bei der *Sauerstoff*beatmung muß man sich von der Zyanose leiten lassen und nur mit Unterbrechung beatmen, um Störungen zu vermeiden.

Als Antikoagulantien sind die Heparin(oid)e das Mittel der Wahl. 25000 bis 50000 I. E. Heparin können nach RUNGE lebensrettend wirken. In 6- bis 7stündigen Abständen werden dann zur Fortsetzung etwa 20000 I. E. Heparin dreimal täglich gegeben. Die Prüfung der Gerinnungszeit wird jeden Morgen vorgenommen. Bereits nach der ersten Heparin-Injektion erhält die Patientin freie Beweglichkeit im Bett und kann aufstehen, sobald Temperatur und Puls normale Werte erlangt haben. Das Aufstehen soll immer nach einer Heparininjektion mit zusätzlichen Kreislaufmitteln geschehen, damit ein Kreislaufkollaps vermieden und nicht mit einem Embolierezidiv verwechselt wird. Die Heparinbehandlung wird so lange fortgesetzt, bis die Patientin 3 Tage lang aufgestanden ist, dann erst wird auf *Marcumar* übergegangen. In der entsprechenden Weise ist *Thrombocid* (800 bis 1200 mg) anzuwenden. Vom 3. bis 4. Tag ab können die Depotpräparate verabfolgt werden, falls es sich nicht um Schwangere handelt (s. oben). Nicht unwichtig erscheint der besondere Hinweis von GROSS auf die Regelung des Stuhlganges, da erfahrungsgemäß gerade beim Pressen besonders häufig Embolien auftreten. Es empfiehlt sich daher zur Nachbehandlung, jeden Morgen mit 25 bis 40 g *Magnesiumsulfat* oder einem der vielen S. 342 genannten Stuhlregelungsmittel für die leichte Entleerung eines mehr breiigen Stuhles zu sorgen.

Bei dem Lungeninfarkt ist die gleiche Anwendung der Antikoagulantien erforderlich. Hier kommt es weiterhin auf die Verhütung und Bekämpfung entzündlicher Komplikationen an. Die rechtzeitige Erkennung einer Entzündung ist bei dem ohnehin vorhandenen Fieber, der Leukocytose und der Senkungsbeschleunigung sehr schwierig. Man wird daher in allen Fällen schon prophylaktisch Antibiotica geben. Es werden hierzu einmal die *Tetracycline* oder *Chloramphenicol* in hohen Dosen peroral (4- bis 6mal 250 mg) empfohlen. Zur reinen Prophylaxe genügen nach GROSS auch tägliche Dosen von 50000 I. E. *Penicillin* mit 0,5 g *Streptomycin*, wobei die notwendige Injektion nicht durch eine Hämatombildung — durch die Antikoagulantien — oder durch Abszedierungen — durch penicillinresistente Staphylokokken — kompliziert sein soll. Bei Anwendung der Tetracycline oder von Chloramphenicol ist auf eine verminderte Dicumarol(Analoge)-Toleranz zu achten.

Die Endometriose

Diese Krankheit hat in den letzten Jahrzehnten immer mehr an Bedeutung gewonnen. Das Charakteristische und allen Lokalisationen der Endometriose Gemeinsame ist die Wucherung eines aus Drüsenepithel und Stroma bestehenden Gewebes, das dem Endometrium nicht nur im histologischen Bau weitgehend gleicht, sondern auch funktionell in der gleichen Weise wie das Endometrium an normaler Stelle durch die ovariellen Hormone beeinflußt wird. Diese Abhängigkeit vom ovariellen Zyklus bietet einmal, wie noch im einzelnen auszuführen sein wird, einen wichtigen Hinweis für therapeutische Überlegungen, zum anderen erklärt sie, warum die Beschwerden durch eine Endometriose auf die Zeit der Geschlechtsreife, hauptsächlich auf die zweite Hälfte der Geschlechtsreife, beschränkt sind.

Endometrioide Wucherungen zwischen der Muskulatur des Corpus uteri führen zu einer meist gleichmäßigen Vergrößerung des Uterus, wie er sich als „metropathischer“ Uterus nicht selten in der zweiten Hälfte der Geschlechtsreife findet. Gegenüber dieser als Endometriosis uteri interna bezeichneten Lokalisation gibt es eine ganz ähnliche Tiefenwucherung im intramuralen, seltener dagegen im interstitiellen Teil der Tube, die von ALBRECHT Endometriosis tubae interna benannt wird. MARTIUS spricht von einer „Endometriosis genitalis interna uteri et tubae“, PHILIPP und HUBER gebrauchen für beide Krankheitsbilder den Namen „primäre Endometriose“. Die sekundären Endometriosen finden sich einmal im Ovar, wo sie zur Ursache der bekannten Teer- und Schokoladencysten werden, außerdem an der Uterusaußenfläche, und zwar vor allem an der Hinterwand im Douglas, als Endometriosis retrocervicalis; sehr viel seltener treten sie an der Uterusvorderwand, der Portio, der Vagina, im Lig. rotundum, am Perineum und an der Vulva auf. Man stellt diese Krankheitsbilder als Endometriosis genitalis externa denen der Endometriosis genitalis interna gegenüber. Die Häufigkeit der Endometriosis genitalis interna unter allen Endometriosefällen beträgt nach MARTIUS 44%, die der Endometriosis genitalis externa 50%, so daß für die Endometriosis extragenitalis nur der kleine Rest von 6% übrig bleibt. Unter diesem Sammelnamen werden alle die seltenen Lokalisationen in Operationsnarben, am Nabel, am Darm, an Extremitäten, Harnblase, Lunge zusammengefaßt. Im Gegensatz zu dieser Einteilung von MARTIUS unterscheidet ALBRECHT eine Endometriosis intraperitonealis von einer Endometriosis extraperitonealis. Am klarsten ist die Trennung zwischen einer primären und einer sekundären Endometriose, wenn diese Einteilung auch gleichzeitig die Genese der Endometriose im Sinne von PHILIPP und HUBER festlegt.

Auf die Genese der Endometriose soll hier nicht im einzelnen eingegangen werden, es seien nur einige kurze Stichworte erlaubt. Lange Zeit hat man darüber gestritten, ob die Herde bei der Endometriosis externa an Ort und Stelle (Serosaepitheltheorie von R. MEYER) oder durch Verschleppung von Endometriumzellen (Implantationstheorie von SAMPSON) entstanden seien. Wenn auch die Verschleppung von Endometriumzellen auf die Bauchserosa, in den Douglas oder in das Ovar für durchaus möglich gehalten wurde, so glaubte man doch nicht, daß ein menstruell abgestoßenes Endometrium noch implantationsfähig sei. Erst die Untersuchungen von PHILIPP und HUBER verhalfen der Implantationstheorie zur allgemeineren Anerkennung. Sie konnten nämlich nachweisen, daß bei etwa 40% der über 44 Jahre alten Frauen die Grenze zwischen Uterus- und Tubenschleimhaut lateralwärts in die Tube hinein verschoben ist. Von diesen ektopischen, in der Tube gelegenen und zur Polypenbildung neigenden Endometrioseherden soll die weitere Ausbreitung entweder kanalikulär oder lymphogen bzw. hämatogen erfolgen. Neuerdings konnten TE LINDE und SCOTT im Experiment nachweisen, daß jedenfalls die Proliferationsschleimhaut des Affen zur Implantation von Endometriumherden in der Bauchhöhle fähig ist, wenn der Abfluß der anoovulatorisch abgestoßenen Schleimhaut nach außen durch Verschluß des Cervicalkanales verhindert wird. Seit langem war auch schon bekannt, daß die Endometrioseherde in Operationsnarben durch Verschleppung von Endometrium entstehen, ebenso wie künstliche Implantate von Endometriumstückchen in den Scheidenstumpf fast immer einzuheilen pflegen. Das Eigenartige aller dieser Endometriumherde ist das Fehlen einer malignen Entartung trotz der verblüffenden Potenz zu einem infiltrierenden Wachstum. Es sind zwar einige wenige Fälle einer echten malignen Entartung von Endometrioseherden bekanntgeworden, sie stellen aber Raritäten dar und schränken die auch therapeutisch ungemein wichtige Tatsache nicht ein, daß diese Wachstumspotenz in Abhängigkeit von den ovariellen Hormonen steht. Nach Fortfall dieser ovariellen Impulse atrophieren Endometrioseherde genau so wie das Endometrium im Cavum uteri.

Die Symptome der Erkrankung sind je nach der Lokalisation der Endometriose verschiedenartig. Allen gemeinsam ist aber die Abhängigkeit der Beschwerden vom menstruellen Zyklus. Entsprechend der größten Volumenzunahme des Endometrium in der Sekretionsphase sind die Beschwerden auch am stärksten im Prämenstruum ausgeprägt. Die Dysmenorrhoe, als häufigste Begleiterscheinung der Endometriose, ist nicht nur zur Zeit der Blutung selbst, sondern schon vor dem Blutungseintritt vorhanden. Charakteristisch ist auch für diese sekundäre oder erworbene Dysmenorrhoe, daß sie im Gegensatz zur primären Dysmenorrhoe erst in späteren Jahren auftritt und oft Frauen befällt, die früher ohne Beschwerden geblieben waren. Nicht selten ist es gerade dieses Symptom der sich allmählich verstärkenden Schmerzen, welches die Frauen Ende der dreißiger bis Anfang der vierziger Jahre zum Arzt führt. Bei der früher als „Adenomyosis" bezeichneten Endometriosis uteri interna findet sich neben den manchmal nicht deutlich ausgeprägten dysmenorrhoischen Beschwerden als häufigstes Zeichen eine verstärkte und verlängerte Regelblutung. Außer derartigen Menorrhagien kommen aber auch unregelmäßige metrorrhagische Blutungen, sogar Dauerblutungen vor, die einen erheblichen Grad von Anämie bewirken können. Ursache für diese verstärkten Blutungen ist das zwischen die Muskulatur eingewucherte endometrioide Gewebe, welches die Kontraktionsfähigkeit der Muskulatur vermindert. Wird hierdurch schon gleichsam mechanisch die normale Menstruationsblutung erheblich verstärkt, so wirkt sich diese Verstärkung bei funktionellen Blutungsstörungen, wie sie gerade im fünften Jahrzehnt so häufig sind, besonders fatal aus. Die Diagnose ist nicht leicht. Eine Abrasio ist diagnostisch schon allein zum Ausschluß anderer, im Kapitel der Menstruationsstörungen ausführlich geschilderter Ursachen sowie therapeutisch zur Blutstillung nicht zu umgehen. Der Blutstillungseffekt tritt aber gerade hierbei nicht so sicher ein und die histologische Untersuchung des Abradates kann die Endometriosis interna nicht mit ausreichender Sicherheit nachweisen. Eine unregelmäßige Abgrenzung der Mucosa gegen die Muscularis ist bei älteren Frauen geradezu physiologisch und darf noch nicht als Endometriose bezeichnet werden. Die sichere Diagnose ist nur durch die histologische Untersuchung der Uteruswand möglich. Hinweisend auf eine Endometriose ist dagegen neben der sekundären Dysmenorrhoe eine gleichmäßige Vergrößerung des Corpus uteri. Läßt sich dazu noch im Prämenstruum eine zyklische Vergrößerung des Corpus uteri und im Postmenstruum eine Abschwellung nachweisen, so spricht dieses HALBANsche Zeichen mit großer Sicherheit für eine Endometriose. Vor allem sollte man dann an sie denken, wenn die bei den Blutungsstörungen bereits genannte Therapie, insbesondere eine bei älteren Frauen durchgeführte Röntgenkastration, nicht zum Ziele geführt hat. In solchen Fällen bleibt als sicherste Behandlungsmethode nur die vaginale Totalexstirpation des Uterus, die auch schon bei Frauen Anfang der vierziger Jahre zu empfehlen ist, da sie bei isolierter Endometriosis interna nicht nur die Blutungsquelle, sondern auch die Dysmenorrhoe beseitigt, dabei aber die ovarielle Funktion erhält. Bestehen gegen die Operation Bedenken, so leistet auch die Radiummenolyse, insbesondere mit monelgefiltertem Radium (s. S. 48) durch Verschorfung der blutenden Schleimhautfläche Gutes. Die Röntgenkastration ist zur Verhinderung weiterer Blutungen allzu häufig unzureichend. Bei jüngeren Frauen pflegt die Dysmenorrhoe mehr im Vordergrund der Beschwerden zu stehen, während die Verstärkung der menstruellen Blutung nur geringfügig ist. Bei diesen Fällen wird man nur ungern zu den genannten Mitteln greifen, sondern versuchen, den Uterus und die Menstruation zu erhalten. Hier bewährt sich eine *Androgentherapie*, die aber lange genug durchgeführt werden muß, wenn sie Erfolg haben soll. *Testosterongaben* sollen, möglichst über einen Monat verteilt, die Gesamtmenge von 200 mg nicht überschreiten; man gibt am besten an zwei Tagen der Woche je 25 mg *Testosteronester*. *Methyltestosteron* wird täglich zu 20 mg peroral verordnet. Bei sehr starken Beschwerden im Prämenstruum ist es oft gut, die täglichen *Methyltestosterongaben* durch zwei zusätzliche Injektionen von je 25 mg *Testosteronester* zu ergänzen.

Die Endometriosis tubae interna macht oft gar keine Beschwerden, sondern wird häufig nur zufällig bei einer genauen Untersuchung wegen einer bestehenden Sterilität entdeckt. Nur selten läßt sich in solchen Fällen eine knotige Verdickung an dem Tubenabgang als Endometriosis isthmica nodosa tasten. Derartige knotige Verdickungen sind häufiger ein Zeichen für eine echte Salpingitis isthmica nodosa auf entzündlicher Grundlage, die mit einer Endometriose nicht verwechselt werden sollte (HUBER). Da keineswegs immer ein vollständiger Verschluß des Tubenlumen besteht, sondern dieses nur mehr oder weniger eingeengt sein kann, ist als Folge dieses Passagehindernisses auch eine Tubargravidität möglich. Da es aus dem ektopischen Endometrium auch blutet, entwickelt sich manchmal eine Hämatosalpinx, die zu heftigen Leibschmerzen und richtigen Menstruationskoliken führt. Nicht selten wird bei diesem akuten Krankheitsbild unter der fälschlichen Diagnose einer Tubargravidität eine Operation vorgenommen. In derartigen Fällen muß man natürlich die ganze Tube exstirpieren. Zur Behebung einer Sterilität wird man versuchen, den gesunden Tubenabschnitt in den Uterus zu implantieren (s. S. 367).

Die retrocervicale Endometriose zeichnet sich durch besonders heftige Dysmenorrhoen aus. Das Anheben der Portio, das „Lüften", wird als recht schmerzhaft bei der Untersuchung empfunden, auch knotige Verdickungen an der hinteren Cervixwand können vor allem im Prämenstruum äußerst druckempfindlich sein. Mitunter geht die Infiltration auf das Rectum über. Bei jüngeren Frauen empfiehlt sich, eine Therapie mit *Androgenen* in der bereits genannten Dosierung zu versuchen. Bei älteren Frauen ist die operative Behandlung besser. Man sollte hier jedoch den Uterus abdominal entfernen, um einen genauen Überblick über die Beziehungen zum Rectum zu haben. Dieses ist meist an die Hinterwand des Uterus herangezogen. Man muß scharf abpräparieren, wobei bewußt Endometrioseherde nahe am Darm zurückgelassen werden, um den Darm nicht zu lädieren. Da in der Regel auch beide Ovarien mitentfernt werden, besteht durch die zurückgelassenen Reste keine Gefahr des Rezidives. Auch wenn die Ovarien bei jüngeren Patientinnen belassen werden, kann man trotzdem ruhig größere Endometrioseherde an der Darmwand zurücklassen. Sollten sie sich längere Zeit nach der Operation doch wieder durch erneute Beschwerden bemerkbar machen, bleibt immer noch die Möglichkeit, die ovarielle Funktion durch die Röntgenbestrahlung auszuschalten und damit auch diese restlichen Herde zur Schrumpfung zu bringen. Isolierte kleine Knoten können auch von der Vagina aus excidiert werden.

Ist die retrocervicale Endometriose durch den Lüftungsschmerz der Portio, die eingeschränkte und schmerzhafte Verschieblichkeit des Uterus und die knotigen Verdickungen an der Uterushinterwand relativ leicht zu diagnostizieren, wenn man nur, vom hinteren Scheidengewölbe aus oder besser rektal, genau untersucht, so macht dagegen die Erkennung der Endometriose des Ovar oft größte Schwierigkeiten. Die manchmal nur einseitigen, oftmals aber doppelseitigen Adnextumoren von recht unterschiedlicher Größe sind zwar leicht zu palpieren. Aber es ist schwer, sie gegenüber entzündlichen Adnextumoren abzugrenzen. Diese Teer- und Schokoladencysten sind zwar etwas deutlicher auch nach oben-hin abzugrenzen, haben aber die gleiche geringe Verschieblichkeit; eben-falls ist oft die Blutkörperchensenkung erhöht und selbst Temperatur-steigerungen können vorkommen. Wenn eine konservative Therapie gegen den „entzündlichen" Adnextumor ohne Erfolg geblieben ist, wird man auch an eine Tuberkulose denken müssen. Eine äußerst genaue Anamnese führt am weitesten. Das Fehlen eines früheren entzündlichen Prozesses, vor allem eine zu Beginn deutliche Abhängigkeit der Be-schwerden vom menstruellen Zyklus, die allerdings im weiteren Verlauf nicht mehr so deutlich bleibt, machen zumindest eine Endometriose wahrscheinlich. Nur bei günstig gelegenen Tumoren wird man die von HEYNEMANN vorgeschlagene Probepunktion vom hinteren Scheiden-gewölbe aus (s. S. 211) ausführen können und eventuell die Laparoskopie zur Diagnostik zu Hilfe nehmen. Die Ruptur von Teercysten kann wegen der folgenden peritonitischen Symptome zur sofortigen Laparotomie zwingen.

Zur Behandlung ist als der sicherste Weg die operative Entfernung der Cysten zu nennen. Die Entscheidung ist nicht so sehr wegen der oft-mals nur mühsam durchzuführenden Operation schwer. Denn, wie bereits bei der retrocervicalen Endometriose ausgeführt, brauchen Endo-metrioseherde, die sich in die Darmwand erstrecken, nicht entfernt zu werden, wenn nur alles ovarielle Gewebe fortgenommen wird. Da aber der Uterus immer miterkrankt bzw. mit einbezogen ist, läuft die Operation auf die Totalexstirpation von Uterus und Adnexen hinaus. Und gerade in dieser Konsequenz liegt die Schwierigkeit der Entscheidung, wenn es sich um noch jüngere Frauen handelt. Entschließt man sich bei der älteren Frau am Ende des 5. Jahrzehnts leicht zu dieser radikalen Therapie — und dieser Entschluß muß auch bei diesem Alter gefaßt werden, da die großen Adnextumoren auch nach der Menopause noch Be-schwerden machen —, so wird man vor diesem Vorgehen bei jüngeren Frauen zurückschrecken. Ist der Prozeß mit Sicherheit nur einseitig, kann man konservativ die erkrankte Seite operieren. Aber nur selten sind diese endometrioiden Wucherungen nur auf ein Ovar beschränkt, so daß man bei konservativem Operieren mit der Möglichkeit rechnen muß, nach einem Jahr auf der anderen Seite den gleichen Tumor mit den gleichen Beschwerden zu haben. Auch hier kann man es zu Anfang wenigstens mit der schon wiederholt geschilderten *Androgentherapie* ver-suchen. Solange die Beschwerden nur auf das zyklische An- und Ab-schwellen der Endometriose beschränkt bleiben, wird man so sein Aus-langen finden oder wenigstens den Termin zur Operation hinausschieben können. Sobald aber die Beschwerden durch die Nachbarorgane und die Verwachsungen mit dem Darm hinzukommen, wird auch mit der Androgen-therapie nicht allzu viel zu erreichen sein. Dann kann man es noch immer mit der *Röntgenkastration* versuchen, die aber gerade bei den jugend-lichen Personen durch die Ausschaltung der ovariellen Funktion ebenso fatal ist wie die operative Entfernung, in manchen Fällen aber wenigstens die Gefahren der Operation vermeidet.

Die **extragenitalen** Endometriosen bieten meist keine besonderen therapeutischen Schwierigkeiten. Blutende Fisteln lassen sich im allgemeinen leicht exstirpieren. Besonderheiten sind noch bei der Endometriose der **Harnblase** zu erwähnen. Der vermehrte Harndrang, Schmerzen bei der Entleerung und blutiger Harn in Abhängigkeit vom ovariellen Zyklus weisen auf eine Endometriose hin, die durch das Cystoskop gut erkennbar, jedoch manchmal schwierig gegen ein Carcinom der Blase abzugrenzen ist. Eine operative Entfernung der Herde ist nicht möglich. Hier hilft nur die Röntgenkastration, um die Herde zur Schrumpfung zu bringen. Bei starken Blutungen kann eine endovesicale Elektrokoagulation notwendig werden.

Richtlinien zur Beratung geschwulstkranker Frauen

Myoma uteri

Es kann hier nicht der Ort sein, das Kapitel Myom nach allen Richtungen zu beleuchten. Worauf es an dieser Stelle ankommt, ist einzig und allein, mit bestimmten Richtlinien dem Arzt an die Hand zu gehen, der sich bei der Häufigkeit der Myomleiden soundso oft in der Lage sieht, hierin klipp und klar zu raten. Vorangestellt muß werden, daß die Mitteilung der Diagnose Myom bei so mancher Frau im umgekehrten Verhältnis zu der Bedeutung des Leidens steht. Myome, die kaum der Tastung zugänglich sind, erbsen- und haselnußgroße Knötchen mit eben angedeuteter subseröser Wachstumsrichtung werden vielfach mit allem Ernst der Patientin dargestellt, die nun nicht eher ruht, bis sie dieses Leiden los ist, während in Wahrheit solche und auch beträchtlich größere Myome, solange sie beschwerdelos bleiben, zwar vermerkt, aber nicht behandelt werden sollen. Am besten hält man es so, daß man je nach der seelischen Veranlagung der Patientin, die man vor sich hat, von solchen Myomen zu ihr überhaupt nicht, sondern nur zu den Angehörigen redet. Recht wichtig erscheint es heutzutage, dann, wenn man die Überflüssigkeit der Behandlung betont, ausdrücklichst darauf hinzuweisen, daß für ein solches nicht behandlungsbedürftiges Myom auch die Röntgenbestrahlung nicht nur nicht angezeigt, sondern schlecht sein kann.

Wie steht es aber mit dem Verhalten des Arztes bei Myomen, die Symptome machen, aber bei Patientinnen vorhanden sind, die der Operation abgeneigt sind oder vielleicht wirklich kein geeignetes Objekt für die Operation darstellen, anderseits aber auch für die Röntgenbehandlung nicht geeignet sind? Soll man es mit internen Maßnahmen versuchen und soll man solche auf längere Zeit durchführen? Solche Überlegungen sollten immer davon ausgehen, daß es „eine irgendwie sicher wirksame konservative Behandlung der Uterusmyome nicht gibt" (HEYNEMANN). Es kann sich also immer nur darum handeln, ob man symptomatisch eine Zeitlang behandeln kann, um den letzten Endes meist doch notwendigen

Eingriff — mag er in der Operation oder in der Bestrahlung bestehen — hinauszuschieben. In erster Linie ist es die Dauer und Stärke der Blutungen, die das Vorgehen bestimmen. Gleichgültig, wie man die medikamentöse Behandlung auch gestaltet, nur eine möglichst jeden Monat durchgeführte Hämoglobinbestimmung vermeidet, daß eine schließlich doch erfolglose Therapie über allzu lange Zeit fortgesetzt wird. Die Angaben der Patientin über Stärke und Dauer der Blutungen sind zwar ein wichtiger Hinweis, niemals aber so objektiv wie der Hb-Wert. Dies sei vorangestellt, denn auch heute noch kommen sehr viele Frauen mit Myomen in die klinische Behandlung, die erhebliche Grade der Anämie aufweisen und viele Monate lang mit allerlei Medikamenten erfolglos behandelt worden waren.

In der alten Zeit hat man in solchen Fällen nebst der bereits historisch gewordenen elektrischen Behandlung nach APOSTOLI systematische Ergotinkuren vorgenommen, und Fälle, die Hunderte solcher Injektionen bekamen, sind bekanntgeworden. Einer solchen Behandlung kann man heute keinesfalls mehr das Wort reden, zumal sie bei der schlechten Blutversorgung des Myoms überhaupt zur Nekrose der Geschwulst führen kann. Auch die noch von KAHR empfohlene Hydrastis ist viel zu unzuverlässig, als daß sie heute noch Anwendung fände. Einigen Erfolg dagegen verspricht die von HUSSLEIN propagierte Androgentherapie, auf die bereits S. 36 eingegangen wurde. Sind die Blutungen nur mäßig verstärkt und wird eine entsprechende Lebensweise durch Bettruhe, namentlich in den ersten Tagen der Menstruation, durch Sorge für leeren Darm und regelmäßig entleerte Blase, Vermeidung zu reichlicher fleischhaltiger Nahrung und Einschränkung der Flüssigkeitszufuhr überhaupt, zusätzlich eingehalten, so lassen sich so manche Frauen wenigstens eine Zeitlang vor einer Anämie bewahren. Sind die Blutungen aber stärker oder trotz dieser Maßnahmen nicht gemindert, so sollte man den Entschluß zur Operation oder Bestrahlung nicht mehr weiter hinausschieben. Plötzlich auftretende, sehr heftige und langdauernde Blutungen können sofortige Blutstillungsmaßnahmen erforderlich machen. Leider versagen auch hier sehr häufig die S. 39 genannten *Hämostyptica*, wenn man auch von ihnen wenigstens für den Transport in die Klinik Gebrauch machen wird. Da nicht selten gerade besonders starke Blutungen weniger durch das Myom direkt, als durch eine zusätzliche funktionelle Blutungsstörung, z. B. eine glandulärcystische Hyperplasie, bedingt sind, kann die Gabe einer Mischinjektion von *Follikelhormon* und *Progesteron* (s. S. 50) folgerichtig und dann auch zweckvoll sein. Nicht zuletzt wird die schon zur Diagnose und zum Ausschluß einer malignen Erkrankung notwendige Abrasio (s. weiter unten) auch ihren Blutstillungseffekt haben. Eine solche Abrasio gehört unbedingt in die Hand des Facharztes, da Komplikationsmöglichkeiten gerade bei Myomen gegeben sind. Auch die zur Bekämpfung der meist schon vorhandenen sekundären Anämie erforderliche Bluttransfusion läßt die Blutung geringer bzw. nicht so fühlbar werden. Ist man so der akuten profusen Blutung Herr geworden, ergibt sich um so zwingender die Notwendigkeit, den Entschluß zu einer endgültigen Therapie zu fassen, um nicht von einer erneuten heftigen Blutung überrascht zu werden.

Besonders häufig schrecken die Frauen vor einer Operation zurück, bei denen die Myome in den Jahren nahe dem Wechsel Beschwerden machen. Die Hoffnung auf das Schwinden dieser Beschwerden durch das Klimakterium ist, so berechtigt sie auch vielfach sein mag, bei den Frauen so sehr verankert, daß es oft schwer hält, ihnen klarzumachen, daß die Periode gerade bei Myomträgerinnen sehr häufig recht spät aussetzt und daß bis dahin kaum mehr tragbare Grade der Anämie entstehen können, ganz abgesehen von den anderen, durch die Zunahme des Myoms gesteigerten Beschwerden, wie Völle im Bauch, Erschwerung der Harn- und Stuhlentleerung und Schmerzen. Bei entsprechender Lokalisation und verhältnismäßig geringer Größe stellen gerade diese Fälle von Myomen nahe den Wechseljahren — außer den anderen noch zu erwähnenden — ein dankbares Feld für die Behandlung mit Röntgenstrahlen dar. Daß diese Behandlung mit Röntgenstrahlen bei den Frauen in allen Fällen von Myomen zunächst am beliebtesten ist, ist verständlich. Grundsätzlich muß gesagt werden, daß der praktische Arzt weit weniger als der Gynäkologe in der Lage ist zu entscheiden, ob im gegebenen Falle die Wahl des Verfahrens freisteht, oder ob die Operation angezeigt, die Strahlenbehandlung aber nicht am Platze ist, oder umgekehrt. Es ist jedenfalls immer schlecht, wenn Myomträgerinnen mit einer bestimmten Unterweisung, Bestrahlung oder Operation, ganz besonders aber mit der Unterweisung Bestrahlung, zum Gynäkologen kommen, weil sie dann von dem einmal vorgeschlagenen Plan entweder überhaupt nicht oder nur mit der größten Mühe abzubringen sind und oft glauben, daß ihnen Unrecht aus eigennützigen Gründen geschehe. Bleibt auch die Entscheidung über das zu wählende Behandlungsverfahren Sache des Gynäkologen, so muß der praktische Arzt doch die richtige Vorstellung von dem Wesen und den Grundunterschieden der beiden Behandlungsverfahren haben. Unleugbare Tatsache ist und bleibt, daß die Bestrahlung mit keiner Sterblichkeit belastet ist. Daß dies der Angelpunkt des Problemes ist, wird niemand bestreiten. Aber es gibt Fälle, wo die vergeblich gewesene Bestrahlung später und vielleicht unter schwierigeren Verhältnissen zur Operation zwingt, allenfalls mit üblem Ausgang. Diese Fälle zeigen gerade, daß die Bestrahlung nicht so vollständig ungefährlich ist, sondern daß vielmehr eine Bestrahlung am unrichtigen Ort das Bild ins Ungünstige verschieben kann. Nicht minder grundlegend ist die Tatsache, daß jede Myombestrahlung nicht das kranke, sondern das gesunde Gewebe angreift, da sie einzig und allein nur auf dem Umwege über die Vernichtung der lebenden Follikel wirkt und also in jedem Falle um die Preisgabe der Inkrete des Eierstocks erkauft wird. Das kranke Gewebe, das Myom als solches, bleibt bestehen, wenn es auch mit dem nunmehr der Altersatrophie anheimfallenden Uterus der Schrumpfung entgegengeht, wie dies mit Myomen nach den Wechseljahren auf natürlichem Wege geschieht. Es kann nun nicht zweifelhaft sein, daß die Belassung eines kranken Gewebes immerhin gewisse Bedenken hat. In der Mehrzahl der Fälle sind sie unberechtigt, in anderen wieder aber kommt es auf dem Boden dieses zurückgebliebenen Gewebes zu Veränderungen, von denen diejenigen degenerativer Natur noch geringfügig sind im Vergleich zu jenen, die bösartigen Charakter haben. Um nicht mißverstanden zu werden: Bis heute liegt kein Beweis vor, daß etwa ein bestrahltes Myom eher zu sarkomatöser Degeneration neigt; ebensowenig ist erhärtet, daß in einem Uterus myomatosus, der bestrahlt worden ist, ein Corpuscarcinom sich häufiger entwickelt als in einem nicht bestrahlten myomatösen Uterus. Aber an der Tatsache, daß gerade die myomatöse Gebärmutter auch zur Entstehung von Corpuscarcinomen besonders neigt, kann niemand vorübergehen (R. MEYER, FRANKL). Wenn nun die myomatöse Gebärmutter exstirpiert ist, dann ist diese nicht zu unterschätzende Möglichkeit ein für allemal aus dem Wege geräumt. Gerade das Aufkommen eines Corpuscarcinoms in einem bestrahlten Uterus ist, und darauf muß der praktische Arzt besonders hingewiesen werden, deswegen manchmal so bedenklich, weil nach eingetretener Kastration eine neuerliche Blutung sehr oft, weder von der Patientin, noch vom beratenden Arzt, so ernst genommen wird, wie sie es verdient. Mit der Selbsttäuschung, daß das Myom sich wieder rühre, kann kostbare Zeit verlorengehen und inzwischen ein Corpuscarcinom in einer Weise fortgeschritten sein, die die Operation nicht mehr ermöglicht. Allerdings kann bei jüngeren Frauen, die bestrahlt werden, eine solche Blutung auch darin ihren unschuldigen Grund haben, daß einzelne Follikel nicht vernichtet wurden und deswegen die Regelblutung wieder auftritt. Auch Polypen der Corpushöhle, endometritische Prozesse und Gefäßveränderungen können zufällig eine solche ungefährliche Blutung in einem bestrahlten Uterus erzeugen.

Myome, die nach den Wechseljahren Beschwerden machen, indem sie zu bluten beginnen, größer werden und auf die Nachbarorgane drücken, sind kein geeignetes Feld für die Röntgentherapie. Einmal sind sie es deswegen nicht, weil die Blutungen meist nicht mehr auf einem Impuls vom Ovarium beruhen — dieses ist atrophiert —, sondern durch gestörte lokale Zirkulationsverhältnisse oder aber, was weit bedenklicher ist, durch maligne Umwandlung zu Sarkomen oder durch die Entwicklung eines Corpuscarcinoms in der myomatösen Gebärmutter hervorgerufen werden.

Mit Recht ist allgemein anerkannt, daß bei jungen Frauen die Bestrahlung nicht am Platze ist. Mag auch der Grad der Ausfallserscheinungen in hohem Maße von der körperlichen und seelischen Verfassung der betreffenden Frau abhängen, auch ausgeglichene, seelisch durchaus nicht schwankende Charaktere leiden in somatischer und seelischer Hinsicht in jüngeren Jahren schwer. Die Behandlung dieser Kastrationsfolgen (s. S. 100) stellt trotz der mannigfaltigen Mittel der Therapie eine schwierige und mühselige Aufgabe auf lange Sicht dar. Dazu kommt, daß Myomträgerinnen, die, wie so häufig, niemals geboren haben, wenn sie in jungen Jahren durch Röntgen kastriert werden, neben den allgemeinen Ausfallserscheinungen auch eine Atrophie des Genitale davontragen, welche die Zulassung des Geschlechtsverkehres zur Qual machen kann; daran sind auch glückliche Ehen gescheitert. Daher ist und bleibt es oberster Grundsatz, mindestens bis zum 42., noch besser bis zum 45. Lebensjahre die Bestrahlung überhaupt nicht in Vorschlag zu bringen. Deswegen sollte der praktische Arzt, der ja von der Patientin zu einer Äußerung gezwungen wird, will er diese Äußerung nun abgeben oder nicht, von vornherein die Bestrahlung in jungen Jahren als ungünstig hinstellen und deswegen von ihr entschieden abraten. Soviel über das Grundsätzliche.

Und nun noch einige Sonderbemerkungen zur Therapie der Myome, sofern sie sich für die Operation und nicht für die Bestrahlung eignen und umgekehrt. Trotz aller Fortschritte in der operativen Technik und aller Vorbeugungsmaßnahmen ist nun einmal die Operation mit einer gewissen Sterblichkeit behaftet. Nimmt man alle Operationen, die wegen Myoms auf vaginalem und abdominalem Wege gemacht werden, zusammen, so ergibt sich eine Mortalität, die auch in den besten Händen um 1 bis 2% schwankt, vielfach aber höher ist. Die abdominalen Operationen sind mit einer größeren Mortalität belastet, während durch die Statistik jener Autoren, die sich mehr des vaginalen Weges befleißigen, die entschieden geringere Sterblichkeit des vaginalen Weges die Gesamtmortalität wesentlich herabdrückt. Ohne irgendwie auf die Methoden der Operation kommen zu wollen, sei nur bemerkt, daß die vaginale Operation mehr begangen zu werden verdient, als dies vielfach geschieht, es sei denn, daß sie wegen der Größe des Tumors, wegen dessen etwa intraligamentären Sitzes, der mangelnden Eindrückbarkeit ins Becken und einer unklaren Diagnose sowie operationsbedürftiger, nur vom Abdomen anzugehender Krankheiten, von vornherein nicht angezeigt ist. Die vaginale Operation ist beträchtlich ungefährlicher als der abdominale Weg, enthebt die Frauen einer längeren Rekonvaleszenz und führt sie mangels eines Bauchschnittes früher in die häuslichen Verhältnisse und an ihre Arbeitsstätten zurück, ohne für späterhin im allgemeinen irgendwelche Nachwehen zu hinterlassen. Trotzdem kann man selbstverständlich in einer großen Zahl der Fälle, und das sind die schwierigeren, nur den abdominalen Weg wählen, der infolge der erhöhten Peritonitis- und Emboliegefahr immer eine höhere Mortalität aufweist als der vaginale.

Zur Operation, mag sie nun per laparotomiam oder per vaginam zu machen sein, muß man sich aber in einer Reihe von Fällen entschließen, weil bei ihnen die Bestrahlung erfolglos ist: Abgesehen von Fällen unklarer Diagnose bei sehr großen Geschwülsten ist die Operation bei submukösen Myomen, beim myomatösen Polyp, bei Verdacht auf sarkomatöse Entartung, aber auch bei Verdacht auf Nekrose, bei cystischen Myomen, bei verjauchenden Tumoren, bei Endometriose, bei gleichzeitiger Vergesellschaftung mit Geschwülsten der Eierstöcke, Adnextumoren und Vorfällen, bei jugendlichem Alter, wo wir die Inkrete der Ovarien nicht entbehren können, und bei Myomen nach der Menopause notwendig.

Bei Sterilität, die offenbar auf dem Boden eines Myoms besteht, kommt die konservative Myomoperation in Frage, über die bei der Sterilität S. 367 das Nötige ausgeführt ist.

Die Bestrahlung ist bei den allgemeinen Kontraindikationen gegen die Operation angezeigt; solche sind: Nieren-, Stoffwechsel-, Herz- und Lungenkrankheiten; auch bei hochgradiger Krampfaderbildung wird die Bestrahlung mit Rücksicht auf die drohende Gefahr der Embolie sehr zu erwägen sein, ferner bei frischen Infektionen an den Genitalien und ihrer Nachbarschaft (STOECKEL). Weiter eignen sich für die Bestrahlung sehr gut die nicht zu großen, intramural gelegenen und kleineren, nicht gestielten subserösen Knoten, besonders bei Frauen nach dem 45. Lebensjahr. Ist einmal operiert worden, wurde beispielsweise der Uterus wegen Prolaps interponiert und entsteht an einem solchen Uterus ein Myom, ist es unbedingt angezeigt zu bestrahlen, um den Erfolg der ersten Operation nicht zu zerstören (WEIBEL). Grundsätzlich ist zu fordern, daß man vor jeder Bestrahlung eine Abrasio ausführt, um eine maligne Erkrankung der Schleimhaut ausschließen zu können. Mögen einzelne Ärzte gelegentlich bei verlängerten und verstärkten Regelblutungen, die aber ihren zyklischen Charakter nicht verloren haben, davon absehen, so schließt dieses Vorgehen immer einen Ungewißheitsfaktor ein und ist kaum anzuraten. Sind dagegen die Blutungen unregelmäßig, so kann die Abrasio unter gar keinen Umständen umgangen werden. Die Tatsache ihrer Notwendigkeit bedeutet also für die Patientin einen operativen Eingriff, der allenfalls nur der Vorakt zu einer zweiten Operation ist, was bei der Totalexstirpation natürlich sehr zum Vorteil der Methode gänzlich in Wegfall kommt. Hierzu ist noch zu bemerken, daß die Abrasio in jenen Fällen, in denen die Gebärmutterhöhle ganz unregelmäßig gestaltet ist und Nischen und Buchten aufweist, überhaupt nicht gründlich gemacht werden kann, so daß trotz sorgfältiger Curettage ein Carcinom übersehen werden, anderseits durch die Abrasio die Myomkapsel bei submukösem Sitz des Myoms verletzt und infiziert werden kann. Diese Möglichkeit ist es auch, die die Abrasio bei Myomblutungen als therapeutisches Verfahren nicht immer möglich macht.

Am schwierigsten ist es, sich in Fällen von Myomen, die submukös und zum Teil intramural sitzen, für die richtige Art der Behandlung zu entscheiden. Der mangelnde Erfolg einer Bestrahlung zeigt in so manchen dieser Fälle von submukös-intramuralen Myomen, daß sie eben nicht mehr für die Bestrahlung, sondern für die Operation geeignet waren. Besonders verantwortungsvoll ist es, bei ausgebluteten Myomträgerinnen das Richtige zu treffen. Ohne den Uterus aufgeschlossen oder eine Uterographie gemacht zu haben, ist es ja oft nicht möglich, Bestimmtes über den Sitz des Myoms, insbesondere darüber, ob es ausgesprochen submukös ist, zu sagen. Da kann es nun geschehen, daß man wegen der hochgradigen Anämie die Bestrahlung ausführen läßt, aber vergeblich auf den Erfolg wartet, ja sogar noch besonders schwere Blutungen erlebt, die die Frau aufs äußerste gefährden. Dann operiert man unter vielleicht noch ungünstigeren Verhältnissen als vorher. In solchen Fällen ist es am sichersten, bei strenger Bettruhe durch die vorhergenannten Mittel die Blutung zum Stehen zu bringen und durch wiederholte Bluttransfusionen die Frau operationsbereit zu machen. Je nach dem Grad der Anämie sind ein oder mehrere Transfusionen nötig. Dabei muß darauf geachtet werden, daß keinesfalls der Kreislauf überlastet wird (Myomherz!). Die Menge der Einzelinfusion soll 500 ccm nicht übersteigen, die Tropfenfolge soll so bemessen werden, daß diese 500 ccm in wenigstens 1 Stunde, besser in 2 Stunden einlaufen. Nach 4 Tagen wird der Hb-Wert kontrolliert. Je akuter die Anämie war, um so eher läßt sie sich beheben, je länger sie bestand, um so mehr ist die Fähigkeit zur eigenen Erythropoese erschöpft. Nach Möglichkeit soll ein Hb-Wert von 70% erreicht sein, ehe operiert wird. Entschließt man sich schon vorher zur Operation — vielleicht auch im Hinblick auf eine erneut auftretende und schwer beherrschbare Blutung —, so sollte auch während der Operation nicht nur die heute allgemein übliche Blutersatzflüssig-keit (*Periston, Macrodex, Sterofundin, Onkovertin, Jonosteril* usw.), sondern Blut selbst gegeben werden, um zumindest jeglichen weiteren Blutverlust bei der Operation sofort auszugleichen. Geht man so vor und nimmt man die heutigen schonenden Narkoseverfahren zu Hilfe, so gibt es kaum eine Gegenindikation gegen den operativen Eingriff. Gegen die genannten Blutersatzflüssigkeiten, die besser als Blutflüssig-keitsersatz bezeichnet werden sollten, sind Bedenken geäußert worden. Die lange Verweildauer im Gefäßsystem wird eher als Nachteil statt als Vorteil bezeichnet. Der Mangel an Sauerstoffüberträgern, an Hämoglobin, führt zu einer Hypoxämie des Gewebes, das große Flüssigkeitsvolumen im Gefäßsystem verhindert eine regulierende Kontraktion der Gefäße und führt damit zu einer weiteren relativen Verminderung des Sauerstoffes. Blutinfusionen dagegen gewährleisten sowohl eine ausreichende Gefäßfüllung als auch eine ausreichende Hämoglobinmenge (BREHM).

Bei jüngeren Frauen sollte man unter allen Umständen trachten, wenigstens einen Eierstock bei der Myomoperation zu erhalten. Nimmt man ohne zwingenden Grund beide weg, dann hat man nicht viel mehr geleistet als mit der Röntgenbehandlung, dabei aber die Frau einem Eingriff ausgesetzt, der dennoch trotz aller Fortschritte mit einer Mortalität belastet ist. Dagegen erscheint es richtig, bei Frauen um die Menopause herum und selbstverständlich bei Myomträgerinnen nach der Menopause, wenn operiert wird, die Eierstöcke mitzunehmen, um die Frau ein für allemal durch diese Operation vor allen Weiterungen zu sichern. Daß man bei jüngeren Frauen nicht nur die Eierstöcke erhalten, sondern auch von der konservativen Myomoperation (Enukleation, hohe supravaginale Amputation, Fundusresektion) nach Möglichkeit Gebrauch machen wird, bedarf wohl keiner besonderen Betonung. Sie aber um jeden Preis erzwingen zu wollen, ist verfehlt. Nach kürzerer oder längerer Zeit melden sich die zurückgebliebenen, inzwischen gewachsenen Myomknoten von neuem und die Patientin kann vor die Notwendigkeit einer zweiten, jetzt vielfach technisch weit schwierigeren Operation gestellt sein.

Der in die Scheide geborene myomatöse Polyp läßt sich oft ohne große Schwierigkeiten abdrehen. Da man vorher aber nicht mit Sicherheit sagen kann, ob dies tatsächlich möglich ist und da nach dem Eingriff einige Tage Bettruhe erforderlich sind, sollte der praktische Arzt diesen Versuch dem Facharzt in der Klinik überlassen.

Uteruscarcinom

a) Collumcarcinom

Gilt naturgemäß für jede bösartige Geschwulst, daß die Heilungsaussichten um so größer sind, je früher die Krankheit erkannt wird, so hat die Früherkennung gerade für das häufigste Genitalcarcinom der Frau, für das Collumcarcinom, in den letzten Jahren eine besondere Bedeutung gewonnen, weil hier die Möglichkeiten zur Erkennung der Anfangsstadien besonders günstig sind. Es ist zwar nicht die Aufgabe dieses Buches, die Diagnostik in aller Ausführlichkeit abzuhandeln, aber einiges sei gerade an dieser Stelle hierzu gesagt, weil diese Fragen heute, nicht zuletzt durch eine intensive Laienpropaganda, im Vordergrund der Diskussion stehen, während über die Wege der Therapie im grundsätzlichen kaum noch erhebliche Meinungsverschiedenheiten vorhanden sind. Im Laufe der letzten Jahre wurden an vielen Orten sogenannte Vorsichtsuntersuchungsstellen eingerichtet, die dazu dienen sollen, eine kostenlose Untersuchung der gesunden, sich ohne Beschwerden fühlenden Frauen zu ermöglichen. Um somit möglichst viele der gänzlich symptomlosen Frühstadien zu erfassen, sollten sich eigentlich alle Frauen, die 35 Jahre und älter sind, der Untersuchung unterziehen und diese Untersuchung in Abständen von 1 bis 2 Jahren wiederholen lassen. Erst die kommenden Jahre werden erweisen können, wie groß der Nutzen derartiger Einrichtungen ist, die ein Teilgebiet der allgemeinen präventiven Medizin darstellen. Aber dieser Nutzen läßt sich nicht allein aus der Anzahl der aufgedeckten Frühcarcinome errechnen. Schon jetzt zeigt sich, daß so mancher andere Schaden bei dieser den ganzen Körper umfassenden Untersuchung zu Tage tritt, der auf diese Weise dem praktischen Arzt zur Behandlung zugeführt werden kann. Dieser Nutzen besteht weiterhin indirekt dadurch, daß nicht zuletzt die Aufklärungsvorträge der Frau selbst die Notwendigkeit aufweisen, auf etwaige typische Anfangssymptome des Carcinoms besser zu achten, um wenigstens dann unverzüglich den Arzt aufzusuchen. Auch der Arzt ist durch diese Propaganda für diese Fragen sensibilisiert worden (DÖDERLEIN). Er wird bei den so bezeichnenden Kleckerblutungen und Kontaktblutungen, bei fleischwasserähnlichem Ausfluß unbedingt die Diagnose durch die Speculumuntersuchung zu klären suchen und unter gar keinen Umständen in den oft gerügten Fehler verfallen, ohne Untersuchung Therapie treiben zu wollen; damit würde er sich eines sträflichen Leichtsinns schuldig machen, der der Frau das Leben kosten kann. Der praktische Arzt sollte auch Erosionen, die nur einigermaßen verdächtig erscheinen, nicht durch längere konservative Behandlung hinziehen, weil er unter Umständen uneinbringliche Zeit versäumt, vielmehr soll er diese Fälle einem Facharzt oder einer Anstalt überantworten, wo leichter mit den dort verfügbaren speziellen Untersuchungsmethoden die Diagnose gestellt werden kann. Neben der leicht durchzuführenden Speculumuntersuchung haben sich vor allem zwei Untersuchungsmethoden einen festen Platz in der Frühdiagnostik des Carcinoms erobern können: die Kolposkopie und die Cytologie, die Untersuchung von Zellabstrichen aus der Vagina — vaginal smear — und von der Portiooberfläche.

Die von HINSELMANN 1924 eingeführte Kolposkopie hat lange Zeit gebraucht, um die Bedeutung zu gewinnen, die ihr heute allgemein zuerkannt wird. Eine 10- bis 20fache Vergrößerung der Portio vaginalis, des äußeren Muttermundes und der sichtbaren Teile des Cervicalkanals erlaubt nicht nur in vielen Fällen, die Dignität einer Veränderung zu erkennen und somit eine Probeexzision zu ersparen, sondern läßt auch Bezirke mit kleinsten Epithelveränderungen entdecken, die der Betrachtung mit dem bloßen Auge entgehen. Nicht zuletzt lassen sich verdächtige Bezirke in ihrer Ausdehnung genau lokalisieren und machen somit eine „gezielte" Probeexzision (LIMBURG) möglich. Die Kolpophotographie gestattet, das Augenblicksbild genau festzuhalten, wie es in gleicher Weise durch eine noch so exakte Zeichnung nicht möglich wäre. Damit ist eine außerordentlich wichtige Gelegenheit zu vergleichenden Kontrolluntersuchungen gegeben, und der didaktische Wert derartiger Photobilder macht es in größerem Umfange möglich, die Interpretation der Befunde zu erleichtern. Vorzügliches leisten hierzu die kolposkopischen Atlanten von MESTWERDT, HINSELMANN-SCHMITT, WESPI, CRAMER.

In Kombination mit der Kolposkopie wird der Zellabstrich nach PAPANICOLAOU-TRAUT angewendet. Dabei wird die Reihenfolge der Untersuchung unterschiedlich gehandhabt. Man kann entweder erst kolposkopieren und dann bei verdächtigen Fällen den Abstrich machen, oder umgekehrt verdächtige cytologische Befunde der kolposkopischen Untersuchung zuführen, oder auch grundsätzlich beides in allen Fällen anwenden. Für den Abstrich wird das im hinteren Scheidengewölbe angesammelte Sekret mit einer Saugpipette aufgesogen und auf zwei Objektträger verstrichen. Der Abstrich darf niemals antrocknen, sondern wird ohne Verzug in einer Alkohol-Aether-Mischung fixiert, da sonst die Spezialfärbung nach PAPANICOLAOU nicht regelrecht durchführbar bleibt. Die Deutung der einzelnen, verschiedenen Zellbilder erfordert eine große spezielle Erfahrung, so daß sie immer besonders geschulten Cytologen überlassen bleiben sollte. Die Reichweite der Cytologie geht über die der Kolposkopie hinaus, da auch aus den oberen Genitalabschnitten, aus dem Corpus uteri und den Tuben Zellen nach außen abfließen. Zusätzlich läßt sich von verdächtigen Bezirken, insbesondere von dem „Wetterwinkel" an der Portio, der Übergangsstelle vom Plattenepithel zum Zylinderepithel der Cervix, von der die allermeisten Collumcarcinome ihren Ausgang nehmen, ein direkter Zellabstrich, am besten mit dem von Ayre angegebenen Holzlöffel, vornehmen, der in der gleichen Weise wie der vaginal smear ausgestrichen und gefärbt wird.

Die von Schiller 1928 eingeführte Jodprobe hat durch die Kolposkopie und den Vaginalabstrich an Bedeutung verloren. Für die Jodprobe wird mit einem tropfnassen Tupfer mit *Lugol*scher Lösung die ganze Portio eingerieben. Das normale glykogenhaltige Plattenepithel wird dadurch tiefbraun gefärbt, während alle epithelfreien oder mit einem anderen Epithel bedeckten Bezirke jodnegativ ungefärbt bleiben. In Verbindung mit der Kolposkopie wird diese Probe noch angewendet, da sie deutlich abgegrenzt die Ausdehnung der veränderten Bezirke zeigt, ohne allerdings damit auch etwas über die Gutartigkeit oder Bösartigkeit des krankhaften Prozesses auszusagen. Aber trotz dieser Unspezifität kann gerade auch dem Praktiker diese einfache Methode empfohlen werden. Lassen sich mit dieser Methode doch leichter bei der Speculumuntersuchung veränderte Gebiete nachweisen, die dann cytologisch und kolposkopisch weiter untersucht werden müßten.

Eine Probeexzision wird in allen verdächtigen Fällen notwendig werden, da auch die Untersuchung mit dem Kolposkop und dem Zellabstrich über eine Verdachtsdiagnose nicht hinauskommen kann und erst die histologische Untersuchung Klarheit bringt. Wenn auch diese Gewebeentnahme keine großen Schwierigkeiten macht, sollte der praktische Arzt die Probeexzision nach Möglichkeit unterlassen und die Patientin dem Facharzt oder einer Klinik überweisen. Abgesehen von den immerhin möglichen Gefahren dieses Eingriffes — der Blutung und der Entzündung — kann es geschehen, daß die verdächtige Stelle belassen und eine daneben liegende, unveränderte Stelle exzidiert wird, oder daß das Gewebe so entnommen wird, daß es nicht im Zusammenhang mit dem Mutterboden bleibt. Dadurch werden dem Pathologen, der gerade die charakteristischen Merkmale des Krebswachstums feststellen soll, sehr zum Nachteil der Patientin unnötige Schwierigkeiten gemacht.

Die Bemühungen um die Früherkennung der Collumcarcinome bei der „Carcinom-Fährtensuche" (Zinser) haben dazu geführt, daß Veränderungen aufgedeckt wurden, deren Deutung außerordentlich schwierig ist. Solange sich der als „Carcinom" imponierende Zellverband noch im ursprünglichen intraepithelialen Bereich befindet, fehlt ihm eines der klassischen Zeichen des Krebswachstums, nämlich das in die Tiefe wuchernde destruierende Wachstum. Es haben sich für diese Veränderungen Namen wie „Oberflächencarcinom", „Carcinoma in situ" oder „intraepitheliales Carcinom" eingebürgert. Um diese Bildungen von den manifesten Carcinomen mit ihren international anerkannten Stadien I bis IV zu unterscheiden, wurde für diese Sonderfälle im Jahre 1950 ein zusätzliches Stadium 0 eingeführt. Nun gibt es niemanden, der daran zweifelt, daß jede bösartige Entartung eines Epithels zuerst in seinem Epithelverband, also „intraepithelial", beginnen muß; die Frage ist nur, ob und welche sicheren Kriterien für eine Unterscheidung zwischen „gutartig" und „bösartig" gegeben sind. Hier weist uns nun der Pathologe darauf hin, daß Begriffe wie Gutartigkeit und Bösartigkeit rein klinischer Natur sind. „Die Histologie hat erst verhältnismäßig spät versucht", wie HAMPERL es kürzlich einmal ausdrückte, „diesen rein klinischen Begriff der Bösartigkeit mit ihren Mitteln zu präzisieren. Es gelang ihr auch, eine Reihe von Kennzeichen aufzufinden, die sehr vielen bösartigen Tumoren zukommen und klinisch gutartigen Tumoren fast durchweg fehlen. Diese vorsichtige Formulierung zeigt aber bereits, daß es der pathologischen Histologie nicht geglückt ist, absolute Kriterien zu finden, die überall und jederzeit gestatten, allein auf Grund histologischer Eigenschaften klinisch gutartige von klinisch bösartigen Tumoren zu trennen." Tatsächlich hat man auch an verschiedenen Körperstellen Neubildungen mit den „Kriterien" der Bösartigkeit gefunden, bei denen lediglich aus der Erfahrung heraus die klinische Gutartigkeit erkannt werden konnte, und man hat derartigen Bildungen den Namen „Carcinoide" gegeben. HAMPERL, KAUFMANN und OBER fanden nun an der Portio bei Schwangeren Oberflächen-„Carcinome" in einer Häufigkeit (fast 3%), die der Erwartungshäufigkeit für ein manifestes, unbehandelt zum Tode führendes Carcinom keineswegs entsprach. Eine weitere Klärung dieser Fragen dürfte erst aus einer langjährigen Erfahrung zu gewinnen sein.

Diese Dinge wurden hier dargestellt, weil sie nicht zuletzt auch ein sehr wesentliches therapeutisches Problem bilden. Die klassische Behandlung der manifesten Carcinome des Uterus läuft doch letzten Endes auf eine Vernichtung der Geschlechtsfunktion hinaus. Niemand wird heute darüber streiten, daß dieses Opfer für die Erhaltung des Lebens gebracht werden muß, eben wenn es sich auch sicher um ein „echtes" Carcinom handelt. Aber gerade diese Entscheidung ist bei den sogenannten Oberflächencarcinomen nicht möglich. Es sind daher bei derartigen Fällen auch für die Therapie weniger eingreifende Maßnahmen vertretbar. Die bisherigen Ergebnisse ermutigen, bei diesen fraglichen Frühfällen eine mehr konservative Therapie durchzuführen, die es bei besonders günstig gelagerten Fällen sogar gestattet, die Fertilität zu erhalten. Wird zwar der Praktiker diese im Einzelfalle außerordentlich schwierige Entscheidung der Fachklinik überlassen, so muß er doch von diesen Überlegungen Kenntnis haben. Um so leichter wird er verstehen, daß auch bei diesen Fällen, die nicht wie die manifesten Carcinome behandelt wurden, eine laufende Kontrolle für viele Jahre notwendig bleibt. Frauen mit einem Oberflächencarcinom haben ein Durchschnittsalter von 35 Jahren, während für das manifeste Carcinom das Durchschnittsalter 45 Jahre beträgt. Zwischen den als Oberflächencarcinom bezeichneten Veränderungen und dem manifesten Carcinom bestände also eine Latenzzeit von 10 Jahren. Nur eine lange genug durchgeführte Beobachtung wird daher die heute noch völlig offene Frage beantworten können, ob diese intraepithelialen Zellatypien als echte Präcancerosen aufzufassen sind (KAUFMANN). Therapeutisch wird man entweder mit einer flachen Portioamputation auskommen können, also das vornehmen, was RUNGE schon seit vielen Jahren als „Kosmetik" der Portio bei lange bestehenden Erosionen, Lazerationen der Cervix, chronischen Entzündungen und Fluor empfohlen hat. Nach genauer Durchmusterung des

exzidierten Gewebes wird man bei Frauen mit einem Oberflächencarcinom, bei denen der Wunsch nach Kindern nicht besteht oder die
für eine Schwangerschaft zu alt sind, die einfache vaginale Totalexstirpation des Uterus anschließen.

Diese lange Erörterung erschien notwendig, nicht allein weil den
besprochenen Fragen eine außerordentliche Bedeutung für das häufigste
Genitalcarcinom der Frau zukommt, sondern auch weil die noch unge-
lösten Probleme nur in einer verständnisvollen Zusammenarbeit zwischen
dem Fachspezialisten und dem Praktiker gelöst werden können. Dies
alles darf aber nicht darüber hinwegtäuschen, daß es nach wie vor für
den praktischen Arzt das allerwichtigste ist, auf die schon genannten
Frühsymptome des manifesten Carcinoms genauestens zu achten.
Eine exakt durchgeführte Untersuchung wird in den meisten Fällen
die Diagnosenstellung auch ohne besondere Hilfsmittel gestatten. Eine
schwierige und oft diskutierte Frage ist nun, ob man die feststehende
Diagnose einer Krebserkrankung der Patientin mitteilen soll oder nicht.
Wohl jeder wird der Patientin den Schock ersparen wollen, „krebskrank"
zu sein. Um sich anderseits zu sichern, man habe die Erkrankung nicht
erkannt, wird man einem Familienmitglied, meist dem Ehemann, die
wahre Diagnose mitteilen. Leider, und nicht allzu selten, erfährt die
Patientin dann doch die richtige Diagnose, nur nicht von ihrem Arzt,
dem sie doch vertrauen soll, sondern von ihrem Mann, der die Wahrheit
nicht für sich behält. Darin liegt der Nachteil des an sich durchaus verständlichen Verschweigens. Ein starres Schema läßt sich für das richtige
Vorgehen nicht anwenden; man wird von Fall zu Fall entsprechend
individualisieren müssen und kann um so offener sein, je größer die
Heilungsaussichten sind.

Die Behandlung der Collumcarcinome, jedenfalls die primäre
Therapie, ist Sache der großen Fachkliniken. Nur sie verfügen über
die entsprechenden Einrichtungen zur Bestrahlung und über das ausreichend eingespielte Personal zur Durchführung der operativen Behandlung. Dem Arzt oder Facharzt der freien Praxis fällt zuerst einmal
die schon besprochene, so ungemein wichtige Aufgabe der Diagnosenstellung bzw. der Stellung einer Verdachtsdiagnose zu, dann wird er die
Patientin einer Klinik überweisen. Da in der Regel die nächstgelegene
Klinik bevorzugt wird, kennt der Praktiker auch den speziellen Behandlungsplan „seiner" Klinik und die speziellen Ansichten des dortigen
Fachgynäkologen. Er wird daher auch der Patientin bereits, wenigstens
in groben Umrissen, den Behandlungsplan mitteilen können, ohne sich
dabei auf eine bestimmte Behandlungsart, operative oder alleinige
Strahlenbehandlung, festzulegen. Wird nämlich nachher anders, als
vorher besprochen, in der Klinik behandelt, so hat einmal der Kliniker
größte Schwierigkeiten, das ihm am besten erscheinende Behandlungsverfahren auch bei der Patientin durchzusetzen, zum anderen wird leicht
hierdurch das Vertrauensverhältnis zwischen Patientin und Praktiker
gestört. Dieses zu erhalten, ist aber nicht zuletzt deswegen so notwendig,
weil die Behandlung mit dem Klinikaufenthalt keineswegs abgeschlossen

ist, sondern dem einweisenden Arzt die so wichtige Aufgabe der weiteren Betreuung und Nachbehandlung zufällt.

Wenn auch in den einzelnen Kliniken gewisse Unterschiede im therapeutischen Vorgehen bestehen, so sind diese heutzutage doch nicht mehr so groß wie zu den Zeiten des geradezu leidenschaftlichen Kampfes zwischen Operateuren und Strahlentherapeuten. Dieser Streit — aus der historischen Entwicklung heraus verständlich — ist heute weitgehend im Sinne der sogenannten „elektiven" Therapie entschieden: Es wird operiert, soweit dies ohne größeres Risiko für die Patientin möglich erscheint, und sonst wird nur bestrahlt. Es würde den Rahmen dieses Buches überschreiten, jetzt diese Therapie in allen ihren Einzelheiten zu schildern, es sei nur das Prinzipielle kurz besprochen; denn auch der Praktiker muß ja wissen, was seine Patientin erwartet, wenn er auch diese Behandlung nicht selbst durchführt.

Vorher aber noch ein Wort zu der Gruppeneinteilung der Collumcarcinome. In der früheren Zeit, der nur die Operation als Behandlung zur Verfügung stand, war es zweckmäßig und berechtigt, zwischen operablen und nichtoperablen Fällen zu unterscheiden. Da aber die „Operabilität" nicht mehr allein von der Ausbreitung des Carcinoms abhängig gemacht wird — Näheres darüber weiter unten —, hat diese Einteilung ihren Sinn verloren. Erst langsam hat sich die bereits 1929 von der Hygiene-Kommission des damaligen Völkerbundes eingeführte Einteilung in die Stadien I bis IV durchgesetzt. Die 1950 zusätzlich geschaffene Gruppe 0 wurde bereits erwähnt. Das Stadium I umfaßt alle Carcinome, die auf das Collum uteri beschränkt sind. Dabei ist es gleichgültig, ob sich ein großer, deutlich palpabler und sichtbarer Exophyt oder Endophyt findet, oder ob dieses manifeste Carcinom eine nur kleinste Ausdehnung hat, wie etwa das „Mikrocarcinom" im Sinne der Definition von MESTWERDT. (Die Frage der histologischen Deutung derartiger Mikrocarcinome — s. S. 261 — liegt auf einer anderen Ebene.) Sobald das carcinomatöse Wachstum auf die Scheide oder das parametrane Gewebe übergeht, ist es der Gruppe II zuzuordnen. Die Gruppe III umfaßt alle Carcinome, bei denen das parametrane Gewebe bereits bis zur Beckenwand hin infiltriert ist, der Uterus also bei einseitiger Infiltration auch an die entsprechende Beckenwand herangezogen oder bei beidseitiger Infiltration starr fixiert ist. Bekanntlich läßt sich das Ausmaß der parametranen Infiltration nur bei der rektalen Untersuchung sicherstellen. In die Gruppe IV gehören schließlich alle weiteren Fälle, bei denen das Carcinom auf das knöcherne Becken, das Rectum, die Blase usw. übergeht, bzw. sich bereits Metastasen in Wirbelknochen, der Lunge oder dem Gehirn — um nur die hauptsächlichen Metastasierungen zu erwähnen — finden. Jedem Schema haftet etwas Künstliches an, was die Einordnung der Grenzfälle erschwert. Bei der Gruppeneinteilung der Collumcarcinome ist es vor allem schwierig, zwischen der Gruppe II und III zu unterscheiden, zumal hier eine carcinomatöse Infiltration äußerst schwer von einer entzündlichen Infiltration zu differenzieren ist. Solche Schwierigkeiten wird es aber bei jeder, gleichwie gearteten

Unterteilung geben. Der Sinn der ganzen Gruppierung ist ja allein der, wenigstens im Groben eine Vergleichsbasis für statistische Untersuchungen hinsichtlich der verschiedenen Heilungsmethoden und Heilungsresultate zu haben. Um diese Resultate hier gleich mit anzuführen: Die 5-Jahresheilung beträgt im Durchschnitt für das Collumcarcinom 35 bis 40%; für das Stadium I 70%, für das Stadium II 50%, für das Stadium III 30% und für das Stadium IV 0 bis 5%. Nichts kann so deutlich wie diese Heilungsziffern dartun, wie groß die Bedeutung der Früherkennung des Carcinoms ist. Da leider noch immer die Stadien II bis III im Krankengut der Kliniken überwiegen, beträgt die durchschnittliche Heilungsquote für alle Carcinome, einschließlich der nicht mehr behandlungsfähigen, nur die Hälfte des beim Stadium I Erreichbaren. Der Vergleich einzelner Statistiken zeigt, daß diese Durchschnittszahlen fast überall erreicht werden können, und daß die in sich etwas unterschiedlichen Methoden — seien es nun Unterschiede in der Operationshäufigkeit oder in der Methodik der Bestrahlung — im wesentlichen zum gleichen Ergebnis kommen. Dies bedeutet natürlich nicht, daß man mit dem bisher Erreichten zufrieden wäre, sondern jeder bemüht sich, durch weitere Verbesserungen seine Erfolgschancen wenigstens etwas zu vergrößern. Eine wirklich deutlich faßbare Erhöhung der Durchschnittsheilung wird sich allein nur dadurch gewinnen lassen, daß sich das Verhältnis der Häufigkeitszahlen in den einzelnen Stadien zugunsten der Frühfälle verschiebt.

Mit der Operation und der Bestrahlung wurden bereits die wichtigsten Behandlungsmethoden genannt; alle übrigen Bemühungen, den Krebs therapeutisch zu beeinflussen, spielen eine völlig sekundäre Rolle.

Für die Operation des Collumcarcinoms wird entweder der abdominale Weg eingeschlagen und die WERTHEIMsche Radikaloperation durchgeführt, oder nach SCHAUTA-STOECKEL, bzw. der Modifikation nach AMREICH, der Uterus mit dem anhängenden parametranen Gewebe und einer genügend langen Scheidenmanschette vaginal entfernt. Ist auf der einen Seite der vaginale Weg mit einem geringeren peritonealen Schock belastet und bei dicken Bauchdecken und Krankheiten des Herz- und Gefäßsystems oder der Respirationsorgane und bei älteren Frauen zu bevorzugen — falls überhaupt eine Operation in diesen Fällen diskussionsfähig erscheint —, so hat der abdominale Weg den Vorteil der besseren Übersichtlichkeit, insbesondere dann, wenn sekundäre Erkrankungen an den Adnexen die Präparation erschweren würden. Die unbestrittene Tatsache, daß bei der WERTHEIMschen Operation die Drüsen mit entfernt werden können, nicht dagegen bei der Operation auf vaginalem Wege, ist nicht so schwerwiegend, wie es auf den ersten Blick erscheinen mag. Ganz abgesehen davon, daß man kaum sämtliche Drüsen ausräumen kann, müssen vergrößerte Drüsen nicht immer auch carcinomatös sein, während dagegen zurückgelassene kleine Drüsen bereits Metastasen enthalten können. Außerdem werden von manchen Operateuren beim vaginalen Vorgehen zusätzlich die Drüsen extraperitoneal ausgeräumt, zum anderen ist es gerade auch der Sinn der

Nachbestrahlung, solche Krebsreste in den Lymphdrüsen zu beseitigen. Im übrigen erscheint es noch zweifelhaft, ob die Heilungsziffer durch eine Exstirpation carcinomatöser Lymphdrüsen erheblich verbessert werden kann.

Das operative Vorgehen war durch die Möglichkeit einer wirksamen Bestrahlung weitgehend zurückgedrängt worden, da die primäre Operationsmortalität mit 15% und mehr bei abdominalem Vorgehen gegenüber einer primären Bestrahlungsmortalität um 1% doch sehr beachtlich war. Man darf dabei aber nicht vergessen, daß trotz dieser erheblichen primären Belastung die 5-Jahresheilungsresultate der damaligen Operateure, wie etwa bei G. A. WAGNER, ausgezeichnet waren. Durch die Einführung der Chemotherapie ist die Gefahr der postoperativen Peritonitis auf ein Minimum herabgedrückt worden und die verbesserten Narkoseverfahren und die allgemein verbesserte Operationsvorbereitung und Nachbehandlung mit Infusionen, Antikoagulantien usw. haben das operative Risiko stark vermindert. So wird neuerdings aus verschiedenen Kliniken von einer primären Operationsmortalität von 5% bei abdominalem und von 1% bei vaginalem Vorgehen berichtet. Die Neigung, auf die Operation nicht gänzlich zu verzichten, hat daher wieder neue Impulse bekommen. Nicht zuletzt ist es die Beruhigung, den erkrankten Herd restlos beseitigt zu haben und mit der Entfernung des Uterus auch allen späteren Erkrankungsmöglichkeiten dieses Organs aus dem Wege zu gehen, welche die meisten Kliniker veranlaßt, die Operation des Collumcarcinoms beizubehalten. Dabei beschränken sich viele auf die operative Behandlung des Stadium I und besonders günstig gelagerte Fälle des Stadium II, wobei ein fast noch größeres Gewicht auf eine gute allgemeine Operabilität gelegt wird, um jedes zusätzliche Risiko auszuschließen. An die Operation wird in der Regel eine Röntgennachbestrahlung angeschlossen. Nur zögernd folgt man hier dem Vorschlage KIRCHHOFFS, mehr zu individualisieren und bei sicher auf das Collum beschränkten Carcinomen — nach histologischer Kontrolle! — auf die Nachbestrahlung zu verzichten. Sollte sich ein solches Vorgehen als zweckmäßig erweisen, so würde sich hier auch die Möglichkeit auftun, bei jüngeren Frauen die Ovarien zu belassen und damit die unangenehmen Folgen der operativen oder Strahlenkastration zu vermeiden. Bei dem Abwägen der Vor- und Nachteile der Operation darf eine äußerst unangenehme Operationsfolge nicht unerwähnt bleiben, nämlich der — bei richtigem Operieren immer vorhandene — allzu kurze Scheidenblindsack. Nur selten hört man bei den Nachuntersuchungen ungefragt Klagen über die Erschwerung der Kohabitation und die dabei vorhandenen Schmerzen. Fragt man aber grundsätzlich auch nach diesen Dingen — und man sollte auch diese Befragung nicht unterlassen —, so kommen oftmals die bittersten Klagen zu Tage. Selbst zur Zerstörung einer Ehe können diese Beschwerden führen und damit auch das beste Heilungsergebnis zu einem fragwürdigen Erfolg werden lassen. Naturgemäß beeindrucken negativ geschilderte Folgen einer Operation besonders stark. Untersucht man den Einfluß der Radikaloperation auf das Sexualleben genauer, so zeigt sich doch ein etwas günstigeres Resultat. So berichteten kürzlich FROEWIS und PICHA aus der Wiener Klinik (AMREICH-ANTOINE) über 333 nach WERTHEIM und 51 nach SCHAUTA-AMREICH Operierte. 110 WERTHEIM-Patientinnen und 12 nach SCHAUTA-AMREICH operierte Frauen schieden aus der Beurteilung aus, weil sie als unverheiratet, verwitwet oder aus sonstigen Gründen keine Kohabitationsmöglichkeiten hatten. Von den restlichen 223 WERTHEIM-Patientinnen hatten 133 (59%) unveränderte Kohabitationen, bei 16 Fällen war die Kohabitation unmöglich, bei dem Rest erschwert und schmerzhaft. Nach der SCHAUTA-AMREICH-Operation hatten von 39 Frauen 12 (31%) unveränderte Kohabitationen, bei 8 bestand eine Kohabitationsunmöglichkeit, bei den restlichen waren Beschwerden und Schmerzen vorhanden. Libido und Orgasmus waren in etwas geringerem Grade gestört. Die Folgen für das Sexualleben waren demnach bei vaginaler Operation etwas schlechter als bei dem abdominalen Weg, sofern die relativ kleinen Zahlen eine solche Schlußfolgerung überhaupt erlauben. Es bleibt recht beeindruckend, daß praktisch jede zweite Frau nach einer solchen Behandlung in ihrem Sexualleben empfindlich gestört ist. Man darf aber nicht vergessen, daß auch die Bestrahlung von derartigen Folgen keineswegs frei ist. Es ist ja bekannt, daß vor allem durch die Radiumeinlage die Vagina im oberen Drittel erheblich schrumpfen kann, wodurch in gleicher Weise die Kohabitationsmöglichkeit geringer wird. Leider hat der Verfasser keine zahlenmäßigen Belege hierüber finden können; diese Schäden dürften etwas geringer als bei der Operation sein, aber doch wohl ungefähr bei 30% liegen.

Die Bestrahlung des Collumcarcinoms hat erhebliche Verbesserungen erfahren und findet auch jetzt noch immer neue und bessere Wege. Längst vergessen sind die schweren Röntgenschädigungen der Haut, welche in den Anfangszeiten der Röntgenära zu den übelsten Geschwüren, manchmal sogar zu sekundären bösartigen Entartungen führten. Die heute allgemein übliche protrahierte und fraktionierte Bestrahlung mit ihrer durch entsprechende Filterung der harten Strahlung erreichbaren guten Tiefenwirkung führt zwar auch zu einer Hautreaktion, besonders zu einer Rötung an den leicht feuchten Stellen der Vulva und des Gesäßes. Aber selbst wenn, ähnlich dem Sonnenbrande, sich Blasen bilden sollten, so heilen diese ohne Komplikationen ab. Schon während der Bestrahlung, die sich in der Regel auf einen Zeitraum von 2 bis 3 Wochen erstreckt, wird eine entsprechende Hautpflege selbst diese geringfügigen Schädigungen in erträglichen Grenzen halten bzw. nur angedeutet auftreten lassen, indem die Haut mit indifferenten Pudern — *Talkum, Reispuder, Vasenol-Körperpuder* u. ä. — behandelt wird. Salben sind nur dann anzuwenden, wenn Exsudationen auftreten sollten. Hierzu eignen sich nach KEPP am besten reizlose Salben, wie reine weiße *Vaseline, Eucerin, Raderma-, Kamillosan-, Azulon-Salbe.* Salbenreste werden mit *Olivenöl* entfernt. Die in kleine Einzeldosen zerlegte Röntgendosis führt auch seltener zum Strahlenkater. Sind helle, freundliche und nicht zu große Krankenräume vorhanden, sorgt man für gute Durchlüftung und läßt man die Patientin auch an die frische Luft — nach einer mindestens 2stündigen Bettruhe im Anschluß an die Bestrahlung —, so ist der gefürchtete „Strahlenkater" weitgehend vermeidbar. Zur Stützung der intermediären Stoffwechselvorgänge bewähren sich, schon prophylaktisch gegeben, *Leberpräparate* und vor allem Vitamine, hauptsächlich Vitamin B-Komplex, auch Nikotinsäureamid allein und Vitamin C. Täglich werden von einem der vielen Vitaminpräparate (*BVK „Roche", Litrison, Combionta, Multibionta, Nestrovit, Polybion, Polyvital, Priovit, Protovit, Multovit B, Symbion* u. ä.) 2 bis 3 Tabletten gegeben. Bei stärkeren Beschwerden helfen diese Präparate, intravenös gegeben, oft schlagartig (KEPP, STADTMÜLLER, MONTAG u. a.). Zur Behebung einer relativen Nebennierenrindeninsuffizienz sind auch Gaben von Desoxycorticosteron nützlich (JÜNGLING u. a.); zum Teil haben diese Präparate bereits einen Zusatz von Vitamin B-Komplex oder Vitamin B_1 und Vitamin C (*Cortidyn, Cortrat, Pancortex, Cortineurin, Cortenil, Cortiron, Doca-Organon, Doxycamon, Percorten, Cortisteron*). Zur symptomatischen Therapie, insbesondere zur Dämpfung einer Brechneigung sind Mittel wie *Emesan, Nautisan, Novamin, Peremesin, Vasano, Vomex A* u. ä., seit langem in Gebrauch und haben sich bewährt. Gegen den Appetitmangel helfen einfache *Salzsäuretropfen*, 3 bis 4 Tropfen einer 1%igen Lösung in einem Glas Wasser, oder *Acidol-Pepsin, Citropepsin, Enzynorm*. sowie eines der vielen Tonika und Roborantien. Der nicht seltenen Tumoranämie sollte besondere Beachtung geschenkt werden. Eisengaben nützen meist nur wenig. Günstiger sind die Folsäure und Vitamin B_{12}-Präparate (*Folsan, Folinor, Rubivitan, Pernipuron B, Cytobion, Eryfol* u. a., s. auch S. 26); am besten sind wiederholte Bluttransfusionen zu 250 oder 500 ccm.

Die lokale Radiumapplikation wird heute kaum noch nach Milligramm-Element-Stunden dosiert, sondern nach r-Einheiten. Für die verschiedenen Applikatoren ist die Intensität der Strahlung aus Isodosenkurven abzulesen oder es wird bei jeder Einlage die Strahlenintensität an Blasen- und Rectumwand mit dem Momentan-Dosimeter nach BOMKE und RIES gemessen. Damit wird erreicht, daß einmal eine genügende Strahlendosis der Gamma-Strahlen des Radium — oder auch des radioaktiven Kobalt[60] — auf das Carcinom einwirkt, zum anderen Blase und Rectum geschont werden. Zur Prophylaxe einer Strahlenschädigung an Blase oder Rectum werden auch Instillationen angewendet; man gibt sie während der Radiumeinlage täglich zu etwa 10 ccm. Gut eignet sich hierfür nach HELD

> **94.** Ol. Jecor. Aselli 50,0
> Mucilag. tylos............ 250,0
> Extr. Belladonnae 0,5
> Extr. Chamomill. fluid.... 25,0
> Supronal. 20,0
> Aqu. conserv. ad 500,0
> M. f. susp.
> D. S. Für Blasenfüllung (steril),
> für Mastdarmfüllung.

Um eine Strahlenenteritis möglichst zu vermeiden, sind nach KEPP neben leichter, schlackenarmer Kost Gaben von *Arbuz, Luizym, Combizym, Dymal* u. ä. günstig. Bei kolikartigen Schmerzen helfen oft mehrmals täglich 10 bis 15 Tropfen *Uzaril* (Uzaron, Extr. Belladonn., Natr. phenylaethylbarbituric.) zusammen mit 30 Tropfen *Uzara* (Uzaron). Gegen Durchfälle wird man oft mit *Tierkohle* oder *Tannalbin* (2stündlich 1 bis 2 Tabletten) auskommen, sicher wirksam ist immer die *Tinct. opii* (3mal 10 Tropfen). Auch folgendes Pulver ist gut anwendbar:

<pre>
95. Calc. carb. 50,0
    Calc. phosphor. 20,0
    Acid. tannic. 2,5
    Bismut. subsalic. 5,0
M. f. pulv.
D. S. 3mal täglich ¹/₂—1 Teelöffel in
heißem Wasser, morgens nüchtern
                (KEEP).
</pre>

In manchen Fällen haben sich auch Sulfonamidgaben bewährt, z. B. *Ruocid, Resulfon* bis zu 12 Tabletten täglich.

Das Ziel aller weiteren Veränderungen in der Röntgenapparatur, der Modifikation der Radiumträger oder der Versuche mit Isotopen — z. B. mit dem in den Lymphknoten zur Speicherung kommenden Radio-Gold — ist, am Carcinom selbst die ionisierende Strahlung so wirksam wie nötig zu machen, dabei aber das gesunde Bindegewebe soweit wie möglich zu schonen. Erfahrene Strahlentherapeuten, wie MARTIUS und DU MESNIL DE ROCHEMONT, haben schon immer auf die besondere Bedeutung der Bindegewebsschonung hingewiesen und ihre Methoden dementsprechend modifiziert. Nicht jede Krebszelle kann durch die Bestrahlung vernichtend getroffen werden; die Möglichkeit, zurückbleibende ungeschädigte oder zu wenig geschädigte Einzelzellen noch zu vernichten, hängt von der Vitalität des umgebenden Bindegewebes ab.

Um entzündliche Reaktionen bei der Radiumeinlage zu vermeiden, haben sich lokale Sulfonamidgaben ausgezeichnet bewährt, wie auch sonst bei entzündlichen Reaktionen und Fiebersteigerungen — soweit letztere bakteriell und nicht durch Tumorzerfall bedingt sind — die Chemotherapie nutzbringend zur Anwendung kommt. Legt man die Radiumeinlage nicht an den Anfang der Bestrahlung, sondern in die Mitte der Röntgenserie, so sind auch ohne Chemotherapie entzündliche Reaktionen vermeidbar. Bei weit fortgeschrittenen Carcinomen erhebt sich immer wieder die Frage, ob es ratsam ist, besonders die Radiumdosis möglichst hoch zu bemessen, da hier Schädigungen der Blasen- und Rectumwand unvermeidbar werden können, die dann zu äußerst üblen Fisteln führen. Die Meinungen hierüber sind geteilt. Auf der einen Seite wird man mit Recht sagen, man solle doch in diesen meist infausten Fällen den Betroffenen weitere zusätzliche Leiden ersparen, auf der anderen Seite ist eine Fistel „besser" als ein Carcinom und läßt sich operativ beseitigen.

Es unterliegt keinem Zweifel, daß die Bestrahlung ausreichend sein kann, um ein Carcinom restlos zu vernichten. Der Begriff eines strahlenresistenten Carcinoms wird von den Strahlentherapeuten abgelehnt. Immerhin wird auch von ihnen zugegeben, daß es Carcinome gibt, die zumindest auf die übliche Strahlendosis nicht genügend reagieren. Hier kann also entweder eine Erhöhung der Strahlendosis oder, wenn dies nicht durchführbar erscheint, die Operation in Frage kommen. Schlecht auf die Bestrahlung reagieren die selteneren adenomatösen Collumcarcinome. Sie sind meist im Cervicalkanal als Cervixhöhlencarcinome entwickelt und in ihren Anfangsstadien schwierig zu entdecken. Man sollte nach einem Vorschlag von BÉCLÈRE bei jeder Untersuchung, also auch dann, wenn die Portiooberfläche nichts Verdächtiges zeigt, mit den beiden Scheidenblättern die Cervix ausdrücken; kommt dabei etwas Blut, so muß eine Curettage wenigstens des Cervicalkanals gemacht werden. Mit den adenomatösen Collumcarcinomen dürfen die GARTNER-Gang-Tumoren nicht verwechselt werden. Bei diesen ist die Bestrahlung unzureichend, die Operation zeigt dagegen nach einer Zusammenstellung von SCHMITT so gute Heilungsergebnisse, daß sogar die Bösartigkeit dieser Bildungen in Frage gestellt ist.

Wie schon erwähnt, ist die Aufgabe des praktischen Arztes mit der Diagnose Carcinom und der Einweisung der Patientin in die Fachklinik nicht erschöpft. Im Gegenteil, nach vollendeter Operation oder Strahlenbehandlung übernimmt er von neuem seine Patientin und kann durch zweckmäßige Ratschläge und Behandlung, die im Anschluß an die Entlassung aus der Klinik für die nächsten Monate immer noch notwendig sind, viel Gutes tun. Man darf niemals vergessen, daß die Behandlung mit der letzten Strahlenapplikation nicht beendet ist, sondern erst in einigen Wochen langsam zur Auswirkung kommt. In dieser Zeit braucht der Organismus alle Kräfte für die Ausheilung und sollte von allen anderen Beanspruchungen entlastet werden. Welche Bedeutung einer solchen Schonung zukommt, ergibt sich aus den sehr aufschlußreichen Untersuchungen von KIRCHHOFF. Bei sozial gutgestellten Patientinnen erzielte er im Stadium I bis II eine 5-Jahresheilung von 84,8% und beim Stadium III bis IV von 60%; bei den sozial schlechtgestellten Frauen dagegen hatte er mit genau der gleichen Behandlung nur ein Resultat von 62,1% bzw. 35,8%. Es ist daher dringend erforderlich, daß der Vorschlag von KIRCHHOFF allgemeine Anwendung findet, eine 100%ige Invalidität für 2 Jahre nach Abschluß der Behandlung bei den Versicherungsträgern durchzusetzen. Um das Aufkommen von Rezidiven möglichst frühzeitig zu erkennen, ist nach Abschluß der ersten Behandlung eine laufende Kontrolle der Patientin wichtig. Auch hier wird der praktische Arzt seine Aufgabe darin sehen müssen, darauf hinzuwirken, daß diese Kontrollgänge in die Klinik auch tatsächlich erfolgen, wenn auch die Klinik selbst in der Regel die Patientin wiederbestellt. In den ersten 2 Jahren sollte diese Kontrolluntersuchung alle 3 Monate vorgenommen werden, im 3. Jahre alle 4 Monate und im 4. und 5. Jahre jedes Halbjahr. Erfahrungsgemäß treten die meisten Rezidive in den ersten beiden Jahren auf. Hier wird die Strahlenbehandlung noch viel Gutes schaffen können. Insbesondere durch die Anwendung spezieller

Röntgengeräte, wie Körperhöhlenrohr oder Bewegungsbestrahlung, ist eine gut gezielte, allein auf das Rezidiv gerichtete Strahleneinwirkung möglich. Neben der gynäkologischen Untersuchung ist die Kontrolle der Blutkörperchensenkungsgeschwindigkeit und des Körpergewichtes aufschlußreich. Eine sich erhöhende Senkungsgeschwindigkeit und eine Gewichtsabnahme sprechen für ein aufkommendes Rezidiv.

Außer dieser Gewichtsprüfung wird dem praktischen Arzt die Nachbehandlung so mancher Nachwehen zufallen. Diarrhoen und Darmtenesmen sind als Folge der Strahlenwirkung häufig vorhanden. Hier gilt es, durch entsprechende Einteilung der Mahlzeiten, durch diätetische Maßnahmen zu helfen und zeitweilig den Darm mit *Opiumtropfen* ruhigzustellen. Auch Einläufe mit *Lebertran* wirken lindernd. Die bereits zur Prophylaxe gegen derartige Schädigungen genannten Mittel (Rp. 94, S. 267) eignen sich auch gut zur Behandlung. Das gleiche gilt für die Behandlung einer Strahlencystitis. Die sogenannten S p ä t s c h ä d i g u n g e n an B l a s e und D a r m treten meist erst 2 bis 3 Jahre nach der Bestrahlung auf, sie können aber auch erst nach 4 bis 5 Jahren oder noch später sich bemerkbar machen. An der Blase weisen häufiger Harndrang, Miktionsschmerzen und Tenesmen sowie eine plötzlich auftretende Blutung auf eine Strahlenspätschädigung hin. Das charakteristische Strahlenulcus in der Blase ist manchmal nur schwer gegen eine maligne Neubildung abzugrenzen. Am besten wirken Instillationen mit *Öl*, wie sie bei der Behandlung der Blasenerkrankungen geschildert werden. Wichtig ist vor allem, die Blase vor jeder Verkühlung zu schützen, da eine Neigung zur Cystitis für lange Zeit bestehen bleibt. Profuse Blutungen aus den Blasenulcerationen müssen eventuell endovesical elektro-koaguliert werden (KRAATZ). Am Darm können noch nach Jahren Strahlenulcera auftreten und Veranlassung zu Darmblutungen geben. Selbstverständlich wird eine Rektoskopie ein Rezidiv oder eine maligne Neuerkrankung erst ausschließen müssen. Wiederholte *Lebertran*einläufe und Vermeidung einer Obstipation wirken abheilend, wenn man auch Geduld aufbringen muß und erneute Blutungen hin und wieder vorkommen können.

Es war bereits erwähnt, daß die heutige Strahlenbehandlung erhebliche H a u t s c h ä d i g u n g e n zu vermeiden gelernt hat. Trotzdem wird es nötig sein, auch auf eine gute Hautpflege zu achten, um die zwar nur leicht geschädigte Haut zu schonen. Mieder, Gürtel und Strumpfhalter können durch Druck zusätzlich reizen. Feuchte Umschläge, Heizkissen und Sonnenbestrahlung müssen unterbleiben. Auch scharfe Seifen dürfen nicht angewendet werden. In unmittelbarem Anschluß an die Bestrahlung wird man am besten die Haut nur mit Öl reinigen lassen, später mit reinem Wasser noch ohne Seife, wobei die Haut ganz vorsichtig mit einem weichen Tuch abzutrocknen ist. Bei noch bestehender Hautrötung ist eine *Puderbehandlung* weitaus besser als die früher empfohlene Einreibung mit Fett. Am besten führt man die schon während der Bestrahlung begonnene *Puderbehandlung* mehrere Wochen lang weiter (s. S. 266).

Natürlich wird es auch notwendig werden, die A u s f a l l s - e r s c h e i n u n g e n, die durch die operative Entfernung der Ovarien oder deren Bestrahlung zwangsläufig herbeigeführt sind, zu behandeln. Es kann hierzu auf die schon besprochene Behandlung des künstlichen Klimakteriums (s. S. 100) verwiesen werden. Es sei nur noch einmal hervorgehoben, daß man bei erhaltenem Uterus, also bei alleiniger Bestrahlung, mit Follikelhormongaben vorsichtig sein muß, um Hyperplasieblutungen zu vermeiden. Einmal erfordert die Blutung schon zum Ausschluß eines Rezidivs oder einer weiteren malignen Erkrankung eine Curettage, zum anderen kann der als Folge der Radiumbehandlung geschrumpfte Cervicalkanal zu heftigsten dysmenorrhoischen Beschwerden bei der Blutung führen. Die bei sonstigen klimakterischen Beschwerden ausreichende Androgenbehandlung würde zwar derartige Folgen der Follikelhormontherapie vermeiden, leider genügt sie aber oftmals nicht. Jedenfalls erklären viele Frauen, besonders diejenigen mit recht heftigen Ausfallserscheinungen, daß Follikelhormongaben besser wirksam sind, auch dann, wenn man sie über die Art der verabfolgten Hormone im unklaren läßt.

Wenn wir auch mit der geschilderten Therapie und Nachbehandlung in einem erfreulich hohen Prozentsatz der Fälle die Aussicht auf eine endgültige Heilung haben, so bleiben leider noch viele, bei denen diese Therapie nichts nützt, sei es, daß das Carcinom bereits zu weit fortgeschritten ist, sei es, daß es auf die Behandlung nicht anspricht. Hier tritt die

symptomatische Behandlung des inkurablen Carcinoms

in ihr Recht, in der, wie KAHR schrieb, die alten Gynäkologen erfahrener waren als wir, da ihnen nichts als diese zu Gebote stand. Im Vordergrund stehen hier einmal die Versuche, durch lokale Maßnahmen Blutungen zu stillen und Jauchungen zu beseitigen bzw. einzuschränken und mit schmerzlindernden Mitteln die Zeit bis zum Ableben erträglicher zu gestalten. Eine hormonale Einwirkung auf das Krebswachstum ist bei den Genitalcarcinomen kaum zu erwarten; immerhin läßt sich der roborierende Effekt hoher Oestrogen- oder Androgendosen ausnutzen. Über diese Hormontherapie und über die Anwendung cytostatischer Mittel wird weiter unten (s. S. 285) noch einiges zu sagen sein.

Zur Stillung akuter Blutungen sind die lokalen Blutstillungsmittel, die S. 56 Erwähnung fanden, geeignet. Bei stärkeren Blutungen, die mit diesen Mitteln nicht zu beherrschen sind, hilft oft eine kurze Scheidenspülung mit 20 bis 30 ccm eines *Alkohol-Aceton-Gemisches* (Alkohol abs., Aceton aa nach KEPP). Im Anschluß an die Spülung muß die Vagina sorgfältig trocken gerieben werden, um ein lästiges Brennen zu vermeiden. Der Blutverlust ist durch Bluttransfusionen auszugleichen. Eines der besten Blutstillungsmittel ist weiterhin die *lokale Radiumeinlage,* die auch dann angewendet werden sollte, wenn eine Heilung des Prozesses ausgeschlossen erscheint. Die lokal verschorfende Radiumwirkung beseitigt oftmals auch die übelriechenden Jauchungen für lange Zeit. Damit allein ist schon viel gewonnen. Die Kranke verliert den in ihr zehrenden Verdacht einer krebsigen Neubildung und der Arzt hat es nun leichter, die Symptome des in der Bauchhöhle fortschreitenden Leidens durch kluge Täuschung der Patientin gegenüber zu verschleiern, so daß ihr das Trostlose ihrer Lage bis zum Ende nicht zum Bewußtsein kommt. Eine Unterbindung der A. hypogastrica ist mehrfach gemacht und damit für längere Zeit eine Blutstillung und eine verminderte Sekretion erreicht worden. Lange hält diese Besserung aber nicht an, da der Uterus weitgehend durch die A. ovarica mitversorgt wird, so daß über kurz oder lang erneute Blutungen auftreten. Ist die Radiumeinlage nicht durchführbar oder wegen einer dann unvermeidbaren Blasen-Rectum-Scheiden-Fistel nicht zumutbar, wird man vielfach eine Besserung mit dem Auslöffeln und Verschorfen des Carcinoms erreichen können. Wie STOECKEL hervorhebt, ist die gründliche, in Narkose ausgeführte Auslöffelung eines Carcinoms, die von einer heftigen Blutung begleitet ist und ausnahmsweise zum Einbrechen des Löffels in die Blase und ins Rectum bzw. zur Eröffnung des Douglas führen kann, technisch gar nicht so leicht und sollte nur von solchen, die es gemacht haben, und auch da nur mit guter Assistenz, durchgeführt werden. Wird sie nämlich nur oberflächlich gemacht, ist der Erfolg ganz ungenügend; die stehengebliebenen Carcinomreste wuchern weiter, bluten stark und die Jauchung nimmt kein Ende. Man muß so tief auskratzen, bis man auf das harte Muskelgewebe kommt, wobei es geschehen kann, daß auch größere Schlagaderäste recht heftig bluten. Nun muß man das Gewebe entweder mit dem alten Glüheisen, mit dem Kugelbrenner des Paquelin oder mit der Elektrokaustik ganz verschorfen, bis es hart und trocken geworden ist. ,,Glashart muß der Brennschorf sein, man muß auf ihm klopfen können. Nach der Verschorfung darf auch nicht ein Tropfen Blut mehr kommen'' (STOECKEL). Sehr vorteilhaft ist es, entsprechend dem Rate dieses Autors, den Krater mit *Bortannin* zu plombieren, indem man einen Gazetupfer mit *Bortannin* beschickt, zu einem Beutelchen zusammenbindet und in den Krater steckt. AMREICH warnt ausdrücklich davor, bei dieser Verschorfung Läsionen an Blase oder Rectum zu setzen. Man soll nach seinem Vorschlag vor der Exkochleation mittels einer in die Blase eingeführten Sonde bei der vaginalen Untersuchung genau die Dicke zwischen Blasenwand und Tumor abmessen, mit der rektovaginalen Untersuchung die Wanddicke zwischen Rectum und Geschwulstplatte prüfen, um hier dann so schonend wie möglich vorzugehen. Eine Eröffnung des Douglas ist dagegen nicht so gefährlich und ohne Gefahr der Peritonitis, da in der Regel doch bereits eine intraperitoneale Abdeckung erfolgt ist.

Dem Praktiker kann auch die Verschorfung mit *Salpetersäure* empfohlen werden. Mit einem Wattestäbchen wird unter peinlichster Schonung des gesunden Gewebes *rauchende Salpetersäure* so lange auf alle carcinomatösen Bezirke aufgetragen, bis überall ein graugelber Schorf entstanden ist. Das manchmal auch angewendete *Chlorzink* dagegen bewirkt allzu tiefgreifende Nekrosen und erhöht daher die Gefahr von Fistelbildungen. Brauchbar soll dagegen nach AMREICH auch ein von SCHNEIDER angegebenes Verfahren sein, neben einer parenteralen

Gabe von 300000 I. E. *Vitamin A* und 1000 mg *Ascorbinsäure*, in *Vitamin A* getauchte Tampons auf den jauchenden Tumor oberflächlich aufzulegen. Die hochdosierte *Vitamin A*- und *Vitamin C-Gabe* soll auch zur Besserung des Allgemeinbefindens beitragen. Spülungen mit *Kaliumpermanganat*, *Sagrotan*, *Kamillen* können den übelriechenden Fluor wenigstens kurzfristig beseitigen. Chlorophyll soll gleichfalls desodorierend wirken, so daß zumindest ein Versuch mit der Einlage von *Chlorophyll-Spuman* gemacht werden kann.

Sind alle diese Maßnahmen und Versuche zumindest kurzfristig wirksam, so besteht eine der Hauptaufgaben des Arztes darin, die anfangs meist nur mäßigen, sich allmählich aber bis ins Unerträgliche steigernden Schmerzen zu bekämpfen. Es ist natürlich leicht und einfach, gleich zum Morphin zu greifen. Man muß sich aber auf eine längere Dauer der Krankheit und damit auf eine längere Zeit notwendige Behandlung gefaßt machen, in deren Ablauf man mit Morphin so umgehen soll, daß es auch in den letzten Stadien seine wohltätige Wirkung nicht verloren hat. Man soll daher grundsätzlich zu Beginn der Schmerzstillungsversuche keine stark wirkenden Opiate anwenden. Fast immer gelingt es anfangs, mit einem der vielen Antineuralgicis auszukommen. Durch den Gehalt an Codein ist *Gelonida antineuralgica* oftmals für lange Zeit ausreichend; man kann auch *Irgapyrin*, *Cibalgin*, *Saridon*, *Treupelsche Tabletten*, u. a. auch das Marburgsche Pulver folgender Zusammensetzung:

96. Amidopyrin.
  Phenacetin. . . . . aa 0,3
  Coff. natr. benz. 0,1
  Codein. phosphor. 0,02

geben, die auch gute Wirkung zeigen. Reichen diese einfachen Mittel nicht mehr aus, so steigert man auf *Polamidon*, *Cliradon* oder *Dromoran*, um erst sehr viel später auf *Morphin* überzugehen. Vor dem Morphin versuchte KAHR es noch mit dem *Kirschlorbeerwasser* (mehrmals täglich 20 Tropfen Aqu. Laurocerasi). Die *Morphin*darreichung wurde von ihm grundsätzlich mit 1%iger Lösung in Tropfen, dann in 2%iger, dann in Tabletten und Pulvern oder als Stuhlzäpfchen zu 0,02 begonnen. Erst dann wurde auf Injektionen zu 0,01 und 0,02 übergegangen. Bei der heutigen Spritzensucht hält es oft schwer, ohne „die Spritze" auszukommen. Besser ist es dann, trotzdem zuerst einschleichend, wie geschildert, mit Morphin zu beginnen und zusätzlich die ersehnte Spritze mit NaCl oder einem Vitamin zu geben. Ist auch Morphin in seiner Wirkung erschöpft oder erscheint eine Abwechslung günstiger, so wird man es mit *Scophedal* (Scopolaminum hydrobromicum 0,0005, Eukodal 0,01, Ephetonin 0,025), dann mit *Scophedal* „*forte*" (Sc. 0,001, Eu. 0,02, Eph. 0,05) versuchen. ZWEIFEL hatte für solche Fälle folgendes Rezept bis zum Tode der Patientin gegeben:

97. Morph. hydrochlor. 0,6
  Eumidrin. 0,2
  Aqu. dest. ad 30,0
 D. S. 3mal täglich 15 Tropfen.

Bekanntlich können die Schmerzen bei inkurablen Uteruscarcinomen so furchtbar werden, daß man zu chirurgischen Maßnahmen schreiten muß. Die radikalen Methoden der Chordotomie mit Durchtrennung der vorderen seitlichen Schmerzbahnen oder der Radikotomie, der Durchtrennung der hinteren Wurzeln, haben ebenso wie die problematische Leukotomie neben den Lähmungen und Sensibilitätsstörungen als Nebenwirkung den erheblichen Nachteil, die meist schwer kachektischen Patientinnen zu stark zu belasten. Anselmino hat dagegen günstige Erfahrungen mit der ungleich weniger schweren Thiermannschen Operation gemacht, bei der auf sacralem Wege die Nn. pelvici und hypogastrici durchtrennt werden. Ehe man sich zu solchen, niemals hundertprozentig sicheren Verfahren entschließt, sollte man die chemische Nervenblockade versuchen. Kepp verwendet 96%igen *Alkohol*, der paravertebral (5 ccm) und präsacral (10 bis 15 ccm) injiziert wird. Die Technik der paravertebralen Injektion ist nicht allzu schwer. Die Patientin sitzt mit gekrümmtem Rücken quer auf dem Operationstisch und hat zur Dämpfung der allgemeinen Empfindlichkeit *Scophedal* (schwach, 1 ccm i. v.) bekommen. In Höhe des gewünschten Bereiches sticht man neben der Mittellinie ein — im Thorakalbereich 2 cm lateral, im Lumbalbereich 3 cm lateral — und kommt in 3 bis 4 cm Tiefe auf den entsprechenden Querfortsatz, den man nicht mit der breiteren Rippe verwechseln darf. Über den oberen Rand des Querfortsatzes schiebt man nun die Nadel genau sagittal 1 bis $1^1/_2$ cm vor und injiziert nach Kepp 5 ccm *Alkohol* (zusätzlich 10 bis 15 ccm präsacral), nach Dahn 5 ccm einer 5- bis 6%igen viskosen *Phenollösung*. Besser ist es, nach dem Vorschlag von Hegemann u. a., zuerst *Symprocain* zu injizieren, das zwar nur für Tage wirksam bleibt, aber gestattet, weniger eingreifend die Wirkung zu kontrollieren, um dann eventuell auch an anderer Stelle erneut zu injizieren. Bewährt hat sich auch die extradurale Symprocainblockade in der Technik von Buchholz und Lesse. In Höhe L I — III wird wie bei der gewöhnlichen Periduralanästhesie die Nadel so weit vorgeschoben, daß sie sicher mit der Spitze im Periduralraum liegt. Dann wird dieser Raum mit physiologischer *Kochsalzlösung*, bis zu 50 ccm, aufgefüllt und sofort 20 ccm *Symprocain forte* injiziert. Die Injektion kann wiederholt werden und hat das zweitemal meist eine längere Wirkungsdauer. Diese Wirkungsdauer betrug nach den Erfahrungen von Heymach im Mittel 14 bis 16 Tage. Bei ischiasartigen Beschwerden hilft oft die Umspritzung der Austrittsstelle des Ischias.

Nicht zu unterschätzen ist die meist längere Zeit wirksame Schmerzstillung durch die hormonale Therapie (s. hierzu S. 289).

Eine riesige Plage für die Frau bedeutet das Auftreten von Fisteln, von denen die Blasen-ScheidenFistel auch bei sauberster Pflege, ständigem Wechsel der Unterlagen, Auftragen von Zinkpaste in dicken Lagen über der äußeren Scham und an den Genitokruralfalten das Wundwerden nicht verhindern können. Am besten ist es noch, in solchen Fällen ein Urinale zu geben und durch Spülungen mit *Kaliumhypermanganicum*,

3%igem *Wasserstoffsuperoxyd* und 1%igem *Thymol* den Geruch zu bessern. Auch ein Tampon, in *Karbolglycerin* getaucht und mit *Wismutsalbe* eingefettet, hält den Harn etwas zurück und nimmt den Geruch. FRITSCH und STOECKEL empfahlen ferner, Umschläge mit *Aqua chlorata* zu machen, um den Geruch zu bessern.

Auch Stuhlbeschwerden sind beim Carcinom oft unerträglich. Milde Einläufe mit *Kamillen* oder *Öl*, am besten am Abend gemacht ($^1/_4$ Liter), und milde Abführmittel (s. S. 342) sind dann zweckmäßig.

Ist es zu einer ausgesprochenen Stenose des Rectum gekommen, entweder als Folge einer Narbenschwiele oder durch das weiterwuchernde Carcinom bedingt, so sollte man die Anlage eines Anus praeternaturalis nicht zu lange hinausschieben. Es bedeutet zweifellos einen beträchtlichen Schock für die Patientin, wenn ihr die Notwendigkeit eines solchen Vorgehens eröffnet wird, aber man sieht doch immer wieder geradezu erstaunliche Besserungen nach der Anlage des Anus praeter. Besonders in den Grenzfällen, bei denen die Deutung eines Palpationsbefundes, ob Rezidiv oder Strahleninduration, nur aus dem weiteren Verlauf möglich wird, kann die Anlage eines Anus praeter die endgültige Heilung bringen.

BRUNSCHWIG hat bei weit fortgeschrittenen Carcinomen, die auf Blase und Rectum übergegriffen hatten und auch durch eine Bestrahlung unbeeinflußbar blieben, den radikalen Eingriff in der Weise erweitert, daß nach Implantation der Ureteren in den Darm und nach Anlage eines Anus praeter das ganze kleine Becken leergeräumt wird. Nur wenige werden sich zu einem solchen Vorgehen entschließen können, bei dem aber eine Heilung, auch wenn sie vereinzelt bleibt, um so mehr ins Gewicht fällt, als es sich ja immer um aussichtslose Fälle handelt. LEWIS berichtete von 10 Operationen nach BRUNSCHWIG, nach denen zwar 5 Patientinnen postoperativ verstarben, aber die anderen 5 geheilt wurden.

Die Implantation der Ureteren in den Darm kann auch dann in Erwägung gezogen werden, wenn es zu Kompressionen des Ureters gekommen ist. Besteht die Kompression in Gestalt einer Strahleninduration, so wird die Implantation einige Zeit helfen können, in leider den meisten Fällen aber durch aufsteigende Infektion zur Pyonephrose führen. Postoperative Ureter-Scheiden-Fisteln werden durch Implantation des Ureters in die Blase oder durch die Nephrektomie der betreffenden Seite beseitigt (Weiteres hierzu s. S. 401). Bei carcinomatöser Umschnürung des Ureters bedeutet die sich langsam entwickelnde Urämie eine Wohltat für die Patientin, dämmert sie doch in der letzten Lebenszeit dahin und wird sich somit der Schwere des Zustandes nicht bewußt. Gegen ein Erbrechen können 2 Tropfen *Jodtinktur* in einem Eßlöffel Wasser und Nachtrinken von Milch, *Eispillen* sowie *eisgekühltes Selterswasser* lindernd wirken. Urämische Konvulsionen können gelegentlich durch einen Aderlaß von 200 bis 300 ccm beseitigt werden. Gegen Kopfschmerzen gibt man die schon genannten schmerzlindernden Medikamente, nicht zuletzt das *Morphin*.

b) Das Carcinom des Corpus uteri

Bei der Besprechung des Corpuscarcinoms, soweit es operabel ist, können wir uns kürzer fassen. Es ist fast regelmäßig die Krankheit der Matrone, das Carcinom des „abgelebten Lebens" (Stoeckel). Es beginnt und verläuft durch lange Zeit recht unscheinbar, und durch Monate kann nichts als das gelegentliche Auftreten leichter Blutungen und eines spärlichen, nicht selten übelriechenden Ausflusses der Hinweis auf die schweren Veränderungen sein, die in der Corpushöhle vor sich gehen. Frankl hat mit Recht auf die Tatsache hingewiesen, daß man auf die Vergrößerung des Uterus nicht warten darf. Lange Zeit bleibt er nämlich trotz eines sich entwickelnden Carcinoms klein und der Befund eines atrophischen Uterus ist noch kein Gegenbeweis gegen das Carcinom. Bekannt ist ferner, daß nur die mikroskopische Untersuchung der zu diesem Zwecke aus der Corpushöhle entnommenen Partikel die Diagnose sichern kann, die unter allen Umständen bei einer jenseits der Menopause blutenden Frau gemacht werden muß. Wichtig ist die von Peham immer betonte Tatsache, daß bei ungenügender Aufschließung der Gebärmutter ein beginnendes, besonders in einer Tubenecke sitzendes Carcinom sehr leicht übersehen werden kann. Darum ist es nur anzuraten, gründlich zu dilatieren, bevor man curettiert, was mit Rücksicht auf die Perforationsgefahr derartiger Fälle immer mit großer Vorsicht geschehen muß.

Ungefährlicher in dieser Hinsicht ist die Austastung, die aber eine Dilatation der Cervix für den Finger voraussetzt — daher nur sehr schwer möglich ist.

Im übrigen kann man in Fällen von Carcinomverdacht im Matronenalter auch ohne Sicherung der Diagnose durch Probeabrasio von vornherein die vaginale Totalexstirpation des Uterus ausführen, mag sich auch dann herausstellen, daß die Blutungsursache nicht in einem Carcinom, sondern in Polypen der Corpusschleimhaut, in seniler Endometritis oder in Gefäßveränderungen gelegen war. Bei der Ungefährlichkeit der einfachen vaginalen Totalexstirpation ist dieser radikale Standpunkt, wie ihn Peham und Stoeckel vertraten, durchaus berechtigt und hat Kahr so gut wie niemals zu üblen Zufällen geführt. Im histologischen Bild des Abradates gibt es Grenzfälle, in denen die Diagnose „Carcinom" nicht mit Sicherheit gestellt werden kann. Auch hier sollte man den Uterus entfernen, falls dies ohne größere Gefährdung der Patientin möglich ist.

Manche Anhänger der Bestrahlung des Collumcarcinoms treten auch beim Corpuscarcinom für diese Art der Behandlung ein. Soll man nach dem heutigen Stand unseres Wissens beim Collumcarcinom der Bestrahlung einen entsprechend breiten Raum einräumen, so ist gegenüber der Bestrahlung des Corpuscarcinoms ein ablehnender Standpunkt durchaus berechtigt. Die geradezu ausgezeichneten Ergebnisse der einfachen Totalexstirpation des Uterus und der Adnexe beim Corpuscarcinom, welche bei geringer primärer Sterblichkeit hinsichtlich der Dauerheilung von zirka 60% wesentlich besser sind als bei der Strahlenbehandlung, lassen uns diesen Standpunkt unbeirrbar beibehalten. Dazu kommt noch ein wichtiger, wie es scheint, nicht genug gewürdigter Punkt. Während die Radiumbehandlung für die Patientin mit nicht geringen Unannehmlichkeiten und Bechwerden und sogar stärker als beim Collumcarcinom mit Läsionen der Blasenschleimhaut belastet ist, stellt die vaginale Totalexstirpation des Uterus körperlich und seelisch an die Patientin keine sehr großen Anforderungen und macht die Frau mit einem Schlage frei vom örtlichen Behandlungszwange. Die abdominale Totalexstirpation freilich, welche notwendig wird, wenn das Corpuscarcinom in einem größeren Uterus myomatosus auftritt oder dann, wenn die Entwicklung des Uterus per vaginam von vornherein schwierig, ja unmöglich erscheint, ist kein kleiner Eingriff, zumal es sich, wie gesagt, um Frauen handelt, deren Organe verbraucht sind. Trotzdem ist er nicht zu umgehen, denn gerade diese großen myomatösen Uteri mit der unregelmäßig gestalteten Corpushöhle eignen sich nicht für die Bestrahlung. Bei der anerkannt schlechten Ansprechbarkeit der Adenocarcinome des Corpus uteri auf die Röntgenbestrahlung wird auch eine prophylaktische Nachbestrahlung im Anschluß an die Operation von den meisten nur noch dann durchgeführt, wenn sich bei der histologischen Kontrolle der Ovarien dort Metastasen ergeben. Leider zeigt allerdings die Erfahrung, daß auch dann der Therapieerfolg gering ist. Allzu viel darf man sich also von dieser Nachbestrahlung nicht versprechen. Bei der Beurteilung der Ovarien muß man auch daran denken, daß ein carcinomatöser Herd dort nicht unbedingt eine Metastase zu sein braucht. HUBER hat auf Grund intensiver histologischer und statistischer Untersuchungen den Nachweis führen können, daß Adenocarcinome der Cervix, des Corpus uteri, der Tuben und der Ovarien gehäuft miteinander vorkommen können. Derartige „Systemcarcinome" treten gleichzeitig oder nacheinander an verschiedenen Stellen im Sinne einer „multizentrischen" Tumorentstehung auf. Abgesehen von der noch ungeklärten Frage, aus welchem Grunde es zur Bildung verschiedener Carcinome in einem gleichartigen Gewebe kommt, sind diese Zusammenhänge therapeutisch wichtig. Sie zeigen die Notwendigkeit, immer den ganzen Uterus zusammen mit Tuben und Ovarien zu entfernen.

Die Aussichten der Bestrahlung sind, wie schon betont, schlecht. Immerhin wird man bei absoluter Kontraindikation gegen die Operation wenigstens die Bestrahlung versuchen. Bei beginnenden Fällen wird die intrauterine Radiumeinlage die stärkste Wirkung zeigen. Es haben sich hierzu die neueren Packmethoden gut bewährt, bei denen das ganze Cavum mit Radiumträgern ausgefüllt wird, um überall recht nahe an die Schleimhaut heranzukommen. Auch das Radiokobalt ist gerade wegen seiner Verformbarkeit für diese Zwecke besonders gut geeignet.

Bei den inkurablen Corpuscarcinomen wird man in ähnlicher Weise vorgehen, wie es für die inkurablen Collumcarcinome geschildert wurde (s. hierzu S. 271 ff. und S. 285 ff.).

Ovarialgeschwülste

Neben den praktisch wichtigsten, den epithelialen Geschwülsten des Eierstocks, den Cystadenomen und Carcinomen, kommen bekanntlich Geschwülste bindegewebiger Natur — die seltenen Fibrome und Sarkome — und schließlich die Abkömmlinge aller drei Keimblätter, die meist gutartigen Dermoide und die in der Regel bösartigen Teratome, ferner die nicht ganz seltenen Granulosazellgeschwülste, die bösartigen Disgerminome, die vermännlichenden Arrhenoblastome sowie die manchmal sehr kleinen Thekazelltumoren vor (s. S. 61).

Es sollte nicht mehr geschehen, daß Patientinnen mit echten Geschwülsten des Eierstocks von Ärzten zur Bestrahlung eingewiesen werden, wenn an der Tatsache der Geschwulst und ihrer Operabilität nicht gezweifelt werden kann. Es soll aber auch nicht vorkommen, daß Cystome des Eierstocks, die ohne weiteres als solche erkennbar sind, heute noch punktiert, ja mehrmals punktiert werden, weil sie unter der Diagnose Wassersucht laufen. Die rechtzeitige Erkennung der Eierstocksgeschwulst ist von der größten Tragweite. Würde man die gutartigen Ovarialgeschwülste in eine Skala der Gefährlichkeit der Genitalgeschwülste einreihen, so müßten sie zwischen den Myomen und den Carcinomen stehen. Sie sind jedenfalls weit ernster zu nehmen als die Myome, weil sie, mögen sie auch gutartig sein und auch bleiben, in sich den unaufhaltsamen Trieb des Wachstums bergen, ganz im Gegensatz zum Myom, das zwar wachsen kann, aber nicht wachsen muß. Auch heute kommen noch riesige ein- und mehrkämmerige Cystadenome vor, von denen ihre Trägerin den Stillstand des Wachstums vergeblich erhofft. Ist dies schon von größter Wichtigkeit, so sind andere Gefahren, die von den Eierstocksgeschwülsten ausgehen, nicht geringer. Das sind die Stieldrehung, die Ruptur, die Vereiterung, die Blutung in stielgedrehte und nicht stielgedrehte Tumoren und ganz besonders die maligne Entartung, die bei gutartigen Geschwülsten in 20% der Fälle beobachtet wird und besonders das meist beidseitig auftretende Cystadenoma papilliferum serosum betrifft. Nicht weniger als 15 bis 20% aller Genitalcarcinome sind Carcinome des Eierstocks. Es gibt für jedwede Eierstocksgeschwulst nur eine Therapie, und das ist die Operation, und es dreht sich alles darum zu erkennen, daß eine Geschwulst vorliegt. Darum ist es eine unverrückbare Notwendigkeit, an der die Strahlentherapie nichts geändert hat, jede überfaustgroße und selbst jede kleinere, sichere Ovarialgeschwulst operativ anzugehen. Ist freilich die Geschwulst von Natur aus bösartig, dann hat man leider mit der Totalexstirpation des Uterus mit beiden Adnexen nur recht geringe Erfolge zu erwarten, wenn auch immer wieder erfreuliche Ausnahmen in dieser Hinsicht beobachtet werden. Man kommt eben meist zu spät. Für die Vorhersage bewährt sich am besten die Erfahrung FRANKLs, derzufolge Carcinome der Eierstöcke, die noch innerhalb der Kapsel liegen, verhältnismäßig gute Heilungsaussichten haben, alle anderen aber schlechte. Trotzdem ist auch bei inoperablen Carcinomen in der Mehrzahl der Fälle eine Laparotomia probatoria angezeigt.

Abgesehen davon, daß es gelingt, den Ascites abzulassen, ist man nicht selten imstande, große Tumoren der Hauptsache nach zu entfernen. Damit schafft man einerseits der Patientin eine gewisse Erleichterung, anderseits werden einer postoperativen Bestrahlung der im Bauchraum verstreuten Metastasen die Wege gut vorbereitet. Findet sich bei der Probelaparotomie eine ausgedehnte Metastasierung im ganzen Bauchraum, so ist zu einer Bestrahlung nicht mehr zu raten. Mag es der durch eine Bestrahlung erfolgende Tumorzerfall sein, oder ist das zu durchstrahlende Volumen zu groß, jedenfalls wird die Bestrahlung bei derartigen Fällen außerordentlich schlecht vertragen. Nicht selten kommt es zu einem plötzlichen rapiden Verfall und zum Tode der Patientin, die aller Voraussicht nach ohne Bestrahlung noch länger gelebt hätte. Ob die neueren Isotope, insbesondere das Radio-Gold, die Behandlungsaussichten solcher Prozesse verbessern können, läßt sich noch nicht mit genügender Sicherheit sagen, doch sind die ersten Erfahrungen mit einer solchen Behandlung, u. a. auch bei Lymphmetastasen eines Collumcarcinoms, ermutigend. Auch eine hormonale Therapie mit hohen Androgendosen — s. S. 289 — vermag für eine begrenzte Zeit das weitere Tumorwachstum zu hemmen, vor allem aber die Zeit bis zum Tode erheblich zu erleichtern.

Bei den sogenannten Krukenbergtumoren, umschriebenen, großen, durch ein typisches mikroskopisches Bild ausgezeichneten, metastatischen Geschwülsten, ist deren Operation, wo dies angeht, immer anzuraten. Dies bedeutet nicht nur eine wesentliche Befreiung für die Patientin, sondern es kann auch einmal gelingen, sei es im selben, sei es in einem späteren Akte, den Primärtumor — etwa im Magen, Darm, der Gallenblase oder im Dickdarm — zu exstirpieren und die Frau gesund zu machen (AMREICH).

Die hormonbildenden Ovarialtumoren, wie Granulosazelltumoren, Thekazelltumoren oder Arrhenoblastome, werden bei jüngeren Frauen konservativ operiert, indem das sonst gesunde Genitale erhalten bleibt. Bei älteren Frauen über 45 Jahre wird man meist die einfache Totalexstirpation des Uterus mit beiden Adnexen vornehmen, um so allen weiteren Erkrankungsmöglichkeiten am sichersten aus dem Wege zu gehen.

Die schlechten Heilungsresultate bei Ovarialcarcinomen sind hauptsächlich darauf zurückzuführen, daß diese Geschwülste entweder in ihren Anfangsstadien gänzlich symptomlos bleiben oder als ursprünglich gutartige Tumoren, zunächst unerkannt, maligne entarten. Wo der praktische Arzt auch nur den geringsten Verdacht eines Ovarialtumor hat, soll er daher jede konservative Therapie ablehnen. Auch bei inoperabel erscheinenden Fällen ist zumindest eine Probelaparotomie angezeigt, insbesondere dann, wenn sich außer dem Tumor ein Erguß in der Bauchhöhle und im Thorax findet. Diese Kombination von Ascites und Hydrothorax mit einem Ovarialtumor, auch einem Myom oder einem Tubencarcinom (BURGER) ist als MEIGS-*Syndrom* bekannt. Nach Entfernung des Tumor bilden sich Ascites und Hydrothorax zurück.

Vaginal- und Vulvacarcinom

Diese glücklicherweise selteneren Carcinomformen sind leicht erkennbar. Der praktische Arzt sollte diese Patientinnen tunlichst einem Facharzt zuweisen, ohne den verschiedenen therapeutischen Möglichkeiten vorzugreifen. Den Angehörigen gegenüber darf der praktische Arzt hinsichtlich der Prognose nicht hinter dem Berge halten. Sie ist bei der Behandlung, Operation oder Bestrahlung, ebenso wie bei der Operation und Nachbestrahlung sehr schlecht. Wenn auch hier Heilungen vorkommen, so gilt dies noch eher vom Vulva- als vom Vaginalcarcinom, das in der Regel überhaupt nicht mehr operabel ist. Die Erfolgsaussichten der Strahlentherapie haben sich beim Vaginalcarcinom durch die Einführung des Körperhöhlenrohres (MARTIUS, KEPP) etwas verbessert, da es hiermit gelingt, eine auch genügend in die Tiefe reichende Röntgendosis zu geben. Über eine 20%ige 5-Jahresheilung ist man aber noch nicht hinausgekommen.

Für das Vulvacarcinom, das einmal besonders bösartig, ein anderes Mal wieder weniger bösartig sein kann, lassen sich auch heute allgemeine Regeln für eine einheitliche Behandlung nicht aufstellen. In weniger vorgeschrittenen Fällen ist die Entfernung der Vulva mit den zugehörigen Drüsen ein zwar großer, aber auch oft lohnender Eingriff, der bei beginnenden Fällen der Bestrahlung vorzuziehen ist. Bei alten Frauen, denen nicht viel zugemutet werden kann, mag auch die einfache Vulvektomie genügen, zumal eine Heilung bei Befallensein der inguinalen Lymphdrüsen kaum zu erwarten ist. BERVEN hat über zahlreiche Erfolge mit der Elektrokoagulation berichten können. Dieser Eingriff kann auch bei Rezidiven angezeigt sein. Mit zwei flachen, 1 qcm großen Elektroden wird von oben nach unten das gesamte Vulvagebiet bis nahe an die Urethra heran systematisch verkocht. Unter dauernder Berieselung mit Kochsalzlösung wird die Stromstärke so gewählt, daß eine Verkochung eines 1 bis 2 cm dicken Gewebeabschnittes möglich ist, ohne die Haut zu schwärzen. Durch Einschneiden in das Gewebe überzeugt man sich von der ausreichenden Tiefe der Verkochung. Es ist immer wieder erstaunlich zu sehen, daß diese ausgedehnten verkochten Bezirke keinerlei Schmerzen verursachen. Nur dauert es, als erheblicher Nachteil dieser Methode, viele Wochen, bis nach Abstoßung des verkochten Gewebes das Wundgebiet epithelialisiert ist. Dann aber findet sich eine völlig reizlose und weiche Narbe, während Operationsnarben oftmals hart und unverschieblich sind und drückend empfunden werden. Bei sehr alten Frauen ist aber dieser Eingriff, jedenfalls für das gesamte Vulvagebiet, zu groß, um überstanden zu werden.

Die Bestrahlung erfolgt als Röntgenkontaktbestrahlung und mittels der Radiumspickung. Bessere Erfolge sind nach KEPP mit der Elektronenbestrahlung zu erwarten.

Bei inkurablen Fällen und rezidivierenden Erkrankungen können die Schmerzen vor allem durch die dauernde Berieselung der zerfallenden Geschwürsfläche mit Harn unerträglich werden. Außer den bereits genannten allgemeinen Mitteln zur Schmerzbekämpfung sind 10%ige *Anaesthesinsalbe, Percainsalbe* u. ä. zu versuchen. Gegen den aufdringlichen Geruch der Geschwülste erweist sich eine austrocknende Pulverbehandlung mit *Xeroform, Dermatol* und *Bolus* als brauchbar. Berieselung des jauchenden Carcinoms mit *essigsaurer Tonerde, Chlorwasser, Wasserstoffsuperoxyd* ist empfehlenswert.

Auch eine erneute lokale Röntgenbestrahlung kann wenigstens die quälende lokale Reizung zeitweise mildern.

Tubencarcinom

Das Carcinom der Tube gesondert zu erwähnen, geschieht nicht allein aus Gründen der Vollständigkeit. Die neuen Methoden der Cytologie mit dem Vaginalabstrich haben die Aufmerksamkeit auf diese seltene und schwer diagnostizierbare Erkrankung erneut gelenkt, da es hiermit möglich wurde, bei verdächtigen Abstrichbefunden, nach Ausschluß einer malignen Erkrankung am Collum oder im Cavum uteri, auf das Vorhandensein eines Tubencarcinoms zu schließen. Die Symptome sind meist unklar, aber jede schwache Blutung aus dem Uterus sollte neben einem positiven Abstrichbefund, bei Ausschluß anderer Ursachen, an ein Tubencarcinom denken lassen, noch dazu, wenn sich palpatorisch ein „Adnextumor" oder ein „Ovarialtumor mit länglicher Form" (NÜRNBERGER) findet. Recht charakteristisch ist auch eine Hydrorrhoea tubae profluens oder ein Hydrops tubae profluens, ein Flüssigkeitsabgang, der entweder kontinuierlich — bei der Hydrorrhoea — oder in Abständen schwallartig — beim Hydrops — erfolgt. BESSERER hat gerade auf die Bedeutung dieses zwar nicht rein spezifischen Phänomens hingewiesen. Daß sich auch nach einer Uterusexstirpation unter Zurücklassung der Adnexe ein Tubencarcinom in späteren Jahren entwickeln kann, wurde durch einen Fall von FAUVET bekannt. Die Therapie ist primär operativ, wobei die Radikalität des Eingriffes sich nach der Ausdehnung zu richten haben wird. Meist wird eine Nachbestrahlung angeschlossen, deren Wert aber zweifelhaft ist. Aus einer Statistik von BEHRENS aus der Leipziger Klinik geht hervor, daß nur bei zwei von 16 kontrollierbaren Fällen eine 5-Jahresheilung erreicht wurde (12%). Bei beiden Fällen war das Carcinom noch auf die Tube beschränkt, in einem Falle wurde nicht nachbestrahlt. Es ist zu hoffen, daß die verfeinerten diagnostischen Methoden helfen werden, das Tubencarcinom frühzeitig genug zu entdecken und damit die geringen Heilungsaussichten zu verbessern.

Mammacarcinom

Die Tumoren der Mamma bilden ein Grenzgebiet zwischen Gynäkologie und Chirurgie. Der praktische Arzt wird auch hier seine Hauptaufgabe in der Diagnosenstellung, in der Nachbehandlung und weiterer Betreuung der Patientin sehen. Im Rahmen der Bemühungen um die Früherkennung der Carcinome, die speziell für das Genitalcarcinom im vorangegangenen geschildert wurden, hat sich die Notwendigkeit vorsorglicher Untersuchungen auch im Hinblick auf das Mammacarcinom erwiesen. Bei der genauen Durchuntersuchung der Patientinnen haben sich in einer vorher ungeahnten Häufigkeit beginnende Mammacarcinome aufdecken lassen, die noch keinerlei Beschwerden machten und auch als „Knoten in der Brust" von der Patientin selbst noch nicht entdeckt bzw. nicht genügend beachtet wurden. Neben der genauen und sorgfältigen Palpation des Mammagewebes ist es recht zweckmäßig, im abgedunkelten Raum die Mamma mit einer Lampe, die ein kleines, dabei aber kräftiges Strahlenbündel hat, zu durchleuchten. Auch in der Tiefe liegende, der Palpation nicht gut zugängliche Knoten lassen sich durch die abgegrenzte oder auch undeutlich begrenzte schwächere Durchleuchtbarkeit nachweisen. Wir haben von den Amerikanern gelernt, welchen großen Wert neben der Palpation und Durchleuchtung die Inspektion der Brust hat. Man stellt sich hierzu vor die stehende Patientin und achtet auch von den Seiten, ob beide Brüste genau gleichmäßig geformt sind oder ob sich irgendwelche Formunterschiede oder Einziehungen der Haut zeigen. Gerade solche Verziehungen über einem Tumorinfiltrat werden erst deutlich, wenn die Brustmuskeln in verschiedener Weise angespannt werden und damit auch verschieden die Haut verziehen. Die Patientin hebt hierzu beide Arme hoch über den Kopf, stemmt sie dann in die Hüften und zieht die verschränkten Hände kräftig auseinander. Die Brustwarzen müssen in der gleichen Höhe stehen. Jede Verziehung der Warzen deutet auf ein Tumorinfiltrat hin, wobei meist die Warze in Richtung auf das Infiltrat hin verzogen ist. Nun sehen wir oftmals mehrere gut abgegrenzte knotige Verdickungen, die für die Mastopathia cystica typisch sind, häufig auch zur Mastodynie, zu Schmerzhaftigkeiten in der Brust führen. Besonders bei jüngeren Personen ist man geneigt, die ein Carcinom allein beweisende Probeexzision aus nur zu verständlichen kosmetischen Gründen zu unterlassen. Je häufiger man aber erlebt, daß auch ganz harmlos erscheinende Knoten sich bei der histologischen Untersuchung doch als Carcinom erweisen, trotz eines fast jugendlichen Alters der Patientin, um so vorsichtiger wird man in seiner Beurteilung des Palpationsbefundes und um so häufiger wird man eine Probeexzision vornehmen. Bei nur angedeutet knotiger Beschaffenheit beider Brüste mag man zuwarten dürfen, vorausgesetzt, daß die junge Patientin sich in regelmäßigen Abständen von 2 bis 3 Monaten zur Kontrolluntersuchung einfindet. Ändert sich dann nichts, so wird man beruhigter weiter zuwarten können und die Abstände zwischen den Kontrolluntersuchungen immer mehr verlängern. Werden die Knoten aber größer oder besteht nur in einer Brust ein isolierter Knoten, so sollte ohne Rücksicht auf das Alter der Patientin in jedem Falle die Probeexzision, möglichst mit Ausschälung des ganzen Knotens, durchgeführt werden. Bei diesen Frühfällen kann man der Patientin eine fast hundertprozentige Heilung in Aussicht stellen. K. H. BAUER konnte schon aus den Dreißigerjahren von einer 100%igen 5-Jahresheilung beim Steinthal I (Carcinom, auf die Mamma beschränkt) berichten. Beim Steinthal II (axillare Lymphknoten mitbefallen) erniedrigte sich die Heilungsquote auf 49,1% und sank beim Steinthal III (Einwachsen in die Brustwand, Fernmetastasen) auf 4,5%. Über die Wachstumstendenz der Mammacarcinome gibt eine Mitteilung von K. H. BAUER einen ungefähren Anhalt. Er fand keinen einzigen Fall mehr im Stadium Steinthal I, wenn zwischen der ersten Feststellung eines Knotens durch die Patientin und dem Aufsuchen eines Arztes 12 Monate verstrichen waren. Außer Knotenbildungen in der Brust ist auch das Auftreten von Blutungen aus der Mamille ein ernstes Warnsymptom. Manchmal, besonders bei alten Frauen, findet man trotz genauer Palpation keinen Anhalt für einen Tumor. Dann ist auch eine Probeexzision zwecklos, da man nur allzu leicht an einem carcinomatös entarteten Bezirk vorbeischneiden könnte. Nicht immer muß aber die Ursache für Blutungen aus der Mamma in einem Carcinom liegen. Daher raten manche, wie z. B. v. JASCHKE, es in solchen Fällen bei einer weiteren genauen Kontrolle bewenden zu lassen, während andere für die sofortige Ablatio plädieren. Unterschiedlich wird auch die Gefahr der Probeexzision bewertet. Einige befürchten, durch den operativen Insult das Krebswachstum zu beschleunigen, raten daher, ohne Zeitverlust bei histologisch nachgewiesenem Carcinom zu operieren. Vielfältige Erfahrungen haben aber gezeigt, daß derartige Gefahren nicht so groß sein können. Auch eine längere Zeitspanne zwischen Probeexzision und Operation mindert die Heilungsquote nicht, falls man zwischen beiden Eingriffen bestrahlt. Immerhin kann man bei sicherer Diagnose auch auf eine Probeexzision verzichten und sofort präoperativ bestrahlen, da man nachher ohnehin mit dem Operationspräparat den histologischen Beleg gewinnen kann. Fällt eine Knotenbildung in der Brust meist schon der Patientin selbst auf — die entsprechende Unterrichtung durch die heute üblich gewordenen Krebsaufklärungsvorträge wirken sich gerade hierbei segensreich aus —, so ist die Erkennung eines Carcinoms der Mamille, der Paget, schon bei bloßer Inspektion möglich. Nur selten wird man durch ein ulcerierendes Ekzem getäuscht werden. Schwieriger kann es sein, die wahre Natur einer Mastitis carcinomatosa, des Carcinoma erysipeloides (inflammatory carcinoma of the breast) zu erkennen. Wie die Namensgebungen zeigen, sieht dieser Krebs wie eine Entzündung aus, eine foudroyante lymphogene Krebsaussaat führt zur Verstopfung der Lymphwege und zur Ödembildung. Das recht seltene Leiden hat eine völlig infauste Prognose. Nach v. JASCHKE ist kein Fall bekannt, der noch länger als 10 Monate nach den ersten Anzeichen gelebt hätte.

Wie schon angedeutet, ist die hauptsächlichste Behandlungsform des Mammacarcinoms die Operation. Es wird die gesamte Mamma mit dem Pectoralis major, dem zugehörigen Fett- und Lymphgewebe der Achselhöhle und der Infraclaviculargrube zusammenhängend entfernt. Auch die Mitnahme des Pectoralis minor und die Ausräumung der Supraclaviculargrube kann notwendig werden. Ob eine zusätzliche Entfernung der parasternalen Drüsen die Erfolgsaussichten beim Steinthal II tatsächlich vergrößert, muß noch die weitere Erfahrung lehren. Zusätzlich wird man immer eine Bestrahlung durchführen. Hierzu hat sich die seit langem von H. MEYER propagierte präoperative Bestrahlung immer mehr durchgesetzt. Diese Vorbestrahlung wird im unmittelbaren Anschluß an die Probeexzision durchgeführt und währt etwa 2 Wochen. Dann entläßt man die Patientin und bestellt sie für 6 Wochen später zur Operation. In der Zwischenzeit ist die Röntgenbestrahlung zur vollen Auswirkung gekommen. Die leichten Schädigungen der Haut sind dagegen abgeklungen, so daß weder die Präparationstechnik noch die Wundheilung durch die Vorbestrahlung behindert sind. Eine wichtige Aufgabe fällt hier dem einweisenden Arzt zu, nämlich abgesehen von der schon beim Collumcarcinom beschriebenen Beratung über eine zweckmäßige Hautpflege, dafür Sorge zu tragen, daß die Patientin einmal eine ausreichende Schonung während der Wartezeit bekommt, zum anderen aber sich einer weiteren Behandlung nicht entzieht. Es ist eines der Gegenargumente gegen die präoperative Bestrahlung, daß es die Patientinnen nur allzu leicht bei einer solchen, für sich allein unzureichenden Behandlung belassen und nicht wiederkommen. Aber nach vielfältigen Erfahrungen erscheinen diese Bedenken nicht berechtigt. Gelingt es doch immer, bei entsprechender Belehrung und Aufklärung, die Patientin zu dem Entschluß zu bringen, die Operation zuzulassen. Auch hier hat man den Eindruck, daß die vielseitige Krebsaufklärung ihren Nutzen hat. Länger als 6 Wochen sollte man aber mit der Operation nicht warten. Der Verfasser konnte bei einem Falle, bei dem aus äußeren Gründen die Zeit zwischen Vorbestrahlung und Operation 5 Monate betrug, an der entfernten Mamma neben strahlengeschädigten Carcinomzellen ein Aufsprießen neuer carcinomatöser Herde sehen. Durch solche neuen Wucherungen bei eindeutiger Strahlenwirkung auf andere Zellbereiche wird man auch zu einer skeptischen Beurteilung der alleinigen Bestrahlung — natürlich mit mehreren Bestrahlungsserien — geführt. Ob eine intensivere Strahleneinwirkung mit neuen Methoden unter genügender Schonung der naheliegenden Brustorgane möglich werden wird, kann erst die Zukunft lehren. Vorläufig bleibt die Operation eine conditio sine qua non für einen sicheren Heilerfolg. Bei sehr alten Frauen wird man mit Recht Bedenken haben, diesem verbrauchten Körper noch einen derartigen operativen Eingriff zuzumuten, zumal dann, wenn gleichzeitig ein Myocardschaden oder sonstige Gefäß- und Kreislaufschäden vorhanden sind. In diesen Fällen wird man entweder den operativen Eingriff nur als Palliativoperation in Gestalt der einfachen Ablatio mammae ohne Brustmuskulatur und Achselhöhlenfettgewebe durchführen; mit einer Basisnarkose ist sie in Lokalanästhesie ohne Belastung des Kreislaufes in wenigen Minuten gemacht und damit wenigstens der Primärtumor entfernt; oder man bestrahlt nur und wiederholt die Röntgenserien 1- bis 2mal in Abständen von $^1/_2$ Jahr. Unter der Hormonbehandlung kann es gelingen, daß sich einzelne Metastasen zurückbilden, wenn auch der Primärtumor selbst wenig beeinflußt wird. Auch bei den wegen ihrer Ausdehnung primär inoperablen Fällen wird man zuerst allein bestrahlen, möglichst in Kombination mit der Hormontherapie. Oftmals läßt sich der Befund so weit bessern, daß später doch noch die Radikaloperation möglich wird. Die im folgenden zu besprechende Hormontherapie hat sich auch vielfach bei carcinomatösen Ulcerationen der Haut bewährt. Es kommt zu einer Reinigung der jauchenden Geschwüre, was allein schon eine erhebliche, wenigstens subjektiv dankbar empfundene Besserung bedeutet. Die seltenere carcinomatöse Infiltration der Haut ohne Geschwürsbildung, der cancer en cuirasse, ist in manchen Fällen mit einer ausgedehnten Oberflächenbestrahlung günstig zu beeinflussen. Allerdings kann es hier zu sehr unangenehmen sekundären Geschwürsbildungen kommen. Metastasen eines Mammacarcinoms, die mit Vorliebe im Knochen sitzen, sollten unbedingt einer Röntgenbestrahlung unterzogen werden; zusätzlich hilft auch hier die Hormonbehandlung. Eine Schwangerschaft ist bei bestehendem Mammacarcinom äußerst bedenklich. Es sind genügend Fälle bekannt geworden, bei denen ein langsam wachsendes Mammacarcinom während der Schwangerschaft enorme Wachstumsimpulse bekam und den schnellen Tod der Patientin herbeiführte. Tritt daher bei einem bestehenden oder rezidivierenden Mammacarcinom eine Schwangerschaft hinzu, so ist die Schwangerschaftsunterbrechung berechtigt, um das Leben der Mutter zu retten.

Die hormonale Behandlung der Carcinome

Besteht zwar die bisher einzig und allein wirksame Therapie des Krebses in der Operation und Bestrahlung, deren Erfolgsaussichten ständig weiter verbessert werden, so bleibt doch ein Rest, bei dem entweder diese Behandlungsarten zu spät kommen oder unzureichend bleiben. Es ist daher nur allzu verständlich, daß man immer wieder versucht, auch andere Möglichkeiten zur Beeinflussung des Krebswachstums aufzufinden. Die Mitosegifte und Cytostatica, wie *Colchicin, Urethan, Senfgas* und *Nitrogen-Mustard* — um nur die wichtigsten und gebräuchlichsten zu nennen —, haben bei einigen speziellen Erkrankungen, z. B. der Lymphogranulomatose und der Leukämie, ihre therapeutische Brauchbarkeit erwiesen. Auch bei fortgeschrittenen Genitalcarcinomen, besonders bei inoperablen Ovarialcarcinomen und der Peritonealcarcinose, sind mit diesen Mitteln wiederholt Therapieversuche gemacht worden. Es ließ sich wenigstens in einigen Fällen die ständige Neubildung von Ascites etwas eindämmen. Sonst aber haben alle diese Versuche bei den Genitalcarcinomen keine so brauchbaren Resultate ergeben, um ein solches Vorgehen zu empfehlen. Dagegen hat sich die Behandlung mit Steroidhormonen einen festen Platz im Therapieplan erobern können, wobei hauptsächlich die Oestrogene und die Androgene zur Anwendung kommen.

Zum ersten Male wurden Steroidhormone von HUGGINS beim Prostatacarcinom angewendet. Auf Grund tierexperimenteller Versuche benutzte er das gegengeschlechtliche Hormon, in diesem Falle also die Oestrogene, um eine Hemmung des Krebswachstums zu erreichen. Tatsächlich gelang dies auch, so daß sich heute die Oestrogentherapie für das Prostatacarcinom allgemein eingeführt hat. Nachdem sich an diesem Beispiel erwiesen hatte, daß eine hormonabhängige Drüse durch das gegengeschlechtliche Hormon auch in ihrer krebsigen Entartung hemmend beeinflußt werden kann, versuchten schon 1939 unabhängig voneinander LÖSER und ULLRICH, das Mammacarcinom mit androgenen Stoffen zu behandeln. Auch hier ließ sich wenigstens in manchen Fällen eine gewisse Hemmung des weiteren Tumorwachstums, zum Teil auch eine Rückbildung vor allem bei Knochenmetastasen feststellen. Daß aber der Wirkungsmechanismus nicht einfach in einer Kompensierung des einen Hormons durch das andere gegengeschlechtliche bestehen kann, zeigten die Therapieerfolge beim Mammacarcinom, die HADDOW und auch NATHANSON mit Oestrogenen erzielen konnten. Inzwischen sind mit dieser hormonalen Behandlung weitere Erfahrungen gemacht worden, die über die geeignete Dosierung und die Erfolgsaussichten Aufschluß geben, ohne daß sich allerdings über den Wirkungsmechanismus Sicheres aussagen ließe. Jedenfalls wissen wir so viel, daß die Hemmung des Hypophysenvorderlappens durch die Steroidhormongaben einer der wichtigsten Wirkungsfaktoren ist. Diese Hemmung läßt sich nur mit einer genügend hohen Hormondosis erreichen und darf auch nicht kurzfristig unterbrochen werden, da es sonst zu einer überschießenden neuen Aktivität des Vorderlappens kommen kann. Als weitere Wirkungsmechanismen kommen einmal eine direkte Wirkung auf die Krebszelle selbst und zum anderen eine Wirkung auf das bindegewebige Stroma in Betracht. Hat man beim Prostatacarcinom tatsächlich den Eindruck einer direkten Hormonwirkung auf die Krebszelle, die gewisse Analogien zu der Wirkung der Mitosegifte zeigt, so ist diese beim Mammacarcinom bedeutend geringer und bei den Genitalcarcinomen des Uterus überhaupt nicht feststellbar. Eine gegen die Oestrogenwirkung „antagonistische" Androgenwirkung war beim Mammagewebe immerhin theoretisch vorstellbar. Zwar hatten sehr eingehende experimentelle Untersuchungen von C. KAUFMANN und H. A. MÜLLER mit BUTENANDT und FRIEDRICH-FRESKA beweisen können, daß keineswegs von einer „cancerogenen" Wirkung des Follikelhormons gesprochen werden kann. Es besteht kein Anhalt dafür, mit Follikelhormon einen Krebs erzeugen zu können. Es zeigte sich aber anderseits, daß bei Tieren mit einer genetisch festliegenden Krebsbelastung Mammatumoren unter dem Einfluß des Follikelhormons früher und gehäufter auftreten können. Ein stimulierender, das Krebswachstum fördernder Einfluß des Follikelhormons ist daher auch beim Mammacarcinom des Menschen denkbar. Es ist auch bekannt, daß eine Schwangerschaft dem Mammacarcinom enorme Wachstumsimpulse gibt. Die gute Wirksamkeit von Androgengaben beim Mammacarcinom läßt es daher als möglich erscheinen, daß hier auch an der Zelle selbst ohne Umweg über die Hypophyse die „antioestrogenen" Eigenschaften des männlichen Hormons wirksam werden. Daß es sich aber nur um ein Zusammenwirken mehrerer Faktoren handeln kann, ergibt sich aus folgender, nach dem eben Ausgeführten geradezu paradoxen Erfahrung. Nämlich auch Oestrogene können das Mammacarcinom hemmend beeinflussen, allerdings nur dann, wenn in der späten Menopause die natürliche Oestrogenbildung aufgehört hat und die —

in der Nebennierenrinde erfolgende? — Androgenbildung vorherrscht. Vor der Menopause dagegen begünstigen Oestrogengaben das Wachstum eines Mammacarcinoms in gefährlicher Weise. Um therapeutisch sicherzugehen, hat sich als zweckmäßig erwiesen, das Mammacarcinom bei der jüngeren Frau mit Androgenen zu behandeln und erst nach 5- bis 10jähriger Menopause die Oestrogene zu verwenden. Um in Grenzfällen eine Entscheidung zu treffen, hat sich ein von PUNDEL u. a. in Vorschlag gebrachtes Verfahren bewährt: Vor Beginn der Hormontherapie wird ein Scheidenabstrich untersucht. Zeigt sich hier eine Oestrogenaktivität, so wird mit Androgenen behandelt; zeigt sich dagegen eine Androgenaktivität oder ein Oestrogendefizit, so gibt man besser Oestrogene. Ist somit eine direkte Hormonwirkung auf die Krebszelle selbst fragwürdig, so erscheint eine weitere Einwirkungsmöglichkeit denkbar, auf die FELS hingewiesen hat. Es fällt nämlich auf, daß in einzelnen Fällen Metastasen eines Mammacarcinoms hormonal ausgezeichnet beeinflußt werden können und sich während der Hormonbehandlung zurückbilden, während am Primärtumor selbst keine Wirkung nachweisbar wird. Hier ist es das Bindegewebe, das anscheinend durch die Hormongaben genügend aktiviert wird, um die Krebszellen umschnüren und vernichten zu können. Bedenkt man, daß die Steroidhormone gerade für den Stoffwechsel der Knochen eine besondere Bedeutung besitzen, so wird auch die gute Beeinflußbarkeit von Knochenmetastasen durch die Hormontherapie auf diesem Wege verständlich.

Die Erfolgssicherheit der hormonalen Behandlung ist bei dem Mammacarcinom deutlich geringer als bei dem Prostatacarcinom. Es wäre theoretisch denkbar, daß von den einzelnen, verschiedenen Formen des Mammacarcinoms nur die Adenocarcinome beeinflußbar seien. Die Erfahrung hat aber gezeigt, daß die Hormontherapie auch bei anderen Carcinomtypen, vor allem bei den weitaus häufigeren cirrhösen Carcinomen wirksam ist. Eine objektive Besserung läßt sich beim Mammacarcinom mit der Hormontherapie bei etwa 30%, eine subjektive bei 60 bis 70% der Fälle erreichen. Welche Erfolgssteigerung durch eine systematische Hormontherapie mit Androgenen möglich werden kann, konnte schon vor Jahren PRUDENTE nachweisen und kürzlich auch EVERS belegen. Bei der gleichen Behandlung hatten bei EVERS die zusätzlich hormonal Behandelten eine 3-Jahresheilung im Stadium I von 96,2%, im Stadium II von 85,0% und im Stadium III von 50,2%, dagegen ohne Hormontherapie im Stadium I eine Heilungsquote von 86,6%, im Stadium II von 66,6% und im Stadium III von 25%. Die Metastasenhäufigkeit betrug bei den Hormonbehandelten 12%, bei den nicht hormonal Behandelten 33,3%. Die prophylaktische Hormontherapie im Anschluß an die geschilderte Standardbehandlung (Operation und Röntgenbestrahlung) sollte daher zumindest bei allen Fällen durchgeführt werden, bei denen das Carcinom schon weit entwickelt ist. Nur bei kleinen Carcinomen, die zufällig als isoliertes Knötchen im Drüsenparenchym entdeckt werden, wird man auf eine prophylaktische Gabe — schon im Hinblick auf die weiter unten zu erwähnenden Nebenerscheinungen — verzichten können.

Es ist notwendig, in diesem Zusammenhang auch zur Kastration ein Wort zu sagen. Die operative Entfernung der Eierstöcke zur Wachstumshemmung der Mammacarcinome hat schon 1889 SCHINZINGER empfohlen. Auch heute ist die Kastration ein wichtiges Mittel zur Therapie des Mammacarcinoms geblieben, um gerade bei der „antioestrogenen" Behandlung mit männlichem Sexualhormon jede Oestrogenbildung im Körper auszuschließen. Eine Kastration wird daher von vielen grundsätzlich durchgeführt, soweit es sich natürlich um Frauen im geschlechtsreifen Alter handelt. Bei Frauen in der Menopause ist die Entfernung der Ovarien nicht nur unnötig, sondern sogar schädlich. Die Stillegung der ovariellen Funktion wird auch mit der Bestrahlung erreicht, doch ist dieser Weg nicht so günstig wie die operative Kastration. Einmal dauerte es längere Zeit, bis das bestrahlte Ovar auch funktionsmäßig ausfällt, zum anderen sind die üblichen Kastrationsdosen unzureichend, da sie nur die generative Funktion ausschalten. Um auch die vegetative Leistung zu unterbinden, sind wenigstens 1000 r als Herddosis nötig. Wann soll aber die Kastration erfolgen? Gerade bei jüngeren Frauen mit fortgeschrittenem Mammacarcinom sollte man die Kastration nicht unterlassen, ebenso bei Rezidiven. Sonst wird man sich nach der histologischen Struktur und der daraus ablesbaren Wachstumspotenz des Carcinoms richten, also sehr stark individualisieren müssen. In folgerichtiger Konsequenz hatte HUGGINS auch zur Ausschaltung der „3. Gonade" (BOTELLA-LLUSIA), der Nebennierenrinde, die Adrenalektomie vorgeschlagen. Als notwendige lebenserhaltende Substitutionstherapie sind nach Exstirpation der Nebennieren nach HUGGINS täglich 2 bis 4 mg *Desoxycorticosteron* und 2mal 25 mg *Cortison* zu geben. In Einzelfällen ist man diesem Vorgehen gefolgt, das sich aber kaum als eine Routinetherapie einführen dürfte. Cortison soll auch gewisse tumorhemmende Eigenschaften besitzen und ist bei der Lymphogranulomatose, dem Prostata- und Mammacarcinom angewendet worden. Zur Hemmung der ACTH-Ausschüttung und damit zur Minderung der Nebennierenaktivität sind tägliche *Cortison*gaben von 50 bis 75 mg notwendig. Die Brauchbarkeit dieser Therapieversuche läßt sich noch nicht genügend abschätzen.

Ist eine Beeinflussung des Mammacarcinoms sowohl mit Oestrogenen wie mit Androgenen möglich und erfolgversprechend, so haben die Versuche, die eigentlichen Genitalcarcinome in gleicher Weise anzugehen, enttäuscht. Nur bei Ovarialcarcinomen ist es in vereinzelten Fällen geglückt, hormonal eine Rückbildung des Tumors, wenigstens in seinen Metastasen, zu erzielen. Es ist schon viel erreicht, wenn es zu einer Verzögerung des weiteren Tumorwachstums kommt. Aber auch dies ist, wenn überhaupt, nur eine begrenzte Zeit möglich. Meist dauert die Besserung nicht länger als ein halbes Jahr, worauf oft jählings ein Rückschlag eintritt und in wenigen Tagen bis Wochen ein schnelles Ende folgt. Die theoretischen Spekulationen über die Beziehungen zwischen den Adenocarcinomen des Uterus und dem Follikelhormon hätten eigentlich eine deutlichere Beeinflußbarkeit wenigstens dieser Geschwülste erwarten lassen. Das hauptsächlich exogen bedingte Plattenepithelcarcinom des Collum ließ schon theoretisch keine besondere Ansprechbarkeit erwarten. So fragwürdig und zweifelhaft der Einfluß des Follikelhormons für die Entstehung der Adenocarcinome des Uterus ist, so fragwürdig ist die Hemmwirkung einer Therapie mit gegengeschlechtlichen Hormonen. Wenn trotzdem zu einer solchen Hormonbehandlung geraten werden kann, so deshalb, um den roborierenden Effekt einer solchen Behandlung auszunutzen. Wer es immer wieder erlebt, wie diese unglücklichen, deprimierten und oft auch kachektischen Patientinnen unter der Hormontherapie geradezu aufblühen, neuen Mut fassen, an Gewicht zunehmen, wieder aufstehen wollen und auch aufstehen können, der wird den segensreichen Einfluß einer solchen Behandlung nicht missen wollen, auch wenn ihm die begrenzte Dauer dieser Wirkung genau bekannt ist. Nicht zuletzt lassen häufig die Schmerzen nach, können sogar insbesondere bei Metastasenschmerzen gänzlich verschwinden und damit die so schwierige Schmerzstillung erheblich vereinfachen. Leider ist auch dieser Erfolg nur vorübergehend und nur etwa bei jeder zweiten so behandelten Patientin zu erwarten.

Was die Dosierung anbelangt, so sei vorangestellt, daß nur eine langdauernde, genügend hochdosierte Hormontherapie überhaupt einen Erfolg erwarten läßt. Diese Behandlung durch kleinere Dosen aus Gründen der Kostenersparnis ersetzen zu wollen, ist nicht nur sinnlos, sondern geradezu ein Kunstfehler. Denn wie kleine Hormondosen die Aktivität des Hypophysenvorderlappens steigern, so wirkt auch hier eine zu niedrig dosierte Gabe auf das Krebswachstum eher beschleunigend. Als allgemeine Richtlinie läßt sich für die *androgenen Wirkstoffe* eine Dosis von 3 g, für die *Oestrogene* von 2 g (für *Aethinyloestradiol* etwa 40 bis 60 mg), auf 2 bis 3 Monate gleichmäßig verteilt, empfehlen. Diese Dosis sollte zuerst einmal konsequent angewendet werden. Ist dann keinerlei Wirkung, weder objektiv noch subjektiv, festzustellen, dann erst hat eine Weiterführung der Therapie keinen Sinn. Sonst wird man zumindest auf ein halbes Jahr die Behandlung ausdehnen, besser aber kontinuierlich weiterführen, wobei die Dosen eine allmähliche Minderung erfahren können, in Einzelfällen aber auch erhöht werden müssen.

Für die Androgene kommt einmal das *Testosteronpropionat* mit Injektionen zu 100 mg 3mal pro Woche in Frage. Um die lästigen Injektionen zu ersparen, sind die Depotpräparate und Kristallsuspensionen *(Testoviron-Depot, Depovirin, Perandren M)* in Dosen von 250 mg günstig. Die ersten Injektionen mit Depotpräparaten sollte man möglichst jede Woche einmal mit 250 mg geben, dann können die Abstände zwischen den Injektionen auf 2 Wochen vergrößert werden. Nach einem halben Jahr wird man meist mit 3wöchentlichen Injektionen auskommen. Eine Implantationstherapie ist zwar von manchen ebenfalls durchgeführt worden, der Verfasser kann aber diese Darreichungsform nicht empfehlen. Da von einem 100 mg-Implantat nur etwa 0,3 bis 0,7 mg täglich resorbiert werden, ist die zur Wirkung kommende Hormonmenge zu niedrig, auch kann die Einheilung der Implantate fehlschlagen. Ebenfalls sind perorale Gaben von *Methyltestosteron* nicht recht geeignet. Das weniger virilisierende Methylandrostendiol *(Methylandrostendiol „Schering"*, *Notandron, Androteston, Protandron)* hat einen geringeren „antioestrogenen" Effekt, auch die Wirksamkeit im intermediären Stoffwechsel ist geringer. 150 bis 300 mg *Methylandrostendiol* werden auf 2 bis 3 Injektionen pro Woche verteilt oder es werden buccal 1 bis 2 Tabletten zu 25 mg täglich gegeben, letzteres aber erst zur weiteren Dauerbehandlung. Läßt sich durch die Androgentherapie wenigstens ein gewisser Einfluß auf das Tumorwachstum erhoffen — so beim Mammacarcinom, weniger beim Ovarialcarcinom, gar nicht beim Uteruscarcinom —, so verwendet man besser nur *Testosteron*, muß dann aber eine stärkere Virilisierung in Kauf nehmen.

Bei den Oestrogenen, die nach 5- bis 10jähriger Menopause, am sichersten entsprechend dem oben beschriebenen Vaginalabstrichbefund, besser wirksam sind, macht man am einfachsten von dem *Aethinyloestradiol* oder von *Diaethylstilboestrol* Gebrauch. Aethinyloestradiol *(Eticyclin, Progynon M, Lynoral)* wird in Tabletten zu 0,2 mg 3- bis 5mal pro Tag, Diaethylstilboestroldipropionat *(Cyren S)* zu 10 bis 15 mg täglich gegeben. Aber auch andere Oestrogene (s. Tabelle S. 19) sind in entsprechender Dosierung anwendbar.

Weiterhin sei in diesem Zusammenhang noch erwähnt, daß WIMHÖFER die Oestrogene mit Vorteil beim Collumcarcinom verwendet hat, um die Schwielenbildung als Bestrahlungsfolge zu vermeiden bzw. wieder aufzulockern. Außer einem *Diaethylstilboestrolimplantat* zu 50 mg wurden tägliche Injektionen mit 2,5 mg *Stilbenester* bis zu einer Gesamtdosis von 75 mg verabfolgt. Der Vorteil dieser Behandlung liegt u. a. darin, eine präoperative Carcinombestrahlung durchführen zu können, ohne durch die Schwielenbildung bei der nachfolgenden Operation behindert zu sein. Eine Beeinflussung des Carcinomwachstums wurde weder in positiver noch in negativer Hinsicht dabei gesehen.

Progesteron ist in hoher Dosierung angewendet worden, ohne aber irgendwelche Erfolgsaussichten zu haben. Diese Medikamentation ist daher nicht zu empfehlen.

Handelt es sich nur darum, das Allgemeinbefinden zu bessern, also die allgemein roborierende Wirkung der Steroidhormone auszunutzen, so können die genannten Dosen etwas niedriger gehalten werden. Vor allem bei der Gabe von *Androgenen* wird somit leichter eine allzu starke Virilisierung vermieden; für diese Fälle ist auch *Methylandrostendiol* geeignet.

Die Nebenerscheinungen der Hormontherapie bestehen einmal in einer gewissen Unverträglichkeit gegenüber den hohen Dosen, insbesondere den hohen Oestrogendosen. Werden Übelkeit oder Erbrechen als Folge dieser Behandlung zu heftig, so bleibt nichts übrig, als vorsichtig mit der Dosis herunterzugehen bzw. die Behandlung ganz abzubrechen. Eine Hyperplasieblutung ist bei der genannten hohen Dosierung nicht zu erwarten; es kann lediglich beim Absetzen der Oestrogentherapie zu einer meist kurzdauernden Abbruchblutung kommen

(s. S. 45). Nach langer, hochdosierter Follikelhormongabe findet man kein hyperplastisches Endometrium, sondern eher eine atrophisch aussehende Schleimhaut. Das ganze Bild macht den Eindruck, als ob sich die Wachstumspotenz des Endometrium erschöpft habe. Daß derartige Hormongaben keinen Anlaß zur Entwicklung eines Corpuscarcinoms geben, war schon nach experimentellen Untersuchungsbefunden zu erwarten und hat sich auch aus der praktischen Erfahrung ergeben.

Recht unangenehm sind die Virilisierungserscheinungen durch die hohen Androgengaben. Es kommt zu einem Tieferwerden der Stimme, oft zu einer Rauheit der Sprache und zu Heiserkeit; auch die Gesichtszüge können männlicher werden. Vor allem stört ein individuell verschieden stark auftretender Bartwuchs. Manchmal findet sich eine, vielleicht mit der Clitorishypertrophie zusammenhängende Steigerung der Libido. Methylandrostendiolgaben lassen diese Erscheinungen vermindert zur Auswirkung kommen, da die virilisierende Potenz dieser Verbindung nur etwa $^1/_{10}$ beträgt. Aber, wie schon erwähnt, die „anticancerogene" Wirkung ist weit geringer als bei Testosteron, so daß diese Nebenerscheinungen in vielen Fällen in Kauf genommen werden müssen. Kontraindiziert ist jegliche Androgengabe in der Schwangerschaft. Auch die geringere Potenz des Methylandrostendiol genügt bereits, um bei einem weiblichen Feten virilisierend zu wirken, wie ZANDER und MÜLLER eindrucksvoll nachweisen konnten.

Die Änderungen im Mineralstoffwechsel können weiterhin, besonders bei bettlägerigen Patientinnen mit Knochenmetastasen, zur Hypercalcämie führen, die unter urämieähnlichen Symptomen zum Tode führen kann. Der erhöhte Blutcalciumspiegel zeigt durch Übelkeit, Erbrechen und Schläfrigkeit die drohende Gefahr an. Es ist sofort die Hormongabe auszusetzen und intravenös eine 2,5%ige *Natriumsulfatlösung* zu injizieren.

Da es als Folge der Hypophysenbremsung auch zu einer verminderten Ausschüttung thyreotropen Hormons kommt, resultiert daraus eine relative Schilddrüseninsuffizienz. Diese wiederum soll nach LÖSER das Krebswachstum begünstigen. Er empfiehlt daher, zu den hochdosierten Steroidhormonen zusätzlich *Schilddrüsenhormon* zu geben (täglich 2 bis 3 g Drüsenextrakt). Dadurch kann auch die virilisierende Wirkung der Androgene gedämpft werden. Sehr erheblich ist die Hemmung der Virilisierung mit zusätzlichen Thyroxingaben jedoch nicht.

Über die Dauer der Behandlung herrscht noch keine genügende Klarheit. Wie bereits ausgeführt, sollte bei einer nach 2 Monaten feststellbaren Wirksamkeit die Behandlung mindestens auf $^1/_2$ Jahr ausgedehnt werden. Prophylaktische Gaben müssen über Jahre erfolgen, wenn man ein Auftreten von Rezidiven vermeiden will. Auch sonst ist es besser, die Behandlung bis an das Lebensende fortzusetzen (ANTOINE). Sollte sich vorher die Notwendigkeit ergeben, die Therapie abzubrechen, so darf dies nicht brüsk geschehen, sondern die Dosen sollen langsam, in immer größer werdenden Abständen ausklingen. Der Therapieerfolg, leider weit häufiger der Mißerfolg, ist der sicherste Anhalt für die Therapiedauer. Man sollte aber niemals vergessen, daß die ganze hormonale Krebsbehandlung nur eine zusätzliche Maßnahme darstellt, die trotz beeindruckender Einzelerfolge niemals die Operation oder Bestrahlung ersetzen, sondern immer nur ergänzen kann.

Alle weiteren Behandlungsmethoden — die Normalisierung der Darmflora nach BURGKHARDT, die vielfachen Versuche mit Mistelextrakt *(Plenosol)*, die Verabreichung von *Tumorextrakten*, die Beeinflussungsversuche des Blutchemismus (Blutcholesterin, Blutlipoidphosphor, Blutzucker) von LEUPOLD — sind als Zeichen des weiteren Bemühens sehr zu begrüßen. Bisher haben aber alle diese Methoden noch nicht die Wirksamkeit erwiesen, die eine allgemeine Verwendung rechtfertigen könnte.

Grundsätze zur Behandlung der Lageanomalien

Enteroptose

Ursachen, Bedeutung und Prophylaxe

Wenn man die Lageabweichungen der Gebärmutter in richtiger Weise kritisch würdigen, insbesondere wenn man die durch Falschlage verursachten Beschwerden nicht einseitig und daher unsachgemäß behandeln will, muß man sich in jedem Falle die Frage vorlegen, ob nicht Beschwerden durch abwegige Haltung der Genitalorgane nur Teilerscheinungen eines allgemeinen Krankheitsbildes, nämlich das der Senkung des Eingeweideblockes, der Enteroptose, sind. Bekanntlich ist die Enteroptose fast immer Teilerscheinung und Ausdruck der Asthenie, einer angeborenen schlaffen Beschaffenheit der Gewebe, der so viel genannten schlaffen Faser, welche sich einerseits im Bereiche der Brustorgane durch Tiefstand der Lungen und des Zwerchfelles, Verschwinden der Sinus pleurocostales, durch Tropfenherz kundtut, anderseits durch die Senkung entweder des gesamten Eingeweideblocks oder bestimmter Organe, Magen, Niere, seltener Leber, Milz und ganz besonders in der Senkung des Genitalapparates und dem Nachgeben der vorderen Bauchwand gekennzeichnet ist. Oft genug offenbart sich bei einer solchen abwegigen Konstitution eine Reihe von Schäden, die zu recht lästigen, das Leben zwar nicht verkürzenden, aber die Lebensfreude ebenso wie die Arbeitsfähigkeit beeinträchtigenden Zuständen führen. Neben einer besonders leichten Ermüdbarkeit sind es quälende Kreuzschmerzen, ziehende Schmerzen in den Leisten, in der Lendengegend, Schmerzen in der Gegend des Nierenlagers, die mannigfaltigsten Beschwerden seitens des Magens, Stuhlverstopfung, das lästige Gefühl des Verlierens der Genitalorgane, das quälende Bewußtsein des wie ein Keil zwischen die Vulva herabtretenden Genitale, auch bei geringer Senkung, Schmerzen in den unteren Gliedmaßen, schließlich und nicht zuletzt allgemeine Beschwerden, häufige Kopfschmerzen, Schlaflosigkeit, seelische Verstimmung u. ä. Aber auch ohne eine besondere Anlage, ohne ausgesprochene Zeichen des Infantilismus und der

Asthenie können die gleichen Beschwerden in erster Linie infolge mangelhafter Wochenbettpflege zur Entwicklung kommen. Sie treten insbesondere nach schweren operativen, aber auch nach durchaus normalen Geburten, wenn sie rasch aufeinanderfolgen und wenn nach deren Ablauf sogleich schwere körperliche Arbeit ohne Schonung betrieben werden muß, auf. Sie kommen auch als Folge unzweckmäßiger, mit schwerer körperlicher Arbeit verbundener und vor allem auch sitzender Berufsarbeit vor. Wenn sie auch in der überwiegenden Mehrzahl Frauen betrifft, die geboren haben, so sind auch Nulliparae, besonders mit asthenischer Konstitution, davor nicht gefeit. Wie MATHES, MAX HIRSCH und SELLHEIM zeigen konnten, erlahmen bei solchen Frauen mit dauernder sitzender Beschäftigung die Beckenbodenmuskeln. Auch Rückenschmerzen und Kreuzschmerzen stellen sich als Anzeichen der Lockerung der Haftapparate ein. „Der Uterus schwebt mehr oder weniger in der Luft und zerrt an den von ihm zur Beckenwand ziehenden empfindlichen Gebilden" (SELLHEIM). So bildet sich als Vorstufe der Enteroptose, der Senkung und des Vorfalles ein bezeichnendes Krankheitsbild heraus, dem SELLHEIM den treffenden Namen der „schwebenden Pein" gegeben hat.

Enteroptose kann auch durch mangelhafte, zu rascher Abmagerung führende Ernährung bedingt sein. War das im Kriege und in den ersten Nachkriegsjahren eine vielfach unausbleibliche Folge der Not, so kann es auch, wie man sich gelegentlich überzeugen kann, eine durchaus vermeidbare Folge unnatürlicher, auf eine gefährliche Spitze getriebener Abmagerungskuren sein. Gerade solche zu energischen und zu raschen Abmagerungskuren können in jedem Lebensalter, besonders aber bei klimakteriumnahen Frauen die Enteroptose auslösen und zu einem körperlichen und geistigen Zusammenbruch führen, da das Herz und das Nervensystem, besonders bei Hungerkuren unter Anwendung von reichlichen salinischen Abführmitteln und Thyreoideapräparaten, manchmal einer kaum noch erträglichen Belastung ausgesetzt wird.

Der häufigsten Ursache der Enteroptose, der Erschlaffung der Bauchdecken, der Bauchwand und der Beckenbodenmuskulatur durch die Geburten, muß man durch entsprechende Schwangerschafts- und Wochenbettprophylaxe begegnen: während der Schwangerschaft durch Verordnung eines Stützmieders, das zweckmäßig vom 5. Monat an getragen wird, durch leichte, den Verhältnissen der Schwangerschaft entsprechend abgestufte tägliche Leibesübungen oder zumindest durch Atemübungen, die von den ersten Monaten der Schwangerschaft ab bei Frauen, die nicht an Gymnastik gewöhnt sind, die einzig zulässige Methode der Gymnastik darstellen. Sie genügen vielfach für die ganze Zeit der Schwangerschaft, besonders dann, wenn regelmäßige Spaziergänge eingeschaltet werden. Gerade die Atemübungen sind mit Rücksicht auf die unter der Geburt notwendige Zwerchfellarbeit von der größten Wichtigkeit, da durch sie der Hauptatemmuskel, das Zwerchfell, vor allem in Anspruch genommen wird. Mit der Massage, die zweifelsohne die Muskeln stärkt, besser durchblutet und den Rücklauf des Blutes ebenso erleichtert, wie sie den Stoffwechsel günstig beeinflußt, muß man natürlich vorsichtig sein; sie darf nur von geübter Hand ausgeführt werden. Auf ihre Technik kann hier nicht eingegangen werden, doch seien in dieser Hinsicht die Schriften von SIEBER, KOBLANK, KIRCHBERG und KOHLRAUSCH-LEUBE empfohlen. Von größtem Wert ist die Wochenbettprophylaxe, die mehr leisten kann als die Therapie bei der einmal ausgebildeten Enteroptose. Sie besteht in leichter, am 2. Tage nach der Geburt beginnender Gymnastik mit Atemübungen und aktiven Bewegungen zur Stärkung der Bauch- und Beckenbodenmuskulatur, sowie aktiven Bewegungen der Gliedmaßen zur künstlichen Strombeschleunigung im Venensystem der unteren Körperhälfte. Die von WALTHARD an der Züricher Frauenklinik seinerzeit eingeführte Wochenbettgymnastik nach Spontangeburten und leichteren operativen Entbindungen besteht im wesentlichen in folgendem: 2. Wochenbettstag: 1. tiefes Ein- und Ausatmen in Rückenlage, 2. Beugen und Strecken der Kniee, 3. in Rückenlage Arme vorwärts, aufwärts und seitwärts heben. Am 3. Tage werden diese Übungen mit Aufrichten des Rumpfes verbunden, jede Übung wird 5mal ausgeführt und außerdem 10mal täglich das Zusammenkneifen des Afters wie bei der Zurückhaltung dünnen Stuhles empfohlen. Diese WALTHARDschen Übungen werden gern von den Wöchnerinnen gemacht, da sie nicht ermüdend wirken. Wenn es auch richtig ist, daß das Frühaufstehen — normale Wundverhältnisse des Genitalkanals vorausgesetzt und unter Leitung des Arztes und einer entsprechend geschulten Schwester geübt — für die Tonussteigerung der Muskulatur, insbesondere der Beckenboden- und Bauchmuskeln, Hervorragendes leistet, so stehen doch dem Frühaufstehen ernste Bedenken entgegen. Im Rahmen der Klinik ist zwar das Frühaufstehen nur zu begrüßen und von Vorteil. Hier sind die aktiven Bewegungen gleichzeitig eine ideale Gymnastik zur Stärkung der Muskulatur. Bei Entbindungen im Hause liegen die Verhältnisse aber gänzlich anders. Dort besteht die Gefahr der Überbelastung, da das Frühaufstehen dort meist mit der gleichzeitigen Aufnahme der Hausarbeit verbunden ist. Unter solchen Verhältnissen ist es ohne Zweifel besser, wenn im Wochenbett eine längere Bettruhe von etwa 8 bis 10 Tagen eingehalten und der Erschlaffung der Muskulatur und der Überdehnung der Bauchdecken durch die beschriebenen Turnübungen entgegengearbeitet wird.

Behandlung

Trotz dieser Prophylaxe sind wir oft nicht imstande, die Ausbildung einer Enteroptose zu verhindern, insbesondere dann nicht, wenn Unterernährung und schwere körperliche Arbeit als schädigende Faktoren hinzukommen. Wo die Unterernährung im Vordergrund steht, erweisen sich 4- bis 6wöchige Liegekuren, am besten in Anstalten in mittlerer Höhenlage, als weitaus zweckmäßigste Behelfe. Durch solche Liegekuren wird das Gewicht erhöht, die Fettlager und die Aufhängeapparate des Eingeweideblockes werden verstärkt, die allgemeine Nervenruhe tut ein übriges, um auch die Schmerzen und mannigfaltigen Beschwerden zu lindern. Man kann dabei eine Mastdiät anordnen, kommt aber auch ohne ausgesprochene Mastkur in leichteren Fällen aus, indem man alle 2 bis 3 Stunden hochwertige Nahrung verabreicht, in der man überdies 70 bis 80 g Butter auf Brot, in Gemüse und fetten Süßspeisen bekömmlich unterbringt. Statt Wasser läßt man den Tag über Milch trinken. Sehr nahrhaft sind Mehlsuppen mit reichlich guter Butter vor dem ersten Frühstück oder die in England so beliebten Haferflocken. Bei Widerwillen gegen Milch gebe man Kefir oder Joghurt, auch Fettkäse ist empfehlenswert. Den Appetit steigert man dadurch, daß man leichte hydriatische Prozeduren, Teil- und Ganzabreibungen, Strahlen- und Fächerduschen auf Bauch und Damm und Vollbäder (mindestens 3mal wöchentlich) mit einer am Morgen auszuführenden täglichen Gesamtmassage des Körpers verbindet. Dadurch wird die Muskulatur infolge ihrer besseren Durchblutung gekräftigt, die Zirkulation durch erhöhte Saug- und Druckwirkung auf die Venen gebessert und der Gasstoffwechsel erhöht. Sie ist auch bei der gleichzeitig so oft bestehenden Stuhlverstopfung ein ausgezeichnetes Mittel zur Belebung der darniederliegenden Darmtätigkeit und auch bei Gastroptose in Form von Klopf- und Schüttelbewegungen empfehlenswert. Es muß also die Patientin täglich das Bett verlassen und dann am besten in Verbindung mit leichten Turnübungen massiert werden, bevor die diätetische Liegekur beginnt. Ohne Zweifel wirkt eine nur wenige Kilogramm betragende Zunahme des Körpergewichtes oft Wunder. Appetitanregende Mittel, wie die *Tinct. Amara* mit und ohne *Tinct. aromatica* aa ($^1/_4$ Stunde vor dem Essen 20 Tropfen in Wasser) oder

98. Acid. hydrochlor. dilut. ...   5,0
Vin. Condurango ad 30,0
D. S. 3mal täglich 25 Tropfen,

dann die *Chinatinktur* (10 bis 20 Tropfen) und der *Chinawein* (1 Eßlöffel vor dem Essen), unterstützen die Behandlung. *Tonica*, wie der *Hellsicolsirup* oder das *Recresal* (2mal täglich 1 bis 3 Tabletten oder 25 Tropfen in der Suppe), *Phosvitanon, Tonikum Roche* u. a., können ein übriges tun.

Man darf auch nicht vergessen, daß die Beschwerden der Enteroptose auch im entgegengesetzten Verhalten, nämlich in übermäßiger, besonders rascher Gewichtszunahme und ausgesprochener Fettsucht gelegen sein können. Hier ist der Hängebauch und mit ihm die Kreuzschmerzen durch die Zunahme des Fettgewebes und die dadurch hervorgerufene schwere Belastung der Haft- und Stützapparate bedingt. Deshalb muß in solchen Fällen eine ärztlich geleitete und recht vorsichtig abgestufte Entfettungskur einsetzen, soll es besser werden. Die bekannten Diätvorschriften, welche weitgehend das Fett und die Kohlenhydrate einschränken, ohne bei reichlicher, aber nicht zu reichlicher Eiweißzufuhr unter Beigabe von Gemüse, Obst und Fruchtsäften ein Hungergefühl aufkommen zu lassen, finden wieder unter ärztlicher Leitung in der Verabreichung von *Preludin* und anderen S. 29 genannten Maßnahmen eine wertvolle Unterstützung. Werden Hunger- (Milch- oder Obst-) Tage eingeschaltet, so verbindet man damit zweckmäßig körperliche Ruhe.

Man verordnet zu diesem Zwecke 600 ccm Milch und dazu 2 salzfreie Zwiebackscheiben oder Apfelmus von $1^1/_2$ kg gesüßten Äpfeln. Auch Obst der betreffenden Jahreszeit kann gegeben werden. Daneben kommen noch die bei der Amenorrhoe und Fettsucht erwähnten Abführmittel in Frage, ebenso eine entsprechende Muskelbetätigung durch Gymnastik und ausgiebige Spaziergänge. Gut sind auch, wie bekannt, Abmagerungskuren in Mergentheim, Kissingen und anderen Badeorten. Da solche Kuren das Herz sehr belasten, sollte man vor jeder derartigen Kur eine genaue Herzuntersuchung vornehmen.

In Fällen schwerer Enteroptose ist neben Gymnastik und Massage eine gewisse orthopädische Behandlung nicht zu umgehen. Man muß von der einfachen Binde angefangen bis zu eigens konstruierten entsprechenden Miedern greifen, um die Beschwerden erträglich zu machen oder zu beheben.

Wichtig ist, daß alle diese Mieder und Leibbinden nur dann gut wirken, wenn sie in liegender Stellung angelegt werden. Immer wieder wird der Fehler gemacht, die Leibbinde von oben nach unten zuzuknöpfen. Soll der Bauch durch die Binde gehoben und gestützt werden, so muß die Leibbinde erst unten geschlossen und von unten nach oben zugeknöpft werden. Auf diese sofort einleuchtende Tatsache hat vor allem MARTIN aufmerksam gemacht. Oft liegt es an diesem Fehler im Anlegen, warum „die Leibbinde nichts nützt". Achtet man in solchen Fällen darauf, wie die Patientin die Binde anlegt, oben zuknöpft und damit den Bauch nach unten preßt, kann man ihr sofort die Bedeutung des richtigen Verschließens demonstrieren. Eine schädliche Druckwirkung darf die Binde nie entfalten. Bekanntlich sind die verschiedenen Leib- und Beckengürtel, wie sie von der orthopädischen Industrie geliefert werden und von denen manche, wie die *Thalysia-, Emylis-, Kalasirisgürtel* und die Mieder von Dr. STEFFECK und WARNER BROTHERS, weit verbreitet sind, ständig Gegenstand der Verbesserung. Wenn sie auch eine erschlaffte Bauchwand naturgemäß nicht vollwertig ersetzen können, so gelingt es doch durch sie, die Muskelschwäche zu bessern, weil diese Mieder in verschiedener Richtung, entsprechend den natürlichen Muskelschichten der Bauchwand angreifen und auch die Wirbelsäule stützen, deren Rolle für die Auslösung und Unterhaltung von Kreuzschmerzen noch zu besprechen sein wird (vgl. S. 327 ff.).

Recht wertvoll erweist sich in diagnostischer und therapeutischer Hinsicht auch der von KNAPP empfohlene GLÉNARDsche Handgriff, den KNAPP als Gürtel- oder Stützgriff bezeichnet. Seitlich von der Patientin stehend, unterstützt man mit der linken Hand die Kreuzgegend und hebt mit der rechten durch einen allmählich gesteigerten Druck das gesamte Paket der Eingeweide gegen die Zwerchfellkuppe empor, als ob man es gleichsam reponieren wollte. Empfindet die Patientin diesen Handgriff als angenehm, so zeigt das an, daß man mit der Verordnung eines Mieders, das an Stelle der geschädigten Bauchwand den Eingeweideblock möglichst gut hinaufhält, das Richtige treffen wird. Ein solches Mieder muß entsprechend fest gearbeitet sein, weil es die Baucheingeweide aufnehmen und zurückhalten muß, während beim bloßen Fettbauch mit straffer Muskulatur das Mieder leichter sein kann, da es nur das Fett zu tragen hat.

Sportleistungen dürfen sich nur in mäßigen Grenzen bewegen, wenn sie nicht das Gegenteil bewirken sollen. Nur leichte Sportarten, in erster Linie Wandersport, Tennis und ganz besonders der Schwimmsport sind anzuraten. Vor Motorradfahren muß ernstlich gewarnt werden.

Die richtige Deutung der verschiedensten Arten der Bauchschmerzen, seien sie nun über den ganzen Bauch verbreitet oder auf das Epigastrium, das rechte oder linke Hypochondrium oder die Lumbalgegend beschränkt, ist recht schwer, weil sie die mannigfaltigsten Ursachen haben können, sich aber auch bei Enteroptose finden. Sie zu behandeln, ist Sache wahrhaft ärztlicher Kunst. Mit dem bloßen Feststellen, daß „nichts los sei", ist den Frauen keineswegs geholfen, für die die Beschwerden ebenso ernst sind, als wären sie durch einen Tumor bedingt. Darum muß mit Geduld und Genauigkeit auf die verschiedensten, nicht immer leicht anzuhörenden Klagen eingegangen werden. Man muß versuchen, von allgemeinen und besonderen Gesichtspunkten aus den Beschwerden beizukommen. Hierzu eignet sich vielfach eine eingehende Aussprache, welche auf die Überredungskunst des Arztes als wichtigen therapeutischen Behelf hinausläuft und trachtet, offenkundige Schädlichkeiten, die auf die Patientin seit langem einwirken, zu beseitigen. Berücksichtigung der Familien- und Erwerbsverhältnisse, Erkundigung über die Diät, über den Anteil der körperlichen Betätigung im Tageswerk, Eheleben, Schlaf, Appetit, alles das ist zu erwägen und muß dort, wo Fehler vorliegen, in gesunde Bahnen gelenkt werden. Damit allein ist schon viel getan; kommt noch bei der offenkundigen reizbaren Schwäche ein entsprechendes tonisierendes Regime hinzu, besonders in Form milder Wasserbehandlung, wie Teil- und Ganzabreibungen, kurzer Duschen, so wird die allgemeine Verfassung mit und ohne die genannten Roborantien gebessert. Nicht genug zu betonen ist der wohltätige Einfluß einer anderen Umgebung, das Ausspannen aus dem Berufe, das Aufsuchen von Kur- und Badeorten, besonders an der See, oder auch der einfache Landaufenthalt.

Was die Beschwerden im einzelnen anbelangt, so ist eine der häufigsten Klagen durch die Ptose des Magens und Dickdarms mit und ohne Verlagerung des Uterus und der Nieren bedingt. Die Senkung dieser Organe äußert sich in Koliken und Blähungen ebenso wie in hartnäckiger Stuhlverstopfung und Magendruck, womit seelische Verstimmungen und Beeinträchtigung der Arbeitslust Hand in Hand gehen. Es ist nicht leicht, die Darmstörungen bei der Enteroptose scharf als solche der gestörten Motilität und Sensibilität und schließlich in die der Sekretionsneurose zu trennen. Vielfach verwischen sich die Bilder und überlagern sich. Für uns kommt in erster Linie die Frage der geeigneten Therapie zur Besprechung. Die spastischen Zustände erfordern zunächst eine schlackenarme Kost, wie Schleimsuppen, geschabtes Fleisch, Bries, Hirn, Eier, geschabter Schinken, passierte Kartoffeln und erst nach Besserung

der Beschwerden legt man reichlich Gemüse zu, vermeidet aber Schwarz-
brot und viel Obst. Von Abführmitteln sind besonders *Öleinläufe
(200 ccm warmen Sesam- oder Erdnußöls)*, ferner die Gleitmittel, wie
Paraffin, Paraffinal, sodann *Regulin* und *Artin*, empfehlenswert. Am
beliebtesten sind in diesen Fällen die Mittel, die kleine Mengen von
Belladonna und *Papaverin* enthalten, wie beispielsweise das *Belladonna-
Regulin* (2- bis 4mal täglich 1 bis 2 Teelöffel) oder das *Leubesche Pulver*
(Rp. 113 S. 344). Auch die SINGERsche Vorschrift:

99. Chinin. bihydrochlor........ 0,2
But. Cac. 2,5
M. f. suppos. D. tal. dos. X
S. Morgens und abends 1 Zäpfchen

ist anzuraten. Besonders quälend ist die trommelartige Spannung des
Bauches und die oft nicht zu beseitigende Flatulenz. Die Kohlepräparate,
wie die *Tierkohle (Carb. med.)*, in Form des Pulvers, des Granulats
oder der Kompretten (täglich 2 Eßlöffel des Pulvers oder 1 Teelöffel
des Granulats bzw. 1 bis 4 Kompretten), das ausgezeichnet wirkende
Eucarbon (2mal täglich 1 bis 2 Tabletten nach den Mahlzeiten) oder
das *Intestilax* (1 bis 3 Stück) sollen ebenso angewendet werden wie die
Aqua carminativa (3mal täglich kaffeelöffelweise). Öffnung beengender
Kleidungsstücke nach den Mahlzeiten, $^1/_2$stündige Ruhe nach dem Mittag-
essen mit und ohne Thermophor sind oft recht wirksam. Recht Gutes
leistet das *Magnesium-Perhydrol* (2 bis 4 Tabletten täglich zu 0,5 g),
welches nicht nur die Flatulenz und Gärungen behebt, sondern auch
gleichzeitig als ein mildes und unschädliches Abführmittel wirkt. Bewährt
haben sich auch *Luizym*, ein Eiweiß, Stärke und Cellulose spaltendes
Fermentpräparat, und das ähnlich wirkende *Combizym*.

Da die schlaffe Faser der enteroptotischen Frau nicht nur zur Senkung
des Eingeweideblockes führt, sondern auch die Entstehung von Bauch-
brüchen (Nabel-, Krural-, Leistenbrüchen und Bauchwandhernien)
begünstigt, ist man oft gezwungen, sich auch mit der Frage der Behebung
der Bruchleiden auseinanderzusetzen. Wenn auch entsprechend ge-
arbeitete Mieder, vornehmlich solche mit Pelotten, den Bauchinhalt
zur Not zurückhalten können, so sind das doch nur unvollkommene
Behelfe. Wenn keine allgemeine Gegenindikation gegen die Operation
besteht, so sollte man bei stärkeren Beschwerden zu den entsprechenden
Operationen raten. Bei großen Nabelbrüchen mit sehr fettreichen Bauchdecken ist ernstlich eine gleichzeitige ausgiebige Entfernung des Fettes
in Form der SCHEPELMANNschen Operation durch Querschnitt zu erwägen. Von ihr sieht man ganz ausgezeichnete Ergebnisse nicht nur
kosmetischer, sondern auch funktioneller Art; doch stellt sie keinen geringen Eingriff dar. Recht viel Sorgfalt ist der Operation der Bauchwandhernien zuzuwenden, deren Verschluß bei großen Brüchen technisch
sehr schwierig sein kann, und die auch nach gelungener Plastik noch
Bauchbandagen erfordern.

Es würde den Rahmen dieses Buches überschreiten, wollte man
auch noch auf die, übrigens allgemein verlassene, chirurgische Behandlung

der **Magensenkung** oder der Wanderniere eingehen. Die oben skizzierte konservative Therapie, vor allem die Liegekur, hat noch immer ihre Schuldigkeit ohne Operation getan.

So manche Frau mit Enteroptose wird nicht nur durch die Senkung des Eingeweidepaketes, durch Vorfälle der Scheide und der Gebärmutter und andere Brüche gequält, sondern auch von Senk- und Plattfußbeschwerden, ausgedehnten Varizen an den unteren Gliedmaßen, gelegentlich auch im Bereiche des Ligamentum latum, sogenannte Varicocele des Ligamentum latum (ENGELMANN), und im Bereiche des Plexus haemorrhoidalis betroffen (s. auch S. 326). Die Varicocele des Ligamentum latum kann sich durch dumpfes Gefühl und Drängen nach unten, sowie Kreuzschmerzen (v. JASCHKE), hauptsächlich beim Gehen und Stehen äußern. Ihre Erkennung ist schwer, ja unmöglich; man wird am ehesten noch bei Bestehen von Varicositäten an anderen Körperstellen auf sie schließen können. Die Operation, die bei einseitigem Prozeß durch Exstirpation der Adnexe der betreffenden Seite und Suspension des Uterus Besseres leisten soll als die unsichere Unterbindung, wird wohl kaum je notwendig sein. Wird bei unklarer Diagnose die Bauchhöhle geöffnet und ergibt sich eine solche Varicocele, dann kann diese Art des operativen Vorgehens allenfalls Berechtigung haben.

Weitaus häufiger wird man es mit **Varizen** der unteren Extremitäten zu tun haben. Über die Beziehungen zu Thrombosen und Thrombophlebitiden wurde schon gesprochen (s. S. 240). Bei Schwangeren wird man in der Behandlung zurückhaltend sein, da in der Schwangerschaft zur Ausbildung kommende Varizen sich nach der Geburt weitgehend zurückbilden. Bei stärkeren Beschwerden ist es aber berechtigt, auch schon in der Schwangerschaft eine Behandlung durchzuführen (RUNGE-HARTERT). Nicht zuletzt stellt eine solche Behandlung auch eine Thrombo-Embolieprophylaxe dar (s. auch S. 239). Chirurgische Verfahren zur Beseitigung der Varizen — nach den Methoden von MOSZKOWICZ oder BABCOCK — sind nur bei sehr ausgedehnten Varizen angezeigt. In den meisten Fällen läßt sich durch eine **Verödung** ein gutes Heilungsresultat erzielen. Für diese Verödung ist eine Reihe von verschiedenen Fertigpräparaten im Handel. Weniger gebräuchlich sind 20%ige *NaCl-Lösungen (Varicophtin)* und 60%ige *Zuckerlösungen (Varico-Calorose, Varicosmon)*. Die moderneren Mittel enthalten Fettsäuren des Lebertrans oder ähnliche Ölsäuren mit unterschiedlichen Zusätzen *(Kainon, Phlebocid, Varicocid, Va-Riz, Varixon, Varsyl)*. Die Verödung mit diesen Mitteln wird ambulant durchgeführt. Die Patientin steht, am besten auf einem Stuhl, damit die Varizen gut gefüllt bleiben. Oberhalb und unterhalb der Verödungsstelle wird das Bein mit einer Gummibinde abgebunden, in die erweiterte Vene wird jetzt, nach peinlich genauer Desinfektion der Haut, mit einer 1,4 mm weiten Kanüle eingestochen und das gestaute Blut abgelassen. $^1/_2$ bis 1 ccm des Verödungsmittels wird in der Spritze geschüttelt und erst der Flüssigkeitsschaum in die entleerte Vene und danach die restliche Verödungsflüssigkeit injiziert. Dann kräftige Kompression der Injektionsstelle mit einem sterilen

Tupfer und sofort anschließend ein Kompressionsverband. Dieser muß sehr sorgfältig vom Fuß bis zum Oberschenkel, am besten mit einer Elastoplastbinde, angelegt werden. Die Elastoplastbinde bleibt 14 Tage liegen und wird dann durch elastische Binden für einige Zeit ersetzt; diese Binden werden nachts abgewickelt. Man sollte möglichst nur eine solche Verödungsinjektion machen, keinesfalls an zwei Stellen in unmittelbarer Nähe injizieren, um jegliche Reizung zu vermeiden. Diese würde eventuell zur Bettruhe zwingen, die immer ungünstig ist. Genügt eine Injektion nicht, so wird man es trotzdem zuerst bei einer Injektion belassen und die folgende Injektion frühestens nach 8 Tagen vornehmen. Sind Ödeme vorhanden, was besonders bei Schwangeren häufiger vorkommt, so darf keine Elastoplastbinde angelegt werden. Hier wird man zuerst elastische Binden nehmen und einen Elastoplastverband erst nach einigen Tagen, wenn die Schwellung abgeklungen ist, anlegen (s. hierzu auch S. 241).

Die so weitverbreiteten Hämorrhoiden sind bei der Enteroptose eine recht häufige Erscheinung, die durch vorangegangene Geburten immer stärker ausgebildet werden. Besonders schädlich wirken die gerade bei Frauen so oft beobachtete Obstipation, der Mangel an Körperbewegung, vor allem eine sitzende Lebensweise u. ä. Hier hat zunächst der Hebel der Therapie anzusetzen. Gymnastische Übungen, Massage, oftmaliges Einkneifen des Afters, ausgiebige Spaziergänge, alles, was den Rücklauf des Blutes erleichtert, wirkt günstig, während Arbeiten im Büro, an der Nähmaschine ebenso wie das Radfahren schaden. Die Behandlung bleibt natürlich erfolglos, wenn Krankheiten, die offenkundig zur Stauung in den Hämorrhoidalvenen führen, nicht beseitigt werden, wie Lageveränderungen, Myome u. a. Die Kost sei schlackenreich, möglichst reizlos, unter Verzicht auf scharfe Gewürze und Einschränkung des Fleisches und Alkohols, auf Vegetabilien, Gemüse, Obst, wie Feigen, Datteln, Äpfel, Pflaumen, Kompotte, Fruchtsäfte, reichlich Butter und Schrotbrot eingestellt. Wesentlich bei dieser Kost ist, daß sie neben Zellulose eine größere Menge gärungsfähiger Kohlenhydrate enthält. Werden trotzdem Abführmittel notwendig, da täglich ein breiiger Stuhlgang erzielt werden muß, so gebe man neben salinischen die *Schwefelpräparate*, besonders das *Pulvis Liquir. comp.* (abends 1 Kaffeelöffel) oder *Rheumpräparate*, beispielsweise die *Rheum-compositum-Kompretten*) oder das *Pulvis Magnesiae cum Rheo* (2 bis 3 Teelöffel in Wasser verrührt) oder die Gleitmittel, wie *Paraffinum liquidum* (2 Eßlöffel), *Agar-Agar* (s. S. 343). Eine örtliche Behandlung ist oft notwendig und muß in kühlen Waschungen, noch besser Sitzbädern, nach jedem Stuhlgang und Reinigung des Afters mit Watte bestehen. Die Watte wird am besten in Öl oder Vaseline getaucht und der After hernach mit Zink- oder Borsalbe oder mit Präzipitatsalbe

> **100.** Ungt. Hydrarg. praec. alb.   5,0
> Vaselin. Lanolin . . . . . . aa 10,0
> D. S. Salbe

vorsichtig eingefettet. Die äußeren Hämorrhoidalknoten können ganz symptomlos bleiben, neigen aber zur Entstehung schmerzhaftester

Thrombosen, die aus vollem Wohlbefinden ohne jede Vorboten auftreten können. Die inneren Hämorrhoidalknoten schmerzen, auch wenn sie nach der Defäkation verschwunden sind, noch stundenlang und können einen äußerst lästigen Stuhldrang verursachen. Sie sind als Ausdruck des varikösen Symptomenkomplexes des Mastdarms (BLOND) oft mit Fissuren, Fisteln und Pruritus ani, sogar Proctitis vergesellschaftet. Zunächst wird in den meisten Fällen der Zustand durch Bettruhe, Salben- und Zäpfchenbehandlung etwa folgender Zusammensetzung:

<pre>
101. Extract. Belladonn.   0,1
     Anaesthesin   2,0
     Extract. Ratanh.
     Tannin. . . . . aa   1,0
     Vaselin 20,0
D. S. Salbe

102. Eucain. β   1,0
     Menthol.   0,2
     Ol. olivar.   2,0
     Lanolin. ad   10,0
D. S. Salbe
</pre>

oder

<pre>
103. Chrysarobin.   0,05
     Jodoform. 0,02
     Extract. Belladonn.   0,01
     But. Cac. ad   2,0
     M. f. suppos. an. D. tal. dos.
     Nr. X
S. Stuhlzäpfchen
</pre>

sowie durch Zäpfchen oder Salben, die als Fertigpräparate in großer Auswahl angeboten werden — z. B. *Alk-Anal, Anusol, Anorrhal, Bismoren, Hädensa, Haimalan, Philonin, Scottin* und viele andere —, zu bessern sein. Diesen Mitteln sind krampflösende, adstringierende und anämisierende Grundlagen gemeinsam. Sie vermögen aber doch bei stärkerer Ausbildung der Knoten und ihrer Folgezustände nur vorübergehend Erleichterung zu verschaffen. Wenn innere Knoten vorfallen, müssen sie möglichst rasch reponiert werden, weil sie sonst infolge Stauung so stark anschwellen, daß ihr Zurückbringen immer schmerzhafter und schwieriger wird. Die Reposition geschehe mit einem mit Salbe bestrichenen Leinwandläppchen. Bei der akuten Entzündung der Knoten ist Bettruhe notwendig. Ein kleiner Eisbeutel oder der ATZBERGERsche Kühlschlauch oder statt dessen ein Prießnitzumschlag lindern die Beschwerden. Sie können auch durch das Ansetzen von 1 bis 2 Blutegeln gebessert werden. Nach Abklingen der akuten Erscheinungen werden die Hämorrhoiden am zweckmäßigsten durch die Injektionsbehandlung beseitigt. Als Verödungsmittel sind die meisten der bereits für die Verödung von Varizen genannten Präparate (*Antiphlebin, Kainon, Phlebocid, Varsyl* u. a.) geeignet. Die früheren Injektionsmittel mit *Dextrose, Chinin-Glycerin-Urethan* sind weit umständlicher zu handhaben und erfordern eine zusätzliche Anästhesie, die bei den neueren Präparaten nicht notwendig ist. Diese Injektionsbehandlung setzt aber einige Fertigkeit voraus; es darf niemals zuviel Flüssigkeit injiziert werden, insbesondere bei hochprozentigen Lösungen sind schon tödliche Zwischenfälle vorgekommen. Es werden jeweils nur 1 bis 2 Tropfen der Verödungsflüssigkeit in die Basis des Hämorrhoidalknotens, also nicht in das Lumen hinein injiziert. Pro Sitzung werden immer nur einige Knoten verödet. Innere Hämorrhoiden lassen sich auch bei längerem Ansetzen der Saugglocke nicht vollzählig ansaugen und sichtbar machen. Man sollte derartige Fälle dem Chirurgen überlassen, der für diese Zwecke ein Proktoskop mit axialer oder seitlicher Fensterung, eine „Afterpistole“, gebraucht. Auch wird der Chirurg in den meisten Fällen sicherer entscheiden, wann eine operative Behandlung — die Abtragung einzelner Knoten nach LANGENBECK oder die zirkuläre Exzision aller Knoten nach WHITEHEAD — zweckmäßiger ist. Bei kleineren Knoten führt eine längere Kur — 4 bis 5 Wochen — mit *Alk-Anal* oftmals allein zum Ziele, indem die in dem Mittel enthaltenen Fettsäuren des Lebertrans die Knoten zur Induration und Schrumpfung bringen.

Mit und ohne Hämorrhoiden kommen radiäre Einrisse, meist der hinteren Afterwand, die Fissura ani, vor, die sich manchmal in unerträglichen Schmerzen nach der Defäkation äußern. Wenn man darauf untersucht und die bezeichnende Klage der Patientin über die heftigen Schmerzen nach Passieren der Stuhlballen über die Afteröffnung nicht überhört, ist das Leiden nicht zu verkennen. Nur in leichten Fällen gelingt es, mit Salben, wie der *10%igen Argentum-nitricum-Salbe*, die Fissur bei peinlichster Sorge für eine breiige Stuhlentleerung zum Ausheilen zu bringen, wobei man vielfach des *Anaesthesins* und der *Belladonna* in Form von Zäpfchen nicht entraten kann. Weit einfacher und sachgemäßer ist es, in tiefer Narkose oder in Infiltrations-Sphinkter-Anästhesie mit den beiden in den After eingeführten Zeigefingern nach RECAMIER den Sphinkter schonend zu dehnen und über die Fissur mit dem Paquelin hinüberzuhuschen. Für die nächsten 2 Tage verordnet man dann eine flüssige und breiige Diät, aber kein *Opium*. Dann läßt man *Rizinusöl* oder größere Mengen *Paraffin* geben.

Schleimhautprolapse, die durch die prolabierten Hämorrhoidenknoten bedingt sind, können durch die Injektionsbehandlung infolge der Sklerosierung der Knoten und des perivarikösen Gewebes behoben werden. Dagegen ist der recht seltene Mastdarmvorfall konservativ kaum beeinflußbar. Massage des Beckenbodens, elektrische Massage, tonisierende Mittel, wie *Strychnin* in kleinsten Dosen, *Tanninklysmen*, kalte Bäder und Absetzen des Stuhles in liegender Stellung oder mit zusammengedrängten Gesäßbacken, werden angeraten. Meist läßt sich die Operation, die keineswegs einfach und auch in ihren Erfolgen nicht immer sicher ist, nicht vermeiden.

Lageanomalien der Geschlechtsorgane

Retroflexio uteri

Die bis zum Überdruß geführte Diskussion über die Retroflexio uteri hat wenigstens dazu geführt, in dieser Lageveränderung nicht mehr den Angelpunkt für fast sämtliche gynäkologischen Leiden zu sehen, wie es angeblich unsere Vorfahren getan haben sollen. Das andere Extrem, jede Rückwärtsverlagerung des Uterus als völlig belanglos zu werten, dürfte ebenfalls den Tatsachen nicht gerecht werden. Die Unterscheidung in eine Retroflexio mobilis und eine Retroflexio fixata ist zwar für den weiteren Therapieplan wesentlich, sagt aber noch nichts darüber, ob überhaupt eine Behandlung notwendig ist. Denn einmal kann es ausgesprochen fehlerhaft sein, eine fixierte Retroflexio zu operieren, zum anderen würde man zu Unrecht jegliche Lagekorrektur der mobilen Retroflexio ablehnen.

Für ein erfolgreiches Handeln dürfte es zweckmäßig sein, zuerst einmal alle die Fälle abzutrennen, bei denen die Retroflexio anläßlich einer Untersuchung in ganz anderer Richtung als Zufallsbefund entdeckt wird. Findet man hierbei einen retroflektiert liegenden, leicht aufrichtbaren Uterus, der keinerlei Beschwerden macht, so wird auch eine Lagekorrektur unnötig sein. Jetzt taucht die schwierig zu beantwortende Frage auf, ob man die „Gebärmutterknickung" der Patientin mitteilen soll oder nicht. Leider lehrt die Erfahrung, daß von dem Augenblick an, wo die Frau von diesem Zustand weiß, sich nur zu leicht auch Beschwerden einstellen. Sagt man nichts, kann es passieren, daß ein später untersuchender Arzt denselben Befund erhebt, ihn in den Mittelpunkt seiner Behandlung stellt und sich wundert, daß so etwas übersehen werden konnte. Mitteilungen an Familienangehörige zur „Sicherung" der eigenen Diagnostik dürften wenig zweckvoll sein, denn meist erfährt es die Patientin dann doch und wird somit nur noch mehr auf diesen Zustand fixiert. Darum ist es wohl am besten, der Patientin den Befund mitzuteilen; nur wird man besser nicht von „Knickung" sprechen, sondern von einer völlig harmlosen Rückwärtsverlagerung, wobei man die übergroße Beweglichkeit der Gebärmutter als besonders gutes Zeichen wertet. Nicht selten erfährt man dann von der Patientin, daß sie schon genau über die „Knickung" Bescheid weiß und eigentlich nur gekommen ist, um den Befund kontrollieren zu lassen. Hat die Patientin aber Beschwerden, so wird man entscheiden müssen, ob die geklagten Beschwerden mit der Retroflexio in Zusammenhang stehen oder nicht. Am häufigsten sind die Fälle, wo Kreuzschmerzen vorhanden sind. Es kann nun gar kein Zweifel darüber bestehen, daß ein fest im Douglas eingekeilter, gestauter Uterus — mag er fixiert sein oder nicht — zu unerträglichen Kreuzschmerzen Anlaß gibt. Nicht selten ist dann auch die Menstruationsblutung verstärkt (s. S. 37). In diesen Fällen wird eine Lagekorrektur die Frau mit einem Schlage gesund machen können. Ein hypoplastischer, retroflektiert liegender Uterus kann zwar auch durch den fortgeleiteten „Organschmerz" (s. S. 320) zu Kreuzschmerzen führen, nur wäre hierbei eine Antefixation sinnlos, denn sie ändert nichts an der Hypoplasie. Bei der Vielzahl der hier zusammentreffenden Faktoren erscheint es zweckmäßiger, die Beziehungen der Retroflexio zu Kreuzschmerzen in dem dortigen Kapitel (s. S. 323) mit abzuhandeln. Wir verdanken es vor allem MARTIUS, diesen Symptomenkomplex genauer analysiert zu haben. Damit ist die

Möglichkeit gegeben, auch für den Einzelfall den richtigen Behandlungsplan zu finden. Nicht zuletzt ist es das „Probepessar", das diagnostisch weiterhilft. Die Pessareinlage erlaubt in Zweifelsfällen, die Auswirkung einer Aufrichtung auf die geklagten Beschwerden zu testen. Zeigt sich die Patientin bei längerem Tragen eines Pessars beschwerdefrei, so wird man das Pessar durch die operative Behandlung ersetzen, zeigen sich keine Veränderungen, so hat auch eine Antefixation keinen Zweck.

Weitaus schwieriger ist ein Zusammenhang zwischen Sterilität und Retroflexio nachzuweisen. Die Ansichten gehen hier weit auseinander. Bei der Retroflexio fixata dürfte die Sterilität weniger der Lageveränderung zur Last zu legen als vielmehr in dem oftmals gleichzeitig vorhandenen Tubenverschluß begründet sein. Näheres hierzu wird in dem zugehörigen Kapitel (s. S. 353) besprochen.

In engerem Zusammenhang mit der Sterilität steht die Frage der Bedeutung einer Retroflexio für Aborte. Hierüber finden sich recht widerspruchsvolle Ansichten. Die einen verpönen den Aufrichtungsversuch als völlig unnötig und eher gefährlich, da durch die Aufrichtungsmanipulationen ein Abort provoziert werden könnte, andere raten unbedingt zur Aufrichtung und Ringeinlage für die ersten 4 bis 5 Monate, um einen spontanen Abort zu vermeiden. Nach der alten Vorstellung soll es zu Uteruskontraktionen kommen, wenn der größer werdende Uterus an die hintere Beckenwand anstößt. Diese Kontraktionen sollen dann eine Ablösung der Fruchtanlage herbeiführen (CHROBAK), oder durch die Stauung könnten Blutungen in die Decidua erfolgen (KÜSTNER). Ohne Zweifel besteht bei der fixierten Retroflexio eine Gefahr für die Frucht neben der noch zu besprechenden Gefahr der Inkarzeration des graviden Uterus. Bei der mobilen Retroflexio kommt es praktisch immer zur Spontanaufrichtung des allmählich größer werdenden Uterus. Bei habituellen Aborten findet sich häufiger als sonst auch eine Retroflexio; sie ist aber mit größter Wahrscheinlichkeit nicht Ursache für den Abort, sondern wie der Abort selbst ebenfalls Folge einer vorhandenen Hypoplasie des Genitale (REIFFERSCHEID). Sind bei einer Schwangeren bereits ein oder mehrere spontane Aborte vorausgegangen, so kann man den Uterus aufrichten und ein Pessar bis zum 4. bis 5. Schwangerschaftsmonat tragen lassen. Allerdings darf man sich nicht zu viel von dieser Maßnahme versprechen, denn die Hypoplasie des Genitale wird dadurch nicht beeinflußt. Immerhin nimmt man dem Uterus, der vielleicht etwas schwächlich ist, die Arbeit der Selbstaufrichtung ab, auch der Frau dient diese Aufrichtung zur psychischen Beruhigung, da ihr nicht selten die „Knickung" als Abortursache geschildert wurde. Stellt man dagegen bei der ersten Schwangerschaft oder bei einer Frau, die schon mehrere Kinder ausgetragen hat, eine Retroflexio des frühgraviden Uterus fest, so wird man am besten zuerst einmal abwarten. Alle 3 bis 4 Wochen ist der Befund zu kontrollieren. Der Patientin ist anzuraten, recht häufig eine Bauchlage einzunehmen oder sich tief zu bücken, da hierdurch das Bestreben des Uterus, aus dem kleinen Becken herauszukommen, unterstützt wird.

Findet sich dagegen bei der Untersuchung ein faust- bis kindskopfgroßer Uterus, der tief im Douglas wie eingekeilt festsitzt, so soll man nicht weiter zuwarten, bis auch Blasenbeschwerden als Zeichen der drohenden Inkarzeration auftreten (MARTIUS), sondern ohne Verzug, aber mit aller Vorsicht (s. weiter unten) die Aufrichtung vornehmen. Bei der fixierten Retroflexio muß natürlich jeder Aufrichtungsversuch mißlingen; hier sind dann operative Maßnahmen zur Lösung des Uterus aus seinen Verwachsungen unter Schonung der Gravidität notwendig. Die Inkarzeration des graviden retroflektierten Uterus führt zu einem lebensbedrohlichen Zustandsbild. Durch die Kompression der Urethra kann die Blase nicht entleert werden, nur tropfenweise fließt ständig der Harn ab — Ischuria paradoxa —, die aufsteigende Infektion kann in der Blase zur Cystitis dissecans gangraenescens (STOECKEL) führen. Zur vorsichtigen und langsam in Abständen auszuführenden Entleerung der Blase muß man, wegen der lang ausgezogenen und abgebogenen Urethra, nach dem Rat von STOECKEL einen „männlichen" Katheter nehmen. Gelingt es auf diesem Wege nicht, die Blase zu entleeren, so muß die Blase oberhalb der Symphyse, niemals von der Vagina aus, punktiert werden. Man schützt sich vor solchen Zuständen dadurch, daß alle Klagen über Miktionsbeschwerden bei einer Schwangeren sehr ernst genommen werden; bei der Untersuchung darf man die bis zum Nabel heraufreichende Blase nicht mit dem graviden Uterus verwechseln.

Eine weitere Indikation zur Behandlung einer Retroflexio uteri stellen die Senkungsbeschwerden dar. Wie beim Descensus noch im einzelnen auszuführen sein wird, begünstigt die Retroflexio die Ausbildung einer Senkung. Während der regelrecht anteflektierte Uterus den intraabdominellen Druck mit Unterstützung durch die Symphyse abfangen kann, wirkt sich dieser Innendruck ungehindert auf das Genitale aus, wenn dem retroflektierten Uterus diese Unterstützung durch die Symphyse fehlt (MARTIUS). Eine vaginale Plastik allein bleibt in solchen Fällen unzureichend, auch ein Senkungsrezidiv wird begünstigt, wenn man den Uterus weiterhin in Retroflexio-Versio beließe.

Weiterhin kann eine zeitlich begrenzte Pessarbehandlung von Vorteil sein, nämlich dann, wenn im Anschluß an Geburten der retroflektierte Uterus Beschwerden macht. Der noch große puerperale Uterus sinkt schon seiner Schwere wegen nach hinten, so daß eine Retroversion des Uterus im Wochenbett geradezu als physiologisch bezeichnet werden kann. Nach einigen Wochen sollte aber der inzwischen involvierte Uterus wieder seine Normallage einnehmen. Tut er das nicht, so wirkt sich oftmals eine auf wenige Monate begrenzte Pessarbehandlung günstig aus, weil dann auch nach Entfernung des Pessars der Uterus anteflektiert liegen bleibt.

Bei Fluor vaginalis, verstärkter Sekretion der Cervixdrüsen, auch bei Stuhlverstopfung und Harnbeschwerden (außerhalb einer Gravidität) ist die ursächliche Bedeutung einer gleichzeitig bestehenden Retroflexio äußerst fragwürdig. In keinem einzigen Falle ist eine operative Behandlung der Retroflexio allein nur wegen dieser vagen Symptome gerechtfertigt.

Um das Wichtigste zur Behandlung der Retroflexio vorweg-
zunehmen: Eine dauernde Lagekorrektur sollte nur auf operativem Wege
erfolgen. Die Pessartherapie dient lediglich dazu, den aufgerichteten
Uterus für eine begrenzte Zeit in seiner Anteflexionsstellung zu halten.
In jedem Falle handelt es sich zuerst einmal darum, festzustellen, ob
sich der Uterus überhaupt aufrichten läßt oder nicht. Die manuelle
Aufrichtung des Uterus wird am besten nach der Methode von B. S.
Schultze gemacht, die es zu klassischer Berühmtheit gebracht hat.
Die Frau legt sich nach gut entleerter Blase und entleertem Darm in
Steiß-Rückenlage auf den Untersuchungstisch, worauf der Arzt, mit
zwei Fingern in die Scheide eingehend, vom hinteren Scheidengewölbe
aus den Gebärmutterkörper gegen das Promontorium und über den
Rand der Linea terminalis hinaufschiebt, bis er den Fundus mit der
äußeren Hand übernehmen und nach vorn bringen kann. Während
dieser Manipulation der äußeren Hand drängen die Finger der inneren
die Portio nach hinten gegen das Kreuzbein, wodurch eine Hebelwirkung
gewährleistet ist, welche die Aufrichtung erleichtert. Bei infantilem
Scheidengewölbe kann man nach v. Jaschkes Empfehlung die Aufrichtung vom Rectum her, allenfalls von diesem und von der Scheide
aus vornehmen. Führen diese Methoden nicht zum Ziele, so bleibt noch
das Küstnersche Verfahren. Es beruht darauf, daß man mit einer
Kugelzange die vordere Muttermundslippe anhakt und den Uterus so
tief wie möglich herabzieht. Während die eine Hand diese Stellung an
der Kugelzange beibehält, geht man mit zwei Fingern der anderen ins
hintere Scheidengewölbe und hebt das Corpus nach vorn. Das ist jetzt,
wo der Uterus beträchtlich tiefer gezogen ist, auch wesentlich leichter.
Ist man so weit, werden die Zangengriffe gehoben, ohne daß der Tiefstand der Portio verändert wird; nun wird die Kugelzange und mit ihr
die Portio nach dem Kreuzbein zu ins Becken hineingedrückt. Dann
nimmt man die Kugelzange ohne Zug ab. Neben anderen Verfahren,
die hier nicht erörtert werden sollen, sei nur noch darauf hingewiesen,
daß sich die Aufrichtung mit der Sonde zu jener Zeit, als die Sonde
das Instrument des Gynäkologen gewesen ist, sehr bewährt hat. Weil
aber, abgesehen von Fällen, in denen es gefährlich ist zu sondieren,
die Methode selbst bei erfahrenen Operateuren zur Perforation führen
kann, ist sie dem praktischen Arzt unbedingt zu widerraten. Schließlich
kann es in einzelnen Fällen notwendig werden, wenn man unter allen
Umständen die Reposition machen muß, sie in Narkose auszuführen.
Dann gelingt sie immer, es sei denn, daß die Annahme der mobilen
Retroflexio falsch war und daß es sich um eine fixierte Retroflexio
handelt. In solchen Fällen hat dieses Verfahren auch einen diagnostischen
Wert. Bei dieser Gelegenheit sei darauf hingewiesen, daß vor einer an
eine solche Reposition angeschlossene Zerreißung von Strängen, wie
sie die alten Gynäkologen noch übten, gewarnt werden muß, weil sie
ein unkontrollierbares und rohes, im Einzelfalle sogar tödliche Zufälle
heraufbeschwörendes Verfahren ist. Sollte in solchen Fällen eine Aufrichtung überhaupt notwendig sein, kann nur die Laparotomie in einer

die Patientin nicht gefährdenden Weise den Uterus aus seinen Verwachsungen befreien und in seine Normalstellung zurückbringen.

Der manuelle Aufrichtungsversuch dient einmal zur diagnostischen Klärung, zum anderen ist er die unerläßliche Vorbedingung zur Pessareinlage. Denn das Pessar dient nicht dazu, den Uterus herumzuhebeln, sondern allein dazu, den aufgerichteten Uterus in seiner Lage zu halten, damit er nicht sofort wieder in die alte Retroflexionsstellung zurückfällt. Gelingt die Aufrichtung, so ist die Beweglichkeit, die Retroflexio mobilis, bewiesen; gelingt sie nicht, so kann trotzdem der Uterus mobil, aber im Douglas festgesogen, sein. In solchen Fällen findet sich der Uterus auch druckempfindlich, vergrößert und gestaut; hier ist die operative Behandlung, wie bereits ausgeführt (s. auch S. 324), indiziert. Besteht eine echte Fixierung, so kann die operative Behandlung erforderlich sein.

Die Aufrichtung des graviden Uterus geschieht in der gleichen Weise. Die Indikationsstellung zur Aufrichtung eines graviden Uterus wurde ausführlich besprochen. Erscheint eine Aufrichtung erforderlich, so muß sie außerordentlich schonend, mit zarter Hand erfolgen, damit man nicht gerade durch dieses Vorgehen das Gegenteil, die Ausstoßung der Frucht, erreicht. Recht zweckmäßig erweist sich hierbei die Narkose, um nicht noch gegen einen zusätzlichen Widerstand anarbeiten zu müssen. Als Methode der Aufrichtung kommt nur das Verfahren nach SCHULTZE in Frage, niemals soll man eine Kugelzange gebrauchen. Gelingt die Aufrichtung auf diese Weise nicht, was besonders bei der drohenden Inkarzeration geschehen kann — natürlich muß in diesen Fällen die Harnblase besonders sorgfältig entleert werden —, so ist für diese Sonderfälle die schonendere Aufrichtung durch einen mit Wasser gefüllten Kolpeurynter zu empfehlen. Bei Bettruhe und besonders bei Bauchlage gelingt es dann, langsam und vorsichtig den Uterus aus dem kleinen Becken herauszudrücken. Die Patientin bleibt am besten einige Zeit im Bett, auch wieder häufig in Bauchlage liegend, bis der Uterus über die Linea terminalis herausgewachsen ist und dann anteflektiert liegen bleiben muß.

Für die Operation stehen mehrere Verfahren im Widerstreit. Die Antefixation nach ALEXANDER-ADAMS ist natürlich nur bei der mobilen Retroflexio möglich. Sie hat den großen Vorteil, den physiologischen Verhältnissen am besten gerecht zu werden; ihr erheblicher Nachteil ist die fehlende Inspektionsmöglichkeit der Bauchhöhle. Um die Verkürzung der Chordae teres auf die gleiche Art und Weise zu erreichen, trotzdem aber die Bauchhöhle inspizieren und die richtige Lage des Uterus kontrollieren zu können, bevorzugen manche die Operation nach FRANZ. Bei beiden Operationen wird anschließend zur Entlastung ein HODGE-Pessar eingelegt. Die Antefixation nach DOLERIS-GILLIAM ist bei manchen noch beliebt, sie wird von anderen wegen ihrer vielseitigen Nachbeschwerden abgelehnt. Die Operation nach WEBSTER-BALDY (FRANKE-GUGGISBERG-SCIPIADES) ist besonders nach Lösung von Verwachsungen an der Hinterwand des Uterus geeignet, den Serosadefekt gut abzudecken. Die Beurteilung der Operationserfolge ist recht schwierig, da es sich nicht allein darum handelt, ob die Methode der Antefixation günstig oder ungünstig in ihren Nachwirkungen ist. So mancher Versager ist nicht der Operationsmethode zur Last zu legen, sondern der fehlerhaften Indikationsstellung zur operativen Lagekorrektur. Besonders bei der mobilen Retroflexio sollte man immer daran denken, wie es kürzlich RUNGE einmal ausdrückte, daß gerade die Beweglichkeit des Uterus — mag er sich nach vorne oder auch einmal nach hinten legen — von großem Vorteil ist und jede Fixierung, also auch die Antefixierung, gerade diese günstige Beweglichkeit und Ausweichmöglichkeit des Uterus aufhebt.

Bei der Retroflexio fixata kommen natürlich nur solche Operationsmethoden in Frage, bei denen die Bauchhöhle eröffnet wird. Zur Indikationsstellung sei auch auf S. 323 verwiesen. Erst im chronischen Stadium wird bei ernstlichen Beschwerden die Operation in ihre Rechte treten, die überdies auch noch andere, etwa notwendige Eingriffe im kleinen Becken vorzunehmen gestattet, insbesondere die Lösung von Verwachsungen mit den Nachbarorganen, wie dem Sigma, dem Coecum, die Entfernung kranker, allenfalls auch die Eröffnung verschlossener Eileiter und ihre Befreiung aus Verwachsungen, sowie die Entfernung der Appendix.

Es bedarf keiner besonderen Betonung, daß natürlich die operative Suspension allein in Fällen, in denen gleichzeitig Allgemeinbeschwerden bestehen, nicht genügt, sondern daß die genannten allgemeinen Maßnahmen zur Ertüchtigung des Körpers einsetzen müssen, um einer etwa bestehenden Enteroptose entgegenzuarbeiten. Es sei besonders davor gewarnt, bei der Retroflexio uteri fixata das Krankheitsbild immer nur von dem Gesichtswinkel des retroflektierten Uterus allein zu betrachten. Die fixierte Retroflexio des Uterus ist nur Teilerscheinung einer Pelveoperitonitis obsoleta und demnach durch mannigfaltige, verschieden gelagerte Fäden, Stränge und Bänder gekennzeichnet, welche den Uterus an die Adnexe und umgekehrt diese an ihn heranziehen und ihn oft mit dem Rectum, aber auch mit anderen Darmabschnitten verbinden; auch eine Endometriose kann derartige Verwachsungen bedingen. Die Operation läuft deshalb vielfach keineswegs auf die alleinige Suspension des Uterus hinaus, sondern gipfelt im wesentlichen in dessen zarter und sorgsamer Befreiung aus den Adhäsionen und in der Freimachung der Nachbarorgane von den Adhäsionen. Sie ist keine Operation für Anfänger, wie manche glauben, sondern erfordert neben technischen Erfahrungen auch immer einen an vielen Fällen gewonnenen geübten Blick für das richtige Ausmaß und die Grenzen des erträglichen Konservativismus. Wenn man die Bauchhöhle geöffnet hat, kann man unter Umständen finden, daß der ursprüngliche Operationsplan geändert werden muß und ein anderer Eingriff notwendig wird, der größere technische Fertigkeiten erfordert als die bloße Suspension. Gleichzeitig muß man auch bereit sein, kranke, verschlossene und offenbar nicht mehr zur Funktion zu bringende Tuben zu entfernen, möglicherweise ein Ovarium zu resezieren. Auch die Technik der Peritonealisierung muß man gut beherrschen. Es kann auch sein, daß ein Fall, bei dem man den Uterus suspendieren wollte, damit endet, daß man ihn deswegen exstirpiert, weil eine Deckung seiner großen Wundfläche ebensowenig wie die Erhaltung der Adnexe gelingt.

Wie bereits mehrfach betont, ist die Pessartherapie immer nur eine vorläufige, zeitlich begrenzte Behandlungsmethode. In jedem Falle ist sie nur dann berechtigt, wenn der Einführung des Pessars die Aufrichtung vorangegangen ist; ohne eine solche ist sie ein Scheinmanöver und zu verwerfen. Für die Zwecke der Retroflexionsbehandlung seien nur zwei Pessare, nämlich das von HODGE und das von THOMAS, ersteres sanft, letzteres stärker in seinem hinteren Bügel gebogen, empfohlen. Für deren Einführung gilt folgende Regel: Der wichtigste Grundsatz muß bleiben, daß das Pessar niemals zu groß, eher kleiner gewählt werden muß und daß jenes Pessar das beste ist, welches bei kleinster Größe seinen Zweck erfüllt. Zunächst versuche man es immer mit einem HODGE-Pessar mit seinem sanft gebogenen hinteren Bügel. Dieses wird ebenso wie das THOMAS-Pessar so eingeführt, daß es nach Spreizen der Labien schräg unter Vermeidung des Harnröhrenwulstes, dessen Berührung immer schmerzhaft empfunden wird, die Vulva passiert, worauf mit dem in die Scheide eingeführten Finger der hintere Bügel hinter die Portio gedrückt wird. Dieser hintere Bügel ist nun eine Art Lehne für den aufgerichteten Uterus, an der er seine Stütze findet und am Zurückfallen gehindert wird. Nun wird die Frau gefragt, ob sie den Fremdkörper spüre, solange sie noch auf dem Tische liegt. Ist dies nicht der Fall, läßt man sie im Zimmer herumgehen, sich auch hinsetzen. Empfindet sie auch jetzt das Pessar nicht unangenehm, kann man annehmen, daß es jedenfalls nicht zu groß ist und daß Gefahren im Sinne des Druckes und der Geschwürsbildung nicht auftreten werden. Es kann aber noch zu klein sein und bei starker Anspannung der Bauchpresse vor die Vulva treten. Von dieser Möglichkeit soll man sich, bevor die Patientin vom Tische steigt, durch Anweisung, die Bauchpresse anzustrengen, überzeugen. Es kann aber trotzdem geschehen, daß beim ersten harten Stuhlgang das scheinbar gut sitzende Pessar herausfällt. Weiter ist geboten, nach 2 oder 3 Tagen nachzusehen, ob das Pessar gut liegt und insbesondere ob der Uterus seine Stellung in Anteflexio beibehalten hat. Außerdem muß man der Patientin eine Reihe von Verhaltungsmaßregeln mitgeben. Die auch von KAHR noch angeratenen Scheidenspülungen sollten besser unterbleiben, da sie doch nicht oder nicht ausreichend reinigend wirken, dagegen aber reizen und noch zusätzlich die Scheidenbiologie stören. Auf regelrechten guten Stuhlgang ist zu achten, neben entsprechender Diät wird man milde Abführmittel für längere Zeit anwenden müssen. Die Patientin muß sich an eine geregelte Blasenentleerung gewöhnen. Ein gut angepaßtes Pessar wird von der Frau auch bei längerem Tragen in keiner Weise als Fremdkörper empfunden, der Geschlechtsverkehr ist ungestört, häufig merkt der Mann gar nichts von dem Pessar. Alle Hausarbeit, leichter Sport, Schwimmen u. ä.

können ohne Schwierigkeiten ausgeübt werden. Gerade bei einem „Probepessar" ist es besonders wichtig, daß sich die Pessarträgerin in keiner Weise schont, sondern ihren üblichen Lebensstil beibehält. Nach 3 bis 4 Wochen wird dieses Pessar ohnehin entfernt. Sollte in diese Zeit eine Menstruationsblutung hineinfallen, tut man gut, die Patientin nach der Periodenblutung zu bestellen, die Vagina zu spülen, das Pessar zu reinigen und erneut einzusetzen. War es notwendig, einen graviden Uterus aufzurichten, so muß eine Kontrolle alle 2 bis 3 Wochen erfolgen. Beginnt der Ring rauh zu werden — was eigentlich nur bei den überholten Hartgummipessaren der Fall sein kann —, muß er gewechselt werden, falls man ihn nicht ganz fortläßt. Zu Druckgeschwüren darf es bei richtig angepaßtem Ring und der nur begrenzten Tragedauer gar nicht kommen. Sollte ein solcher Ring längere Zeit liegen geblieben sein, weil sich die Patientin nicht wieder zur Kontrolle einfand, so muß ein Druckgeschwür entsprechend behandelt werden. Neben 2%iger Argentumsalbe

> **104.** Argent. nitric. 0,5
> Bals. peruv. gutt. III
> Adep. lan. 25,0
> D. S. Salbe

nimmt man *Granugenol-Öl* oder ähnliche Mittel (s. auch S. 319). Der Ring wird selbstverständlich entfernt und nicht mehr eingelegt.

Descensus und Prolaps

Die Ursachen für die Entstehung von Vorfällen der Scheide und der Gebärmutter sind in wenigen Worten nicht darzustellen. An dieser Stelle sei nur folgendes bemerkt: Nachdem lange Zeit die Lehre in Geltung stand, daß die Erschlaffung der Band- oder Haftapparate die wichtigste Ursache für den Prolapsus uteri sei, ist durch die richtunggebenden Untersuchungen von HALBAN und TANDLER erwiesen worden, daß die Vorfälle zweifellos durch eine primäre Insuffizienz des muskulären Beckenbodens, also der Stützapparate entstehen, mithin Hernien des Hiatus genitalis sind. Daß aber auch der alten Lehre von der Wichtigkeit der Erschlaffung der Bandapparate für die Entstehung der Vorfälle ein hoher Wert zukommt, ist durch die überzeugenden Forschungen ED. MARTINS über die Bedeutung des bindegewebigen Haftapparates — des parametranen, paravaginalen, paravesicalen Gewebes usw., der sogenannten Retinacula uteri — bewiesen worden. Wenn man auch der Insuffizienz des Beckenbodens den Hauptanteil in der Ätiologie der Prolapse zuschreiben muß, so darf man andererseits nicht vergessen, daß Haft- und Stützapparat ein untrennbares Ganzes sind und zusammengehören; deswegen sind Schädigungen des einen ohne solche des anderen im wesentlichen gar nicht denkbar. Mit v. JASCHKE nimmt man wohl am besten an, daß ein von Haus aus minderwertiger Haft- und Stützapparat eine allgemeine Disposition zum Prolaps schafft und daß die Insuffizienz des bindegewebigen Haftapparates im Verein mit der Tonusverminderung des Uterus zur Retroflexio und damit zur weiteren Begünstigung des Prolapses führt. Der in Retroflexio befindliche Uterus wird nämlich in der Richtung der Vaginalachse durch den abdominellen Druck nach abwärts gedrängt, da er in dieser Richtung auf keinen hemmenden Widerstand stößt (HALBAN, MARTIN). Der so vorbereitete Prolaps kommt aber erst zur vollen Ausbildung, wenn der Beckenboden, der Stützapparat, durch das Geburtstrauma geschädigt wird, wodurch im Hiatus genitalis eine Bruchpforte entsteht.

Senkung und Vorfall der vorderen Scheidenwand höherer Grade sind durch eine Cystocele, also eine herniöse Ausbuchtung der Blasenwand bedingt, da Blase und vordere Scheidenwand durch derbe Gewebefasern miteinander fest verbunden sind und deswegen zwangsläufig die tiefer tretende Blase die Scheidenwand mitnehmen muß. Isolierte Cystocelen ohne gleichzeitigen Vorfall des Uterus und der hinteren Scheidenwand entstehen durch traumatische Zerreißung der Gewebebündel im Septum vesicovaginale, wobei Drehbewegungen der Zange wohl die Hauptrolle spielen (STOECKEL). Während beim Prolaps die Blase immer in Mitleidenschaft gezogen ist, gilt dies für das Rectum keineswegs in demselben Ausmaß. Man sieht häufig Totalprolapse ohne jede Rectocele, weil das rektovaginale Bindegewebe ungleich lockerer ist als das vesikovaginale.

Weit seltener als Geburtstraumen sind es angeborene Defektbildungen oder Schwäche in der Muskulatur des Beckenbodens oder angeborene, allenfalls auch erworbene Lähmungen dieser Muskulatur infolge Rückenmarks- und Nervenkrankheiten, welche einen Prolaps hervorrufen. Bekannt ist, daß die Spina bifida occulta infolge mangelhafter Innervation und Kontraktionsschwäche der Beckenbodenmuskulatur auch bei virginellen Individuen einen Prolaps verursachen kann. Eine Spina bifida occulta läßt sich durch ein Röntgenbild erweisen und bereits durch eine Einziehung an entsprechender Stelle oder ein Haarbüschel vermuten.

Sowohl geringfügige Senkungen wie auch höhere und höchste Grade des Vorfalles des Genitale sind leider sehr verbreitet. Daran tragen späte und schwere Erstgeburten, gewaltsame Entbindungen mit Zerreißungen des Levators und mangelhafte Wochenbettpflege Schuld. Eine schonende Geburtsleitung, die die Extraktion der Frucht durch den noch nicht gedehnten Hiatus genitalis ebenso zu umgehen weiß wie Zerreißungen der Beckenboden- und Dammuskeln durch rechtzeitige Episiotomie, vermag weitgehend spätere Schäden zu verhüten. Wenn bei geringeren Graden dieses Zustandes die Beschwerden auch fehlen können oder zumindest nicht unerträglich sind, so sind es bei stärkerer Ausbildung einer Senkung die Beeinträchtigung der Arbeitsfreude und Lebenslust, die uns zwingen, diesem Zustande abzuhelfen, und zwar in der Mehrzahl der Fälle je früher desto besser. Richtig ist, daß schwer körperlich arbeitende Frauen, die von der Hände Arbeit ihren Lebensunterhalt verdienen, auch in bedeutenden Vorfällen weder einen Grund für die Arbeitseinstellung noch für Klagen über Beschwerden sehen. Im Gegensatz dazu sind asthenische, nervöse und unterernährte Frauen geneigt, geringe Grade des Descensus der vorderen Scheidenwand ebenso wie einen Zug am Blasenboden frühzeitig unangenehm zu empfinden und über vermehrte Sekretion aus der Scheide klagen. Diese Zustände üben nun ihrerseits auf die Psyche, aber auch auf den übrigen Körper sozusagen zwangsläufig einen schlechten Einfluß aus und machen bei einem bestehenden örtlichen Leiden die Frau als Ganzes zu einem kranken Wesen. Darum ist es notwendig, beginnenden Fällen das volle Augenmerk der Behandlung zuzuwenden, weil in jeder Senkung, besonders bei Retroversio uteri, und in jedem sich vorbereitenden Vorfall aus mechanischen Gründen schon die Neigung zur Verschlimmerung liegt. Daher sind Vorfälle in ihren Anfangsstadien bereits Anzeige zur Behandlung, und es steht natürlich außer jedem Zweifel, daß Senkungen höheren Grades durch die lästigen Beschwerden, das Drängen nach unten, das Gefühl der Zerrung an Blase und Darm und vor allem durch die schlechte Verschlußmechanik des Blasenschließmuskels und das durch sie bedingte Harnträufeln auch bei geringer Anstrengung der Bauchpresse, unbedingt Gegenstand unserer Behandlung sein müssen. Es ist hier nicht der Ort, ausführlich die Symptome des Descensus zu schildern, wohl aber ist es geboten, darauf hinzuweisen, daß vor allem bei großen Cystocelen die Entleerung der Blase nicht vollständig gelingt und Restharn zurückbleibt, der oftmals zu langwieriger schmerzhafter Cystitis Veranlassung gibt. Dann treten häufig auch Dehnungsgeschwüre des Vorfalles auf, die auf die Dauer auch von gleichgültigen Frauen nicht ertragen werden, bei einer Rectocele Stauungen des Kotes, der manchmal nur mit dem Finger aus dem ausgestülpten Sack entfernt werden kann, und schließlich sind Frauen mit vollständigem Vorfall, der durch das Stauungsödem Kindskopfgröße und mehr erreichen kann, zu einer sitzenden, manchmal zu einer liegenden Lebensweise verurteilt, die auf die Dauer unerträglich ist.

Beschäftigen wir uns zunächst mit der Behandlung der beginnenden Senkung. Hier gilt wie bei der Retroflexio der Satz, daß nicht allein eine lokale, sondern auch eine allgemeine Therapie in die Wege geleitet werden muß, will man der beginnenden Senkung erfolgreich begegnen. Wenn der Levatorspalt nicht weit aufklafft, die Levatorschenkel nicht atrophisch sind und die Kranken diesen Muskel noch entsprechend anspannen können, dann soll man sich zunächst der Gymnastik bedienen, um die Beckenbodenmuskulatur zu bessern. Nach Liege- und Mastkuren und Regelung der Darmtätigkeit sollte man Gymnastik unter besonderer Berücksichtigung der Bauch- und Schenkelmuskulatur mit solchen Übungen betreiben lassen, welche synergetisch die Beckenbodenmuskulatur zur Kontraktion zwingen. Hierher gehören das Aufrichten des Rumpfes aus der Horizontalen ohne Zuhilfenahme der Extremitäten, das Erheben der in den Knien gestreckten Beine im Hüftgelenk bis zur Senkrechten, das Auseinanderziehen der geschlossenen Kniegelenke und ganz besonders das Einkneifen des Afters (sogenannte Klemmübungen). Gut haben sich auch Fächerduschen bewährt, am besten wechselwarm, die auf den Damm wirken, auch wechselwarme Sitzbäder, wechselwarme Scheidenduschen, sowie Spülungen mit *Tannin-*

lösungen und Bäder mit *Eichenrinde*, welche eine gewisse, wohl mehr subjektiv empfundene Straffung des Scheidenrohres bewirken sollen. Es sei daran erinnert, daß nach der ersten Geburt bereits im Wochenbett die vorbeugenden Maßnahmen gegen die Entstehung der Vorfälle einzusetzen haben. Dabei darf es aber nicht bleiben, vielmehr muß nach dem erstmaligen Eintreten der Periode, also rund 6 Wochen nach der Geburt, wenn das Genitale zur Norm zurückgekehrt ist, eine regelrechte Freigymnastik an die Wochenbettübungen angeschlossen und in der Folgezeit weiterbetrieben werden. Wie SIEBER und KIRCHBERG gezeigt haben, läßt sich der Ausbildung einer Senkung sogar schon in der Schwangerschaft recht zweckmäßig durch entsprechende Gymnastik begegnen. Sie läuft nicht nur auf Übungen zur Kräftigung der Bauch- und Rückenmuskulatur und der des Beckenbodens hinaus, sondern muß auch in Atemgymnastik bestehen, deren zirkulationsfördernde Wirkung von grundlegender Wichtigkeit ist. Das, aber auch nicht mehr, leisten physikalisch-diätetische Maßnahmen in Fällen beginnender Senkung. Daß sie einen bereits in Ausbildung begriffenen Prolaps noch zurückbringen, darf man nicht erwarten.

In allen Fällen weiter fortgeschrittener Senkung muß eine Lokaltherapie zur Anwendung kommen, welche die Aufgabe hat, die in Normallage zurückgebrachten Teile entweder auf konservativem Wege, also orthopädisch, oder chirurgisch in dieser richtigen Stellung zu erhalten. Beide Arten der Therapie haben ihr Für und Wider. Eine ideale Lösung ist für eine große Serie von Fällen, ganz besonders für die Gruppe der jüngeren Frauen, auch heute noch nicht vorhanden. Das ist Grund genug, immer wieder die oben angedeutete Prophylaxe in den Vordergrund zu schieben. Gegen die veraltete Pessartherapie im allgemeinen sind gewichtige Bedenken vorzubringen. Der Fremdkörper in der Scheide, der, wie es bei größeren Prolapsen unvermeidlich ist, einen beträchtlichen Umfang haben muß, ist geradezu ein Kohabitationshindernis. Das kleinere Pessar erreicht wieder seinen Zweck nicht. Die Frau ist dauernd vom Arzt abhängig; sie muß vor dem Pessardruck bangen, kann aber anderseits das Bewußtsein nicht los werden, daß der Prolaps niemals durch den Ring zur Heilung oder auch nur zur Besserung kommt. Alles dies sind Mißstände, die recht beträchtlich sind und es begreiflich machen, daß man die Pessarbehandlung aufgegeben hat. Nun setzt die chirurgische Therapie ein. Aber auch sie befriedigt nur dann, wenn sie aufs strengste den Bedürfnissen des Einzelfalles angepaßt ist. Wieder sind es die verschiedenen Lebensalter, die ein ganz verschiedenes Vorgehen erfordern. Grundsätzlich erscheint es wichtig, daß bei jungen Frauen mit geringfügiger Senkung die Operation zunächst zurückgestellt wird und daß man sie erst für einen Zeitpunkt vorsieht, in dem weitere Geburten nicht mehr zu erwarten sind. Geringfügige Senkungen jüngerer Frauen können durch die geschilderte physikalisch-diätetischen Maßnahmen objektiv und noch mehr subjektiv beim Status quo erhalten werden, die Beschwerden können nach entsprechender Kräftigung der Muskulatur sogar ganz verschwinden. Dies ist um so eher möglich, wenn einer etwa bestehenden Enteroptose, einem in Entwicklung begriffenen Fetthängebauch durch ein gutes Mieder entgegengearbeitet wird. Kleinere Eingriffe, die so beliebten vorderen und hinteren, ein Schleimhautoval exzidierenden Kolporrhaphien, die an dem meist retroflektierten Uterus gar nicht angreifen, führen nach einer kurzen Spanne Zeit besseren Befindens sehr bald wieder zu den alten Zuständen. Ist die Frau jung und besteht eine offenbar fortschreitende Senkung, gar mit retroflektiertem Uterus, so ist es richtiger, von der Scheide und der Bauchhöhle her operativ vorzugehen: in derselben Sitzung wird zuerst das Scheidenrohr verengert und der Damm plastisch verstärkt und sodann der Uterus vom PFANNENSTIELschen Querschnitt aus suspendiert. Das Verfahren ist zwar kein ganz kleiner Angriff, liefert aber ausgezeichnete funktionelle und orthopädische Ergebnisse, ohne irgendwie nachteilig auf die Schwangerschaft oder die Geburt einzuwirken. Auch höhergradige Vorfälle junger Frauen, die man jetzt übrigens seltener sieht, sind durch diese Methode gut anzugehen, notfalls noch im Verein mit einer Amputation des Collum, die nicht zu hoch gemacht werden darf, um nicht eine Cervixstenose heraufzubeschwören.

An Stelle dieses älteren kombinierten Vorgehens hat sich die Manchester- oder FOTHERGILL-Operation immer mehr eingeführt. Bei dieser Operation wird mit der vorderen Kolporrhaphie eine Portioamputation verbunden — ein Verfahren, das DONALD in Manchester bereits 1888 beschrieben hatte —, dabei aber erfolgt gleichzeitig eine Fixation der unteren Anteile des Lig. cardinale an der Vorderwand des Cervixstumpfes — eine Modifikation des ursprünglichen Vorgehens durch FOTHERGILL in Manchester. Dadurch kommt der Uterus in eine Anteflexionsstellung. Das im englischen Sprachraum lang bewährte Verfahren (TE LINDE) ist in Deutschland besonders durch W. SCHULTZ propagiert worden, der über ausgezeichnete Resultate berichten konnte. Die eigentlich immer gleichzeitig durchzuführende hintere Kolporrhaphie erfolgt in der üblichen Weise. Nach W. SCHULTZ soll das Resultat um so besser sein, je ausgeprägter der Descensus war. Schwangerschaft und Geburt sind nach der Operation durchaus möglich, wenn auch die Fertilität durch die Portioamputation eingeschränkt sein kann. Bei ausgesprochenem Kinderwunsch der Patientin mit erheblichem Descensus wird man es daher besser bei dem kombinierten Verfahren der vaginalen Plastik mit anschließender Antefixation belassen — hier läßt sich übrigens die Antefixation nach ALEXANDER-ADAMS vertreten. Bei allen anderen Fällen ist die FOTHERGILL-Operation ein sehr gutes Verfahren. Bei großen Cystocelen werden viele die Interposition des Uterus nach WERTHEIM-SCHAUTA bevorzugen. Hier darf entsprechend der Lage des Uterus keine Schwangerschaft mehr eintreten, so daß bei Frauen, die noch menstruieren, eine Sterilisation durch Tubenunterbindung nach MADLENER oder mit anderen Methoden erforderlich ist. Selbstverständlich muß man vor der Interposition ein Carcinom mit Sicherheit ausschließen. Vor Rezidiven schützt die von G. A. WAGNER empfohlene Fixation des Uterus mit zwei Nähten am Periost der Schambeinäste.

Der als Pelotte wirkende Uterus ist vor allem bei Prolaps mit großer Cystocele und ausgesprochener Inkontinenz zur Beseitigung der Beschwerden hervorragend geeignet und macht damit die Interposition gerade für diese Fälle zum besten Verfahren. Bei Frauen in der Menopause kommt als Prolapsoperation, besonders bei kleinem, vor der Vulva liegendem Uterus, die Totalexstirpation mit einer ausgiebigen vorderen Plastik und Raffung der Blase im Verein mit einer Vernähung der Levatorschenkel in Frage. Eine Reihe von Gynäkologen ist in der Indikationsstellung zu diesem Vorgehen zurückhaltend, da sie ungern den Uterus als Stützpelotte verlieren wollen und insbesondere die Schwierigkeiten bei der Beseitigung eines eventuellen Rezidivs fürchten. Die Erfahrungen mit der Totalexstirpation beim Prolaps, die in Amerika, der Schweiz und anderen Ländern reichlich gesammelt wurden, lassen aber diese Befürchtungen unbegründet erscheinen. Auch bei KAHR hat sich diese Operation bei Frauen bis in die sechziger Jahre bei Totalprolaps mit großen Dekubitalgeschwüren aufs beste bewährt.

Sind die Frauen recht schwach und heruntergekommen, bestehen gar hochgradige Altersveränderungen, wählt man natürlich kleinere, aber immerhin ziemlich erfolgssichere Operationsverfahren, wie den Verschluß der Scheide nach NEUGEBAUER-LEFORT oder die Kolpokleisis subtotalis LABHARDS, ROTTERS, KAHRS. Erscheinen die Frauen selbst für diese Eingriffe, die sämtlich eine weitere Kohabitationsmöglichkeit ausschließen, zu alt und gebrechlich — trotz aller heute möglichen Schonung durch verbesserte Anästhesiemethoden, Frühaufstehen und Thromboseprophylaxe —, sollte man mit der Kolpoepisiokleisis CONILLS wenigstens einen Versuch machen, da diese Methode des spanischen Gynäkologen ambulant in Lokalanästhesie durchführbar ist und gute Ergebnisse hat. Um bei allen diesen Operationen die Wundheilung zu verbessern, empfiehlt es sich, einige Tage vor dem operativen Eingriff 5 mg *Oestradiolester* zu injizieren. Die senil atrophische Scheidenhaut bekommt einen frischen Turgor und zeigt weitaus bessere Heilungstendenzen (BUSCHBECK).

Die operative Behandlung des Descensus und Prolapses mit den verschiedenen operativen Methoden, von denen nur einige der gebräuchlichsten hier genannt wurden, haben die Indikationen zur Pessarbehandlung so weitgehend eingeschränkt, daß es heute eine ganz seltene Ausnahme darstellt, wenn man zu diesem, früher alltäglichen Verfahren greift. Selbst bei den ältesten Frauen kann ein operativer Eingriff so schonend durchgeführt werden, daß das Alter als solches keine Gegenindikation darstellt. Es müssen schon erhebliche Begleitkrankheiten bestehen, um eine Kontraindikation gegen die Operation abzugeben. Der Grund, diese Gegenindikation möglichst einschränken zu wollen, ist ja nicht der, unbedingt etwas operieren zu wollen, sondern liegt allein darin, daß keine andere Therapie die gleichen Erfolgsaussichten wie die Operation bieten kann. Gerade die noch zu schildernde Pessarbehandlung scheitert in den meisten Fällen nicht etwa an den Folgeerscheinungen durch die dauernde Reizung der Vagina — die unangenehm genug sind und noch dazu die Gefahr einer malignen Entartung eines Druckulcus in sich bergen —, sondern daran, daß allmählich der Halt auch für das größte Pessar verlorengeht, der gewollte Effekt der Pessartherapie also gar nicht mehr gewährleistet ist. Es bleiben daher nur Ausnahmefälle übrig, bei denen man, für eine begrenzte Zeit wenigstens, mit dem Pessar ein Auslangen finden kann. Hierzu gehören auch jene Fälle, wo ein Descensus sich in der Schwangerschaft immer unangenehmer bemerkbar macht und zu außerordentlich lästigen Beschwerden führt. Es gibt Frauen, die in diesem Zustand überhaupt nicht mehr das Bett verlassen können. Hier ist natürlich eine Operation unmöglich. Nicht allein die Gefährdung der bestehenden Schwangerschaft ist ein Hinderungsgrund für die Operation, sondern vielmehr die Gewißheit, daß die bevorstehende Geburt den Erfolg der plastischen Operation vollständig vereiteln würde.

Ehe jetzt auf diese selten indizierte Pessarbehandlung eingegangen wird, sei noch ein Verfahren erwähnt, das, gleichsam zwischen beiden Behandlungsmethoden stehend, immer wieder einmal Befürworter findet: die Injektionsbehandlung. Ihr Ziel ist, Stoffe in das Stützgewebe zu injizieren, die durch Schwielenbildung einen Halt ermöglichen. Als Präparat wird zu diesem Zwecke das *Dondren „Knoll"* verwendet, das Granugenol zusammen mit nicht näher genannten aromatischen Verbindungen und Paraffin enthält. Wenige Kubikzentimeter werden in die entsprechenden Gewebebereiche unter streng aseptischen Kautelen injiziert, um hier nach 6 bis 12 Tagen eine Reizung herbeizuführen, die zur Verschwielung führt. Man hat das Verfahren beim Descensus, beim Prolaps, bei Inkontinenz, Mastdarmvorfall, Narbenhernien usw. mit wechselndem Erfolg angewendet. Die Bindegewebsreaktion soll bei jüngeren Frauen besser als im alten verbrauchten Gewebe sein. Es können im Anschluß an die Injektion sehr unangenehme entzündliche Infiltrate, die sehr schmerzhaft sind, auftreten. Jedoch soll man diese unerwünschten Nebenerscheinungen nach Mitteilung von GLÖCKNER dadurch vermeiden können, daß unter klinischer Kontrolle jede körperliche Überbelastung unmittelbar nach der Injektion unterlassen wird. Das Verfahren mag für ausgesuchte Sonderfälle geeignet sein. Da der Erfolg um so unsicherer ist, je älter die Patientin, je geringer dann nämlich die Reaktionskraft des Bindegewebes ist, läßt sich diese Behandlungsart für alte Frauen nicht empfehlen. Bei jüngeren besteht auf der anderen Seite eigentlich kein Grund, die weitaus bessere und sicherere plastische Operation zu unterlassen.

Der praktische Arzt muß für die erwähnten Möglichkeiten in der Pessartherapie beim Prolaps entsprechend gerüstet sein und bestimmte Richtlinien verfolgen. Zweck und Sinn der Pessartherapie ist es, durch einen Stützapparat einerseits die Aufhängebänder, anderseits den Tragboden zu unterstützen, was nur durch Anspannung und Entfaltung der Scheidenwände möglich wird. Dem Herabsinken soll durch eine Überlagerung des klaffenden Levatorspaltes Einhalt geboten werden. Grundsätzlich aber ist zu sagen, daß die ganz großen Prolapse, bei denen die Muskulatur des Beckenbodens weitgehend geschwunden ist, der orthopädischen Therapie die größten Schwierigkeiten entgegensetzen. Für die leichteren Fälle eignet sich der kreisrunde Hartgummiring mit dickem Rahmen. Die vielfach noch gebrauchten dünnen Ringe sind nicht zu empfehlen, weil sie zu leicht Druckgeschwüre erzeugen, wenngleich sie durch ihren dünnen Rahmen den Scheidenschlauch zirkulär spannen und sich daher unter dem Einfluß des Bauchdruckes besser an die Fläche der Levatoren auflegen. Alle Ringe haben nur dann einen sicheren Halt, wenn sie sich breit auf die restliche Muskulatur des Beckenbodens stützen können. Ist dies nicht der Fall und liegt der größere Teil des Ringrahmens im Hiatus genitalis, so stellen sich die Instrumente auf die Kante und werden aus der Scheide geboren. Sie müssen also eine zirkuläre Anspannung des Scheidenrohres über den Levatoren erzeugen, Forderungen, die wieder einerseits unsere Bedenken gegen die Usuren verstärken, anderseits notwendigerweise zu einer weiteren Ausdehnung der Scheide führen. Das sind die Umstände, die es uns, wo immer es angeht, wünschenswert erscheinen lassen, von der Pessartherapie Abstand zu nehmen und sie durch die operative Therapie zu ersetzen. Bei etwas größeren Prolapsen wird man das Schalenpessar von SCHATZ verwenden. Dieses Pessar stellt einen schalenförmigen Körper dar und fängt so die vordere Scheidenwand mit der Cystocele gut auf. Wesentlich ist, daß in der Regel der Rand der Schale auch an den untersten Abschnitten der Symphyse eine Stütze findet. Nicht nur, daß es wie die anderen Pessare die Scheidenwände spannt und die paravaginalen Stützgewebe in der Schwebe hält, es ist auch eine Pelotte für die herabgetretene Portio vaginalis, welche auf dem Grunde der Schale aufliegt. Die Einführung der Ringe hat unter denselben Vorsichtsmaßnahmen zu geschehen wie die der ovulären, bei der Retroflexio geschilderten Stützapparate. Während bei der Retroflexio als Regel gilt, mit einem möglichst kleinen Ring das Auslangen zu finden, muß beim Prolaps jene Pessargröße gewählt werden, welche von der Scheide und den Stützapparaten eben noch ohne verderblichen Druck ertragen wird. Diese Wahl ist nicht leicht und erfordert Erfahrung und Geduld. Das Pessar wird nach Einfettung seines Randes und nach Spreizen der Labien schräg unter Vermeidung des schmerzempfindlichen Harnröhrenwulstes eingeführt. Wichtig ist dabei, daß man den schräg gestellten Ring nicht von vorn und oben her auf das Frenulum und auf die Fossa navicularis aufsetzt, sondern daß man das Dammgewebe nach hinten drückt, damit der Damm rektalwärts ausweicht, womit die Urethralgegend ungeschoren bleibt. Dann wird das Pessar entlang der hinteren Scheidenwand nach aufwärts geschoben, so daß seine Ränder den Resten des Levatorspaltes aufliegen. Es gibt aber auch Fälle, bei denen auch das SCHATZsche Schalenpessar nicht mehr hilft, nämlich bei ganz elendem Levator. Für solche Fälle hat man früher komplizierte Apparate angegeben, die entweder von der Scheide her wirken sollten, oder man bediente sich der Hysterophore, welche die Stütze für den Uterus an einem Bauchgürtel, also einer Tragbandage befestigt hatten. Diese Apparate verschmutzen ungemein leicht und rasch und werden heute nicht mehr verwendet.

Auch die zahlreichen, die ganze Scheide ausfüllenden und entfaltenden Pessare stehen nicht mehr in Gebrauch.

Gänzlich verfehlt ist der Versuch, isolierte herniöse Vorstülpungen des Rectum, hervorgerufen durch Zerreißungen des Septum rectovaginale, also Rectocelen, durch Pessare zurückhalten zu wollen. Sie können nur durch plastische Operationen beseitigt werden. Man sieht aber trotzdem noch Frauen mit derartigen nur schädlichen Behelfen, die sie lange Zeit getragen haben und die sich nun beim Arzt Rat holen. Bei längerer Verwendung der Pessare kommen wiederholt in solchen Fällen neben Ulcerationen auch schwere Entzündungen im Septum rectovaginale vor, offenbar durch Besiedelung des einem dauernden Druck ausgesetzten Bindegewebes mit Keimen vom Rectum her, die eine Inzision notwendig machen können.

Bei jeder Vorwölbung der hinteren Scheidenwand sollte man auch an eine Douglashernie denken, die bei oberflächlicher Betrachtung leicht mit einer Rectocele verwechselt werden kann. Bei der isolierten Douglashernie ist die Diagnose nicht schwer, denn der ins Rectum eingeführte Finger wird zwar das normal liegende Rectum künstlich vorwölben, aber nicht in den Bruchsack hineinkommen können, der durch einen queren straffen Gewebestrang vom Rectum getrennt ist. Schwieriger kann es sein, bei der nicht seltenen Kombination eines Descensus mit einer Douglashernie, die Rectocele gegen die Douglasocele abzugrenzen. Die Unterscheidung ist aber praktisch wichtig, da bei der Douglashernie die übliche hintere Kolporrhaphie allein nicht genügt. Es muß vielmehr außer der Resektion des Bruchsackes auch die Bruchpforte geschlossen werden. Das erstere, die Resektion des Bruchsackes, läßt sich leicht mit der vaginalen Plastik kombinieren. Der Verschluß der Bruchpforte geschieht aber nach HASELHORST am besten von oben her, also per laparotomiam. In manchen Fällen läßt sich die Bruchpforte auch per vaginam durch eine Interpositio uteri rectovaginalis (HALBAN, G. A. WAGNER) verschließen.

Noch einige Worte über die Reposition von Totalprolapsen. Beim totalen Prolaps des Uterus und der Scheide hat man mit der Reposition, die man mit zwei Fingern durch Druck auf die vor der Vulva liegende Portio erzielt, nur dann Schwierigkeiten, wenn man es mit Riesenprolapsen zu tun hat, die längere Zeit nicht reponiert, hart und ödematös geworden sind. Bei diesen Fällen mit inkarzerierten Prolapsen ist es am besten, die Frau zunächst einmal ins Bett bringen zu lassen, wenn der erste Versuch der Reposition auf dem gynäkologischen Untersuchungsstuhl mißlungen ist. Mullkompressen, die in *Glyzerin* getaucht sind, bewirken bei der im Bett liegenden Frau, deren Becken man durch Erhöhung des Fußendes des Bettes zweckmäßig hochlagert, sehr rasch ein Abschwellen des Prolapses. Dann kann man ihn gewöhnlich ohne Schwierigkeiten zurückschieben. Unter dieser Behandlung bessern sich auch die Dekubitalgeschwüre, deren Überhäutung abzuwarten meist sehr viel Zeit erfordert und deren Reinigung von speckig belegten Massen genügt, die Frau operationsreif zu machen. Dagegen ist es nicht empfehlenswert, bei noch nicht gereinigten Dekubitalgeschwüren zu operieren, da sogar tödliche Sepsis und Pyämie von ihnen ausgehen können, zumindest das Operationsresultat in Frage gestellt wird. Zur Abheilung der Druckulcera eignen sich Salbentampons mit *Granugenol, Desitin, Lebertran-Zink*, verbunden mit einer dem Alter der Patientin angemessenen Bettruhe. Die Heilung wird sehr gefördert, wenn durch eine lokale *Hormonbehandlung*, z. B. mit *Testosid-Ovulae* oder auch mit parenteraler Zufuhr von *Follikelhormon* oder *Androgenen*, die Scheidenhaut „verjüngt" wird. Einige Tage nach einer solchen Behandlung ist der Wechsel im Turgor deutlich zu erkennen und, wie bereits erwähnt, auch für die Heilung der späteren Operationswunden günstig.

Kreuzschmerzen

Die längste Zeit ist das Symptom der Kreuzschmerzen ein wahres Stiefkind hinsichtlich seiner Beachtung und auch seiner Behandlung gewesen. Das liegt zunächst daran, daß die Erkennung ihrer Ursachen oft besonders schwierig, manchmal sogar ganz unmöglich ist, und dann auch daran, daß die Frauen Schmerzen, die sich im Kreuz, also einer den Geschlechtsorganen nahen Gegend abspielen, so gut wie immer ursächlich auf eine Krankheit der Geschlechtsorgane zurückzuführen geneigt sind und deswegen seit jeher den Frauenarzt aufgesucht haben und noch aufsuchen. Die Frauenärzte haben nun oft recht gewaltsam Zusammenhänge zwischen Geschlechtsorganen und Kreuzschmerzen geschaffen, wo sie gar nicht vorlagen, und dadurch die Erkennung und Behandlung der Kreuzschmerzen vielfach auf eine falsche Ebene verschoben. Die Erkenntnis, daß die Kreuzschmerzen der Frau, die entschieden häufiger an ihnen krankt als der Mann, keineswegs in der Mehrzahl der Fälle genitalen Ursprungs im engeren Sinne sind, ist nicht alt. Gerade unsere Zeit bemüht sich, die Kreuzschmerzen auf nichtgenitaler Ursache gegenüber denen, die in kranken Geschlechtsorganen bedingt sind, ins rechte Licht zu setzen und durch Zusammenarbeit zwischen Orthopäden und Gynäkologen strittige Fragen zu klären. Wir verdanken es H. MARTIUS, mit seiner Monographie über die Kreuzschmerzen der Frau die Grundlagen für eine „gynäkologische Orthopädie" geschaffen zu haben. Es handelt sich für MARTIUS bei diesem Begriff nicht so sehr „um differentialdiagnostische Betrachtungen über zwei medizinische Nachbargebiete", er will vielmehr mit dieser Namensgebung zum Ausdruck bringen, daß sich „die Physiologie und Pathologie des Stütz- und Haftapparates der Frau in charakteristischer, geschlechtsspezifischer Weise von der des Mannes unterscheidet". Dieser Geschlechtsunterschied im Stütz- und Haftapparat ist einer der Gründe, warum Kreuzschmerzen bei der Frau ungleich häufiger sind als beim Manne. Der andere Grund für diese Häufigkeitsunterschiede ist durch die Erkrankungsmöglichkeiten der weiblichen Genitalorgane im kleinen Becken gegeben. Diese Erkrankungen der inneren Geschlechtsorgane führen zu „mechanisch übertragenen gynäkologischen Kreuzschmerzen", weil sich

der Halte- und Aufhängeapparat des Genitale im Periost der Kreuzbeinhöhle flächenhaft ausbreitet und jede Reizung dort unmittelbar
Schmerzen auslöst. Diesen „mechanischen" Kreuzschmerzen hat nun
MARTIUS, aufbauend auf den Untersuchungen von HEAD, MACKENZIE,
L. R. MÜLLER, WALTHARDT, ALBRECHT u. a., die „nervös übertragenen
gynäkologischen Kreuzschmerzen" gegenübergestellt. Hierbei handelt
es sich primär um einen Organschmerz, der an den — fälschlich als
schmerzunempfindlich bezeichneten — inneren Genitalorganen durch
Wandspannung und Dehnung entsteht. Der krankhaft gesteigerte
viszerale Reiz wird nun aber nicht nur über die sensiblen Bahnen zur
Großhirnrinde geleitet, um dort zu einer mehr dumpfen und ungenau
lokalisierbaren Schmerzempfindung zu führen; er kann auch auf die
afferenten sensiblen, nach MACKENZIE sogar auf die motorischen Fasern
des peripheren Nervensystems übergreifen. Die Schmerzen werden dann
in den Segmentalzonen der Körperoberfläche empfunden, die den betroffenen Rückenmarkssegmenten entsprechen. Da nicht nur die Haut,
sondern auch tiefere Gewebsschichten — Bindegewebe, Periost, Muskulatur, Gefäße — diesen Segmentalzonen oder „HEADschen Zonen" zugehören, kommt es nicht nur zur Schmerzausstrahlung in den Lumbosacralbereich, sondern auch in die vordere und seitliche Bauchwand,
die Lenden- und Leistengegend, die Oberschenkel, bei Reizung motorischer
Wurzeln sogar zu Spasmen in der Muskulatur. Sind derartige vegetative
Reizzustände zwar durch ihre vielseitige Bedingtheit für die praktische
Diagnose zu unspezifisch, so sind sie in einer anderen Richtung wichtig.
Diese „nervös übertragenen" Schmerzen sind, wie MARTIUS hervorhebt,
offenbar der psychischen Beeinflussung stark zugänglich. Sie können
darüber hinaus bei krankhaft erhöhter psychischer Reaktionsweise
„automatisiert" werden und somit noch bestehen bleiben, auch wenn
die eigentliche auslösende Ursache längst abgeklungen ist.

Wird durch diese Analyse zwar deutlich, welche Wege der Schmerzleitung und Schmerzprojektion denkbar sind, so werden damit gleichzeitig auch die Schwierigkeiten aufgedeckt, die der differentialdiagnostischen Deutung entgegenstehen. Denn die Diagnostik kann nur
versuchen, gleichsam den Weg der Schmerzleitung umkehrend, von der
Schmerzlokalisierung her zur auslösenden Ursache hin zu finden. Als
zusätzliche Erschwerung der Diagnose kommt hinzu, daß irgendwelche
Abweichungen von der Norm — seien sie am inneren Genitale oder am
Stütz- und Haftapparat nachzuweisen — zwar für die Schmerzauslösung
in Frage kommen können, ohne aber tatsächlich immer die Ursache
sein zu müssen. Die im folgenden erwähnten Erkrankungen sind zwar
oft genug Ursache, manchmal aber auch nur ein Nebenbefund, dessen
Behandlung die Beseitigung der geklagten Beschwerden nicht gewährleisten würde. Der Gynäkologe wird zunächst einmal bei Kreuzschmerzen
Erkrankungen der Genitalorgane und deren Nachbarorgane nachzuweisen
bzw. auszuschließen suchen, also nach „Erkrankungen im kleinen Becken"
fahnden. Dann wird er aber auch den Haft- und Stützapparat genau
untersuchen müssen, wobei ihm oftmals der Rat des Orthopäden helfen wird.

Erkrankungen der inneren Genitalorgane und Nachbarorgane als Ursache von Kreuzschmerzen

Bei den entzündlichen Erkrankungen des inneren Genitale (s. S. 140, 182) sind Kreuzschmerzen fast immer vorhanden und nicht selten der einzige Grund, warum die Frau zum Arzt kommt. Dumpfe und bohrende Schmerzen können sich während der Periode heftig steigern. Sind im akuten Entzündungsstadium die Schmerzen im Kreuz durch die oftmals vorhandene peritoneale Reizung überdeckt, so treten sie nach Abklingen der akuten Entzündungserscheinungen bei subakuten und chronischen Fällen, vor allem wenn sich Adnextumoren ausgebildet haben, deutlich in Erscheinung. Neben dem unmittelbaren Druck der Konglomerattumoren sind es die Verwachsungen und Strangbildungen, die durch Zug die Schmerzen direkt bewirken. In allen diesen Fällen steht der entzündliche Prozeß ganz im Vordergrund, mit seiner erfolgreichen Behandlung werden auch die Beschwerden im Kreuz schwinden. Das gleiche gilt für die echte entzündliche Parametritis (s. S. 190). Ist es in diesen Fällen im akuten Stadium vor allem die Chemotherapie, die neben einer strikt einzuhaltenden Bettruhe mit der Entzündung auch die Beschwerden im Kreuz zu beseitigen vermag, so wird im späteren Stadium die physikalische Behandlung, die Wärmeapplikation mit den verschiedensten Mitteln, die Exsudate zur Resorption zu bringen versuchen.

Dort, wo es sich um die Endausgänge der Entzündung, die Schwartenbildung und die Verwachsungen der Genitalorgane mit den Nachbarorganen handelt, ist freilich die resorptive und hyperämisierende Behandlung in allen ihren Formen sehr oft nicht mehr imstande, den Kreuzschmerzen erfolgreich zu begegnen. Hier ist ein operatives Vorgehen am Platze, wenn die Schmerzen die Arbeitsfähigkeit und die Lebensfreude stark beeinträchtigen. Wenn man auch trachten wird, namentlich bei jüngeren Frauen, möglichst organerhaltend vorzugehen, so wird man doch, um nicht dasselbe Krankheitsbild wieder heraufzubeschwören, auch vor radikaleren Eingriffen, selbst vor der Totalexstirpation manchmal nicht zurückschrecken dürfen. Bei älteren Frauen aber wird man soundso oft, und besonders dann, wenn der Uterus deszendiert und mit dem Rectum breit verwachsen ist, durch die Totalexstirpation die Kreuzschmerzen schlagartig beseitigen können.

Ohne Zweifel vermögen natürlich auch Geschwülste des Genitale, Myome des Uterus, insbesondere solche der hinteren Wand, vor allem dann zu Kreuzschmerzen zu führen, wenn sie ins Becken eingekeilt sind. Aber auch kleinere, intramurale und subseröse Geschwülste können für sich oder durch Verwachsungen dasselbe Symptom auslösen, weil die Myome die zyklischen An- und Abschwellungen der Gebärmutter entsprechend dem Verlaufe der Menstruation teilweise mitmachen. Dadurch werden sie gerade vor der Periode unangenehm fühlbar. Geschwülste des Eierstockes sind gelegentlich ebenfalls mit Kreuzschmerzen verbunden, wobei natürlich auch die Lage und ihre Beweglichkeit eine Rolle

spielen. Seltener sind schon Fälle von beginnenden Carcinomen, die zu
Kreuzschmerzen führen. Dies ist dann vor allem bei demjenigen Collumcarcinom, das die hintere Muttermundslippe mehr befällt als die vordere,
infolge der sehr bald auftretenden Entzündung der Sacrouterinligamente
(Rektaluntersuchung!) der Fall. Daß natürlich inoperable Collumcarcinome, wenn sie bereits in die Parametrien vorgedrungen sind und
die Nerven umspannen, gar solche, die den Knochen bereits ergreifen,
schwerste Kreuz- und Nervenschmerzen bereiten können, liegt auf der
Hand. Auch beim Corpuscarcinom hört man Klagen über Kreuzschmerzen,
und auch da nicht nur in Fällen, in denen das Carcinom bereits die Gebärmutter zu einer beträchtlichen Vergrößerung gebracht hat, sondern auch
in jüngeren Stadien. In Fällen von Myomen kann es gerade bei subserösen Geschwülsten der hinteren Wand der Gebärmutter, besonders
bei einzelnen Knoten, möglich sein, durch die Exstirpation des Myoms
allein Kreuzschmerzen und Stuhlbeschwerden zu beseitigen. Allerdings
wird man auch hier bestimmte Zusagen über die Erhaltungsmöglichkeit
des Uterus vor der Operation niemals geben dürfen, sondern das Vorgehen
einzig und allein von dem anatomischen Befund nach Eröffnung der
Bauchhöhle abhängig machen müssen. Kreuzschmerzen bei Eierstocksgeschwülsten können manchmal das einzige Symptom sein, das die Frauen
zum Arzt treibt, ein Symptom, das mit der Beseitigung der Geschwulst
durch Operation schwindet.

Die Kreuzschmerzen beim operablen Carcinom des Collum pflegen
mit der Entfernung des Carcinoms keineswegs immer zu vergehen. Im
Gegenteil, man sieht bei radikal operierten Fällen noch wochen- und
monatelang Kreuzschmerzen, die auch bei der Kohabitation besonders
störend empfunden werden. Dies beruht offenbar darauf, daß es bei
der Einstülpung des kurzen Scheidenblindsackes durch das Membrum
virile zur Zerrung der darunterliegenden Gewebe, besonders der parametranen, narbig veränderten Stümpfe kommt. Man muß trachten,
die Kreuzschmerzen durch symptomatische Maßnahmen, wie Einreibungen, Wärmeapplikation, Schlammpackungen, heiße Sitz- und
Vollbäder, Antineuralgica, zu lindern (s. auch S. 266).

Schwielenbildungen nach der Bestrahlung können naturgemäß ebenfalls Anlaß zu äußerst unangenehmen Kreuzschmerzen geben. Die
Wärmeapplikation durch Kurzwellen läßt teilweise die Beschwerden
etwas mildern. Hier sollte man es auch mit der von WIMHÖFER angegebenen *Follikelhormonbehandlung* (s. S. 290) versuchen. Durch den Ausfall der ovariellen Funktion, sei er durch Operation oder Bestrahlung
künstlich bedingt, sei er Folge des natürlichen Klimakterium, können
auch Veränderungen des Haft- und Stützapparates entstehen und Anlaß
für Kreuzschmerzen sein, worauf bereits bei der Besprechung des
Klimakterium (s. S. 85 ff.) eingegangen wurde (s. hierzu auch S. 327 ff.).

Neben der Entzündung und den direkten wie indirekten Tumor-
folgen ist bei Kreuzschmerzen auch an eine Endometriose zu denken,
welche je nach der Lokalisation und Ausbreitung die unerträglichsten
Beschwerden machen kann (s. S. 246 ff.). Vor allem die retrocervicale,

auf den Douglas übergreifende Endometriose verursacht qualvolle Schmerzen, besonders dann, wenn zusätzlich der Uterus nach hinten gezogen und fixiert ist. Diese **Retroflexio uteri fixata** ist in ihrer Genese oft schwer gegen eine Fixierung als Entzündungsfolge abzugrenzen, zumal in beiden Fällen Adnextumoren — einmal als Teercysten, das andere Mal als echte entzündliche Konglomerattumoren — vorkommen können. Eine differentialdiagnostische Abgrenzung ist aber notwendig, um zweckentsprechend zu behandeln. Bei der Endometriose ist die Operation bzw. die Kastrationsbestrahlung indiziert, dagegen die S. 248 geschilderte Androgentherapie unzureichend. Bei einer Retroflexio uteri auf entzündlicher Basis sollte man dagegen immer zuerst eine resorptive physikalische Behandlung lange genug durchführen, wie sie für derartige entzündliche Restzustände beschrieben wurde. In einer Reihe von Fällen wird aber doch letzten Endes eine operative Behandlung notwendig werden, sei es, daß zur Beseitigung einer Sterilität eine Freilegung der Tuben erfolgversprechend erscheint (s. S. 365), sei es, daß gleichzeitig vorhandene Adnextumoren, wie ausführlich besprochen (s. S. 204), operativ entfernt werden, oder daß ein fixierter, im Douglas fest eingeklemmt liegender, gestauter Uterus eindeutig allein mit den Beschwerden in Zusammenhang steht. Bei allen derartigen Fällen sollte man sich immer mit der Operation Zeit lassen, bis der Entzündungsprozeß selbst mit völliger Sicherheit gänzlich zur Ruhe gekommen ist. Sonst kann man als Folge eines zu frühen Eingreifens ein Aufflackern der Entzündung erleben. Die direkten Folgen einer solchen neuen Entzündungsreaktion mag zwar eine richtig geleitete Chemotherapie kupieren können — wenn man sich auch nicht allein darauf verlassen sollte —, die als Folge der erneuten Entzündung aber zur Ausbildung kommende Narbenschwiele im Operationsgebiet kann erst recht Anlaß zu übelsten Kreuzschmerzen geben. Es ist weiterhin bei der fixierten Retroflexio gar nicht einmal ohne weiteres sicher, daß die geklagten Beschwerden tatsächlich mit dieser zusammenhängen und somit durch eine Antefixation nach Lösung der Verwachsungen die Beschwerden beseitigt würden. Martius hat nachdrücklich darauf hingewiesen, daß hier auch statische Beschwerden nicht selten sind. Das meist lange Krankenlager und die lang dauernde Behandlung einer subakuten oder chronischen Adnexentzündung führen zu einer Entwöhnung des Körpers für körperliche Arbeit und Bewegung. Nach Abschluß der Behandlung stellen sich nun Beschwerden ein, die zum Teil überbewertet werden, zum Teil allein Folge statischer Ermüdungserscheinungen sind. Ein langsames Eingewöhnen an die Belastung durch die Tagesarbeit ist nach der monatelangen, manchmal sogar jahrelangen Ruhepause, verbunden mit entsprechender Gymnastik und Massage, notwendig. Nicht zuletzt sei mit Martius davor gewarnt, diesen so lange geplagten Patientinnen noch das psychische Trauma zuzufügen, „die geknickte Gebärmutter sei am Darm festgewachsen". Gerade diese Fälle neigen dann zu einer „Reflexneurose" und zu automatisierten Schmerzen. Hier hilft nur eine entsprechende Aufklärung über die Zusammenhänge, während eine

Antefixationsoperation nichts an den statischen Ermüdungserscheinungen bessert.

Soll man also auch hier nicht selbst einem automatisierten Reflex erliegen und jede fixierte Retroflexio operieren wollen, so wäre es ebenso über das Ziel hinaus geschossen, jede operative Behandlung einer mobilen Retroflexio abzulehnen. Nur selten werden zwar bei dieser die geklagten Beschwerden ursächlich mit der Lageveränderung in direktem Zusammenhang stehen. Lehrt doch die bis zum Überdruß gemachte Erfahrung nutzloser Suspensionen, ja Exstirpationen retroflektierter Uteri, die beweglich waren, daß die freie Retroflexio allein die Beschwerden nicht auslöste, indem diese nach der Suspension oder gar Entfernung des Uterus nach wie vor weiterbestehen. Die Einlage eines Probepessars (s. S. 304) ist der einfachste und sicherste Weg, in Zweifelsfällen das Richtige zu finden, vorausgesetzt, daß dieses Probepessar auch während der täglichen Arbeit für einige Wochen getragen wird. Sind mit dem Pessar die Beschwerden beseitigt, so hat die operative Suspension ihre volle Berechtigung.

Die Unterscheidung in mobile und fixierte Retroflexio ist in manchen Fällen aus der Untersuchung und dem Aufrichtungsversuch selbst in Narkose nicht möglich, da hier der Uterus festgesogen im Douglas liegt. Der gestaute, meist etwas weichere Uteruskörper drückt dann auf die sensiblen Endorgane im Sacralbereich, wobei die zyklisch wechselnde Größe des Corpus uteri die geklagten Beschwerden in den einzelnen Zyklusperioden verschieden stark auftreten läßt. Auch hier ist die Antefixation angezeigt, während bei kleinen hypoplastischen Uteri die Beseitigung einer Retroflexionsstellung sinnlos wäre. Ursache der Beschwerden bei einer solchen Hypoplasie ist nicht die Rückwärtslagerung, da der kleine Uterus gar nicht in der Lage ist, einen Druck auszuüben, sondern die Hypoplasie als solche. Bei dieser ist es der durch Wandspannung entstehende Organschmerz, welcher fortgeleitet zu nervös übertragenen Kreuzschmerzen führt, die sich vor allem zur Zeit der Menstruation als Dysmenorrhoe kundtun. Eine Kräftigung der gesamten, nicht nur auf den Uterus beschränkten Unterentwicklung durch eine Allgemeintherapie, eventuell der Versuch, hormonal ein Uteruswachstum zu erreichen (s. S. 39), und die bei der Dysmenorrhoebehandlung genannten symptomatischen Mittel zur Krampflösung und Schmerzbekämpfung sind hier das Gegebene.

Es war bereits die Rede davon, daß gerade diese nervös übertragenen Kreuzschmerzen der psychischen Beeinflussung besonders zugänglich sind und daher häufig psychisch überlagert werden. Dies gilt in besonderem Maße von der Parametritis posterior. Beschränkt man diese Krankheitsbezeichnung auf die echten entzündlichen Veränderungen als Folge von puerperalen Infektionen oder einer entzündlichen Erosion, so wird die schmerzhafte Verkürzung und Verdickung der Sacrouterinligamente mit den bei der Entzündung genannten Maßnahmen zu beseitigen sein. Aber eine solche echte Parametritis auf entzündlicher Grundlage ist sehr selten. Viel häufiger dagegen findet man die gleiche Verdickung und Verkürzung ohne entzündliche Grundlage — mag auch als Zufallsbefund eine Erosion zusätzlich vorhanden sein. Um dieses Krankheitsbild zu verstehen, muß man berücksichtigen, daß die nach der heutigen Nomenklatur als Plicae sacrouterinae bezeichneten Bauchfellfalten neben Bindegewebe auch glatte Muskulatur enthalten. STIEVE spricht sogar von einem Musculus sacrouterinus. Diese Muskelfasern sind es, die durch spastische Kontraktion die Verdickung und Verkürzung des „Band"-Apparates bedingen und nicht etwa eine entzündliche Infiltration des Bindegewebes. Es ist daher auch sinnvoller, dieses Krankheitsbild nicht als „itis" zu bezeichnen, sondern nach MARTIUS als „Parametropathia spastica". Bei der Dysmenorrhoe war bereits von der Parametropathia spastica die Rede, die eine von vielen Bezeichnungen für ein komplexes Krankheitsgeschehen darstellt, wobei je nach dem Blickpunkt die eine oder andere Komponente mehr betont und dementsprechend benannt wird, wie „pelvic congestion", „Pelvipathia vegetativa", der „Hartspann" usw. Es kann keinem Zweifel unterliegen, daß als auslösendes Moment die Vita sexualis eine beträchtliche Rolle spielt. Auch wenn man die Folgen des Coitus interruptus, der Masturbation, der als Dyspareunie bezeichneten Störungen des Sexuallebens nicht überbewerten soll, so dürfen diese Faktoren auch nicht ganz außer Betracht bleiben. Gerade weil es hier durch eine chronische Hyperämie zur Auslösung von Spasmen kommen kann, ja geradezu kommen muß, stellt sich nur allzu leicht ein Circulus vitiosus ein, indem der Spasmus Schmerzen auslöst, welche wiederum diese Spasmen auf dem genannten Schmerzleitungswege erneut auslösen. Dabei bleiben die krampfhaften Muskelspannungen nicht auf eine Stelle beschränkt; nicht zuletzt ist es der Darm, dessen Muskelspasmen Anlaß zu einer gleichzeitig bestehenden spastischen Obstipation (s. S. 343) geben. Dementsprechend wird auch die Behandlung vor allem die „affektiv bedingte, sympathikotonische Zustandsveränderung" (MARTIUS) anzugehen versuchen. Es hilft vielfach schon sehr, wenn man die bedrückte und erschreckte Patientin über die eigentliche Ursache aufklärt, insbesondere ihr deutlich macht, daß keine schwere Organerkrankung, vor allem kein „Krebs" Ursache der Beschwerden ist. Gerade die nicht exaltierten, sondern ehrlich bedrückten Patientinnen wagen gar nicht, bei der Unterhaltung das Wort Krebs überhaupt zu erwähnen und atmen hörbar auf, wenn der Arzt selbst das Gefürchtete nennt und überzeugend verneint. Oft macht eine solche Aussprache die zusätzliche Anwendung von Schmerzmitteln, wie sie bereits vielfach genannt wurden, oder von krampflösenden Medikamenten, die bei der Dysmenorrhoebehandlung (s. S. 76) erwähnt wurden, unnötig. Häufig wird man jedoch zusätzlich zu solchen Medikamenten greifen müssen. Auch eine Hydrotherapie oder Wärmeapplikation, am einfachsten durch die Kurzwelle, können die Spasmen beseitigen. Schwerer hält es schon, die Lebensweise, vor allem die Vita sexualis, zu ändern; doch wird es immer gut sein, hierüber auch mit dem Ehemann zu sprechen. Kommt man mit diesen einfacheren Mitteln nicht zum Ziele, so kann es zweckmäßig sein, den Circulus vitiosus durch eine Novocaininfiltration zu unterbrechen. Vom hinteren Scheidengewölbe aus wird fächerförmig in das hintere Parametrium eine *1%ige Novocainlösung* in einer Menge von 30 bis 40 ccm injiziert. Diese Behandlung ist von NOVAK und, unabhängig von ihm, von HARTTUNG angegeben worden und gut geeignet, die krankhafte Erregbarkeit des vegetativen Nervensystems im kleinen Becken herabzusetzen. Bedenkt man die funktionelle Natur dieses Leidens, so muß man eine operative Behandlung, wie sie von BRÖSE, VEIT mit der Durchtrennung der Sacrouterinligamente angegeben, oder in der Modifikation von G. A. WAGNER durchgeführt wurde, ablehnen. Mag auch mit diesem Verfahren, wie KAHR schrieb, G. A. WAGNER Frauen, die jahrelang an intensiven Kreuzschmerzen litten und nach allen (?, der Verf.) Regeln der Kunst behandelt worden waren, augenblicklich davon befreit haben, so wird man nicht umhin können, solche Erfolge mit JORES als Magie in der Heilkunde zu bezeichnen, ohne dabei jedoch zu vergessen, daß es letzten Endes auf den Erfolg als solchen ankommt.

Die Massage bei derartigen Zuständen anzuwenden, kann auf keinen Fall geraten werden. Spasmen einer glatten Muskulatur sind dadurch nicht zu beseitigen, sondern eher nur zu verstärken. Ist ein solches Vorgehen für einen Teil der Patientinnen eine unnötige und erfolglose Quälerei, so kann das erotisierende Moment einer gynäkologischen Massage bei den häufig psychisch alterierten Frauen gefährliche Konsequenzen haben.

Die eben geschilderten Spasmen und damit die Kreuzschmerzen wurden durch eine funktionelle Hyperämie verursacht. Es können aber auch Blutstauungen anderer Art Schmerzen hervorrufen. Die schon genannten Lageveränderungen des Genitale bei Enteroptose, Descensus und Prolaps führen zu Kreuzschmerzen nicht allein durch Zerrung am Aufhängeapparat, sondern auch durch die venöse Blutstauung. In Ausnahmefällen können auch innere Varizenbildungen zu Kreuzschmerzen beitragen, wie es v. JASCHKE für variköse Veränderungen des Plexus pampiniformis, und ENGELMANN für Varicocelen des Lig. latum beschrieben haben, wobei die operative Entfernung schlagartig Besserung brachte (s. S. 299).

Bei der engen Nachbarschaft mehrerer Organe im kleinen Becken darf man nicht vergessen, daß nicht allein vom Genitale aus Kreuzschmerzen ausgelöst werden, auch eine retrocoecal gelegene entzündliche Appendix kann Ursache hartnäckiger und nur durch die Operation zu behebender Kreuzschmerzen sein. Die Obstipation auch nichtspastischer Art kann zumindest Anlaß für gleichzeitige Beschwerden sein, ebenso ein Coecum mobile (THIELE).

Seltener ist es schon, daß Krankheiten der Harnwege Kreuzschmerzen erzeugen. Diese, die in einer Pyelitis und Perinephritis, in Nieren- und Uretersteinen oder Geschwülsten der Niere ihre Ursache haben können, sind durch Ausstrahlung des Schmerzes gegen die Leiste und schmerzhaftes Harnlassen ausgezeichnet und ebenfalls nur durch darauf gerichtete Maßnahmen behebbar. Heftige, auch anfallsweise auftretende Kreuzschmerzen können gelegentlich durch Knickung des Ureters in Fällen hochgradiger Wanderniere vorkommen; ebenso kann eine Beckenniere Kreuzschmerzen auslösen (s. S. 372 ff.).

Kreuzschmerzen durch Veränderungen des Stütz- und Haftapparates

Sind die bisher genannten Ursachen für Kreuzschmerzen dem Gynäkologen durchaus geläufig, so ist die zweite Ursachengruppe, die man den „gynäkologischen" Kreuzschmerzen als „orthopädische" Kreuzschmerzen gegenüberstellen könnte, schwerer deutbar. Über die Häufigkeit derartiger Beschwerden gibt MARTIUS folgende Zahlenaufstellung: Zwei Drittel der Sprechstundenpatientinnen gaben Kreuzschmerzen an, davon die eine Hälfte spontan, die andere auf Befragen. Je zur Hälfte hatten die Kreuzschmerzen „gynäkologische" und „orthopädische" Ursachen. Unter den „orthopädischen" Kreuzschmerzen waren zwei Drittel statische Insuffizienzen und ein Drittel lokale orthopädische Befunde. Um zur richtigen Diagnose und damit zu einer erfolgversprechenden Behandlung zu kommen, ist, von der üblichen gynäkologischen Untersuchung abweichend, eine andere Untersuchungstechnik erforderlich. Es ist unbedingt notwendig, daß derartige Kranke völlig entkleidet untersucht werden, und daß man nicht nur die Bauch- und Kreuzgegend einer Betrachtung und Betastung unterzieht, sondern auch von der Profilansicht die Stellung der Wirbelsäule beachtet und sogar das Verhalten der unteren Gliedmaßen hinsichtlich eines etwa vorhandenen Genu valgum oder eines Pes planus prüft. Außerdem muß man den Grad der Beweglichkeit der Lendenwirbel beim Beugen und seitlichen Rumpfneigen ermitteln, um Fälle mit anatomischer Unterlage von solchen ohne Befund unterscheiden zu können. Bei derartigen Untersuchungen wird sich oft auch die Notwendigkeit einer Röntgenaufnahme zur Klärung des Falles ergeben. Die häufigsten Gründe für Kreuzschmerzen sind regelwidrige Zustände des lumbosacralen und sacroiliacalen Teiles der Wirbelsäule: entweder **Fehlhaltung des Beckens** (statisch-dynamische Dekompensation, JUNGHANNS) oder eine **Fehlbildung dieses Skelettabschnittes.** Zu diesen gehören die Sacralisation und Lumbalisation, abnorme Bildung oder Stellung der Wirbelfortsätze, Stellungsabweichung der Processus spinosi und transversi, die Spondylolisthesis und Defektbildungen, wie die Spina bifida. Ferner werden solche Kreuzschmerzen durch arthritische Prozesse der Articulatio sacroiliaca, schließlich auch durch Tuberkulose der Articulatio sacroiliaca oder des 5. Lendenwirbels hervorgerufen. Eine vermehrte Beachtung haben in den letzten Jahren Veränderungen des **Bandscheibenapparates** gefunden. Gerade in dem Lumbosacralbereich, der durch den aufrechten Gang und den „Lendenknick" (MARTIUS) besonders belastet ist, kann es zu Degenerationserscheinungen, zu Dislokationen und Hernien des Nucleus pulposus kommen. Derartige Veränderungen sind hauptsächlich im anglo-amerikanischen Schrifttum eingehend behandelt worden, ehe sie auch hier in vielen Arbeiten ihren Niederschlag fanden (Köbcke, Thiele, Junge u. a.). Neben sehr hartnäckigen, gegen die üblichen Maßnahmen therapieresistenten Kreuzschmerzen sind auch Ischialgien nicht selten. Ein charakteristisches Symptom für Dislokationen der 5. Lendenwirbelscheibe ist nach Thiele ein gerade während der Bettruhe nachts auftretender starker Schmerz, der es den Frauen fast unmöglich macht, sich herumzudrehen. Das Aufstehen am Morgen ist kaum möglich und erst das „Einlaufen" am Tage während der Tagesarbeit läßt die Schmerzen erträglicher werden. Auch können die Beschwerden an einzelnen Tagen recht unterschiedlich sein, schmerzfreie oder fast schmerzfreie Intervalle kommen vor und führen allzu leicht dazu, gerade wegen dieser wechselnden Schmerzempfindung ein organisches Leiden fälschlicherweise auszuschließen. Bei der äußeren Untersuchung findet sich vielfach eine Aufhebung der physiologischen Lendenlordose, eine Steilstellung der Wirbelsäule. Diese ist allerdings nicht spezifisch und entsteht durch eine sekundäre Anspannung der Rückenmuskulatur, die sich auch hart und gespannt fühlen läßt. Typisch ist ein Druckschmerz über dem 5. Lendenwirbeldornfortsatz. An der stehenden Patientin ist dieser „Durchfederungsschmerz" (Exner) meist nicht auslösbar, sondern wird erst deutlich, wenn die Patientin in Bauchlage mit Überlordosierung den Bandapparat entspannt hat. Erst dann wird die „Gefügelockerung" erkennbar. Gesichert wird die Diagnose durch die Röntgenaufnahme, bei der darauf zu achten ist, daß auch der obere Teil des Kreuzbeines mitgetroffen wird. Maßgeblich für den Bandscheibenschaden ist die Höhe und die Stellung des 5. Lendenwirbels. Nicht immer muß der Wirbel nach vorne verschoben sein (Junghanns), häufig ist er nach rückwärts verlagert (Exner). Erst dann, wenn trotz allen Bemühens ein Befund nicht zu erheben ist, wird man zu der Diagnose „Rheumatismus" greifen müssen, die freilich nur eine Verlegenheitsdiagnose bedeutet und entschieden zu häufig gestellt wird. Schließlich wird man aber auch Fälle ohne anatomischen Befund als reine Neurose der Asthenischen und Neuropathin aufzufassen haben, wenn bei negativem Röntgenbefunde und normaler Rumpfhaltung namentlich der Druck auf die Dornfortsätze der Wirbelsäule schmerzhaft ist und der Kreuzschmerz in deutlicher Abhängigkeit von der seelischen Stimmung steht (Rhachialgie).

Was nun die Behandlung dieser so schwer zu deutenden Kreuzschmerzen aus den genannten Ursachen anbelangt, so sei zunächst auf die statischen Veränderungen, die Fehlhaltung des Beckens als Ursache der Kreuzschmerzen hingewiesen. Diese Fehlhaltung des Beckens, nach Fick „sagittale Beckensenkung" genannt, beruht im wesentlichen auf einer Verkleinerung des lumbosacralen Winkels und auf einer Vermehrung der Beckenneigung. Dehnungen und Zerrungen der Ligamente stören die Zusammenarbeit des Bandapparates, der das Kreuzbein einerseits mit der unteren Lendenwirbelsäule, anderseits mit den beiden Darmbeinen verbindet. Schließlich kommt es zur Erschlaffung des gesamten Bandapparates und damit zur Lockerung der Gelenkverbindungen, womit die Verschiebung der Statik und Dynamik der Wirbelsäule eingeleitet und dauernd unterhalten wird (Hass). Rasche Gewichtszunahme, besonders nach Schwangerschaft und Geburt, aber auch Gewichtssturz, harte Berufsarbeit mit ungünstiger Zwangshaltung sind die auslösenden Ursachen für die Entstehung dieser meist bei Frauen im mittleren Lebensalter auftretenden Zustände. Die beginnende Insuffizienz des Halte- und Stützapparates versucht der Körper durch eine entsprechende Zwangshaltung der Muskeln, insbesondere der geraden Rückenmuskeln, aber auch des M. piriformis und des M. ileopsoas wettzumachen, eine Inanspruchnahme der Muskulatur über Gebühr, die sich in schmerzhafter Spannung und diffusen Rückenschmerzen äußert (Martius). Aber auch die gesamte Lenden- und Bauchmuskulatur wird nicht verschont. Zu diesen Muskelschmerzen kommen die von den überdehnten Gelenkkapseln und deren Nerven ausgelösten Schmerzen hinzu (v. Schubert, Albrecht). Sie können so ausgesprochen auf Hüfte und Knie lokalisiert sein, daß ihre wahre statische Natur nicht erkannt wird, sondern man fälschlich an eine „rheumatische" Erkrankung denkt. Während die Pyknica — wiederholen sich bei ihr Schwangerschaften nicht zu rasch — durch den guten Bau ihres Körpers und die Festigkeit der Stütz- und Halteapparate solchen Insuffizienzerscheinungen gegenüber gewachsen ist, ist die infantile und asthenische Frau weit mehr gefährdet. Wird dem Zustandsbild nicht entgegengearbeitet, so vertieft es sich durch die eingangs erwähnte Dehnung und Zerrung der Haltebänder und durch Abnutzungsvorgänge an den Zwischenwirbelscheiben, allenfalls auch durch arthritische Prozesse an Knochen und Gelenken. Heute wissen wir aus den Forschungen von Schmorl, Junghanns, Uebermuth u. a., daß Eindellungen der Bandscheiben, knöcherne Verdichtungen u. ä. durch Abnutzung schon in den zwanziger und noch mehr in den dreißiger Jahren zum Elastizitätsverlust und dadurch mittelbar zur Schädigung der Wirbelkörper führen können, wodurch das Zustandsbild der Behandlung noch schwerer zugänglich wird. Mit verschieden geformten Stützmiedern versucht man die vermehrte Beckenneigung allmählich aufzurichten. Bandagen lassen sich nur schlecht fixieren, verrutschen zu leicht und drücken dann an der falschen Stelle. Bewährt sind die „Überbrückungsmieder" (Hohmann) oder die „Pelottenmieder", deren Pelotte, individuell nach dem Gipsabguß geformt, vom 3. und 4. Lendenwirbel ab bis zum Steißbein reicht. Entsprechend eingearbeitete seitliche Leichtmetallstreifen oben und unten sorgen für einen unverschieblichen Sitz. Sehr zweckmäßig ist es, vorn oben und unten auf beiden Seiten einen Gummizwickel einarbeiten zu lassen, damit das Mieder beim Atmen und Sitzen nicht stört (Exner). Auch sollte die Schnürung möglichst vorne, höchstens an der Seite, niemals aber hinten sein. Unterteilt man die vordere Schnürung in ein längeres unteres und ein kürzeres oberes Stück, so kann vorne oben das Mieder lockerer getragen werden; damit läßt sich leicht jeder Druck auf den Magen ausschalten.

Mit der Verordnung des Mieders allein ist es nicht getan. Massage, Bäderbehandlung, aktive und passive Bewegungen und richtig abgestufte, eigens auf die Entspannung der Muskulatur gerichtete Übungen müssen sich an die Miederbehandlung anschließen, auch Heißluftkuren und Schwimmen gehören mit der Kurzwelle zum Rüstzeug der Therapie.

Bei der Behandlung eines Bandscheibenschadens wird man zuerst mit konservativen Mitteln auszukommen versuchen. Durch eine entsprechende Massage und Wärmeapplikation läßt sich die gleichzeitig bestehende Verkrampfung der langen Rückenstrecker, die zusätzlich Schmerzen macht, beheben. Ausgezeichnetes leistet für diese Zwecke die Unterwassermassage. Für die notwendige Entlastung sorgt eines der genannten, passend gearbeiteten Stützmieder. Leichte Gymnastik, besonders Schwimmen, ist als zusätzliche Bewegungsübung recht günstig, dagegen sind Sprung- und Laufbewegungen schlecht. Für die Nacht rät THIELE zu einer festen Roßhaar- oder Seegrasmatratze, unter die man zusätzlich noch Bretter legt, um ein Durchbiegen zu verhüten. Schaumgummi- oder zu weiche Schlaraffiamatratzen dagegen geben der Wirbelsäule zu wenig Halt und verursachen dadurch erneute Schmerzen. Man überlasse es dem in diesen Dingen ungleich erfahreneren Orthopäden, ob eine unblutige Redression oder eine Diskus- (Prolaps-) Operation angezeigt ist. Zur Nachbehandlung wird in den meisten Fällen ein anmodelliertes Gipskorsett für mehrere Wochen zu tragen sein.

Gegenüber diesen Ursachen der Kreuzschmerzen treten die anatomischen Veränderungen angeborener Art im Lumbosacralabschnitt etwas in den Hintergrund. Nicht jede Spina bifida occulta muß von Kreuzschmerzen begleitet sein, wenngleich mangels einer anderen Ursache Kreuzschmerzen und Ischias bei Auffinden einer Spaltbildung wohl mit ihr in Verbindung gebracht werden müssen. Auch die Einbeziehung des 5. Lendenwirbels ins Kreuzbein (Sacralisation) und anderseits die Umwandlung des ersten Sacralwirbels in einen Lumbalwirbel (Lumbalisation des 1. Sacralwirbels) kann Ursache der Kreuzschmerzen sein. Bei der Lumbalisation ergibt sich aus der verlängerten Lendenwirbelsäule und dem verkürzten Kreuzbein eine größere Beweglichkeit der Wirbelsäule, wodurch die Tragkraft des Beckens herabgesetzt und die Ermüdungsgrenze niedriger ist (ALBRECHT). Bei der Sacralisation verursachen ein- oder doppelseitige, gelenkige und knöcherne Verbindungen der abnorm stark entwickelten Querfortsätze des 5. Lendenwirbels mit der Pars lateralis des Kreuzbeins oder mit den Darmbeinkämmen entweder lumbale Skoliosenbildung oder Schmerzen, die in Arthritis, Periostitis und Bursitis gelegen sein können, Beschwerden, die besonders bei der Beugung auffallen und streng an den Ort der pathologischen Veränderung gebunden sind. Es ist sehr schwierig, diese Fälle richtig zu deuten, aber wenn man nur daran denkt, so kann man mit Zuhilfenahme des Röntgenbildes und der Auswertung der Symptome zum diagnostischen und auch therapeutischen Ziele kommen. Dabei muß man an der nackten Patientin die Wirbelsäule nach allen Richtungen, im Stehen und Gehen, bei Neigung und Drehung, bei Beugung und Streckung, in Zwangs- und Ruhehaltung prüfen, den Grad der Lordose und die Haltung der Muskulatur berücksichtigen. Vor Überschätzung dieser Befunde sei mit HASS gewarnt, da man sehr häufig Sacralisation aufdeckt, ohne daß sie klinische Symptome macht. Wohl nur ausnahmsweise wird der Orthopäde zur Exstirpation des Querfortsatzes raten. Die Beschwerden bei Lumbalisation liegen in derselben Richtung. Gelegentlich kann bei Veränderungen der Lendenwirbelsäule an einem Querfortsatz eine verblüffend einfache Maßnahme, wie Erhöhung eines Schuhabsatzes um wenige Millimeter, die Zwangshaltung aufheben, den verderblichen Druck beseitigen und osteoarthritische Prozesse zum Rückgang bringen (STRASSER).

Verhältnismäßig selten wird man es mit echten Fällen von Spondylolisthesis zu tun haben, dem Gleiten des 5. Lendenwirbelkörpers gegen den 1. Kreuzbeinwirbel. Bekanntlich beruht dieses Leiden meist auf einem Ausbleiben der knöchernen Vereinigung von Körper und Bogen des 5. Lendenwirbels, wodurch der Wirbelkörper mit dem Vorderteil des Bogens und der darüber gelegenen Wirbelsäule nach vorn rückt; dadurch ist der Zusammenhang mit dem Kreuzbein nur durch den Bandapparat erhalten. Auch für solche Fälle besteht die Behandlung in entsprechend angepaßten Miedern.

Bei älteren Frauen kann die bereits erwähnte Bandscheibendegeneration im Bereiche der untersten Brust- und Lendenwirbelsäule neben Veränderungen in den Articulationes sacroiliacae (Arthrosis deformans) und Porose der Knochen zu heftigen Schmerzen führen (KIENBÖCK). Dies beobachtet man besonders zur Zeit des Klimakteriums. Angeblich sollen die fehlenden Eierstockinkrete eine ursächliche Rolle für diese Arthropathia ovaripriva (MENGE) spielen. In solchen Fällen wird man es immer neben orthopädischer und physikalischer Therapie auch mit den Ovarial-Hormonpräparaten versuchen (S. 99), ohne daß ihre Erfolge auch immer überragend sein müssen. Die Fragwürdigkeit dieses Krankheitsbegriffes wurde bereits S. 99 diskutiert. Nicht zu vergessen aber ist, daß zweifelsohne auch, wie dies ALBRECHT mit Recht hervorhebt, die im Klimakterium so häufige Körpergewichtszunahme eine weitere Belastung des Stützapparates darstellt. Diese Belastung führt wieder zur Zwangsspannung der Muskeln und Bänder, zu Kapselüberdehnungen der Gelenke und damit zu den Schmerzen. Für den Gynäkologen nur schwer faßbar sind die Veränderungen und Verknöcherungen der kleinen Wirbelgelenke und des Bandapparates, wie sie bei der Spondylarthrosis vorkommen und zur Fixation des betroffenen Wirbelsäulenabschnittes führen. Wärme in jeder Form, Radiumtrink- und ganz besonders -badekuren, Schwefelbäder sind neben Stützmiedern nicht zu umgehen. MARTIUS empfiehlt, bei klimakterischen Osteoarthrosen die Wirbelsäule und die Hüftgelenke mit 110 r E. D., die übrigen Gelenke mit 55 r E. D. in Abständen von einer Woche 2- bis 3mal zu bestrahlen. DU MESNIL DE ROCHEMONT hat mit Erfolg bei derartigen Fällen 3- bis 4mal hintereinander je 25 bis 50 r HD gegeben. Diese Schmerzlinderung setzt oft prompt ein und hält viele Monate lang an. Natürlich kommen für eine solche Behandlung nur ältere Frauen, die bereits längere Zeit in der Menopause sind, in Frage.

Auch auf die Tuberkulose der Wirbelsäule ist als Ursache der Kreuzschmerzen bereits hingewiesen worden. Schließlich sei noch jener Kreuzschmerzen gedacht, die auf Metastasen nach scheinbar radikal operierten Mamma-, Uterus- und anderen Carcinomen beruhen. Man vergesse nicht auf Stauchungsschmerz in solchen Fällen zu prüfen.

Zu erwähnen ist auch, daß ein Genu valgum und ein Pes planus zwangsläufig zur Änderung der Haltung und Spannung der Wirbelsäule und damit zu Kreuzschmerzen Veranlassung geben können. Mit der Korrektur dieser Deformitäten, wobei nicht nur der gewöhnliche Senkfuß, sondern auch der quere Plattfuß zu berücksichtigen ist, pflegen die Kreuzschmerzen rasch abzuklingen.

Gegenüber den angeführten Ursachen von Kreuzschmerzen extragenitaler Art treten im Einzelfalle andere entschieden in den Hintergrund. Es soll nicht geleugnet werden, daß Gichtknoten im Kreuzbeinbereich zu Kreuzschmerzen führen können. Aber sie kommen bei unserer Bevölkerung kaum jemals vor. Muskelschmerzen sind wohl immer Teilerscheinung einer statisch-dynamischen Dekompensation, weshalb es nicht verwunderlich ist, daß diese Schmerzen besonders nach schwerer Arbeit, langem Gehen oder Sitzen sowie nach langem Krankenlager auftreten. JENTTER hat bei innerlichem Gebrauch von *Jodtinktur* in Milch und Mastdarmzäpfchen aus *Jodkali* (0,06 bis 0,1) jeden Abend durch 10 Tage, nach einer Woche Pause Wiederholung, im Verein mit Kurzwelle und Abstellung der Gelegenheitsursachen diesen Prozeß ausheilen sehen, der sich nach diesem Autor in einer Schwellung in der Gegend des Foramen ischiadicum majus seitlich vom Kreuzbein kundtut. Offenbar handelt es sich um leichtere Fälle, wahrscheinlich um solche beginnender statisch-dynamischer Dekompensation, bei der, wie erwähnt, die Glutäalmuskulatur mitergriffen ist und zu besonderer Schmerzhaftigkeit des M. piriformis und der Gesäßmuskeln führt.

Es mag sein, daß in einzelnen Fällen Kreuzschmerzen nichts anderes als HEADsche Hyperalgesien infolge Reizzustandes des vegetativen Nervensystems sind und demnach durch Fortleitung von Reizen, welche das vegetative Nervensystem treffen, in die sensiblen Bahnen des Rückenmarks entstehen. Der Erfolg einer entsprechenden Therapie, insbesondere der *Atropindarreichung* (S. 77), spricht für die Richtigkeit dieser Anschauung. Namentlich NOVAK und KLOTZ haben diese Erklärung recht wahrscheinlich gemacht. Von CRAMER ist auf die Becken-„Neuritis" (im Bereiche des Plexus sacralis pudendus und Nervus obturatorius) als Ursache heftiger Kreuzschmerzen hingewiesen worden. Diese Schmerzen strahlen bis in die Labien und die Innenseite der Oberschenkel aus und sind vor allem durch Druckschmerzhaftigkeit der Vorderseite des Kreuzbeins zu beiden Seiten der Medianlinie, aber auch durch Druckschmerzhaftigkeit über dem Tuberculum pubicum gekennzeichnet. Sie kommen mit und ohne anderweitige Neuralgien meist als Folgezustände infektiöser Krankheiten, wie Grippe, Angina, vor. Durch Wärme (Thermophor, Pelvitherm, Kurzwelle), heiße Sandbäder, *Salicylpräparate* sind sie gut beeinflußbar. Differentialdiagnostisch können auch metastatische Entzündungen der Adnexe, wie sie ebenfalls nach Grippe beobachtet werden, in Frage kommen. Diese Beckenneuralgie kann auch zu recht heftigen, pathologisch-anatomisch nicht faßbaren Scheidenschmerzen bei der Kohabitation Veranlassung geben. Dabei hat sich bei Kahr die Verabreichung von *Scheidenkugeln mit Ichthyol* im Verein mit *Pyramidon (Amm. sulfoichthyol. 0,2, Pyramidon 0,3)* ebenso wie die Strassmannsche Vorschrift

105. Anaesthesin.............. 0,2
oder Eucain. β........... 0,03
Acid. boric. 0,25
But. Cac. ad 2,0
M. f. glob. vag.
D. tal. dos. Nr. X
S. 1 (—2)mal täglich eine Kugel in
die Scheide einführen

gut bewährt.

Daß Kreuzschmerzen mit besonderer Empfindlichkeit der Wirbeldorne und Schmerzhaftigkeit der Haut über den unteren Wirbelsäulenabschnitten bei Abheben einer Hautfalte dann neurasthenischer Natur sind, wenn die Beweglichkeit der Wirbelsäule in keiner Hinsicht gelitten hat, wurde angedeutet. Die Behandlung kann nur in einer allgemeinen Stärkung der Patientin bestehen und wird weniger auf örtliche Verfahren als auf die Besserung der seelischen und körperlichen Verfassung hinauslaufen, wozu die Persönlichkeit des Arztes durch entsprechenden Zuspruch nicht wenig beiträgt. Medikamente, und zwar leichte *Antidolorosa*, sind nur im Beginn der Behandlung notwendig, milde Wasserkuren sehr vorteilhaft. Hierzu eignen sich besonders Teilwaschungen oder Teilabreibungen von 26° C, lauwarme Halbbäder (33 bis 35° C) mit allmählicher Abkühlung und warme Vollbäder mit Zusatz von *Fichtennadel-* oder *Kamillenextrakt*, ferner Sauerstoff- und Luftperlbäder.

Eine sehr wichtige, aber auch sehr umstrittene Rolle spielen die Kreuzschmerzen, welche auf „rheumatischen" Prozessen der Muskulatur beruhen sollen. Man findet knotige und schmerzhafte Verdickungen in der angespannten Muskulatur, sogenannte Myogelosen, die letzten Endes keine primären Erkrankungen der Muskulatur darstellen, sondern ebenfalls auf statische Ursachen zurückzuführen sind, mögen diese auch nur schwer objektiv nachweisbar sein. Hensse empfiehlt mit Recht in Fällen, die durch Druckschmerz am Seitenrand des M. sacrospinalis gekennzeichnet sind, die Vibrationsmassage, die in 10 bis 12 Sitzungen so manchen Rheumatismus zum Schwinden bringt. Freilich gelingt das nicht jedesmal. Darum müssen wir bei „rheumatischen" Kreuzschmerzen nicht selten das ganze Register der Behandlungsmöglichkeiten aufziehen; aber auch dabei sehen wir so manchen Mißerfolg. Auch wenn wir es mit Massage, Wärme in jeder Form, heißen und Dampfbädern, Flanelltüchern und Tierfellen versuchen, ist es oft notwendig, zu örtlichen Einreibungen zu schreiten, welche wohl im wesentlichen durch Erzeugung einer Hauthyperämie eine Art Ableitung bewirken. Derartige Einreibungs- und Salbenmittel sind als Handelspräparate in großer Zahl vorhanden (z. B. *Therment, Dolorsan, Pinimenthol* und viele andere); sie enthalten in wechselnder Stärke hauptsächlich Acid. salicyl., Ol. Menthae, Ol. Eucalypti, Camphora, Ol. sinapis, Tinct. capsici u. ä. Auch mit Bienengift *(Forapin)* lassen sich manche Myalgien gut beeinflussen. Die Nebennierenrindenpräparate *(Cortison, Hydrocortison)* sind dagegen nicht geeignet; ihr Hauptanwendungsgebiet sind die echten Arthritiden. Nicht zuletzt sei auf die ausgezeichneten Erfolge einer Badekur hingewiesen. Vor allem die Schwefelthermen und radioaktiven Wässer (Baden bei Wien, Schallerbach, Bad Gastein, Aachen, Ragaz, Steben, Wiesbaden, Schlangenbad und viele andere) haben sich seit Jahrhunderten bewährt und den Ruf vieler Badeorte begründet.

Schließlich sei auf die Injektionstherapie bei Kreuzschmerzen ohne groben anatomischen Befund und nicht immer klaren Ursprungs mit einigen Worten hingewiesen. NÜRNBERGER hat bei klimakterischen, neurasthenischen und hysterischen Kreuzschmerzen, bei unerträglichen Beschwerden infolge parametraner Schwielen und Adhäsionen nach Art der parasacralen Injektion eine Lösung von

$$
\begin{aligned}
&\textbf{106. } \text{Eucain. } \beta \ldots\ldots\ldots\ldots &&0{,}1\\
&\text{Natr. chlorat.} \ldots\ldots\ldots &&0{,}8\\
&\text{Aqu. dest. ad} \ldots\ldots\ldots &&100{,}0
\end{aligned}
$$

injiziert und durch die mechanische Dehnung und die Erzeugung von Hyperämie Erfolge erzielt. Die epidurale Injektion in Fällen von Kreuzschmerzen ohne grobe Erkrankung des Genitale kann dort, wo alle anderen Maßnahmen im Stiche lassen, als einmalige Injektion mit physiologischer Kochsalzlösung vorgenommen, den Kreuzschmerz beseitigen. Man wird mit ALBRECHT zu solchen Verfahren freilich erst nach Ausschöpfung anderer Maßnahmen greifen. Gute Erfolge hat auch BURCKHARD mit den präsacralen Injektionen erzielt, indem er in Fällen von Kreuzschmerz ohne groben anatomischen Befund entsprechend den Sacrallöchern 10 bis 15 ccm einer $^1/_2\%igen$ *Novocain-Suprareninlösung* injizierte. Bei allen derartigen Infiltrationen sollte man besser nur die reine Novocainlösung oh ne Suprareninzusatz verwenden. Man schaltet dadurch nicht nur ein Gefahrenmoment aus, sondern verbessert die Wirkung erheblich. Diese ist nämlich zum größten Teile durch die Gefäßdilatation gegeben, die gerade durch den Suprareninzusatz wieder aufgehoben würde. An Stelle der $^1/_2\%igen$ Lösung verwendet PENDL bei seiner „präsacralen Überflutung" $^1/_4\%ige$ *Novocainlösung* in einer Gesamtmenge von 100 bis 150 ccm. Die recht einfache Injektionstechnik (s. hierzu auch S. 81) und die oftmals ausgezeichneten Erfolge haben diese Methode von PENDL recht beliebt gemacht.

Die Resektion des Nervus praesacralis, wie sie die Franzosen üben, hat bei uns für derartige Fälle wenig Anhänger gefunden. Gelegentlich kann bei wahrhaft unerträglichen Schmerzen die Durchtrennung des gesamten Sympathicus von der Ursprungstelle aus dem Plexus intermesentericus bis zur Aortengabelung, einschließlich der Lendengeflechte mit Erfolg in Frage kommen (vgl. S. 81).

Die nicht häufigen Fälle von Steißbeinschmerz (Coccygodynie) können therapeutisch recht schwer beeinflußbar sein. Dieses Leiden wird entweder nach Trauma (beispielsweise Fall oder Schlag auf das Gesäß, Entbindung) beobachtet oder es entsteht auf dem Boden einer neuropathischen Veranlagung. Auch sogenannte Glomustumoren können recht unangenehme Schmerzen in der Steißbeingegend verursachen. Hydrotherapie, wie Kreuzduschen, Fächerduschen, seien sie kalt oder wechselwarm, Anwendung des ATZBERGERschen Mastdarmkühlers (O. FRANKL), daneben Faradisation und Galvanisation sollen versucht werden. Leichte Nervina wird man nicht entbehren können. Einreibungen, z. B. mit

> **107.** Veratrin.................. 0,1
> Chloroform............... 5,0
> Ol. Arachid. ad.......... 50,0
> M. D. S. Äußerlich (STRASSMANN)

oder mit einem der vorher genannten Mittel und gelegentliche Gaben von *Belladonnasuppositorien*

> **108.** Extract. Belladonn....... 0,03
> Suprarenin............... 0,1
> But. Cac. ad............. 2,0
> M. f. suppos.
> D. tal. dos. Nr. X
> S. Früh und abends ein Zäpfchen

können erfolgreich sein. Besser wirkt allenfalls die rhombische Umspritzung des Steißbeins mit 10 bis 20 ccm einer *1- bis $1^1/_2\%$igen Novocainlösung* oder mit *Impletol*. Führt auch diese Behandlung nicht zum Ziele, kann sich die bei den Kreuzschmerzen ohne anatomischen Befund erwähnte epidurale und präsacrale Injektion von *Kochsalzlösung* bzw. $1/_2\%$*igem Novocain*, wie sie H. ALBRECHT und BURCKHARD gemacht haben, gerade bei diesem manchmal recht hartnäckigen Leiden bewähren. In einzelnen Fällen ist sogar die Resektion des Steißbeins nötig, doch ist dies meist nur nach Trauma der Fall.

In diesem Zusammenhang muß auch noch ein Wort zur Ultraschallbehandlung gesagt werden. Die Wirksamkeit dieser Therapie ist anfänglich zweifellos überschätzt worden; sie beruht letzten Endes auf einer feinsten Vibrationsmassage, die weit in die Tiefe des Gewebes reicht. Bei jüngeren Frauen ist eine solche Behandlung nicht ratsam, jedenfalls nicht im Lendenbereich, da es gerade durch die intensive Tiefenwirkung zu Irritationen des Ovars mit nachfolgenden Regelstörungen kommen kann. Selbstverständlich ist in der Schwangerschaft eine solche Behandlung absolut kontraindiziert. Bei älteren Frauen dagegen läßt sich ein Behandlungsversuch vertreten.

Anhang: Bauchdeckenhyperästhesie

Dieses in seiner Erkennung nicht leichte und nicht ganz seltene Krankheitsbild, das uns besonders durch ASCH, HALBAN und HOEHNE in seiner Bedeutung erschlossen worden ist, zeichnet sich durch eine meist dauernde, entweder umschriebene oder den ganzen Bauch betreffende, oft heftige Schmerzhaftigkeit der Bauchdecken selbst, und zwar sowohl der Cutis wie des Unterhautzellgewebes, aber auch der Muskulatur aus. Zweifelsohne sind neurolabile Frauen mehr davon betroffen als nervengesunde Frauen. Konstitutionstypen scheinen keine entscheidende Rolle zu spielen, auch die Körperfülle ist nicht ausschlaggebend, findet man doch dieses schmerzhafte Leiden, mit dem manche Frau von Arzt zu Arzt irrt, der immer auf ein inneres Leiden untersucht, sowohl bei Frauen mit fetten Bauchdecken wie bei ausgesprochen mageren, bei Hängebauch und lordotischer Verstärkung der Wirbelsäule ebenso wie bei straffem Bauche. Es wird offenbar, wenn man die Bauchhaut in Falten aufhebt und drückt, wobei diese Manöver äußerst schmerzhaft empfunden werden, während sie an anderen Stellen keinen Schmerz auslösen. Auch beim sanften Auflegen der Hand auf die Bauchdecke und die Aufforderung an die Patientin, sich rasch mit dem Oberkörper zu erheben, wird dieser zarte Druck als Schmerz empfunden. Dieses Leiden hat man als Adiposalgie, Gelose und Zellulalgie bezeichnet. REICHELT grenzte diese Fälle als essentielle Bauchdeckenhyperästhesie von der symptomatischen Form ab, die Ausdruck einer inneren Erkrankung ist und entsprechend den HEADschen Zonen gleichsam eine Projektion der inneren Organschmerzen auf die Körperoberfläche darstellt. Das kommt bei Appendicitis, Adnexerkrankungen und Krankheiten der Gallenblase in Frage, wird aber auch bei Laparotomienarben nach Totalexstirpation des Uterus beobachtet. Wie REICHELT bemerkt, sind Fehldiagnosen deswegen so häufig, weil der Arzt an das Krankheitsbild nicht denkt und daher die richtige Behandlung nicht einleitet. Vage Adnexschwellungen, die nicht vorhanden sind, Appendicitiden ohne Befund, Adhäsionsbeschwerden u. ä. werden angenommen. Aufklärung der Patientin über die Ungefährlichkeit des Zustandes und das verläßliche Schwinden der Schmerzen, Verschreibung von Antineuralgicis und Antirheumaticis (*20%ige Ichthyolsalbe* oder *10%ige Salicylvasogene*) sowie *Aspirin* genügen in leichteren Fällen. Bei großer Hartnäckigkeit des Leidens kann die Massage der Bauchhaut, die aber von geübter Hand einschleichend und zart ausgeführt werden muß, versucht werden. Umständlicher und auch Dauererfolge nicht immer versprechend, ist die örtliche Betäubung der betroffenen Nerven im Sinne der Blockierung der HEADschen Zonen. Der Quadrant wird mit *1%iger Novocainlösung* umspritzt. Auch dieses, besonders von HALBAN und HOEHNE geübte Verfahren wird gelegentlich anzuwenden sein. Die Annahme, daß bei Enteroptose und Hängebauch ursächliche Zusammenhänge mit der Bauchdeckenhyperästhesie bestehen, scheint insofern nicht begründet, als trotz entsprechender Maßnahmen gegen den Hängebauch durch orthopädische Mieder die Schmerzhaftigkeit erhalten bleibt. Sind Schmerzen in den Bauchdecken im Anschluß an plötzliche Überlastungen, schweres Heben, brüske Bewegungen aufgetreten, so muß man besonders bei älteren Frauen an Hämatombildungen in der Bauchmuskulatur denken. Sie entstehen durch Zerreißung einzelner Muskelbündel oder einzelner plötzlich überdehnter sklerotisch veränderter Gefäße. Derartige Beschwerden halten sich viele Monate bis Jahre; aus der Anamnese ergibt sich häufig ein Insult der geschilderten Art. Oftmals bestanden im unmittelbaren Anschluß daran peritoneale Schocksymptome, die langsam zum Abklingen kamen. Bei gut lokalisierbaren Schmerzen kann die operative Entleerung des Hämatoms die Schmerzen schlagartig beseitigen. Bei länger zurückliegenden Prozessen genügen die konservativen Behandlungsmethoden.

Obstipation

Die chronische Stuhlverstopfung der Frau ist geradezu der wunde Punkt des Frauenkörpers auch in gesunden Tagen. Die beim weiblichen Geschlecht zweifelsohne größere Neigung zur Stuhlträgheit wird vielfach in der Kindheit schon durch unzweckmäßiges Verhalten in gewisser Weise gezüchtet. Indem man es versäumt, die kleinen Mädchen zu einer regelmäßigen, auf eine bestimmte Stunde des Tages festzusetzende Entleerung anzuhalten, kommt es besonders während der Schuljahre, unterstützt durch sitzende Lebensweise und unzweckmäßige Ernährung um so leichter zur Stuhlverstopfung, als man von diesen Dingen bei jungen Mädchen nicht spricht und sie einfach als belanglos übergeht. Dann ist es so weit, daß die junge Frau dieses Leiden weiterschleppt, das sich in der Schwangerschaft noch weiter verschlechtert und nach den Geburten unter dem Einfluß schlaffer Bauchdecken womöglich noch ärger wird. Zwangsmäßige Abhängigkeit von den Abführmitteln, tagelange Stuhlverstopfung, wechselnd mit diarrhoischen Entleerungen, Übelkeit, Blässe, Kopfschmerzen, Menstruationsbeschwerden, Kreuzschmerzen, Verstimmungen sind so die Folge der von Jugend an vernachlässigten, ungeregelten Darmtätigkeit. Weitaus die Mehrzahl der an Stuhlverstopfung leidenden Frauen dankt diese einer Schwäche der Darmmuskulatur und der Bauchmuskeln und leidet an jener Form, die man als atonische Stuhlverstopfung bezeichnet. Seltener, aber auch heute noch oft genug, ist die spastische Form anzutreffen, die durch krampfartige Zusammenziehung des Darmes und Absetzen manchmal bleistiftdünner, bandartiger oder kleinknolliger Stuhlmassen gekennzeichnet ist. So schön die Einteilung in atonische und spastische Obstipation ist, so schwer ist es oft im Einzelfalle, die Formen zu trennen, wenngleich bei nervösen und asthenischen Frauen die spastische Obstipation im Vordergrund steht, während der reinen Enteroptose die atonische entspricht. Das wesentliche jeder Form der Obstipation ist das Zuwenig an Entleerung. Hierzu ist aber zu sagen, daß eine auch nur alle 2 Tage erfolgende Defäkation, wenn sie reichlich genug ist, noch keine Verstopfung darstellt, während auch bei täglichem Stuhlgang mit ungenügender Menge eine Verstopfung vorliegen kann. Wenn es auch richtig ist, daß in 98% aller Fälle die Stuhlbeschwerden auf einer der genannten Formen der Obstipation, allenfalls auch auf der durch unzweckmäßige Ernährung bedingten, sogenannten alimentären

Obstipation beruhen kann, so sollte man immer, besonders aber bei Klagen über mehr oder weniger unvermutet einsetzende Obstipation, die rektale Untersuchung unbedingt vornehmen, um nicht organisch greifbare Ursachen zu übersehen. Gelegentlich kann auch eine Rektoskopie ratsam sein; bei schwerer, erfolglos behandelter Obstipation ist eine Röntgenaufnahme des Darmes angezeigt.

Die Behandlung dieses wichtigen, in der Frauenheilkunde von den Ärzten und von den Frauen selbst stark unterschätzten Zustandes ist durchaus nicht leicht. Die atonische Form der chronischen Stuhlverstopfung muß von verschiedenen Punkten aus angegangen werden, soll sie nicht vorübergehend, sondern dauernd behoben und sollen ihre Folgezustände auf den Körper als Ganzes, aber auch auf die Geschlechtsorgane im besonderen vermieden werden. Obenan steht eine richtige diätetische Behandlung. Peinlich genau einzuhaltende Mahlzeiten, richtiger Wechsel von Arbeit und Pausen, regelmäßige, aber nicht zu anstrengende Körperbewegung in frischer Luft — ein die Körpersäfte eindickendes Schwitzen infolge großer körperlicher Anstrengungen ist geradezu schlecht — sind ebenso notwendig wie strengste Einhaltung einer bestimmten Zeit für die Stuhlentleerung, die am besten am Morgen nach dem Frühstück erfolgen soll. Zu dieser muß sich die Frau unter allen Umständen Zeit nehmen können. Dies ist eine Forderung, die freilich vielfach bei beschäftigten Hausfrauen und noch mehr bei im Berufe tätigen Frauen auf große Schwierigkeiten stößt, von der aber nicht abgewichen werden sollte. Nächstdem müssen bestimmte Kostverordnungen eingehalten werden. Die Frau muß zunächst wissen, welche Mittel stopfen und welche das Gegenteil bewirken. Daß Weißbrot, Reis, Grieß, Sago, Gerste und Schleimsuppen stuhlhemmend wirken, ist nur zum Teil bekannt, von Kakao und Schokolade wissen es alle, weniger, daß auch der ständige Gebrauch von Tee und Rotwein, Heidel- und Preißelbeeren dasselbe bewirkt. Von den Flüssigkeiten mit abführender Wirkung ist das beste ein Trunk kalten Wassers am Morgen nach dem Aufstehen. Ganz ausgezeichnet wirken Dörrpflaumen, die man am Abend in Wasser einweicht und am Morgen mit dem Saft zu sich nimmt, ferner Fruchtsäfte, Apfelweine, Honig, Zitronenlimonade, saure Milch. Bei der heutigen Einstellung unserer Frauenwelt zur Ernährung wird besonders rohes Obst gern genommen. Während Pflaumen sehr gut abführen, ist dies von Äpfeln etwas weniger, von Birnen kaum zu erwarten. Butter, Öl, überhaupt Fette, ferner süße Marmeladen, die von sehr guter Wirkung auf die Stuhlentleerung sind, werden dagegen vielfach mit Rücksicht auf die ängstlich gehütete schlanke Linie zurückgewiesen. So geht es auch mit der Kefir- und Joghurtmilch und mit Pumpernickel, die nahrhaft, dabei aber gute Abführmittel sind, während die kalorienarmen und dabei schlackenreichen Nahrungsmittel, wie Salate, Tomaten, Rüben, schon eher genommen werden. Schwarzbrot, Grahambrot, Steinmetzbrot, Simonsbrot sind unter allen Umständen dem weißen vorzuziehen. Wichtig ist, daß die Kohlenhydrate Kohlensäure abspalten, welche ihrerseits das beste Mittel für Peristaltik und damit für die Stuhlentleerung ist.

Man darf die diätetische Behandlung nicht zu früh abbrechen, im Gegenteil, sie soll in ihren Grundzügen beibehalten werden. Mit ihr allein kommt man aber oft nicht aus und muß noch andere Hilfen, und zwar mechanisch wirkende Maßregeln ebenso wie vielfach die medikamentöse Behandlung anwenden.

Gerade bei der atonischen Form der Verstopfung hat sich gezeigt, daß eine bei Fehlen entzündlicher Veränderungen vorsichtig ausgeführte Massage des Bauches, nüchtern am Morgen vorgenommen, Gutes leisten kann. Es soll nicht verschwiegen werden, daß dieses Verfahren seine Gegner ebenso wie seine Freunde hat. Richtig ist, daß Ungeschick und zu große Energie hier Fehler anstellen können, weshalb es vorteilhafter ist, wenn zunächst der Arzt oder eine geschulte Hilfsperson die Massage ausführt und sie erst später der Frau überläßt. Die Patientin liegt auf dem Rücken mit erhöhtem Oberkörper, gebeugten Hüft- und Kniegelenken und etwas abduzierten Beinen und atmet dabei mit geöffnetem Mund langsam tief ein und aus. Der Arzt, auf der rechten Seite der Patientin stehend, beginnt mit zirkulären Streichungen der flach aufgelegten, dorsal flektierten Hände nach oben um den Nabel herum. Die Fingerspitzen wenden sich dabei unter Drehen der Hand von rechts nach links. Stärkere und schwächere Streichungen wechseln ab. Um besonders auf den Dickdarm einzuwirken, macht man Streichungen entlang dem Colon ascendens, dem Transversum und dem Colon descendens. Aber auch Streichungen in der Richtung von oben nach unten und von den Seiten her sind nach Gocht anzuempfehlen. Die Massage darf anfangs nicht zu kräftig sein und wird sehr wirksam durch Gymnastik unterstützt. Das Aufrichten des flachen Rumpfes ohne Unterstützung der Arme bei festgehaltenen Beinen und das Verharren in hockender Stellung bei gebeugten Hüft- und Kniegelenken, sowie Beugeübungen der Hüft- und Kniegelenke bei der auf dem Rücken liegenden Patientin haben guten Erfolg. Vorteilhaft kann man auch Freiübungen im Stehen, wie Rumpfbeugen und -drehen, tiefe Kniebeuge, Beinheben und -senken anschließen. Natürlich muß die Gymnastik durch längere Zeit (mindestens 4 bis 8 Wochen) vorgenommen werden, soll sie wirklich Erfolge erzielen und sollte möglichst nicht mehr aufgegeben werden. Übungen von $^1/_4$ Stunde Dauer täglich genügen. Daß Entzündungen der Adnexe, ebenso wie Geschwülste des Abdomen und Krankheiten der Leber und Gallenwege sie verbieten, bedarf keiner besonderen Betonung. Im übrigen ist es erstaunlich, wie auch in ganz verschleppten Fällen bei regelmäßig durchgeführter Gymnastik, besonders nach dem System der auf den Frauenkörper zugeschnittenen Methoden von Bess-Mensendieck, Dora Menzler u. a., die regelmäßige Darmtätigkeit wiederkehrt, wenn nur einigermaßen auch in der Kost darauf Rücksicht genommen wird. Viel bewährt ist die Selbstmassage, die mit einer mit Schrot gefüllten Holzkugel von verschiedenen Gewichten (1 bis $2^1/_2$ kg) vorgenommen wird. Sie ist leichter ausführbar als die Selbstmassage durch Streichung und Knetung, weshalb die Kugelmassage unbedenklich den Frauen überlassen werden kann. Dabei kommt es weniger auf Bewegungen der Kugel im Sinne des Dickdarmverlaufes, als vielmehr auf gründliche Durcharbeitung des ganzen Bauches an. Sie wird in Rückenlage nach entleerter Harnblase gemacht. Benutzt man eine Metallkugel, so näht man sie in ein Flanelltuch ein und läßt die Frau damit 10 bis 15 Minuten arbeiten. Manchmal kann es notwendig werden, neben gymnastischen Übungen und Massage auch noch die Kotentleerung durch Ausstreichen des gefüllten Mastdarmes entlang dem Damm von der Steißbeinspitze aus zu besorgen, was in hockender Stellung leichter zu Stuhldrang führt.

In so manchen Fällen atonischer Verstopfung kann man mit Faradisation des Abdomen und Hydrotherapie Gutes leisten. Kalte Duschen, die aber bei empfindlichen Frauen nicht unter 20° C beginnen sollen, wirken anregend auf die Peristaltik. Auch die schottische Dusche, die im Wechsel kalten und warmen Wassers besteht, wird in Wasserheilanstalten gern angewendet. Bei den kalten Duschen ist es besonders die Strahlendusche, die nicht nur einen thermischen, sondern auch einen mechanischen Effekt ausübt. Aber auch im Hause kann man bei atonischer Obstipation durch 5 Minuten dauernde Sitzbäder von 15° C und kühle Halbbäder (30 bis 24° C) der Stuhlverstopfung auf diese Weise beikommen. Bei der spastischen hingegen sind kühle Bäder nicht angezeigt. Hier wirken im Gegenteil heiße Umschläge auf die Stuhlentleerung unterstützend. Daß Hydrotherapie und eingreifendere Massage zur Zeit der Menstruation zu unterbleiben haben, sei ausdrücklich hervorgehoben.

Bevor die medikamentöse Behandlung der verschiedenen Formen der Obstipation besprochen wird, sollen kurze Bemerkungen über den Einlauf und dessen Anzeigen eingeschaltet werden. Er ist gerade bei uns in der Frauenheilkunde ein wichtiges, nicht zu vermissendes Behandlungsmittel. Bei den vielen Fällen der Koprostase im Anschluß an entzündliche Krankheiten, aber auch bei Geschwülsten, wie Myome, in der Nachbehandlung nach Bauchhöhlenoperationen, im Wochenbett nach Fehlgeburt und Geburt, bei anämischen und bettlägerigen Kranken, müssen wir oft von dem Einlauf Gebrauch machen. Der Zweck des Einlaufes, die einmalige Entfernung der angesammelten Kotmassen im Mastdarm, wird weniger durch Aufweichung des harten Kotes, als vielmehr durch Erzeugung der Peristaltik infolge Füllung der Ampulle mit Flüssigkeit erreicht, wobei deren Menge, Temperatur, besonders niedrige Grade, und der Zusatz peristaltikanregender Stoffe eine große Rolle spielen. Will man eine ausgesprochen starke Wirkung erzielen, sind die kühlen und kalten Einläufe am besten anzuwenden, die, wenn sie nur auf den untersten Abschnitt des Darmes wirken sollen, in der Menge von $^1/_4$ Liter genügen. Soll die Entleerung dagegen auch höhere Abschnitte betreffen, müssen $^1/_2$ Liter und mehr angewendet werden. Bewährt sind die Zusätze von *Schmierseife* oder *geschabter Seife* in der Menge von mehreren Gramm, besonders der Zusatz von *Kochsalz* (2 bis 3 Eßlöffel) und ebenso gut der von *Speisesoda* (1 Kaffeelöffel auf ein kleines, 1 Eßlöffel auf ein 1-Liter-Klysma). Will man schmerzlose Entleerungen erzielen, so geschieht dies für die Frau am angenehmsten mit körperwarmen Flüssigkeiten. Einer gewissen Beliebtheit erfreuten sich, namentlich zur Zeit, als Medikamentenpreise noch keine überragende Rolle spielten, die Ölklysmen, die man vielfach mit *Olivenöl* machte, heute aber besser mit *Oleum Arachidis* (Erdnußöl) oder *Oleum Sesami,* die wesentlich billiger sind und dasselbe leisten. Wenn man das Öl in der Menge von 50 bis höchstens 250 g am Abend langsam einfließen läßt, so kann man durch dieses Bleibeklysma am Morgen eine ausgiebige, schmerzlose Entleerung erzielen. Will man dagegen mit einem Reinigungsklysma sogleich Erfolg haben, gibt man einen Einlauf von *¼ Liter Öl, ¼ Liter Seifenwasser und 2 Eßlöffeln Glyzerin.* Auch das *Glyzerin* wirkt schon in kleinen Mengen stuhlbefördernd. Ein Mikroklysma (5 bis 10 g Glyzerin mit derselben Menge Wasser), mit der Spritze aufgezogen und mit einem Kautschukrohr ins Rectum eingeführt, wirkt rasch und erzeugt meist breiigen Stuhl. Angewöhnung kommt leider vor. Recht brauchbar und billig sind die *Glyzerinstuhlzäpfchen.*

109. Glycerini 2,0
    D. tal. dos. in suppos.
    operculat. Nr. X
    S. Morgens ein Stuhlzäpfchen.

Tägliche Wiederholung der Einläufe, besonders solcher mit großen Flüssigkeitsmengen, kann zur Dehnung und Erschlaffung des Dickdarmes und dadurch zur Verschlechterung der atonischen Stuhlverstopfung führen. Deshalb sollten Irrigationen nur von Fall zu Fall, besonders bei bettlägerigen Kranken angewendet werden.

Was nun die medikamentöse Behandlung der habituellen Stuhlverstopfung anbelangt, so lehrt die Flut der täglich den Schreibtisch des Arztes überschwemmenden Anzeigen neuer Abführmittel und alter in neuer Form und Zusammensetzung, daß jedes dieser Mittel wirksam ist und wirksam sein kann, daß es aber allmählich mehr oder weniger zur Gewöhnung und damit zur Abwendung von diesem und Wahl eines neuen kommt. Hier kann nicht auf die Pharmakologie der Abführmittel ausführlich eingegangen werden, nur einige Typen der bewährten Medikamente sollen angeführt werden und auch diese nur unter ausdrücklicher Betonung der Tatsache, daß dauernde, zu reichliche Anwendung von Abführmitteln um so mehr bedenklich ist, als so vielen von ihnen nach einer Stuhlentleerung eine Stuhlverstopfung nachfolgt, womit der verderbliche Kreis geschlossen ist. Kann man ohne sie nicht auskommen, so ist ein Wechsel in den Mitteln anzuempfehlen, wie man auch bei längerem Gebrauch auf Mittel dringen muß, die eine schmerzlose und breiige Entleerung gewährleisten und in einer Form zu nehmen sind, die die Patientin nicht zu sehr behelligt. Für die akuten Kotstauungen, wie wir sie am Krankenbett notwendigerweise beheben müssen, wirkt immer noch neben dem Einlauf für die einmalige Entleerung am besten das *Rizinusöl,* entweder in Form von 3 bis 4 Gelatinekapseln zu 3 bis 4 g oder 1 bis 2 Eßlöffel, das man in einem mit Kognak oder Orangensaft befeuchteten Likörglas, mit diesem Geschmackskorrigens überdies überschichtet, rasch trinken läßt.

Muß man aber öfter der Stuhlträgheit nachhelfen, so verordnet man zweckmäßig bei wöchentlich wiederholter Darreichung das altbewährte *Pulvis Magnesiae cum Rheo* messerspitzweise. Es ist das berühmte HUFELANDsche Medikament, dem auch ein gewisser Einfluß auf den Magen nachgerühmt wird, oder man gibt das einfache *Pulvis radicis Rhei* (messerspitz- bis kaffeelöffelweise). Bekannt ist auch seine Kombination mit einem Mittelsalz

<pre>
110. Rhei in pulv. 20,0
     Natr. sulfur. 10,0
     Natr. bicarbon. 5,0
M. D. S. Abends eine Messerspitze bis
1 Kaffeelöffel in einem Glas warmen
     Wassers zu nehmen (ORTNER).
</pre>

Wenig zur Gewöhnung führen die *Tamarinden*, die man entweder als *Pulpa Tamarindi depur.* (1 bis mehrere Teelöffel abends) oder als dragierte Bonbons gibt. Freilich verlieren auch sie ihre Wirksamkeit, wenn nicht die angeführten Verhaltungsmaßregeln eingehalten werden. Auch im kalifornischen Feigensirup *Califig* sind sie neben Sennesblättern enthalten ($^1/_2$ bis 1 Eßlöffel). Recht bewährt sind die *Pasta Palm*, nur aus Feigen und anderen pflanzlichen Abführmitteln bestehend, und die *Neda-Würfel*. Lind und recht gut brauchbar ist der *Milchzucker* (vor dem Schlafengehen oder morgens nüchtern 1 bis 2 Eßlöffel in einem Glas Wasser). Das *Extractum Cascarae Sagradae* ist ebenfalls auch für längeren Gebrauch empfehlenswert. Es ist mild und frei von Nebenwirkungen, wird zu 30 bis 50 Tropfen oder teelöffelweise am Abend genommen und bringt gewöhnlich nach 10 bis 12 Stunden eine breiige Stuhlentleerung zuwege. Auch *Sagrada-Kompretten*, *Tabletten* und *Pillen* kommen in den Handel. Beliebt und gut ist das *Regulin*, dessen Hauptbestandteil, das Agar-Agar, in der Darmflüssigkeit aufquillt und dessen Sagradazusatz peristaltikanregend wirkt. Man gibt es entweder in Suppe oder Kompott (1 Kaffeelöffel bis 1 Eßlöffel) oder in Tabletten zu 0,6 g (3 bis 5 Stück). Auch das *Peristaltin* wird aus der Sagradarinde gewonnen. Gern genommen werden von den Frauen auch die *Istizintabletten* zu 0,15 g (1 bis 3 Stück), besonders in Form der Istizinbonbons, daneben auch die *Isacenkügelchen* mit ausgesprochener Dickdarmwirkung, von denen 2 bis 4 am Abend genommen, gewöhnlich am Morgen schmerzlosen Stuhl erzeugen. Das Rheum, die Cascarapräparate, das Regulin und besonders das *Pulvis Liquiritiae compositus* (1 Teelöffel abends) — letzteres auch bei Flatulenz und Hämorrhoiden wertvoll — können auch bei täglichem Gebrauch kaum ernsten Schaden stiften. Als wohlfeiles Präparat können die *Daluwal-Compretten* für längeren Gebrauch empfohlen werden, die als Kombinationspräparat Extr. Rhei, Aloe, Casc. Sagrad. u. ä. enthalten. Die *Folia Sennae* hingegen erzeugen häufig Schmerzen und Kollern im Bauch, was entschieden einen Nachteil bedeutet. Im *Pursennid* sind nur die Reinglykoside der Fol. Sennae enthalten, schmerzhafte Tenesmen des Gesamtextraktes werden so leichter vermeidbar. Bei spastischer Obstipation ist eine zusätzliche

Gabe von 1 bis 2 Tabletten *Bellafolin* geeignet, die Krampfbereitschaft zu lösen. Die linde Wirkung des *St.-Germain-Tee* (Spec. laxant. St. Germain) — 2 Teelöffel auf 1 Tasse Wassers — beruht ebenfalls auf dem Gehalt an Sennesblättern. Auch die *vegetabilischen Abführpastillen* sind ebenso wie die *Laxativum-vegetabile-Kompretten* und *Leopillen* empfehlenswert. Ebenfalls Frangula enthält das *Normacol*, das in der Menge von 1 bis 2 Teelöffeln mit Wasser gerne genommen wird. Als „Kontakt-Laxativum" hat sich neuerdings das *Laxans Thomae* bewährt, dessen Gehalt an Diacetoxydiphenylpyridylmethan speziell die Dickdarmperistaltik anregt. Als Suppositorien fördert es eine kurzfristige Entleerung, der Wirkungseintritt der Tabletten erfolgt nach 5 bis 7 Stunden bei morgendlicher Gabe, abends genommen nach 9 bis 11 Stunden.

Nicht vergessen seien auch die mit Recht zu einem gewissen Ansehen gelangten, in der habituellen Obstipation vielfach angewendeten Gleitmittel, die also Abführmittel im eigentlichen Sinne nicht sind. Das *Paraffinum liquidum* (mehrere Eßlöffel) und die teueren paraffinhaltigen Präparate *Paraffinal*, *Agarol* (1 bis 2 Eßlöffel) oder *Nujol* (reines Paraffin), *Mitilax* und *Cristolax* leisten erfahrungsgemäß Gutes. Dasselbe tut das wohlfeile *Parafluid* (reines Paraffin, 1 bis 3 Eßlöffel). Jedenfalls sind sie alle bei leichteren Formen der chronischen Obstipation im Verein mit allgemeinen Maßnahmen und Regelung der Diät den lange gebrauchten Abführmitteln entschieden vorzuziehen. Auf dem Grundsatz der die Peristaltik anregenden Kohlensäurebildung beruhen die *Lecicarbonzäpfchen* GLASSNERS, die bei der atonischen Obstipation empfehlenswert sind.

Dort, wo man glaubt, daß s p a s t i s c h e Zustände wesentlich mitbeteiligt sind, und gar in den Fällen, in denen man die Konstitution der Frauen als spastisch erkannt hat, wird man mit und ohne darmentleerende Maßnahmen zu den *Antispasmodicis* greifen müssen. In den *Laxativumvegetabile-Kompretten* ist neben Aloe, Jalape und Podophyllin auch Hyoscyamin enthalten, wodurch sie sich auch bei dieser Form der Obstipation bewähren. Mit solchen und den weiter unten angeführten Mitteln allein ist es aber nicht getan, man muß durch physikalische Heilbehelfe, besonders durch Wärme auf den Leib, Umschläge mit warmem Wasser oder besser Kamillen, Kurzwelle und durch R e g e l u n g der Diät die Wirksamkeit der Medikamente vorbereiten. Hier ist die s c h l a c k e n r e i c h e Kost n i c h t angezeigt. Im Gegenteil, man empfiehlt am besten ein Diätschema, wie es S. 297 angeführt ist. Von Medikamenten haben sich die TROUSSEAUschen Pillen als spasmenlösend bewährt:

111. Extract. Op. 0,6
Extract. Belladonn. 0,6
Mass. pil. q. s. ut f. pil.
Nr. XXX
D. S. 3mal täglich 1 Pille

oder

112. Extract. Belladonn. .... 0,3—0,6
Papaverin. hydrochlor. 1,2
Rad. Liquirit. q. s. ut f. pil.
Nr. XXX
D. S. 3mal täglich 1 Pille (FRANK).

Sehr empfehlenswert ist das Leubesche Pulver, das auch Flatulenz und Sodbrennen beseitigt:

> **113.** Natr. bicarbon.
> Natr. sulfuric. sicc.
> Elcosacchar. Foenicul. . aa 20,0
> Pulv. rad. Rhei 10,0
> Extract. Belladonn....... 0,5
> M. f. p. D. S. 3mal täglich 1 Messer-
> spitze voll nach den Hauptmahlzeiten
> in etwas Wasser.

Auch *Atropinpillen* sind wirksam.

> **114.** Atropin. sulfuric. 0,015
> Mass. pilular. .... q. s.
> ut f. pil. Nr. XXX
> D. S. 2mal täglich 1 Pille.

Gute Erfolge sehen wir auch von den gebrauchsfertigen *Atropaverin-* und *Novatropintabletten* und vom *Chinin* (Rp. 99). Daneben wird man auf die *Paraffinpräparate*, auch auf das *Belladonna-Regulin* (s. S. 298) und *Artin* vielfach nicht verzichten können. *Pursennid* zusammen mit *Bellafolin* wurde bereits genannt. Zur Minderung der Darmgärung sind Fermentpräparate, wie *Luizym, Combizym*, gut geeignet und unterstützen somit indirekt die Darmentleerung.

Bei habitueller Obstipation können das *Karlsbader Salz* und die *natürlichen Mineralwässer* auch durch längere Zeit verordnet werden. Vom Karlsbader Salz gibt man bei chronischer Obstipation nicht mehr als 1 bis 2 Teelöffel, gelöst in $^1/_4$ Liter lauen Wassers. Seine Wirkung beruht im wesentlichen auf einem Gehalt an *Natrium sulfuricum (Glaubersalz)*, das man ebenfalls in der Menge von 1 Kinder- bis 1 Eßlöffel morgens nüchtern in einem Glas warmen Wassers als Abführmittel gern gibt. Was die *Bitterwässer* anbelangt, so wirken sie in kleinen Mengen mild abführend, in großen aber drastisch. Bei längerem Gebrauch entziehen sie Fett. Deshalb macht man von ihnen in Fällen von Fettsucht mit Vorteil Gebrauch (s. S. 83). Für eine milde Abführwirkung läßt man abends und morgens ein kleines Weinglas (100 g) des Bitterwassers und hierauf 1 Glas kalten Wassers nachtrinken. Für eine einmalige ausgiebige Entleerung bedarf es der doppelten Menge. Die ungarischen Bitterwässer enthalten mehr Bittersalz (schwefelsaure Magnesia und schwefelsaures Natrium) als die deutschen, was bei der zu verabreichenden Trinkmenge Berücksichtigung verdient. Bekannt sind die Wässer von Mergentheim, Friedrichshall, Ofen, Apenta u. a. Ferner werden die alkalisch-salinischen Quellen von Kissingen, Neuenahr, Homburg, Tarasp bei habitueller Stuhlverstopfung mit bestem Erfolg kurmäßig gebraucht (2 bis 3 und mehr Becher Wasser nüchtern). Auch Schwefel-Trink- und -Badekuren (Baden bei Wien, Deutsch-Altenburg) erweisen sich durch die Tonussteigerung der glatten Muskulatur des Darmes als vorteilhaft in der Behandlung der Obstipation.

In manchen Fällen hat man eine jahrelange Obstipation durch Änderung der Darmflora beseitigen können. Am einfachsten geschieht dies durch eine Kur mit *Colifer „Asta"*, indem lebende Colibakterien zugeführt werden. Auch bei Schädigungen der Darmflora durch Antibiotica, Sulfonamide oder nach Bestrahlung kann es zweckmäßig sein, mit neuen Colibakterien den Darm zu besiedeln.

Die Sterilität

Es gibt kaum ein Kapitel in der gesamten Gynäkologie, das so voller Probleme und Fragwürdigkeiten wäre wie das der Sterilität. Die Schwierigkeiten beginnen schon bei der Definition dessen, was man als „Sterilität" bezeichnen soll. Es ist heute allgemein üblich, dann von Sterilität zu sprechen, wenn nach einer zweijährigen Ehe keine Schwängerung zustande gekommen ist. Diese Begrenzung ist lediglich eine Kompromißlösung, um den praktischen Bedürfnissen zu genügen. Einmal will man den Zeitpunkt für eine Behandlung nicht zu weit hinausschieben, da erfahrungsgemäß die Heilungsaussichten um so schlechter werden, je länger die Sterilität andauert. Anderseits ist nach einer erst 2 Jahre währenden Ehe zwar die Wahrscheinlichkeit für eine Schwängerung vermindert — diese Wahrscheinlichkeit soll nach 2 Ehejahren auf 12%, nach 3 Jahren auf 6% abgesunken sein —, aber keineswegs aufgehoben. Es ist beschrieben, daß sogar erst zur silbernen Hochzeit das erste Kind kam. Damit sind wir jedoch bei einer weiteren Schwierigkeit, nämlich der Beurteilung der Behandlungserfolge, falls man zumindest den Versuch machen will, ein post hoc und ein propter hoc auseinanderzuhalten. Kommt es nach einer Behandlung oder gar nur nach einer Untersuchung, die mit einem diagnostischen Eingriff verknüpft war, zu einer Schwangerschaft, so wird dies ohne weiteres dem Arzt als dankenswertes Verdienst zugerechnet. Es ist nur allzu menschlich, daß der Arzt, selbst bei aller Kritik gegen sein eigenes Tun, einen Zusammenhang zwischen seinen Handlungen und dem „Erfolg" als möglich erachtet. Daß die operative Eröffnung verschlossener Tubensäcke eine kausale Sterilitätsbehandlung und jede auf den Eingriff folgende Schwangerschaft einen echten Therapieerfolg darstellt, steht außer jedem Zweifel. Derartige Fälle sind zwar sehr erfreulich, nur leider in der Minderzahl. In den meisten Fällen sind es mehr Vermutungen, daß eine aufgedeckte Anomalie als Ursache der Sterilität in Frage kommen könnte. Ob diese Vermutung aber zu Recht besteht und eine entsprechende Behandlung auch ätiologisch begründet ist, läßt sich nicht einfach daraus ablesen, daß eine Schwangerschaft zustande kommt. Man darf hier nicht ausweichen wollen und sagen, die Hauptsache sei doch nur, daß die Frau ein Kind bekommt, der „Erfolg" entscheide. Dann hätte JEFFCOATE nur allzu recht, wenn er 1954 pessimistisch schreibt, das ganze Sterilitätsproblem sei durch eine Fülle phantastischer Vorstellungen, Wunschgedanken, falscher Versprechungen und Quacksalbereien heute genau so dunkel wie zu den Zeiten der Liebestränke und Fruchtbarkeitsamulette. Den Beweis für eine tatsächliche Sterilitätsursache und deren wirksame

Behandlung kann nur eine statistische Untersuchung erbringen. Doch gerade in diesen Statistiken tritt die Fragwürdigkeit so mancher angeblicher Sterilitätsursachen deutlich zu Tage, wie erst kürzlich BUXTON und SOUTHAM mit nüchterner Klarheit und Offenheit zeigen konnten. Genau so falsch wie ein kritikloser Optimismus wäre aber eine nihilistische Resignation. Neben den Fällen mit einem eindeutigen Konzeptionshindernis gibt es eine ganze Reihe anderer, in denen sich zwar Abweichungen von der Norm finden, die für sich allein keine Unmöglichkeit für eine Konzeption darstellen, deren Vorhandensein aber eine Erschwerung der Konzeption erwarten läßt. Da es ja immer zwei Beteiligte sind, kann ein für sich allein stehend relativ unbedeutender Schaden aber bei beiden Partnern zusammen doch ein Konzeptionshindernis sein, wie auch mehrere „Kleinschäden" bei nur einem der Partner in ihrer Summierung die Konzeption unmöglich machen können.

Praktisch wird man so vorgehen müssen, daß beide Partner genau untersucht werden. Entweder findet sich bei einem oder auch bei beiden eine sichere Sterilitätsursache oder bei beiden ergibt sich ein völlig normaler Befund. Diese beiden Extreme sind das Seltenere. Häufig läßt sich die eine oder andere Anomalie oder Erkrankung finden, ohne zugleich eindeutig Sterilitätsursache zu sein. Gerade sie bilden das große Feld der Illusionen. Es ist daher recht schwer, für die einzelnen Sterilitätsursachen einwandfreie Häufigkeitszahlen zu nennen. Ganz allgemein dürfte etwa das Richtige getroffen werden, wenn man je ein Drittel der Sterilitäten dem männlichen oder weiblichen Partner zur Last legt und das restliche Drittel auf beide zugleich zurückführt. Es bürgert sich auch immer mehr ein, von einer ehelichen Sterilität zu sprechen. Damit kommt am besten zum Ausdruck, daß in vielen Fällen ein „Versagen" nicht als „Schuld" eines Partners allein zu gelten hat. Selbst bei einem echten Tubenverschluß kann die „Schuld" indirekt beim Manne liegen, wenn er es nämlich war, der seine Frau infizierte. Hier sei gleich die Frage diskutiert, was für Auskünfte den beiden Ehepartnern zu geben sind. Der Gynäkologe ist leicht geneigt, die ihm anvertraute Patientin gegen den oft unberechtigten Vorwurf eines Versagens in Schutz zu nehmen. Auf der anderen Seite weist BERNHARD mit Recht darauf hin, daß eine Frau mit einem starken Wunsche nach Kindern ihr eigenes „Versagen" leichter überwindet, als daß sie sich damit abfindet, mit einem unfruchtbaren Manne verheiratet zu sein. Man wird sehr sorgfältig in jedem einzelnen Falle prüfen müssen, was von den Untersuchungsergebnissen mitzuteilen ist und in welcher Form man es tun kann.

In der Anamnese wird sich so manches, und oft gerade das Ausschlaggebende des Ehelebens, erst allmählich während oder nach der eigentlichen Untersuchung ergeben. Die Grenzziehung mit einer wenigstens zweijährigen Ehe ist, wie schon erwähnt, willkürlich. Es kommt oft vor, daß Ehepaare sich schon weit früher melden, ja sogar Unverheiratete kommen gelegentlich, weil sie noch nicht schwanger wurden. Besonders in ländlichen Gegenden, wo die Frage des Hoferben eine überragende Rolle spielt, zählt es auch heute nicht zu den Seltenheiten, daß vor der

Heirat die Fruchtbarkeit der künftigen Ehefrau „getestet" wird. Bekannt ist, daß 60 bis 70% aller Erstgeborenen „zu früh" geboren werden, wobei in den verschiedenen Gesellschaftsschichten kaum Unterschiede bestehen. Es wird also bei der Befragung nicht allein auf die Dauer der Ehe ankommen, sondern maßgeblich bleibt die Kohabitationshäufigkeit. Diese Frequenz ist nicht allein von individuellen Wünschen und Potenzen abhängig, sondern manchmal aus rituellen Gründen oder auch durch die Art der Berufstätigkeit des Ehemannes beschränkt. Da kann es durchaus sein, daß rein zufällig das Konzeptionsoptimum nur selten oder gar nicht getroffen wird. Oft beseitigt hier schon eine einfache Beratung und Belehrung die angeblich vorhandene Sterilität. Wenn DICKINSON noch in den Dreißigerjahren unter 1000 verheirateten Frauen 18 Virgines fand, bei denen der Hymen nur aus Gründen der Unkenntnis beider Partner erhalten geblieben war, so wird deutlich, daß man eigentlich nichts an Wissen und „Aufklärung" voraussetzen darf. Auch die Frage nach antikonzeptionellen Mitteln ist nicht etwa überflüssig. So manche Manipulationen, wie z. B. eine Waschung unmittelbar post coitum u. ä., werden gar nicht als befruchtungserschwerende Maßnahme gewertet. Auch nach früherem Gebrauch antikonzeptioneller Mittel muß gefragt werden, da Sterilitäten im Anschluß an eine Zeit der „Vorsicht" bekannt sind, obwohl man über die Gründe derartiger Sterilitäten noch im unklaren ist. Häufig hat die nach dem Gebrauch antikonzeptioneller Mittel auftretende Sterilität schon vorher bestanden, konnte zu der damaligen Zeit nur nicht als solche erkannt werden. Aus der Anamnese wird sich weiterhin ergeben, ob die Sterilität eine primäre oder sekundäre ist, d. h. ob es bisher noch niemals oder doch wenigstens einmal zu einer Schwängerung gekommen ist. Die sekundäre Sterilität ist sehr häufig die Folge eines genitalen Infektes zur Zeit der befruchtenden ersten Kohabitation. Besonders die Gonorrhoe hat früher eine maßgebliche Rolle für die Entstehung der „Einkind-Sterilität" gespielt. Wenn die heute so erfreulich schnell erreichbare Heilung einer Gonorrhoe durch die Chemotherapie auch solche Folgezustände weitgehend verhindert, so bleiben doch noch immer Fälle übrig, wo entweder die schnelle Wirksamkeit der Chemotherapie ausbleibt oder die Patientin zu spät zur Behandlung kommt. Man wird also auch weiterhin mit solchen Folgezuständen rechnen müssen. Nicht zuletzt sind es die Aborte, besonders die meist artifiziellen vorehelichen Aborte, die eine Sterilität zur Folge haben. Nach G. K. F. SCHULTZE führt jeder 7. Abort zur Sterilität. SIEVERS fand nach Aborten bei 15% der Fälle — also im gleichen Verhältnis — eine sekundäre Sterilität. Doch wäre es falsch, ohne weiteres die Ursachen für eine sekundäre Sterilität nur bei der Frau zu suchen. Auch bei dem Ehemann können Krankheiten die früher vorhandene Fertilität mindern.

Sterilitätsursachen

In mühseliger Kleinarbeit sind unsere Kenntnisse über die Befruchtung und Nidation des Eies erweitert worden. Aber, wie bereits eingangs erwähnt, es bleibt im Einzelfalle oft unklar, ob eine aufgefundene Abweichung von der Norm als ursächlicher Faktor der Sterilität anzusehen ist. Es soll daher im folgenden versucht werden, bei der Darstellung des Untersuchungsganges die einzelnen Anomalien und Erkrankungen entsprechend ihrer Bedeutung für die Fruchtbarkeit zu werten. Man vergesse nicht, daß mit Recht von der ehelichen Sterilität gesprochen wird, d. h. daß beide Ehepartner einer genauen Untersuchung zu unterziehen sind. Meist ist es zuerst die Frau, die den Arzt aufsucht. Findet er bei der einfachen gynäkologischen Untersuchung kein sicheres Konzeptionshindernis, so sollte als nächstes der Mann untersucht werden, da die weiteren diagnostischen Maßnahmen bei der Frau eingreifender sind und nicht durchgeführt zu werden brauchen, wenn die Untersuchung des Mannes seine Zeugungsunfähigkeit ergibt.

Die Untersuchung des Mannes ist nicht Sache des Gynäkologen. — Diese Feststellung entspricht den tatsächlichen Gegebenheiten, es soll damit keine „Zuständigkeit" präjudiziert werden; einige Gynäkologen sehen es durchaus als in ihrem Aufgabenbereich liegend an, auch den Ehemann zu untersuchen. — Spezielle „Andrologen" sind selten; meist ist es der Dermatologe, dem die Beurteilung der Zeugungsfähigkeit des Mannes obliegt. Aber jeder Gynäkologe sollte wenigstens in großen Zügen diese spezielleren Untersuchungsmethoden nicht nur kennen, um den ihm übermittelten Befund unter Berücksichtigung der Fehlerquellen werten zu können, sondern auch um in der Lage zu sein, die Spermaqualität selbst zu beurteilen. Davon wird bei der Schilderung des HUHNER-Testes noch zu sprechen sein. Die notwendige Untersuchung des Ehemannes kann auf Schwierigkeiten stoßen, da vielen Männern die Unterschiede zwischen der Potentia generandi und der Potentia coeundi nicht bekannt sind. Es gibt daher so manchen Mann, der geradezu entrüstet jeden Zweifel an seiner Potenz zurückweist und eine Untersuchung für absolut unnötig hält. Jüngere Männer denken häufig nüchterner und sind aufgeklärter, so daß sie der Überweisung an den Dermatologen ohne weiteres Folge leisten. Der erwähnte HUHNER-Test gibt übrigens eine einfache und leichte Möglichkeit, einigen Aufschluß über die Fertilität des Mannes zu erhalten, ohne daß dieser etwas davon ahnt.

Die „andrologische" Untersuchung soll hier nicht im Detail geschildert werden, nur einige kurze Bemerkungen seien erlaubt, um die Befunde werten zu können. Es sei in diesem Zusammenhang auf die kritikvolle Darstellung der männlichen Unfruchtbarkeit von MOENCH im Handbuch SEITZ-AMREICH hingewiesen, die eine eingehende Orientierung ermöglicht. G. LONGO hat alle mit der männlichen Unfruchtbarkeit zusammenhängenden Fragen in seinem Buche (La sterilità nel maschio, Neapel 1953) ausführlich erörtert.

Für die einwandfreie Beurteilung eines Spermiogrammes sind gewisse Voraussetzungen zu berücksichtigen. Einflüsse, welche die Spermaqualität und -quantität temporär verändern können, müssen nachgewiesen bzw. ausgeschlossen sein. Eine einwandfreie Technik der Spermagewinnung gehört zu den selbstverständlichen Grundforderungen. Längerer Transport des Ejakulates in ungeeigneten Behältern, bei ungünstigen Temperaturen können eine Auswertung unmöglich machen. Am besten ist die Frischuntersuchung eines in der Sprechstunde durch Masturbation gewonnenen Ejakulats. Ungünstige Lebensbedingungen — Hunger, Übermüdung, Überarbeitung, nervöse Überlastung sowie Kaffee- und Nikotinabusus, auch Sulfonamide, Barbitursäuren u. ä. — können ebenso wie schwere Krankheiten die Spermatogenese schädigen. Wiederholte Ejakulationen in kurzen Zeitabständen mindern meist die Spermaquantität und führen zum gehäuften Auftreten unausgereifter Spermien. Vor der Untersuchung sollte daher eine Karenz von 3 bis 4 Tagen eingehalten werden. Sehr lange soll diese Karenz aber auch nicht ausgedehnt sein, da im alten Sperma die Vitalität der Spermien sinkt. Die Menge des Ejakulats soll in der Norm 3 bis 4 ccm betragen, nach 7 bis 15 Minuten tritt eine Verflüssigung ein. Ist frisch gewonnenes Ejakulat sofort verflüssigt, so besteht Verdacht auf Vertauschung der Präparate. Solche Täuschungsmanöver sind nicht so selten wie man annehmen möchte. Auch in der Sprechstunde läßt sich das Ejakulat vertauschen, doch gibt gerade hier die typische, später einsetzende Verflüssigung eine Sicherung. Auffällig sollte immer sein, wenn bei einem schlechten Spermabefund die Untersuchung eines erneut mitgebrachten Ejakulates einen gänzlich abweichenden Befund ergibt. Zwar sind die Schwankungen in der Quantität relativ groß, die Qualität ist aber ziemlich konstant. Sehr geringe Spermamengen werden wahrscheinlich für eine Konzeption weniger günstig sein, da dann das Ejakulat auch relativ weniger Spermien enthält, zu große Mengen sind jedoch ebenfalls ungünstig, da hierbei zu viel Sekret aus der Vagina nach außen abfließen kann. Die im verflüssigten Sperma zu prüfende Viskosität scheint für die Befruchtungsfähigkeit keine erhebliche Rolle zu spielen. Ein niedriger Viskositätsgrad kann lediglich zu einem verfrühten Abfluß aus der Vagina führen. Das Hauptgewicht der Beurteilung liegt auf der Zahl der Spermatozoen, ihrer Vitalität und ihrer Form. In normalem Ejakulat finden sich pro Kubikzentimeter 100 bis 300 Millionen Spermien. Als untere Grenze werden häufig 60 Millionen angegeben, doch scheint nach den Untersuchungen von Buxton eine wesentliche Minderung der Fertilität erst bei weniger als 20 Millionen Spermatozoen pro Kubikzentimeter vorhanden zu sein, falls diese relativ wenigen Spermien zusätzlich auch eine verminderte Vitalität zeigen. Beweisend für die Unfruchtbarkeit ist nur eine wiederholt nachgewiesene Azoospermie. Lassen sich bei einer Azoospermie aus der Hodenpunktion Spermatozoen gewinnen, so liegt ein Verschluß der abführenden Samenwege vor. Bei völligem Verschluß findet sich im Ejakulat auch keine Hyaluronidase, die normalerweise zu etwa 100 E. nachweisbar ist. Für derartige Fälle käme eine operative Behandlung in Betracht; die Verwendung eines Hodenpunktates für die künstliche Insemination (s. später) ist nicht zweckmäßig. Die Menge des Ejakulates ist übrigens bei Verschluß der Samenstränge kaum vermindert, da das Flüssigkeitsvolumen aus Prostata und Samenblasen stammt. Eine Azoospermie findet sich bei 9 bis 10% (Moench) oder bis zu 20% (Bernhard) aller Sterilitätsfälle.

Die Beweglichkeit der Spermien tritt erst nach der Verflüssigung des Ejakulates ein und ist recht schwierig zu beurteilen. Zur Bestimmung des Prozentsatzes von beweglichen und unbeweglichen Spermien werden besondere Methoden angewendet. Bewegliche Spermatozoen sollen im normalen Ejakulat zu 70 bis 95% vorhanden sein. Sehr vorsichtig muß man in der Bewertung einer Nekrospermie sein, die zwar eine sichere Sterilitätsursache wäre, nach MOENCH aber in den allermeisten Fällen auf technischen Fehlern beruht. Nach FARRIS gibt es recht schnelle Spermien, die für $^1/_{20}$ mm 1 Sekunde brauchen, andere, die für diese Strecke bis zu 2 Sekunden, und langsame, die mehr als 2 Sekunden benötigen. Setzt man die Spermienlänge (zirka $10\,\mu$ vom Kopf bis zum Schlußring) in Beziehung zur Durchschnittslänge des Menschen, so käme für diesen eine Stundengeschwindigkeit von rund 30 km heraus. Die schnellsten Spermien brauchen für den Weg von der Cervix bis zur Tube etwa 60 bis 80 Minuten. Die besondere Struktur, über deren Aufbau wir durch die schönen Untersuchungen von KNEER orientiert sind, bewirkt in der Tube selbst durch deren peristaltische Kontraktionen eine passive Verteilung der Spermien auf die ganze Schleimhautoberfläche. Die Bewegungsfähigkeit der Spermien in vitro hält bei Zimmertemperatur 3 bis 5 Stunden an, im Cervicalschleim kann die Bewegungsfähigkeit noch Tage erhalten bleiben, in der Tube kaum länger als einen Tag. Aus der Bewegungsfähigkeit läßt sich jedoch nicht ohne weiteres auch auf eine Befruchtungsfähigkeit schließen. Selbstverständlich müssen die Spermien für die Befruchtung auch beweglich sein — daß sie passiv angesogen werden, ist sehr unwahrscheinlich —, nur erlischt die Befruchtungsfähigkeit längere Zeit vor der Beweglichkeit. Die Dauer der Befruchtungsfähigkeit beträgt etwa 48 Stunden (OGINO), wird aber auch mit nur 24 Stunden (MOENCH) angegeben.

In der Morphologie der Spermatozoen unterscheidet man ovale Köpfe als Normalform, dann spitz zulaufende Köpfe, runde Formen, Doppelformen, Riesen- und Stecknadelformen und Amorphe. Im normalen Sperma sollen nach MOENCH abnorme Köpfe nur bis zu 20% vorhanden sein, lange schmale Köpfe nicht über 8%. Bei den oft beträchtlichen Unterschieden wird man aus einem abnormen Befund in der Regel nur eine mehr oder weniger sichere Minderung der Fertilität ablesen können.

Die Therapie der männlichen Fertilitätsstörungen kann hier nicht abgehandelt werden, da sie nicht in den Bereich des Gynäkologen fällt. Testosterongaben galten lange Zeit als kontraindiziert, weil sie durch Bremsung des Hypophysenvorderlappens zur Minderung der Spermatogenese führen. Da aber im Anschluß an eine hochdosierte Testosterontherapie eine Hyperaktivität der Hypophyse und damit auch eine Verbesserung der Spermatogenese beobachtet wurde, ist die Testosterontherapie auch bei einer Oligospermie zu erwägen (HECKEL et al., HEINKE). Störungen der Potentia coeundi, die eigentliche Impotenz im Gegensatz zur Unfruchtbarkeit, gehören häufig in die Hände des Psychotherapeuten.

Bei der Frau wird man aus den anamnestischen Daten die Periodizität des Zyklus nur im groben beurteilen können. Daß Menstruationsanomalien funktioneller Natur eine erhebliche Bedeutung für die Sterilität besitzen, ist ohne weiteres klar und im entsprechenden Kapitel schon erwähnt. Spezielle, für die Sterilität wichtige Einzelheiten werden im folgenden noch darzustellen sein. Die Untersuchung wird zuerst die allgemeine Körperverfassung prüfen müssen. Zweifellos drücken sich die konstitutionellen Unterschiede auch in der Fruchtbarkeit aus. Die Pyknica, besser die Mesosome, gilt seit jeher als besonders fruchtbar. Nur wird man im Einzelfalle mit einer Typengliederung wenig weiterkommen, es sei denn, daß eine auffällige konstitutionelle Abweichung von der Norm vorliegt. Bei der gynäkologischen Untersuchung wird man Schritt für Schritt vorgehen, um gröbere Abweichungen festzustellen, die manchmal klare Ursachen der Sterilität darstellen. Wie schon erwähnt, ist dies nicht sehr häufig. Dann erst kommen die spezielleren Untersuchungsmethoden zur Anwendung.

Eine Atresia hymenalis stellt naturgemäß schon ein Kohabitationshindernis dar. Wohl immer dürfte diese Mißbildung erkannt und beseitigt worden sein — zur Therapie s. S. 31 —, ehe Fragen der Sterilität akut werden. Doch sind Angaben über frühere derartige Behandlungen nicht unwichtig, da weitere Mißbildungen im inneren Genitale möglich sind, außerdem eine Hämatometra oder gar eine Hämatosalpinx irreparable Schädigungen gesetzt haben kann. Möglicherweise mußten auch beide Tuben exzidiert werden, was der Patientin vielleicht in den Folgerungen gar nicht klar geworden ist. Auch ein nicht dehnbarer Hymen wird die Immissio penis schwierig, wenn nicht unmöglich machen, ebenso wie ein Vaginismus. Jedoch sind auch bei intaktem Hymen Graviditäten beobachtet worden. Ein muldenförmiger Damm muß als Zeichen einer genitalen Hypoplasie gewertet werden, die auch am inneren Genitale nachweislich sein wird. Eine kurze, enge Scheide mit fehlendem Receptaculum seminis soll den Abfluß der Samenflüssigkeit nach außen begünstigen und somit eine Konzeption erschweren. Die gleichen Folgen können bei normalem Genitale durch klaffende, mangelhaft versorgte Dammrisse im Anschluß an Geburten bedingt sein. Solche mechanischen Vorstellungen erscheinen ganz plausibel, zumal wenn das Ejakulat nur eine geringe Viskosität besitzt. Doch muß man in der Bewertung vorsichtig sein. Bei der Retroflexio wird noch einiges dazu zu sagen sein. Sicherlich spielt bei einem Klaffen der Vulva auch die Störung des Chemismus der Scheide eine Rolle. Sehen wir doch nur zu häufig in diesen Fällen Fluor, der sehr stark und eitrig werden kann. Gegen den normalen, den Spermatozoen aber schädlichen Säuregehalt des Scheidensekretes schützt die alkalische Samenflüssigkeit, die außerdem noch volumenmäßig den normalen Sekretgehalt der Scheide übertrifft. Pathologisch vermehrte Sekrete pflegen aber meist keinen hohen Säuretiter zu haben. Die Störung der Scheidenflora und der Fluor dürften daher für die Sterilität nur eine untergeordnete Bedeutung haben. Eine Atresie der Scheide bedingt natürlich eine absolute Sterilität. Bei Stenosen ist die Konzeptionsmöglichkeit ebenfalls eingeschränkt, wenn auch nicht völlig aufgehoben, wie Graviditäten nach einer Ejaculatio ante portas beweisen. Ist ein Uterus vorhanden, so ergibt sich durch die Bildung einer künstlichen Scheide auch die Möglichkeit zur Gravidität, wie Fälle von G. A. WAGNER und von FAUVET zeigten.

Überschätzt wurde lange Zeit die Stenose des äußeren Muttermundes. Eine auffallend lange Cervix, die im Mißverhältnis zur Corpuslänge steht, eine zugespitzte konische und dünn ausgezogene Portio sind typische Zeichen der Hypoplasie. Der Muttermund trägt nur eine kleine, enge Öffnung, die Portio kann auch die Gestalt eines ganz flachen Knopfes haben. Als mechanisches Hindernis ist ein noch so enger Cervicalkanal kaum anzusehen. Immerhin läßt sich denken, daß ein enger und meist auch längerer Kanal den Spermatozoen die Wanderung sehr erschwert. Wichtiger dürfte hier wohl die übergeordnete Hypoplasie sein, als deren Folge auch Anomalien des Cervixsekretes denkbar sind. Die Viskosität des Sekretes der Cervixdrüsen scheint für die Befruchtung tatsächlich eine Rolle zu spielen. Hier lassen sich deutliche Zyklusveränderungen nachweisen, indem das Cervixsekret zur Ovulationszeit dünnflüssig wird, an Viskosität verliert, an Alkaleszenz zunimmt und damit die Passage der Spermatozoen erleichtert, während in den übrigen Zyklusphasen der Schleim so zäh sein kann, daß er eine Passage der Spermien verhindert. KURZROK vermutete ein besonderes Spermaenzym, das die Durchdringungsfähigkeit der Spermien ermöglichen soll; auch der Hyaluronidase hat man eine Bedeutung zuschreiben wollen. Aller Wahrscheinlichkeit nach ist aber die hormonal gesteuerte Qualitätsänderung (SHETTLES, GRÜNBERGER u. a.) allein die Ursache für eine wechselnde Durchdringbarkeit des cervicalen Schleimpfropfes. Follikelhormon bedingt eine Viskositätsminderung, die am Ende der Proliferationsphase, also zur Zeit der Ovulation, am stärksten ausgebildet ist. Diese dann vorhandene Dünnflüssigkeit des Schleimpfropfes läßt sich deutlich nachweisen, wenn man eine Platinöse in den Pfropf steckt und die Fadenlänge beurteilt; das Sekret läßt sich zu dieser Zeit ganz lang ausziehen. Zur Prüfung der Durchdringungsfähigkeit des Samens kommt der MILLER-KURZROK-Test und der SIMS-HUHNER-Test in Anwendung. Neben dieser funktionellen Zustandsänderung des Cervixsekretes, die durch innersekretorische Störungen beeinflußt wird, kann der Chemismus auch durch entzündliche Erkrankungen, durch eine Cervicitis, gestört sein. Cervixrisse, Polypen, ein weit klaffendes Ektropium bilden häufig den Boden für chronisch entzündliche Prozesse. Das gleiche gilt naturgemäß vom Collumcarcinom. Alle diese Veränderungen sind aber in ihrer Bedeutung für die Sterilität mit größter Vorsicht zu bewerten. Bei Besprechung der Therapie wird dazu noch einiges nachzutragen sein.

Lageanomalien sind nur sehr bedingt als Sterilitätsursache anzusehen. Ein Descensus führt zu keinerlei Einschränkung der Fertilität, der Prolaps wird nur die Kohabitationen erschweren oder verhindern. Der Retroflexio uteri wird dagegen eine Bedeutung für die Sterilität zuerkannt, obwohl Graviditäten im retroflektierten Uterus keine großen Seltenheiten sind. Allgemein verbreitet ist die Ansicht, bei normaler Anteflexio-Versio tauche die nach hinten gerichtete Portio in das

Receptaculum seminis, in das hintere Scheidengewölbe, während bei retroflektiertem Uterus die nach vorn gerichtete Portio für die Spermien vom Receptaculum aus kaum erreichbar sei. STOECKEL schreibt, „daß die Stellung der Portio bei den verschiedenen Stellungen und Lagen des Uterus einen ‚Spermaabnahmemechanismus‘ an der Portio begünstigen, erschweren oder unmöglich machen kann, ist sicher‘‘. BERNHARD führt 10% „organbedingter‘‘ Sterilitäten auf Lageanomalien zurück. MOENCH dagegen lehnt derartige Vorstellungen vollkommen ab, da dieses „Receptaculum‘‘ im hinteren Scheidengewölbe nur bei der Speculumeinstellung entstehe. „Die Vagina ist aber kein starrer Schlauch, und postcoital legen sich die Scheidenwände der Cervix eng aneinander und breiten den Samen in einer dünnen Lage über den ganzen oberen Teil der Scheide aus.‘‘ Als Beweis für seine Vorstellungen führt MOENCH u. a. an, daß das gesamte Scheidengewölbe und die Portio angefärbt werden, wenn man Farbstoffe im „Receptaculum‘‘ deponiert. Daher sollen nach MOENCH auch verschiedene Stellungen beim Coitus für die Konzeption keine direkte Bedeutung haben. Ob die Spermaaufnahme durch im Orgasmus ausgelöste Saugbewegungen des Cervicalkanals erleichtert wird, bleibt gleichfalls eine Hypothese. Eine Reihe von Autoren sieht die Ursache für eine Sterilität bei der Retroflexio weniger in einer Störung der Spermaaufnahme als in einer Abknickung der Tuben infolge der Fehllage des Uterus. Sollte eine solche Abknickung salpingographisch nachweisbar sein, so wäre natürlich eine Lagekorrektur angezeigt.

Eine gewichtige Rolle als Sterilitätsursache spielen die Hypoplasie des Uterus und Zyklusstörungen auf dem Boden einer ovariellen Insuffizienz, die gleichfalls ein Zeichen der Unterentwicklung sein können — nicht sein müssen. Je nach dem Grade der Unterentwicklung wird es entweder überhaupt nicht zur Schwängerung kommen oder die Konzeption erfolgt zwar, doch kann die Schwangerschaft nicht ausgetragen werden. Damit haben wir ein Zustandsbild vor uns, das zwar keine Sterilität im eigentlichen Sinne darstellt, das aber praktisch eine Sterilität bedeutet, weil die Ehe ohne Kinder bleibt. Diese „Impotentia gestandi‘‘ stellt BERNHARD als „Infertilität‘‘ der Sterilität gegenüber. Die Bezeichnung ist etwas unglücklich, da beide Begriffe, vor allem im anglo-amerikanischen Schrifttum, synonym gebraucht werden. Wie bei der Hypoplasie sind auch bei Mißbildungen des Uterus Sterilitäten und Infertilitäten häufig. Wir verdanken diese Kenntnisse vor allem den röntgenologischen Studien von PHILIPP. Er konnte zeigen, daß bei derartigen Mißbildungen, die meist nur im Hysterogramm erkannt werden können, zu 40,3% Sterilitäten, bei 44,6% Aborte und bei den restlichen 15,2% nur zu 75,6% ausgetragene Schwangerschaften beobachtet wurden. Auch Myome des Uterus können zu Aborten führen. HUBER fand bei Myomträgerinnen 1,96 Kinder gegenüber dem Reichsdurchschnitt von 2,6 Kindern und wertet die Sterilität als Frühsymptom des Myoms. Neben der Endometriose im interstitiellen Tubenabschnitt (s. S. 249) ist das Myom nach PHILIPP und HUBER eine der Sterilitätsursachen der alternden Frau. Nach BERNHARD ist es noch nicht geklärt, ob eine Frau steril ist, weil sie ein Myom hat oder ob sie ein Myom bekommt, weil sie steril blieb. Die eben erwähnte Tubenendometriose fanden PHILIPP und HUBER zu 24% bei Frauen unter 35 Jahren und zu 48% bei Frauen über 35 Jahren. Nach diesen Autoren hatten Frauen ohne Tubenendometriose 3,2 Kinder, mit Tubenendometriose nur 1,6 Kinder. Nur selten läßt sich bei dieser Endometriose ein Knoten tasten, meist zeigt erst die Salpingographie den Verschluß im interstitiellen Tubenabschnitt. Es kann jedoch manchmal Schwierigkeiten machen, einen derartig bedingten Verschluß gegenüber einem nervös-spastischen Verschluß abzugrenzen. Solche funktionellen Verschlüsse erklären so manche Sterilität und anderseits zu einem Teil auch die eigentümliche Erfahrung, daß es selbst nach röntgenologisch nachgewiesenem Verschluß (s. auch später) ohne Therapie zur Gravidität kommen kann.

Waren nach BERNHARD unter seinen 653 „organ-genital bedingten" Sterilitäten (von insgesamt 902) 22,4% auf Genitalhypoplasien zurückzuführen, so spielten Erkrankungen der Eileiter mit 24,4% die Hauptrolle. An erster Stelle steht hier bekanntlich der Tubenverschluß als Folge entzündlicher Erkrankungen. Erst die Methoden der Tubendurchblasung und der röntgenologischen Darstellung haben die große Bedeutung solcher Veränderungen für die Sterilität in ihrem ganzen Ausmaße erkennen lassen. Während den vielen bisher genannten Anomalien und Erkrankungen nicht mehr als eine gewisse Wahrscheinlichkeit zugebilligt werden kann, als Sterilitätsursache in Betracht zu kommen, ist die Unwegsamkeit der Tuben ein sicherer Beweis für die Unmöglichkeit der Konzeption, natürlich vorausgesetzt, daß diese Unwegsamkeit mit völliger Sicherheit nachgewiesen ist. Bedenkt man weiterhin, daß ein Ei in die Tube nur gelangen kann, weil diese Tube hierfür besondere Bewegungen ausführt — dieser „Eiauffangmechanismus" (v. MIKULICZ-RADECKI) konnte beim Affen durch WESTMANN in einem herrlichen Film demonstriert, von ELERT bei der Frau im Laparoskop beobachtet werden —, so wird ohne weiteres verständlich, daß auch ohne völligen Verschluß dieser feine Mechanismus durch Entzündungen oder durch Unterentwicklung insuffizient bleiben und damit eine Sterilität bedingen kann. Wenn man die verschiedenen operativen Methoden zur Beseitigung eines Tubenverschlusses betrachtet, so ist es sehr erstaunlich, daß solche Maßnahmen überhaupt zum Ziele führen können, und es wird gut verständlich, daß auch bei nun geöffneter Tube eine Konzeption nur so selten eintritt. Alle derartigen Veränderungen der Tuben sind in der Regel durch die Palpation nicht zu erkennen, es sei denn, chronisch entzündliche Adnextumoren weisen mit Deutlichkeit auf den Tubenverschluß und damit auf die Sterilitätsursache hin. Eine früher durchgemachte Appendicitis kann ebenfalls Ursache einer Adnexentzündung mit folgendem Tubenverschluß sein. Daher ist auf Appendektomienarben zu achten. Für eine Sterilität bedeutsam sind vor allem die Appendicitiden mit Perforation (v. MIKULICZ-RADECKI).

Tumoren der Ovarien sind in ihrer Bedeutung für die Sterilität umstritten. Da bei ihnen der Zyklus nur selten gestört ist, damit also die

Ovulation in einem auch noch so dürftigen normalen Gewebeanteil zustande kommt, besteht kein Grund zur Sterilität. Bösartige Tumoren können natürlich ebenfalls zur Sterilität führen; auch Corpuscarcinome werden zwar nicht die Konzeption, aber die Nidation des Eies erschweren, wenn nicht verhindern. Solche Ursachen spielen schon deswegen eine gänzlich untergeordnete Rolle, weil der größte Teil maligner Tumoren erst in einem späteren Alter zur Entwicklung kommt, wo Fragen der Fortpflanzung keine Bedeutung mehr haben.

Aus den bisherigen Ausführungen geht bereits hervor, daß die einfache gynäkologische Untersuchung nur selten ausreichend ist, um eine Sterilitätsursache mit genügender Sicherheit nachzuweisen. Es sind daher weitere Untersuchungen notwendig, die einmal die Zyklusverhältnisse überprüfen, des weiteren die Eigenschaften des Cervixsekretes kontrollieren und schließlich die Durchgängigkeit bzw. die Undurchgängigkeit der Tuben nachweisen müssen.

Zur Überprüfung des Zyklus dient einmal der Menstruationskalender, den eigentlich jede Frau führen sollte. Kommt eine Frau zur Sterilitätsberatung, so ist ein einwandfrei geführter Menstruationskalender eine Voraussetzung für alles Weitere. Für wenigstens $^1/_2$ Jahr sollte außerdem auch die Basaltemperatur gemessen werden. Gerade die Frauen, die wegen eines Kinderwunsches den Arzt aufsuchen, pflegen mit besonderer Sorgfalt diese Messungen durchzuführen. An den Temperaturkurven läßt sich ohne weiteres erkennen, ob ein anovulatorischer Zyklus als Sterilitätsursache in Betracht kommt. Auch andere Menstruationsstörungen (s. das betreffende Kapitel) sind vielfach bereits aus der Temperaturkurve zu differenzieren. So zeigt sich bei einem verkürzten Zyklus, ob die Proliferationsphase oder die Corpusluteum-Phase pathologisch verkürzt ist. Diese verkürzten Zyklen sind gar nicht so selten Ursache einer Sterilität, so daß eine entsprechende hormonale Behandlung Erfolg verspricht. Im normalen Zyklus ist die Basaltemperaturmessung ebenfalls nicht zu umgehen, um genauer als es durch eine Berechnung möglich wäre, den Zeitpunkt der Ovulation zu erkennen. Daß eine Amenorrhoe und indirekt die vielfältigen Ursachen der Amenorrhoe (s. S. 7ff.) zur Sterilitätsursache werden können, braucht nicht besonders betont zu werden.

An dieser Stelle sei eine Bemerkung zu der bekannten und viel diskutierten Methode von KNAUS-OGINO erlaubt. Diese Methode basiert auf der wohl von keinem mehr bestrittenen Tatsache der begrenzten Befruchtungsfähigkeit von Ei und Spermium. Die weibliche Eizelle hat eine recht kurze Dauer der Befruchtungsfähigkeit, die auf Stunden, höchstens auf einen Tag beschränkt ist. Die Samenzelle hat im weiblichen Organismus eine Befruchtungsfähigkeit, die ebenfalls nur 24 Stunden andauern würde, die man der Sicherheit halber aber auf 48 Stunden, also 2 Tage, begrenzt. Daraus ergibt sich mit zwingender Logik, daß die Frau nur an ganz bestimmten Tagen, nämlich um die Zeit der Ovulation herum, befruchtungsfähig ist, an allen übrigen Tagen aber eine physiologische Sterilität besteht. Für diese letzte Schlußfolgerung wird aber vorausgesetzt, daß bei der Frau in einem Zyklus nur **einmal** eine **spontane Ovulation** eintritt. Bei Tieren, z. B. beim Kaninchen, gibt es keine spontane, sondern nur eine provozierte, unter natürlichen Verhältnissen durch den Deckungsakt provozierte Ovulation. Der Streit, der mit den Namen KNAUS und STIEVE gekennzeichnet sei, geht nun darum, ob beim Menschen die Ovulation **nur** spontan erfolgt oder auch eine provozierte Ovulation zusätzlich als „parazyklische" Ovulation möglich sei. Selbst wenn man einmal außer acht läßt, daß außer einer zweiten Ovulation auch die Befruchtungsfähigkeit und die Nidationsmöglichkeit für die aus dieser zweiten Ovulation stammende Eizelle bewiesen werden müßte, so ist die intensive Suche nach derartigen Fällen wenig erfolgreich gewesen. Eine zweite Ovulation ist zwar festgestellt worden, doch sind diese Fälle so vereinzelt, daß sie als Raritäten anzusprechen sind. Bedenkt man, daß psychische Einflüsse den Zyklus erheblich beeinflussen, daß sie zur Amenorrhoe, zur Schreckblutung Anlaß geben können, so ist es nicht weiter verwunderlich, wenn, wie bei den Fällen von STIEVE, Frauen nach ihrer Hinrichtung abnorme Reaktionen am Ovar aufgewiesen haben. Für die Praxis sind solche parazyklischen Ovulationen ohne Bedeutung. Die Provokation der Ovulation beim Menschen ist jedoch in einer anderen Hinsicht wichtig. Es gibt gewisse Hinweise dafür, daß eine normalerweise am Tage X spontan eintretende Ovulation unter besonderen Verhältnissen — vielleicht durch einen intensiven Orgasmus — **vorverlegt** werden kann. Das würde bedeuten, daß eine Befruchtung auch **vor** einem errechneten Ovulationstermin möglich werden kann. Damit kommen wir zu der so wichtigen Bestimmung des **Ovulationstermins.** Sowohl für die Befruchtung wie naturgemäß auch zur Vermeidung einer Befruchtung wird es bei dem begründeten Ausschluß parazyklischer Ovulationen maßgeblich darauf ankommen, wann die Ovulation und damit die Existenz einer nur kurzfristig befruchtbaren Eizelle zu erwarten ist. Nach KNAUS ist hierzu eine Bestimmung der Zyklusvariabilität notwendig, was am einfachsten durch genaue Registrierung vor allem des ersten Blutungstages für die Dauer von mindestens einem Jahr möglich ist. Der so entstehende und ununterbrochen weitergeführte **Menstruationskalender** erlaubt, den individuell recht unterschiedlichen Regeltyp zu erkennen, wobei der kürzeste und längste Intervall zwischen zwei Blutungen (1. Tag der Blutung bis zum letzten Tage vor der folgenden Blutung) von Bedeutung ist. Nach KNAUS werden von dem kürzesten Zyklus 15 Tage und 2 Tage abgezogen, von dem längsten Zyklus 15 Tage abgezogen und 2 Tage zugerechnet (z. B.: kürzester Zyklus 25 Tage und längster Zyklus 29 Tage ergäbe dann den 8. bis 16. Tag). Diese Werte würden in dem Beispiel bedeuten, daß am 10. oder 11. oder 12. oder 13. oder 14. Tag des Zyklus die Ovulation erfolgen wird, demnach Kohabitationen — bei 48stündiger Befruchtungsdauer des Sperma — vom 8. bis 16. Tage (eigentlich nur bis zum 15. Tage) zur Befruchtung führen können. Denn an den genannten Ovulationstagen muß ein befruchtungsfähiges Sperma auf ein befruchtungsfähiges Ei treffen. Dieser Wahrscheinlichkeitsberechnung liegt die von KNAUS angenommene Konstanz der Corpus-luteum-Phase zugrunde. Es ist nun tatsächlich so, daß die Schwankungen der Zykluslänge im wesentlichen von der unterschiedlichen Länge der Proliferationsphase abhängen, die Corpus-luteum-Phase dagegen konstanter ist. Die in großer Zahl vorliegenden Basaltemperaturmessungen haben das immer wieder ergeben. Selbstverständlich ist die Temperaturmessung genauer, da sie nicht auf rein rechnerischer Wahrscheinlichkeit beruht. Schon zur Erkennung der vorher genannten Zyklusanomalien, bei denen die Blutungsintervalle wie auch die Blutungsdauer unverändert sein können, ist besonders für die Sterilitätsberatung die Messung der Körpertemperatur am Morgen vor dem Aufstehen genauer als die einfachere Berechnung. Für diese Messungen eignet sich übrigens recht gut das Zyklotest-Thermometer, dessen verlängerte Skala im interessierenden Temperaturbereich die genaue Ablesung erleichtert. Bei der großen Bedeutung der möglichst genauen Fixierung des Ovulationstermins versucht man immer wieder, weitere geeignete Bestimmungsmethoden zu gewinnen. Für die Praxis ist das eben beschriebene Vorgehen ausreichend und vor allem ohne besonderen Laboraufwand durchführbar (s. auch S. 5 und 369).

Als weiteres diagnostisches Mittel zur Klärung von Zyklusstörungen wäre die Abrasio zu nennen. Sie läßt, am ersten Tage der Blutung vorgenommen, auch ohne vorherige Temperaturmessung erkennen, ob die Blutung einer echten menstruellen Abstoßung entspricht oder ob es sich um eine der vielen Schleimhautveränderungen handelt, die ausführlich besprochen wurden. Eine solche Abrasio sollte man aber nicht an den Anfang der weiteren Untersuchung stellen, sondern zuerst versuchen, sich auf Grund der Temperaturmessung ein Bild zu machen. Bei regelrechter biphasischer Temperaturkurve und einem klaren Blutungsrhythmus ist eine Abrasio unnötig. Die Gefahren eines solchen Eingriffes sollen keineswegs aufgebauscht werden, zumal häufig die Strichcurettage mit einem Curettenstrich von der Vorder- und Hinterwand des Cavum ausreichen dürfte. Aber jeder noch so kleine, aber doch wundensetzende Eingriff birgt eine Gefahrenquote, mag sie auch noch so minimal sein. Hier, bei der Sterilität, gilt es aber, peinlichst darauf zu achten, daß keinesfalls ein Insult gesetzt und damit eine iatrogene Sterilität verursacht wird. Um nicht mißverstanden zu werden, sei betont, daß man bei Abweichungen von der Norm, sei es in der Blutungsdauer, sei es bei nicht eindeutiger Basaltemperatur oder bei abnormen Zyklusintervallen, selbstverständlich nicht ohne eine Abrasio auskommen kann; nur bei völlig normalem Befund sollte man diesen „Insult" vermeiden.

Die Untersuchung des Cervixsekretes ist recht einfach. Wie schon beschrieben, wird zum Ovulationstermin hin das schleimige Sekret der Cervixdrüse dünnflüssiger, alkalischer und viskositätsärmer, so daß sich ein langer Faden ausziehen läßt. Verstreicht man das Sekret auf einen Objektträger und läßt es antrocknen, so zeigen sich prä- und postmenstruell in dem auch leukozytenreicheren, dickschleimigen Sekret

„lackartige Sprünge‘‘, während zum Ovulationstermin hin zunächst
zarte, dann mittlere und plumpe Farnstrukturen in dem zellärmeren
Sekret auftreten. Zur Ovulationszeit bilden sich die von GRÜNBERGER
und HOLKUP beschriebenen „Kristallisationskerne‘‘, die aus dachziegelartig übereinander gelagerten Kristallplatten bestehen und eine Kreuz-
form bilden. Derartige Veränderungen sind von verschiedenen Beob-
achtern unabhängig voneinander gefunden worden. Doch gibt es auch
Gegenstimmen, die dieser Methode als Nachweis des Ovulationstermins
keine Bedeutung beimessen. Auf jeden Fall lohnt es sich, dieses so einfache und kostenlose Verfahren von GRÜNBERGER auszuprobieren und
mit den aus der Temperaturkurve gewonnenen Daten zu vergleichen.
An den qualitativen Zustandsveränderungen des Cervixsekretes besteht
kein Zweifel, lediglich die Frage, ob diese Kristallisationskerne nach
GRÜNBERGER eine eindeutige Zeitbestimmung ermöglichen, ist noch nicht
mit ausreichender Sicherheit geklärt.

Weiterhin wird es bei der Sterilität darauf ankommen, ob die
Spermien in der Lage sind, diesen Cervixschleim zu durchdringen.
Für diese Prüfung eignen sich zwei Methoden, die entweder allein
oder nacheinander durchgeführt werden können. Für den MILLER-
KURZROK-Test wird Cervixsekret und Ejakulat getrennt gewonnen
und unter dem Mikroskop vermischt. Jetzt läßt sich erkennen, ob
die Spermatozoen in den Schleim eindringen bzw. sich in ihm fort-
bewegen können. Bei dem SIMS-HUHNER-Test wird postcoital aus der
Vagina, aus dem hinteren Scheidengewölbe und aus dem Cervixkanal
Sekret entnommen und überprüft. Bei beiden Testen kommt es maßgeblich darauf an, daß zur Ovulationszeit untersucht wird, da eine Un-
durchdringbarkeit des Cervixsekretes für die Spermien zu anderen Zeiten
als physiologisch gelten kann. GRÜNBERGER konnte nachweisen, daß
diese Teste zur Zeit des Auftretens von Kristallisationskernen positiv,
dagegen bei fehlenden Kristallisationskernen negativ waren. Die praktische Durchführung des SIMS-HUHNER-Testes gestaltet sich folgendermaßen: Die Patientin soll etwa 2 Stunden nach dem Coitus den Arzt
aufsuchen. Der Coitus muß, nach einer Karenz von etwa einer Woche,
zur Ovulationszeit stattfinden. Im unmittelbaren Anschluß an die Kohabitation hat die Patientin 15 Minuten mit einem Kissen unter dem Gesäß liegen zu bleiben, sie darf keinerlei Waschungen oder Spülungen
vornehmen und soll weder einen Scheidentampon noch eine Vorlage
gebrauchen. Bei der nun folgenden Untersuchung wird ein trockenes
Speculum eingeführt und mit einer sterilen Saugpipette Sekret aus dem
hinteren Scheidengewölbe, mit einer zweiten Pipette aus dem Cervicalkanal entnommen. In beiden Sekreten müssen sich bewegliche Spermatozoen befinden. In der zweiten Entnahme wird die normale Durch-
wanderung in dem mehr wäßrigen als schleimigen Cervixsekret geprüft.
Bei stärkster Vergrößerung sollen sich etwa 50 Spermien im Blickfeld
erkennen lassen. Manche Gynäkologen bestellen die Patientin auch erst
am folgenden Morgen zur Untersuchung. KNAUS hebt hervor, daß bei
diesem Vorgehen am einfachsten und unauffälligsten der Mann geprüft

werden könnte. MOENCH hält jedoch von diesen Testen nicht allzu viel, da die Bewertung des Samens zu unzuverlässig sei; nach einer längeren Zeitspanne post coitum fände man im Cervixsekret nur noch die „ausgerodeten Schwächlinge", während die besten Spermien längst aufgewandert seien. Um den von MOENCH genannten Schwierigkeiten in der Deutung der Befunde zu begegnen, erscheint ein Vorgehen zweckmäßig, das GRÜNBERGER kürzlich geschildert hat: Zuerst erfolgt die Untersuchung mit dem SIMS-HUHNER-Test, im allgemeinen 10 Stunden post coitum. Ergibt sich hierbei ein normaler Befund, so ist sowohl die Fertilität des Mannes wie auch die Durchdringbarkeit des Cervixsekretes geklärt. Ist der Test negativ — bei sicher erkanntem Ovulationstermin durch Smearkontrolle und Beobachtung der Basaltemperatur —, fehlen die Spermien oder sind zu wenig vorhanden, sind sie unbeweglich oder mißgestaltet, so wird man den MILLER-KURZROK-Test anschließen, der ein einwandfreies Spermiogramm aus dem in der Sprechstunde gewonnenen Ejakulat ermöglicht und gleichzeitig auch die Eigenschaften des Cervixsekretes prüfen läßt.

Als dritte, zusätzliche Untersuchungsmethode bleibt noch die Prüfung der Tubendurchgängigkeit zu besprechen. Dieses so häufig angewendete und allgemein bekannte Verfahren steht nicht zufällig an letzter Stelle. Es sollte nämlich auch im praktischen Untersuchungsgang immer an letzter Stelle angewendet werden, nachdem zumindest die Fertilität des Ehemannes erwiesen ist, nachdem aber auch bereits ein regelrechter Zyklus durch Basaltemperaturmessungen usw. sichergestellt ist. Die einzelnen Methoden sind so bekannt, daß sich eine eingehende Darstellung hier erübrigen dürfte. Nur einige allgemeine Bemerkungen seien gestattet. Jede Prüfung der Tubendurchgängigkeit muß unter klinischer Kontrolle erfolgen, von einer ambulanten Durchführung ist dringend abzuraten. Diese Forderung mag mancher für übertrieben halten. Man sollte sich aber immer klarmachen, daß alles darauf ankommt, auch die geringsten Schädigungen zu vermeiden. Mag eine entzündliche Reizung im Anschluß an die ambulante Salpingographie auch „harmlos" verlaufen und unter der Chemotherapie schnell abklingen, wenn als Rest eine jetzt endgültig verschlossene Tube bleibt, so ist dies gerade für Sterilitätsfälle eine Katastrophe. Außerdem muß vor jeder Durchgängigkeitsprüfung durch einen Abstrich von der Cervix ein latenter Infekt ausgeschlossen werden. Finden sich Bakterien im Abstrich, so ist eine Vorbehandlung, am einfachsten und schnellsten mit lokaler Sulfonamidgabe, nötig. In den letzten Tagen vor der Pertubation soll der Geschlechtsverkehr mit Rücksicht auf die Möglichkeit der Einbringung von Keimen in den Genitalkanal unterbleiben. Daß während der Menstruation und im Wochenbett die Pertubation fehl am Platze ist, bedarf keiner Begründung, ebenso bei der Möglichkeit einer bestehenden Schwangerschaft.

Nicht nachdrücklich genug verdient hervorgehoben zu werden, daß jede Schmerzhaftigkeit an den Adnexen als subakute entzündliche Veränderung der Adnexe zu deuten ist, die die Pertubation unbedingt verbietet. Ein weiteres Gebot der Vorsicht ist es, in jedem Falle von beabsichtigter Pertubation die Senkungsgeschwindigkeit der roten Blutkörperchen zu prüfen und die Pertubation nur bei entsprechend langdauernder Senkung auszuführen, um auch die Frauen, die bei der gynäkologischen Untersuchung keine Schmerzäußerungen laut werden lassen, vor Gefährdung zu bewahren. Blutungen, Verdacht auf eine Eileiterschwangerschaft und die Möglichkeit einer Genitaltuberkulose sind ebenfalls Gegenanzeigen gegen die Pertubation. Als weiteres ist die Wahl des richtigen Zeitpunktes wichtig. Meist wird die Pertubation zwischen dem 8. und 12. Zyklustage vorgenommen. SCHILDBACH und DAHN empfehlen dagegen den 15. bis 24. Zyklustag, da zu dieser Zeit die Neigung zu einem spastischen Tubenverschluß am geringsten sei. Um derartige Tubenspasmen zu vermeiden, empfehlen die beiden Autoren, zusätzlich Narcotica oder Spasmolytica (z. B. 5,0 *Eupaverin* i. v., *Eukodal-Eupaverin, Evipan* u. ä.) zu geben, falls bei wiederholter Kontrolle die Tuben an ihrer Abgangsstelle verschlossen sind. Zu welchen Mißdeutungen ein spastischer Tubenverschluß führen kann, geht aus verschiedenen Mitteilungen hervor. SCHILDBACH und DAHN berichteten über 97 Fälle mit 7 Graviditäten = 7,2%, bei denen vorher beide.Tuben verschlossen waren und keine operative Behandlung erfolgte. Den gleichen Prozentsatz (7,46%) fand BUXTON bei ebenfalls unbehandelten Patientinnen mit „Tubenverschluß".

Für die Pertubation selbst stehen nun mehrere Verfahren zur Verfügung. Die Hystero-Salpingographie bietet den großen Vorteil, Gestalt und Größe des Cavum uteri darzustellen. Im Hinblick auf die vielfältigen Mißbildungsformen ist daher die Kontrastdarstellung im Röntgenbild zumindest bei derartigen Verdachtsfällen unumgänglich. Außerdem läßt sich die Art des Tubenverschlusses beurteilen. Bei einem Verschluß im ampullären Tubenabschnitt ist die Gefahr der eben geschilderten Mißdeutungen kaum gegeben, außerdem läßt sich aus dem Röntgenbefund am besten ablesen, ob eine operative Behandlung wenigstens einigen Erfolg verspricht. Um Reizungen der Schleimhaut zu vermeiden, die nach Verwendung des meist gebrauchten öligen 20- und 40%igen *Jodipin* auftreten können, sind die wasserlöslichen Kontrastmittel *(Endografin, Joduron S)* günstiger (ERBSLÖH). Den vielen Vorteilen der Röntgenkontrastdarstellung steht die Gefahr der Strahlenschädigung gegenüber. MARTIUS berechnete als Strahlenbelastung eine Dosis von etwa 1 r bis 3 r. Bei der Blindaufnahme ohne zusätzliche Durchleuchtung ist diese Strahlenbelastung geringer. Diese Dosen, die zum Teil auch wesentlich niedriger angegeben werden, stellen an sich keine besondere Gefährdung dar. Man darf aber nicht vergessen, daß alle Strahlenwirkungen sich summieren. Kommen bei der gleichen Frau eventuell noch spätere geburtshilfliche Aufnahmen, Pyelogramme u. ä. dazu, so erhöht sich die für jede einzelne Untersuchung „harmlose" Strahlenbelastung und kann zusammengerechnet bedenklich werden. Dabei soll die Strahlenwirkung keineswegs übertrieben werden. Auch sollte man bedenken, daß durch die kosmische Höhenstrahlung der

Organismus einer dauernden, wenn auch äußerst minimalen Strahlung ausgesetzt ist, ohne daß diese eine Entartung der Menschheit bedingt hätte (CHANTRAINE). Man wird daher auf die Röntgenkontrastdarstellung nicht verzichten wollen und in vielen Fällen auch nicht verzichten können. Es ist aber sicherlich besser, die Röntgenuntersuchung nicht als routinemäßige Sterilitätsuntersuchung an den Anfang zu stellen, sondern auf besonders gelagerte Fälle zu beschränken. Oft wird es ausreichend sein, statt der Röntgendarstellung die Perflation oder Persufflation anzuwenden. Die Chromopertubation nach HINSELMANN hat sich dagegen auch in Verbindung mit der Douglasskopie nicht recht eingeführt. Bei der Perflation wird meist einfach die Luft in den abgedichteten Uterus geblasen; dabei darf der Druck nicht über 200 mm Hg hinausgehen. Weit besser ist nach RUBIN statt der einfachen Durchblasung die gleichzeitige Druckregistrierung. Es ergeben sich typische Druckkurven, die nicht nur die Durchgängigkeit als solche, sondern auch Tubenweite, Tubenmotilität, zum Teil sogar die Lokalisation einer Stenosierung erkennen lassen. Die praktische Anwendung des RUBIN-Testes — von dem nach RUBIN nur gesprochen werden sollte, wenn das weit besser verträgliche CO_2 verwendet wird — scheitert leider vielfach an dem Fehlen eines Druckregistriergerätes. Da heute die Elektroindustrie ausgezeichnete, wenn auch teure Druckmeßgeräte baut, sollte diese Methode mehr Anwendung finden. Ihre Vorteile, nicht zuletzt die Möglichkeit völlig gefahrloser, beliebig häufiger Wiederholungen der Untersuchung, hat kürzlich FIKENTSCHER herausgestellt. Sind die Meinungen über Vor- und Nachteile beider Verfahren geteilt, so wird allgemein befürwortet, nach Sterilitätsoperationen, zur Prüfung und zum Offenhalten eines neugeschaffenen Ostium nur die Perflation zu verwenden.

Mit den genannten Untersuchungsmethoden und Hilfsmethoden wird es gelingen, die genital bedingten Sterilitäten zu erfassen, mag es im Einzelfalle auch schwierig, wenn nicht unmöglich sein, einen tatsächlichen Zusammenhang zwischen Anomalie oder Erkrankung und Sterilität zu beweisen. Auch bei den vielseitigen extragenitalen Erkrankungen wird sich ein sicherer Zusammenhang mit einer gleichzeitig bestehenden Sterilität nicht immer ohne weiteres ergeben. So wissen wir zwar aus der Erfahrung, daß durch Tuberkulose, durch den Diabetes, nicht zuletzt durch Schilddrüsenerkrankungen die Fertilität leidet, jedoch keineswegs Schwangerschaften ausgeschlossen sind. Es gibt keine Erklärung dafür, warum in dem einen Falle die Frau steril bleibt, im anderen, bei vielleicht sogar schwererer Erkrankung, eine Schwangerschaft als äußerst unerwünschtes Ereignis hinzutritt. Eine funktionelle Amenorrhoe könnte bei solchen Fällen zwar das Ausbleiben der Befruchtung zwanglos erklären, nur bliebe die gleiche Fragestellung, warum es in dem einen Falle zur Amenorrhoe kommt, in dem anderen dagegen nicht. Für die hier letztlich abzuhandelnde Behandlung der Sterilität spielen diese Fragen jedoch nur eine untergeordnete Rolle, da es in jedem Falle notwendig und erwünscht ist, zuerst einmal die betreffende Erkrankung zu beseitigen bzw. unter Kontrolle zu bekommen, ehe an eine Schwängerung zu denken ist.

Noch schwieriger wird die Ursachenfahndung, wenn sich weder genitale noch extragenitale Erkrankungen feststellen lassen. Dann wird man die gesamte Lebenshaltung genau durchforschen müssen. Chronische Intoxikationen müssen ausgeschlossen werden. Das vielzitierte Beispiel der Tabakarbeiterinnen zeigt ein sehr vielfältiges Bild von Störungsmöglichkeiten. Sehr problematisch sind auch die Hypo- und Avitaminosen. Niemand bezweifelt den Wert und die Notwendigkeit dieser Stoffe. Nur scheint eine gewisse Skepsis angebracht, in der Verordnung von mindestens 10 Vitaminen und möglichst der doppelten Anzahl von Spurenelementen für beinahe jede Erkrankung oder Erkrankungsmöglichkeit eine unbedingte Notwendigkeit zu sehen. Auch braucht wohl nicht besonders betont zu werden, daß das Vitamin E seinen Namen „Fruchtbarkeitsvitamin" oder „Antisterilitätsvitamin" jedenfalls beim Menschen ganz zu Unrecht trägt (Gäthgens).

Psychische Faktoren sind ebenfalls kaum exakt zu erfassen, ohne daß man aber aus diesem Grunde derartige Faktoren als unwesentlich abtun dürfte. Niemand wird leugnen wollen, daß eine „Frigidität", ein Vaginismus als „gesteigerte, manifest gewordene Frigidität" (Bernhard), eine Dyspareunie oder entgleiste sexuelle Triebe für die Kohabitation und auch die Konzeption eine große Rolle spielen, obwohl eindeutig genug erwiesen ist, welche geringe Bedeutung dem Orgasmus für die Konzeption zukommt. Auch ohne sexuelle Triebstörungen gibt es eine „psychogene" Sterilität, wie kürzlich K. H. Staude und E. Tscheche eindrucksvoll belegen konnten. Nicht immer wird sich ein „seelisches Trauma" leicht nachweisen lassen, auch nicht immer findet sich als direkte Traumafolge eine gestörte ovarielle Funktion. Recht fragwürdig ist die Existenz einer „Dysharmonie der Keimzellen" (Nürnberger), einer sogenannten Spermafeindschaft. Eine „Spermaimmunität" wäre theoretisch denkbar, ist aber als Folge eines Abusus coeundi nicht bewiesen. Bei fehlenden objektiven Befunden bleibt keine andere Wahl, als alle diese verschiedenen, mehr oder weniger fragwürdigen Möglichkeiten zu berücksichtigen. Man sollte die auf diesem Gebiet gesammelten Erfahrungen nutzbringend anwenden, sich aber immer bewußt bleiben, auf welch schwankendem Boden man sich dabei befindet.

Wie eingangs erwähnt, ist nicht allein die Ehedauer für die Bewertung einer Sterilität von Bedeutung, sondern in noch weiterem Maße die Häufigkeit der Kohabitationen. Es seien daher zum Abschluß der Darstellung über die verschiedenen Sterilitätsursachen auch die „Schwierigkeiten" bei der Kohabitation erwähnt. Sie sind natürlich nicht direkte Sterilitätsursachen, sie können aber indirekt zu solchen werden, wenn durch die bestehenden Schwierigkeiten die Häufigkeit der Kohabitationen leidet. Diese Fragen werden nicht gern abgehandelt, da sie allzu leicht der Sensationslust Vorschub leisten, wie es van de Velde mit seinem bekannten Buche geschehen ist, so wie auch der Kinsey Report eine sehr geteilte Resonanz gefunden hat. Den Versuch, diesen schwierigen Komplex näher zu analysieren, hat vor einiger Zeit v. Mikulicz-Radecki unternommen. Es ergeben sich aus dieser

Zusammenstellung recht wichtige Anhaltspunkte, die nicht nur die Sterilität allein betreffen. Recht aufschlußreich ist die Altersverteilung der Patientinnen mit derartigen Leiden. Da sind einmal die Frauen bis etwa Ende der zwanziger Jahre, bei denen die Beschwerden bei den ersten Kohabitationsversuchen auftreten, des weiteren eine andere Gruppe von Frauen, bei denen erst später, nach Überschreiten der vierziger Jahre, Schrumpfungsvorgänge am Genitale infolge der Wechseljahre zu Beschwerden führen. In Zusammenhang mit der Sterilität stehen natürlich die erstgenannten Fälle, doch haben auch die Schwierigkeiten bei älteren Frauen keine geringe Bedeutung. Ist eine Kohabitation überhaupt nicht durchführbar, so finden sich meist Anomalien am Introitus vaginae. Ein absolut zu straffer Hymen ist ebenso wie Bauanomalien des Hymen eine Seltenheit. Meist ist nur eine mäßige Straffheit vorhanden, die bei ungeschickten Coitusversuchen, bei ungünstiger Stellung der Partner, nicht zuletzt bei relativer Impotenz des Mannes die Immissio penis vereitelt. Aber auch Narben und querstehende Narbenspangen infolge einer Dammnaht bei Dammrissen können ebenso wie zu hoch genähte Beckenbodenplastiken die Kohabitation erschweren oder unmöglich machen. Der Hinweis, den v. MIKULICZ-RADECKI gibt, ist nicht unwichtig, daß der Operateur bei solchen plastischen Operationen auch bei älteren Frauen an die Erhaltung der Konzeptionsmöglichkeit denken sollte, auch wenn die Patientin, sei es aus einem Schamgefühl heraus oder weil sie in der Aufregung durch das Krankenhausmilieu nicht an diese Dinge von sich aus denkt oder entsprechend wertet, nicht besonders darauf hinweist. Über den Vaginismus als Konzeptionshindernis wurde schon gesprochen. Zu Blutungen kann es bei der Kohabitation einmal bei Verletzungen kommen, zum anderen bei der Erosion und beim Carcinom. Auch Stauungsblutungen sind möglich. Für das Zustandekommen solcher Blutungen ist nach v. MIKULICZ-RADECKI weniger der direkte traumatische Kontakt mit den leicht verletzlichen Bezirken anzunehmen, als die Blutfülle der Gefäße im Orgasmus. Es käme dadurch zu einem Platzen von Kapillaren an den Stellen, denen die schützende normale Epithelbedeckung fehlt. Auch Blutungen bei einer Retroflexio fixata könnten so ihre Erklärung finden. Schmerzen zu Beginn der Kohabitation sind häufig durch entzündliche Veränderungen an der Vulva oder in der Vagina bedingt, die oft erst hierdurch bemerkt werden. Bei einem Descensus kann der Druck auf den prolabierten Harnröhrenwulst zu Schmerzen führen, wie auch die fehlende oder unzureichende Benetzung mit dem Sekret der BARTHOLINIschen Drüsen. Klimakterische Schrumpfungsvorgänge, wie die Kraurosis, oder nur eine durch altersbedingten Turgorschwund „trockene Vagina" können Schmerzen machen, so daß meist ältere Frauen über solche Beschwerden klagen. Die mangelhafte Produktion der BARTHOLINIschen Drüse hat die gleichen Folgen; hier kann es sich auch einmal um Folgezustände nach Exstirpation einer BARTHOLINIschen Cyste handeln. Schmerzen im Verlaufe der Kohabitation können durch spastische Reaktionen, z. B. durch eine Parametropathia spastica, bedingt sein und zeigen damit

bereits eine gewisse psychogene Komponente. Aber auch die Retroflexio
uteri, und zwar sowohl die mobile wie die fixierte, ist nach v. MIKULICZ-
RADECKI als Ursache für Kohabitationsschmerzen anzusehen, worauf
die Beschwerdefreiheit nach der Antefixation hindeutet.

Behandlung der Sterilität

Soweit sich die Sterilität auf eine genitale Erkrankung zurückführen
läßt, ist bereits in den vorangegangenen Kapiteln die Therapie in allen
Einzelheiten geschildert worden. Nicht zuletzt aus diesem Grunde wurde
die Sterilität am Ende der gynäkologischen Erkrankungen gebracht.
Es mag daher genügen, auf die entsprechenden Kapitel zu verweisen
und den Therapieplan nur insoweit abzuhandeln, als er speziell für die
Sterilitätsbehandlung Besonderheiten aufweist.

Die ganze Problematik der Sterilitätsursachen ist immer wieder
betont worden, und so ist es leicht verständlich, daß für die Erfolgsaussichten einer Sterilitätsbehandlung nur ungefähre Angaben gemacht
werden können; denn von einem „Erfolg" könnte allein dann gesprochen
werden, wenn eine als sicher erkannte Sterilitätsursache entsprechend
behandelt und beseitigt wurde. Nach einem Bericht von GRÜNBERGER
kam es bei 63 von 809 Fällen, die wegen einer Sterilität zur Untersuchung
und Behandlung kamen, zu einer Gravidität. In dieser „Heilungsquote" von 7,7% sind 16 Fälle = 25,4%, von denen GRÜNBERGER in
kritischer Zurückhaltung schreibt: „sie sind sicher ohne unsere Hilfe
schwanger geworden". Die Erfolgsaussichten einer Sterilitätsbehandlung
sind also nicht sehr groß. Man darf darüber aber nicht vergessen, welches
große Glück es für die wenigen Frauen bedeutet, nach oft langer, vergeblicher Wartezeit endlich ein Kind zu bekommen.

Bei den Fällen mit faßbaren genitalen Veränderungen, aber unklarem
Zusammenhang dieser Veränderungen mit der Sterilität wird man oft
diese allein schon wegen der bestehenden sonstigen Beschwerden behandeln
müssen und mehr sekundär eine eventuelle Beeinflussung der Sterilität
erhoffen.

Eine Hymenalatresie, eine Atresie der Scheide oder eine Stenose
der Scheide durch postinfektiöse Verklebungen werden zu beseitigen sein,
wie es S. 31 und 131 beschrieben wurde. Ein nicht dehnbarer Hymen
wird nur in Ausnahmefällen eine operative Behandlung notwendig machen
(s. S. 138). Ebenso wie bei Kohabitationsverletzungen sollen Nähte
immer in der Längsrichtung gelegt werden, um eine Verengung der
Scheide zu vermeiden. Schon der lästige Fluor bei klaffender Scheide
durch schlecht verheilte Dammrisse wird die plastische Korrektur nahe-
legen. Bei der Cervicitis erscheint im ersten Augenblick eine Behandlung,
z. B. mit der Elektrokoagulation oder mit sonstigen Mitteln (s. S. 132),
im Hinblick auf die Sterilität besonders wichtig. Aber man wird vorsichtiger werden, wenn man die Mitteilung von BUXTON liest, der berichtet, daß Sterilitätspatientinnen mit einer Cervicitis ohne Behandlung
häufiger schwanger wurden als nach einer Kauterisation. Mögen auch
die Begleiterscheinungen der Cervicitis in vielen Fällen ohnehin eine

Behandlung erforderlich machen, als Sterilitätsursache jedenfalls darf
die Cervicitis nicht unbedingt angesehen werden. Eine der konservativen
Behandlung unzugängliche Erosion (s. S. 133) wird die „Kosmetik"
der Portio wünschenswert machen. Auch Lazerationen des Muttermundes, Emmetrisse sollten plastisch gedeckt bzw. beseitigt werden.
Eine flache Portioamputation hindert nach einer Zusammenstellung
von HOLSTEIN die Konzeption nicht, hohe Portioamputationen können
die Fruchtbarkeit beeinflussen; in Sterilitätsfällen müßte also eine hohe
Amputation der Portio auf jeden Fall vermieden werden. Bei der Stenose
der Cervix ist eine Sondierung des Cervicalkanals so einfach, daß ihrer
Durchführung nichts im Wege steht; nur sollte man nicht zu fest ihrer
Wirksamkeit vertrauen. Allerdings ist eine Voraussetzung für diesen
simplen Eingriff unabdingbar. In jedem Falle muß die Sondierung
wie auch die Dilatation des Cervicalkanals bei klinischer Kontrolle unter
strengsten aseptischen Kautelen durchgeführt werden. Auch die nur minimale Infektionsgefährdung zwingt bei der Sterilität zu dieser Warnung.
Eine Dilatation, die der manchmal notwendigen Abrasio vorangeht und sich
damit automatisch ergibt, sollte nur mit Hegarstiften durchgeführt
werden. Die Dilatation mit Laminariastiften ist für diese Zwecke zu
gefahrvoll. Gänzlich abzulehnen ist das „Fruktulett" von NASSAUER,
das sich eine Zeitlang einer großen Beliebtheit erfreute. Wegen seiner
oftmals katastrophalen Wirkung hat man dieses Gerät nicht zu Unrecht
ein „Sterilett" genannt (BERNHARD, ENGELMANN). Das FEHLINGsche
Röhrchen ist aus gleichen Gründen zu verdammen. Bei einem zu engen
und zu langen Cervicalkanal ist es auch weniger dieser Engpaß, sondern
die übergeordnete Hypoplasie des Genitale, welche für die Sterilität
anzuschuldigen ist. Zu deren Behandlung wird weiter unten noch einiges
ausgeführt. Die Diszissionsoperationen am Muttermund nach CHROBAK,
POZZI und die Erweiterung mit dem Metronom (NÜRNBERGER) gehen auf
eine allzu mechanistische Denkweise zurück und sollten nicht mehr ausgeführt werden.

Die sehr zweifelhafte Bedeutung der Retroflexio uteri für die
Sterilität ist bereits besprochen worden. Daraus folgt naturgemäß auch
eine Zurückhaltung in der Empfehlung von Antefixationsoperationen.
Häufig ist die Retroflexio nur ein Zeichen für eine genitale Hypoplasie,
die durch eine operative Lagekorrektur unbeeinflußt bleibt. Auch sonst
sollte man die Patientin nicht ihr Heil in der operativen Korrektur sehen
lassen. Anderseits wird es Fälle geben, wo es schon aus psychischen
Gründen vertretbar sein kann, die wegen der Sterilität deprimierte
Patientin wenigstens von der Gebärmutterknickung zu befreien. Für die
verschiedenen Operationsverfahren werden sich widersprechende Argu-
mente angeführt. Auf der einen Seite wird die Operation nach ALEXANDER-
ADAMS befürwortet, da hierbei sekundäre peritoneale Reizungen, die
zu Adhäsionsbildungen führen könnten, vermeidbar sind, auf der anderen
Seite wird die Notwendigkeit des Einblickes in die Bauchhöhle und die
dadurch mögliche genaue Kontrolle der Tuben — eventuell mit retro-
grader Perflation (BERNHARD) — betont und die Operation nach

Webster-Baldy oder nach Franz bevorzugt. Nicht zuletzt lassen sich beim abdominalen Vorgehen leichte Verwachsungen der Tuben, die sterilitätsbedingenden peritubaren Adhäsionen, beseitigen. Selbstverständlich wird man bei einer Retroflexio fixata auf entzündlicher Grundlage zuerst alle konservativen Heilmaßnahmen ausschöpfen und erst dann operieren, wenn mit völliger Sicherheit das Aufflackern entzündlicher Prozesse ausgeschlossen ist.

Bei **Mißbildungen** des Uterus können operativ Korrekturen ebenfalls angezeigt sein (Strassmann). Meist wird es sich jedoch darum handeln, dadurch eine Infertilität zu beseitigen, also dann zu operieren, wenn sich die Unmöglichkeit zum Austragen einer Gravidität erwiesen hat. Wie zurückhaltend man aber in der Deutung derartiger Befunde sein muß, lehrt folgender Fall.

Eine Frau Ende der Zwanzigerjahre wird bald nach ihrer Heirat schwanger, es kommt zum Abort im 2. Monat. In den folgenden 3 Jahren drei weitere Aborte bei immer etwas längerer Schwangerschaftsdauer. Beim folgenden 5. Abort Mens VI wird ein Uterus bicornis festgestellt. Die nächste Schwangerschaft läuft unter Progesteron-„Schutz" — wie wir heute wissen, mit gänzlich unzulänglichen Dosen — bis zum normalen Ende, in den weiteren Jahren hat die Frau spontan ohne irgendwelche Behandlung weitere 5 Kinder geboren. Hier ist eines der unterentwickelten Uterushörner durch die wiederholten Graviditäten allmählich so ausgewachsen, daß es voll funktionstüchtig wurde.

Ähnliches gilt für die **Hypoplasie**. Man sieht wiederholt, daß sich habituelle Aborte gleichsam als „Therapeuticum" am besten bewähren, um das primär funktionsuntüchtige Organ zum Wachstum anzuregen. Es ist nicht von der Hand zu weisen, daß schon ein regelmäßiger, häufiger Geschlechtsverkehr stimulierend auf die Hypoplasie einwirkt. Die zusätzliche Behandlung mit Follikelhormon ist schwierig (s. S. 39). Um den Zyklus nicht völlig durcheinander zu bringen, empfiehlt es sich, sowohl *Follikelhormon* wie *Progesteron* zyklusgerecht zu geben, und zwar 20 bis 30 mg *Follikelhormon* in der Proliferationsphase und 50 bis 100 mg Progesteron in der Sekretionsphase. Eine Allgemeinbehandlung mit leichtem Sport, Schwimmen, Sol- und Moorbädern u. ä. wird zusätzliche Hilfe leisten. Kommt es zu einer Schwängerung, so ist die Gefahr des habituellen Abortes groß. Hohe Dosen von Follikelhormon — 0,5 bis 2 mg Aethinyloestradiol! (s. S. 64) — werden zwar den Abort nicht mit Sicherheit aufhalten können, dafür aber den Wachstumsimpuls auf den Uterus verstärken. Kaiser und Ufer haben erfolgversprechende Versuche gemacht, den nichtgraviden Uterus mit hohen Hormondosen (pro Woche bis zu 500 mg Oxyprogesteronkapronat zusammen mit 10 mg Oestradiolvalerianat) im Sinne einer „Pseudogravidität" zum Wachstum zu bringen. Ob diese Art der Hypoplasiebehandlung auch für die Dauer erfolgreich ist, muß erst noch die weitere Erfahrung lehren.

Eine therapeutische Beeinflussung der Hypoplasie ist jedoch nur bei jüngeren Frauen zu erwarten. Mit zunehmendem Alter sinken die

Erfolgsaussichten beträchtlich; Ende der zwanziger Jahre oder gar
später ist kein ins Gewicht fallender Effekt mehr zu erhoffen.

Nicht einfach ist die Stellungnahme zur Behandlung bei Myomen
als Ursache der Sterilität. Sind die Frauen jünger, haben sie insbesondere
das 35. Lebensjahr nicht überschritten, sind nur wenige, am besten
nur ein einziger Myomknoten da, sind sie nicht zu groß und liegen andere
Ursachen für die Sterilität nicht vor, so ist es durchaus angezeigt, bei
dringendem Wunsche nach Kindern die Operation in Vorschlag zu bringen,
aber mit dem ausdrücklichen Vorbehalt, daß man vielleicht auf Grund
eines ungünstigen Befundes nach geöffneter Bauchhöhle bei sicherer
Unmöglichkeit einer Konzeption im Interesse der Frau den Uterus wird
absetzen dürfen. Anderseits darf man nicht vergessen, daß bei einem
Viertel aller richtig ausgewählten Fälle steriler Myomträgerinnen nach
der Operation Schwangerschaften eintreten und Geburt und Wochenbett
durch Komplikationen nur ausnahmsweise belastet sind. Ist aber die
Frau etwa 40 Jahre alt oder noch älter, also in einem Lebensabschnitt,
in welchem natürlicherweise die Kurve der Fruchtbarkeit bereits deutlich
abgesunken ist, so ist der Rat zu einer solchen konservativen Myomoperation um so weniger berechtigt, als einerseits die Hoffnung auf
Befruchtung gering, anderseits die Möglichkeit des Rezidivs der Myome
in bedenkliche Nähe gerückt ist. Vor einer konservativen Myomoperation
wegen Sterilität sollte man die Tubendurchgängigkeit prüfen. Denn in
leider nicht wenigen Fällen ist das Myom mit einer Endometriose kombiniert, welche zum interstitiellen Tubenverschluß geführt hat und damit
die eigentliche Sterilitätsursache darstellt.

Beim Tubenverschluß werden je nach der Art des Verschlusses —
uteriner, isthmischer, ampullärer Verschluß, pertubare Abdeckung —
verschiedene Operationsmethoden in Frage kommen können. Eine
genaue Beschreibung der verschiedenen Wege und Möglichkeiten, einschließlich der Anastomosenbildung, Implantation u. ä., erübrigt sich
hier. BERNHARD hat darüber im SEITZ-AMREICH ausführlich berichtet;
bei FIKENTSCHER finden sich viele bemerkenswerte Einzelheiten. Der
Erfolg der Operation hängt naturgemäß weitgehend vom Sitz der Stenose
und ihrer Ausdehnung ab. Viel wird nicht erreicht, aber was erreichbar
ist, ermutigt, auf diesem Wege weiterzugehen. Man wird keiner Frau
zuraten dürfen oder sie gar überreden wollen, eine solche Operation vornehmen zu lassen. Anderseits sind zum Teil die Aussichten auch nicht
allzu schlecht — es werden bei günstig gelagerten Fällen bis zu 10%
Erfolge verzeichnet —, so daß bei sehr starkem Wunsche nach Kindern,
nachgewiesener Fertilität des Mannes und bei jungen Frauen ein Versuch
gerechtfertigt ist. Viel schlechter sind die Aussichten, wenn die Tuben
völlig unbrauchbar sind. Manche versuchen hier, ein Ovar in den Uterus
zu verlegen, doch sind die Erfolge der Transposition des Ovar in den
Uterus (TUFFIER) und anderer Methoden zu gering, um allgemeinere
Anwendung zu finden.

Etwas schwierig ist es, die „Erfolge" der Durchgängigkeitsunter-
suchung zu werten. Wiederholt hat man erlebt, daß nach einer

Perflation oder Salpingographie die ersehnte Schwängerung eintrat. Man hat daher der Pertubation als solcher bereits einen therapeutischen Effekt zugeschrieben. Auch ist es recht einleuchtend, daß der Druck des Gases oder der Kontrastflüssigkeit dünnere Verklebungen lösen und damit eine Durchgängigkeit erzielt werden könnte. Der Verfasser hätte diese These hier überzeugt vertreten, wenn nicht Buxton mit seiner desillusionierenden Arbeit berechtigte Zweifel an der Wirksamkeit der Pertubation geweckt hätte. Von 894 Patientinnen wurden 7,2% innerhalb von 3 Monaten nach der Persufflation schwanger, ohne Persufflation aber von 319 Patientinnen innerhalb des gleichen Zeitraumes 19,5%. Dieses Ergebnis wird zwar praktisch nicht viel ändern, da eine Pertubation schon aus diagnostischen Gründen häufig nicht zu umgehen ist, nur sollte man die therapeutische Wirksamkeit dieser Untersuchungsmethoden mit größerer Skepsis betrachten. Für die Durchführung der Perflation sei noch einmal betont, daß der Gasdruck (am besten CO_2) nicht über 200 mm Hg hinausgehen darf. Normale Tuben lassen das Gas oder die Luft bereits bei etwa 100 mm Hg hindurch. Keinesfalls darf die Durchgängigkeit mit einer Druckerhöhung über 200 mm Hg erzwungen werden. Hierdurch würde nicht nur die Gefahr der Blutung durch Zerreißung einer verschlossenen Tube, sondern auch die Gefahr der Luftembolie heraufbeschworen.

Sowohl eine Pertubation wie auch operative Methoden sind selbstverständlich erst dann angezeigt, wenn Entzündungen längst abgeklungen sind. In unmittelbarem Anschluß an die Behandlung akuter und subakuter Adnexentzündungen (s. S. 194) wird zuerst eine physikalische Behandlung Platz greifen müssen. Hier bewähren sich die genannten Moor- und Solbäder. Wenn es auch unmöglich ist, daß feste bindegewebige Verschlüsse der Eileiter durch eine derartige Therapie zur Lösung kommen, so können wir wohl die Beseitigung leichter endosalpingitischer Verklebungen sowie den Schwund perisalpingitischer Veränderungen erwarten. Mit ihrer Beseitigung werden die Tuben wieder beweglicher und können leichter den Eitransport bewerkstelligen.

Bei Zyklusstörungen, die auch ohne eine gleichzeitig nachweisbare Hypoplasie bestehen können, wird man hormonal behandeln. Zur Therapie der Amenorrhoe wurde im zugehörigen Kapitel alles Notwendige gesagt (s. S. 16ff.). Bei verkürztem Zyklus wirkt sich die Menstruationsverschiebung (s. S. 43) meist auch auf den folgenden Zyklus aus, indem bei diesem die Proliferationsphase verlängert ist. Die sorgfältig geführte Basaltemperaturkurve läßt nicht nur die Zyklusstörung als solche erkennen, sondern erlaubt auch eine Kontrolle des Behandlungseffektes. Bei verkürzter Lutealphase sind Gaben von 50 bis 100 mg *Progesteron* oftmals geeignet, die Schleimhaut im Endometrium so lange zu erhalten, bis das Ei zur Nidation kommt. Auch *Choriongonadotropingaben* sollen die Funktionsdauer des Corpus luteum verlängern können. Eine Stimulierung des Corpus luteum über die Hypophyse wird versucht (Rock), indem nach der Ovulation täglich 0,25 mg *Diaethylstilboestrol* oder 0,05 mg *Aethinyloestra-*

diol zusammen mit 250 mg *Pregneninolon* peroral jeden Tag gegeben werden. Follikelhormongaben in der Proliferationsphase sollen ebenfalls in einigen Fällen zu einer vermehrten LH-Ausschüttung und damit zu einer verlängerten Corpus-luteum-Funktion führen. Der anovulatorische Zyklus ist schwer zu beeinflussen, da es nicht mit Sicherheit möglich ist, medikamentös eine Ovulation auszulösen. Als ,,Entlösungseffekt'' wird eine Gabe von 10 bis 20 mg *Oestradiolester*, am 12. bis 14. Zyklustage gegeben, zur Ovulation führen können (OBER). Mit kurzfristiger *Progesteron*gabe zur gleichen Zeit (PFEIFFER) soll ebenfalls die Ovulation auslösbar sein. Manchmal scheint schon eine Dehnung der Cervix oder eine Strichcurettage stimulierend zu wirken. Daß aber auch bei Zyklusstörungen Ursache und Wirkung mit Reserve zu beurteilen sind, konnte wiederum BUXTON belegen. Von 147 behandelten Patientinnen mit ovarieller Dysfunktion wurden 15,6% innerhalb der folgenden 3 Monate gravide, von 97 unbehandelt gebliebenen waren es in der gleichen Zeit 15,5%. Mit späteren Graviditäten zusammen wurden die Behandelten zu 31,3% schwanger, die Unbehandelten zu 51,2%, obwohl bei allen Fällen eine Therapie für erforderlich gehalten wurde, bei den unbehandelt Gebliebenen nur rein zufällig dadurch unterblieb, daß bei manchen die Gravidität einsetzte, ehe die Behandlung begonnen werden konnte, bzw. die Patientinnen sich zu einer solchen Behandlung nicht entschlossen hatten. Dieses Ergebnis ist aber gar nicht so verwunderlich, denn es ist ja bekannt, daß z. B. anovulatorische Zyklen äußerst selten regelmäßig aufeinanderfolgen, falls es sich um Frauen zwischen 20 und 35 Jahren handelt (OBER); auch andere Zyklusstörungen bestehen häufig nur zeitweilig.

Zeigt das Cervixsekret keine genügende Dünnflüssigkeit, so kann die Sekretionsanomalie durch eine Follikelhormongabe beeinflußt werden. Man gibt 0,01 bis 0,02 *Aethinyloestradiol* für 5 bis 6 Tage, beginnt 2 bis 3 Tage vor dem erwarteten Ovulationstermin und 1 Tag vor der ersten empfohlenen Kohabitation. GRÜNBERGER gibt statt Aethinyloestradiol 5mal 2 mg *Dienoestrol* oder 2mal 2 Tabletten *Retalon* für 6 Tage.

Bei allen Sterilitätsbehandlungen ist die Beratung über die fruchtbaren Tage ein wesentliches ,,Therapeuticum''. Zur Feststellung des Ovulationstermins ist im vorangegangenen das Nötige bereits gesagt worden. Mag eine Sterilitätsbehandlung erforderlich, angezeigt oder wünschenswert sein oder nicht, zusätzlich ist es immer notwendig, für die Kohabitationen das Konzeptionsoptimum zu berücksichtigen. Der Streit um die KNAUSsche Regel geht letzten Endes um die Bestimmung der unfruchtbaren Tage und die Zuverlässigkeit dieser Begrenzung. Allgemein wird das ,,Konzeptionsoptimum'' anerkannt, was für die Sterilitätsberatung die größte Bedeutung hat. Will oder kann man die Messung der Basaltemperatur nicht durchführen — sie bedeutet eine ungleich höhere Sicherheit —, so bleibt nichts anderes übrig, als sich der KNAUSschen Regel (s. S. 356) zu bedienen. Sind die Empfängnistage erkannt, so müssen die Kohabitationen darauf abgestellt werden. Die Häufigkeit der Kohabitationen muß sich selbstverständlich nach der

Anzahl der errechneten Empfängnistage richten, unter denen naturgemäß nur an einem Tage die Ovulation zu erwarten ist. Bei den wiederholten Basaltemperaturmessungen zeigt der Anstieg der Temperatur die Bildung von Progesteron im Corpus luteum und damit die erfolgte Ovulation an. Die Ovulation selbst kann am Temperaturtief oder an den beiden Vortagen, möglicherweise auch am 1. Tage des Temperaturanstieges eintreten. Ist die Morgentemperatur 3 Tage lang hoch geblieben, so kann kein befruchtungsfähiges Ei mehr vorhanden sein, spätere Kohabitationen führen daher auch zu keiner Schwängerung. Diese prämenstruelle Periode kann mit größter Sicherheit als unfruchtbar gelten. Eine unfruchtbare Zeit ist zwar auch vor der Ovulation, unmittelbar postmenstruell gegeben, sie ist aber nicht so genau bestimmbar. Einmal läßt sich immer nur im Annäherungswert die Zeit der zu erwartenden Ovulation bestimmen, zum anderen kann es durch die beschriebene Möglichkeit der provozierten Vorverlegung der Ovulation schon einige Tage vor der errechneten Empfängniszeit zur Befruchtung kommen. Wie die in großer Zahl vorliegenden Morgentemperaturkurven zeigen, ist diese Vorverlegung aber ein sehr seltenes Ereignis. Auch die zahlreichen Berichte über die Ergebnisse mit der Methode KNAUS-OGINO beweisen, welche fundamentale Erkenntnis ihr zugrunde liegt. Sehr aufschlußreich ist eine Auswertung von OCKEL. Dieser Frankfurter Gynäkologe ist einmal systematisch den „Versagern" der KNAUSschen Regel nachgegangen. Er konnte Aufzeichnungen von 85 fruchtbaren Paaren sammeln. Von diesen hatten 60 (70,6%) keine Versager, bei 22 Paaren fanden sich Berechnungsfehler, falsch oder zu kurz geführte Menstruationskalender, Kohabitationen mit „sicheren" Verhütungsmitteln während der fruchtbaren Tage; nur bei 3 Paaren (3,5%) fanden sich fragwürdige, nicht genau zu klärende Versager. Deutlicher wird das Bild, wenn man die Zahl der Kohabitationen zugrunde legt. Auf 15 755 Kohabitationen kamen 31 (0,2%) unerwünschte Schwangerschaften, von denen 15 nachweisbar und 13 wahrscheinlich schuldhafte Versager, nur 3 (0,02%) fragliche Versager waren. Ein völlig einwandfreier Versager wurde dagegen überhaupt nicht gefunden.

Der große Fragenkomplex der Empfängnisverhütung mit allen religiösen, ethischen, moralischen, bevölkerungspolitischen und erst in zweiter Linie medizinischen Gesichtspunkten kann hier nicht abgehandelt werden. Es sei hierzu auf den vorzüglichen Handbuchartikel von GESENIUS im SEITZ-AMREICH hingewiesen. Man sollte aber bei dem im Grunde recht überflüssigen Streit über die Methode von KNAUS-OGINO eines überlegen: Die Bestimmung der fruchtbaren und unfruchtbaren Tage soll und will ja kein Freibrief für eine sittliche und moralische Zügellosigkeit sein. Sie ist aber sehr wohl geeignet, die Geburtenzahl zu dirigieren, ohne dabei religiöse oder sonstige Konfliktssituationen zu schaffen. Nicht zuletzt ist die KNAUSsche Regel — um damit wieder auf das eigentliche Thema zurückzukommen — ein wichtiges Hilfsmittel für die Sterilitätsbehandlung. GRÜNBERGER gelang es unter seinen Sterilitätsbehandlungen, allein bei 15 von 63 Fällen eine Schwängerung nur durch die Beratung über die Empfängnistage zu erreichen. Von ihm wird unmittelbar postmenstruell eine Karenz empfohlen und dann um den Ovulationstermin herum zu Kohabitationen entweder täglich oder mit einem Tag als Intervall geraten. Im allgemeinen genügen 3 bis 4 Kohabitationen, doch können auch je nach der Zyklusschwankung 5 bis 6 Kohabitationen nötig sein.

Besteht keine Kohabitationsmöglichkeit, so kann die künstliche Befruchtung erwogen werden. Die homologe Befruchtung mit dem Samen des Ehemannes wird von den meisten als ein vertretbares Verfahren angesehen, um bei einer Impotentia coeundi, bei Mißbildungen des Penis oder sonstigen Kohabitationsschwierigkeiten, eventuell bei Verlegung der Samenwege durch entzündliche oder traumatische Prozesse, in Sonderfällen auch bei Dyspareunie, Vaginismus, Samenreflux aus der Scheide, die Befruchtung zu ermöglichen. Am sichersten sind die Erfolge, wenn ein durch Masturbation gewonnener Samen verwendet wird. Weitaus schlechter und von manchen als unbrauchbar abgelehnt ist die Verwendung von Hodenpunktaten, denen die stimulierenden Impulse der akzessorischen Drüsen fehlen. Versucht man bei einer Obliterationsazoospermie das Hodenpunktat zu verwenden — natürlich nur, wenn es bewegliche Spermien enthält —, so wird zur Verdünnung eine *5%ige Traubenzuckerlösung* hinzugegeben. MOENCH rät zu folgendem Vorgehen: Vom Ejakulat wird eine kleine Menge in den Cervicalkanal ohne Druck injiziert, der Rest wird intravaginal im hinteren Scheidengewölbe deponiert. Die Frau bleibt mit erhöhtem Gesäß 20 bis 30 Minuten ruhig liegen und die ganze Prozedur wird 2- bis 3mal mit 48stündigen Pausen wiederholt. MOENCH gibt eine 50%ige Erfolgschance an und warnt vor einer intrauterinen Samenapplikation, da sie unphysiologisch und in Hinblick auf die Infektionsgefährdung nicht unbedenklich sei. Voraussetzung für die künstliche Befruchtung ist selbstverständlich ein normales inneres Genitale der Frau mit nachgewiesener Durchgängigkeit der Tuben.

Stehen der künstlichen homologen Befruchtung schon erhebliche Bedenken entgegen, die ein solches Vorgehen nur bei äußerst sorgfältig zu prüfenden Sonderfällen diskutierbar erscheinen läßt, so wird das Problem noch fragwürdiger bei der heterologen Befruchtung, der Verwendung von Spendersamen eines Fremden. Selbst wenn die selbstverständliche Diskretion über diesen sorgfältig ausgesuchten Spender gewahrt bleibt, so ist ein solches Verfahren doch nicht nur mit den größten Bedenken in religiöser, moralischer und ethischer Hinsicht belastet, sondern auch in juristischer Hinsicht ungeklärt. Die Technik der Insemination ist natürlich die gleiche.

Man sollte nicht vergessen, daß ein unbezähmbarer Wunsch nach Kindern auch auf eine andere Art und Weise zu befriedigen ist, nämlich durch die Adoption. Die Adoption sollte zumindest dann reiflich in Erwägung gezogen werden, wenn nur eine heterologe künstliche Befruchtung möglich wäre bzw. wenn die Sterilitätsursache eindeutig in einem unbehebbaren Leiden bei der Frau liegt. Die Erfahrungen, die so vielfältig mit der Adoption gemacht wurden, sind so gut, daß man berechtigt ist, Ehepaare, denen eigene Kinder versagt blieben, auf diese Möglichkeit ausdrücklich hinzuweisen.

Hier verdient zum Schluß ein völlig ungeklärtes Phänomen erwähnt zu werden. So berichtete VÖGE, auch TSCHERNE, daß Frauen, die sich nach langen, vergeblichen Sterilitätsbehandlungen entschlossen, ein Kind zu adoptieren, kurze Zeit danach selbst schwanger wurden. Es möge dahingestellt bleiben, ob tatsächlich der „Anteil einer seelischen Ausgeglichenheit für die Regulation des Follikelsprunges" groß ist — bei mehreren Fällen von TSCHERNE und STAUDER trat die Sterilität nach dem Tode des ersten Kindes ein und bei der Frau fand sich ein anovulatorischer Zyklus —, der „Auslösungseffekt" durch die Adoption bleibt merkwürdig. TSCHERNE meint, daß es in einigen Fällen auch ausreichen würde, der Frau diese Beziehungen zwischen seelischer Erschütterung und ovarieller Funktion klarzumachen. In anderen Fällen waren die ursächlichen Beziehungen nicht so einfach gelagert, auch nicht immer mit einem anovulatorischen Zyklus behaftet, so daß STAUDER das ganze Rüstzeug der Tiefenpsychologie anwenden mußte, um die seelische Bedingtheit der Sterilität zu ergründen. Die Beseitigung der Sterilität gelang STAUDER entweder durch psychotherapeutische Behandlung der bestehenden Neurose oder durch ein der Adoption ähnliches Vorgehen; es wurde nämlich der Patientin eindeutig gesagt, daß für die nächsten Jahre eine Konzeption unmöglich sei. Die bald darauf eintretende Schwangerschaft spricht dafür, daß der bewußte Verzicht auf ein Kind eine „angespannte Versteifung auf baldigste Konzeption" beseitigte. Um Mißverständnisse zu vermeiden, sei betont, daß derartige Beeinflussungsversuche nur in die Hand eines erfahrenen Psychotherapeuten gehören, mit simpler Persuasion ist nichts getan, aber oft viel unrettbar zerstört. Diese noch recht unklaren Beziehungen wurden hier einmal erwähnt, da sie in dem einen oder anderen Falle zur Therapie der Sterilität von Nutzen sein können, zum anderen erklären derartige Reaktionen vielleicht so manchen Therapie-„Erfolg" mit irgendwelchen Medikamenten, wo ein direkter kausaler Zusammenhang recht unwahrscheinlich ist.

Richtlinien zur Behandlung
der wichtigsten Krankheiten der Harnwege

Die Krankheiten der Harnwege sind zu einem großen Teil so eng mit Erkrankungen der weiblichen Genitalorgane verknüpft, daß eine scharfe Trennung in Gynäkologie und Urologie gar nicht möglich ist. Schon die engen anatomischen Beziehungen zwischen Urethra, Blase und Ureteren mit dem weiblichen Genitale zwingen den Gynäkologen, sich mit derartigen Erkrankungen, Verletzungen und Mißbildungen zu beschäftigen. Denkt man weiterhin an die schwangerschaftsbedingten Erkrankungen des Nierenbeckens und der Niere selbst, an die Urämie im Endstadium eines Genitalcarcinoms, so wird auch hier der fließende

Übergang zu medizinischen Nachbargebieten deutlich. Im Rahmen dieses Buches wird sich die Besprechung der einzelnen Krankheitsbilder jedoch auf ein engeres Teilgebiet beschränken müssen; denn einmal erfordert schon die Diagnose vieler Erkrankungen die speziellen urologischen Untersuchungsmethoden, über die der praktische Arzt nicht und der praktizierende Gynäkologe selten verfügt, zum anderen sind oftmals besondere operative Maßnahmen erforderlich, die hier nicht geschildert werden können.

Urethritis und Cystitis

Die gonorrhoischen Urethritiden stellten früher die häufigste Art der entzündlichen Erkrankungen der Harnröhre dar. Durch die Chemotherapie hat sich das Bild völlig geändert. Es sind nicht allein die Erfolgsaussichten einer Gonorrhoebehandlung (s. S. 162) erheblich verbessert worden, sondern die schnelle Heilbarkeit hat auch die Anzahl frischer gonorrhoischer Infekte auf ein Minimum herabgedrückt. Bei den an sich seltenen Urethritiden sind daher unspezifische Entzündungen, durch Streptokokken, Staphylokokken, E. coli und nicht zuletzt durch Trichomonaden, heutzutage weit häufiger zu beobachten. Auf jene Urethritiden sei noch hingewiesen, die im Anschluß an die Defloration auftreten und sich ebenfalls durch Brennen beim Wasserlassen äußern. Diese meist durch E. coli erzeugten „Deflorationskatarrhe" der Urethra und Blase sind anamnestisch insofern belangvoll, als die Angaben der Patientin, daß sie bald nach der Hochzeit an einem Blasenkatarrh erkrankt sei, keineswegs immer ein Beweis für eine um diese Zeit acquirierte Gonorrhoe sein müssen. Ein recht bedenklicher, immer wieder beobachteter Fehler ist es, daß die Urethritis übersehen und aus dem Bild eines trüben Harns, der an sich nichts besagt, eine Cystitis diagnostiziert wird. Man muß sich vorher die Harnröhre anschauen. Oft quillt schon aus ihrer verschwollenen und geröteten Mündung der Eiter hervor, aber auch durch das Ausstreifen der Harnröhre von der Scheide her mit dem Zeigefinger gegen den von oben her die Harnröhre fixierenden Daumen kann man Eiter auspressen und damit die Diagnose der Harnröhren- und nicht der Blasenentzündung stellen. Bei dieser Harnröhrenentzündung ist im akuten Zustand, wie immer wieder betont werden muß, ohne daß dieser Hinweis auch befolgt würde, der Katheterismus falsch. Es ist weniger die Verschleppung von Keimen in die Harnblase, die zu befürchten ist und die immer als die große Gefahr der Katheterung hingestellt wird. Viel wichtiger ist die Vermeidung einer mechanischen Läsion, welche für eine Keimansiedlung erst den Boden bereitet, während die normale, unverletzte Blasenschleimhaut gegen eine Infektion sehr widerstandsfähig ist. Werden solche Läsionen bei der Katheterung durch geeignete Katheter und eine richtige Technik beim Einführen des Katheters vermieden, so kann man nach Operationen, im Wochenbett usw. ohne Gefahr katheterisieren. Hier aber, bei der Urethritis, findet sich eine entzündlich verschwollene, äußerst vulnerable Schleimhaut, wobei die Schwellung sich fast immer bis auf den Blasenhals erstreckt.

Bei diesen Verhältnissen wäre auch bei gekonnter Katheterung eine mechanische Läsion unvermeidbar und daher ist in diesen Fällen der Katheter fehl am Platz.

Als Ursache einer Cystitis steht die Ausbreitung entzündlicher Prozesse von den Adnexen, Beckenexsudaten, ebenso wie die hämatogene und die lymphogene Keimverschleppung im Hintergrund. Wir haben es vielmehr in der Mehrzahl der Fälle mit aufsteigenden Infektionen, meist durch E. coli, und nur bei primärer Erkrankung der Niere, wovon die Tuberkulose das bezeichnendste Beispiel ist, mit einer absteigenden Infektion zu tun. Außer dem ungeschickten Katheterismus sind es Unreinlichkeiten, masturbatorische Akte, Fluores, die bei einer Schwächung des Körpers die Infektion hinauftragen. Bei alten Frauen ist die Gelegenheit zur aufsteigenden Infektion der Blase infolge der senilen Involution des Genitale, derzufolge es zum mangelnden Verschluß der Urethra kommen kann, größer; auch wird eine Verschleppung von Schmutz vom After nach der Urethra infolge der Indolenz des Alters beobachtet (STOECKEL).

Beachtenswert ist die Erfahrung von WILDBOLZ, daß sich häufig rezidivierende Cystitiden bei Frauen finden, bei denen eine zu ausgiebige Scheidenplastik gemacht wurde. Daraus resultiert ein so hoher Damm, daß eine Art Nische an der hinteren Kommissur entsteht, in die der Harnstrahl sich ergießt. Von dem stagnierenden Sekret kann es leicht zur Infektion der Blase kommen.

Sicher ist auch, daß unter dem Einfluß einer Erkältung infolge Durchblutungsstörungen vorhandene Bakterien gerade bei der Frau leichter den Weg nach aufwärts finden. Jeder kennt das Krankheitsbild der durch schmerzhafte, häufige Entleerung eitrigen Harnes charakterisierten Cystitis. Fieber ist oft, namentlich im Anfang, eine Begleiterscheinung, das übrigens bald zurückgeht. Die Schmerzen und der Harndrang nehmen ab, der Urin bleibt weiter eitrig. Die Cystitis ist nicht schwer zu erkennen. Ihre Behandlung ist ein dankbares Feld der Betätigung für den praktischen Arzt. Wenn man sich nicht der Zweigläserprobe, sondern der Mehrgläserprobe nach STOECKEL bedient und sich vorher die Urethra genau betrachtet, kann man sehr wohl zwischen Urethritis und Cystitis unterscheiden. Sieht man nämlich, daß bei einem in 3 oder 4 Absätzen gelassenen Urin der Eitergehalt von Probe zu Probe immer geringer wird, daß er gar vielleicht nur in der ersten Probe vorhanden ist, dann liegt eine Urethritis vor und der Katheter wird nicht benutzt. Bleibt der Eitergehalt gleich oder wird er gar in den späteren Proben stärker, dann stammt die Eiterung aus der Blase oder sogar aus dem Nierenbecken.

Zur Sekretentnahme aus der Urethra nimmt man am besten einen dünnen Watteträger, um Verletzungen der Schleimhaut zu vermeiden. Eine Urethroskopie ist ebenso wie die Katheterung im akuten Stadium der Urethritis wegen der leichten Verletzlichkeit der entzündlich verschwollenen Schleimhaut und nicht zuletzt wegen der bestehenden Schmerzempfindlichkeit zu unterlassen. Bei chronischen Entzündungen dagegen ist sie erforderlich, um Narben — Strikturen und Stenosen —

erkennen zu können. Auch eine Cystoskopie wird immer erforderlich sein, da bei solchen chronisch entzündlichen Harnröhrenprozessen meist eine auf den Blasenhals lokalisierte Cystitis trigoni besteht. Derartige Erkrankungen des Blasenhalses — auch als Cystitis colli, Trigonitis, Cystopathie bezeichnet — sind in ihrer Genese recht verschieden. Neben den echten entzündlichen Reaktionen bei chronischen Infekten der Urethra, der SKENEschen Drüsen oder bei paraurethralen Abszessen gibt es das Krankheitsbild der „nervösen Reizblase", der „irritable bladder". Hier findet sich bei der urologischen Untersuchung ein normaler Befund, der Harn ist klar, dabei bestehen aber häufige Miktionen, ein dauernder schmerzhafter Harndrang. Der plötzliche, unaufhaltbare Harndrang, die „imperative" Miktion, kann zum Einnässen führen und damit dieses Krankheitsbild als Inkontinenz mißdeuten lassen. Ursache dieser Störung ist eine Übererregbarkeit des Detrusor, die sich im Cystometrogramm erkennen läßt und damit diese Reizblasen gegenüber rein psychopathischen und neurotischen Zuständen abgrenzt (LAPIDES, DODSON, SCHMIEDT u. a.). Bei der „Kaltfußdysurie", der Cystitis refrigeratoria, kommt es durch den Kältereiz gleichfalls zu einer reflektorischen Hypertonie des Blasenwandmuskels. Bei den „cystitischen" Beschwerden der klimakterischen Frauen scheint der Follikelhormonmangel ursächlich wirksam zu werden. Man nimmt an, daß die Schleimhaut im Trigonumbereich auf hormonale Impulse ähnlich der Vagina reagiert.

Verbietet sich bei der akuten Cystitis eine instrumentelle cystoskopische Untersuchung in den meisten Fällen schon wegen der erheblichen Schmerzhaftigkeit bei jeder Berührung oder bei der Füllung der Blase, so ist die Cystoskopie bei allen subakuten bis chronischen Blasenleiden unumgänglich. Nicht zuletzt sind bei der Frau gerade Fremdkörper in der Blase nicht so sehr selten — sie verlieren sich meist bei masturbatorischen Manipulationen leicht durch die clitorisnahe kurze Urethra in die Blase — und unterhalten eine jeder Behandlung trotzende Entzündung.

Die Behandlung der entzündlichen Erkrankungen der Harnwege hat durch die Einführung der Sulfonamide und Antibiotica einen ähnlichen Wandel erfahren wie die der anderen Infekte auch. So sind manche der früher beliebten Präparate heute verlassen und nicht mehr erhältlich, wie z. B. das *Salol*, andere dagegen, wie *Hexamethylentetramin* und die *Mandelsäurepräparate*, haben sich weiter erhalten. Das liegt daran, daß es mit diesen älteren Präparaten zusammen mit Bettruhe, Wärme und Blasentee bei den meist blanden Infekten eigentlich immer gelingt, eine Abheilung zu erreichen. Nur bei schwereren Infekten und bei Infekten des Nierenbeckens wird man unverzüglich zur Chemotherapie greifen. Antibiotica sind nur selten indiziert. Natürlich wird eine gonorrhoische Urethritis sofort mit Penicillin behandelt, aber andere Entzündungen entstehen häufig durch eine Infektion mit E. coli, gegen die Penicillin unwirksam ist. Als häufigste Erreger finden sich nach WAGNER und HEILMEYER Keime der Coligruppe zu 60 bis 75%, Enterokokken zu etwa 20 bis 40%, von Staphylokokken besonders Staph.

albus zu 15 bis 30%. Proteus vulgaris, Ps. aeruginosa usw. sind bei akuten Infekten seltener. Andere Antibiotica, vor allem die Tetracycline, das Chloramphynicol (s. hierzu S. 148ff.) sind in der Regel nicht erforderlich und wegen der Gefahr, eine allgemeine Keimresistenz zu fördern, möglichst zu vermeiden. Sehr gut bei allen Infekten der Harnwege ist dagegen mit den Sulfonamiden auszukommen, die, mit dem Harn ausgeschieden, dort eine sehr gute und hochwirksame Konzentration gestatten. Die neueren Präparate (*Andal, Aristamid, Dosulfin, Elkosin, Euvernil, Gantrisin, Pluriseptal, Protocid* u. ä.) sind gut verträglich und zeigen eine günstige Löslichkeit. Die Antibiotica können daher auf ausgesprochene Sonderfälle beschränkt werden. Selbstverständlich wird man eine Sekretuntersuchung und eine Identifizierung der vorhandenen Keime sowie eine Resistenzbestimmung nicht umgehen können, zumindest dann nicht, wenn die Entzündung unter der zusätzlich notwendigen Allgemeinbehandlung mit und ohne Sulfonamide nicht in wenigen Tagen zurückgeht.

Bei allen Infekten der Harnwege ist immer zuerst einmal eine strikte Bettruhe anzuordnen. Gerade hier stößt man oft auf Schwierigkeiten, da die Patientinnen in ihrem Allgemeinbefinden meist nicht so sehr gestört sind, daß sie eine Bettruhe für notwendig erachten. Im Bett ist auch eine Wärmeapplikation am besten durchführbar. Man nimmt entweder feuchtwarme Packungen, die 4mal täglich für 30 Minuten gegeben werden, und lindert somit die oftmals bestehenden Blasenkrämpfe. Auch *Kataplasmen mit Leinsamen* (Bereitung s. S. 192) oder mit *Kamillen*, ein feuchtwarmes Tuch mit einem trockenen bedeckt, und darüber ein Warmwasserkissen oder dieses allein, daneben noch ein zweites Warmwasserkissen an den Füßen, lindern die Schmerzen ausgezeichnet. Heiße Sitzbäder (38 bis 40° C, 15 Minuten Dauer) können empfohlen werden, wenn sofort danach das vorgewärmte Bett aufgesucht wird. Eine gleichzeitig bestehende Obstipation ist zu beseitigen, auch muß im weiteren Verlauf auf geregelten Stuhlgang geachtet werden.

Eine wichtige Frage ist die zu verordnende Trinkmenge. Auf der einen Seite erscheint es zweckmäßig, die Blase kräftig durchzuspülen, auf der anderen Seite möchte man das entzündete Organ lieber ruhigstellen und die häufigen und schmerzhaften Miktionen mindern. So hat man früher teils große Trinkmengen, teils kleinste Flüssigkeitsmengen zur Cystitisbehandlung empfohlen. Es dürfte am besten sein, dem ersten Rate zu folgen und viel Flüssigkeit, 2 bis 3 Liter am Tage, zu verordnen. Der Grund ist leicht einzusehen. Eine absolute Ruhigstellung der Blase ist gar nicht möglich; kleine Trinkmengen führen aber zu einem sehr hochgestellten, konzentrierten Harn, der außerordentlich beißend und reizend schon auf die normale Schleimhaut, in weit größerem Maße aber auf die entzündete Schleimhaut wirkt. Ein niedrig gestellter Harn dagegen reizt die Schleimhaut nicht. Sollte die häufigere Miktion anfänglich unangenehm sein, so läßt sich dies mit den noch zu benennenden schmerzlindernden Mitteln leicht kupieren.

Von den Teesorten, die getrunken werden, stehen seit altersher der *Bärentrauben-* und *Bruchkrauttee*, nebstdem der *Wacholdertee* in hohem

Ansehen. Man nimmt von *Folia Uvae ursi* und *Herba Herniarum* aa 1 Eßlöffel und bereitet daraus durch 3 Minuten Kochen und kurzes Ziehenlassen einen Tee, ebenso aus *Fructus Juniperi*. Man verordnet etwa

> **115.** Herb. Herniar.
> Fol. Uv. urs.......... aa 50,0
> D. S. 1 Eßlöffel auf 1 Tasse Tee (bis
> 4 Tassen am Tage)

oder

> **116.** Fol. Uv. urs.
> Herb. Herniar.
> Fol. Bucco
> Herb. Chenopod. ..... aa 20,0
> D. S. 1 Eßlöffel auf 1 Tasse Tee 3mal
> täglich.

Mineralwässer sind ein beliebtes Mittel bei den verschiedenen Erkrankungen der Harnwege. Diese natürlichen Quellen sind zum großen Teil auch abgefüllt zu erhalten und ermöglichen damit auch eine Kur zu Hause. Bei der Verordnung ist sorgfältig darauf zu achten, ob die Quellen den Harn säuern oder alkalisch machen. Viel gebraucht für Trinkkuren sind die schwach alkalischen Quellen von Neuenahr oder Salzbrunn, starke alkalische Quellen sind Fachingen, Bilin, Vichy. Die erdigen Quellen bedingen je nach der Quantität, in der sie genommen werden, eine unterschiedliche Harnreaktion. Alkalisierend wirken sie nur, wenn täglich große Mengen getrunken werden; bei kleineren Trinkmengen, auch wiederholt am Tage, wird der Harn sauer. Bekannt sind von diesen calcium-carbonathaltigen Wässern die Wildunger Georg-Viktor- und die Helenen-Quelle, die Driburger Caspar-Heinrich-Quelle, Treinacher Hirschquelle, Bad Neuenahrer Sprudel, Peterstaler Sophienquelle, Überkinger Adelheidquelle u. a.

Bei den Infekten der Harnwege ist nicht nur allein aus den noch zu nennenden Gründen auf eine entsprechende Harnreaktion zu achten. Gleichzeitig mit der Reaktionsänderung wird für die Keime ein ungünstiges Milieu geschaffen, das ihnen ein weiteres Wachstum erschwert. Da die meisten Infekte den normalerweise amphoteren bis schwach sauren Harn alkalisieren, ist hier die Säuerung günstig. Nicht immer findet sich aber ein alkalischer Harn, Infekte mit Tuberkelbakterien, manche mit E. coli können auch den Harn säuern, so daß hier eine Alkalisierung besser wäre. Am sichersten geht man so vor, daß man jeweils die Harnreaktion vorher prüft und dementsprechend Wässer, Medikamente und nicht zuletzt die Ernährung wählt. Es sei in diesem Zusammenhang erwähnt, daß bei Sulfonamidgaben eine Alkalisierung immer besser ist, wenn auch die moderneren Mittel im neutralen Harn gut löslich sind. Jedoch Säuerung und Sulfonamide vertragen sich nicht miteinander.

Für die medikamentöse Behandlung kommen einmal die *Hexamethylentetramin*-Präparate in Frage. Man verschreibt am billigsten

> **117.** Tabul. Hexamethylen-
> tetramini................. 0,5
> D. Tal. dos. Nr. XX
> S. 4mal täglich 1 Tablette zu nehmen

oder

118. Acidi phosphorici   6,0
Hexamethylentetramini . .   8,0
Aqu. dest. ad 200,0
M. D. S. 3mal täglich 1 Eßlöffel voll
zu nehmen,

womit der alkalische Harn durch den Phosphorsäurezusatz gleichzeitig gesäuert wird. Als Fabrikpräparat ist das *Urotropin* bekannt und auch zur intravenösen Gabe — je 5 ccm der 40%igen Lösung — geeignet. Weitere Hexamethylentetramin-Präparate, wie *Arctuvan, Amphotropin, Buccosperin* (auch zur längeren Behandlung geeignet), *Cylotropin, Cystopurin, Uro-Med* u. a., enthalten bereits ansäuernde Zusätze. Es ist eine geradezu reflektorische Handlung vieler Ärzte, daß sie bei der Diagnose Cystitis einerseits sofort Urotropin verordnen, anderseits Alkalitherapie betreiben. Nun ist die Wirkung des Hexamethylentetramin an einen sauren Harn gebunden und bei alkalischer Reaktion ist es unwirksam, weil dann das bakterizide Formalin nicht abgespalten wird. Man darf also Hexamethylentetramin nur geben, indem man gleichzeitig für die Harnsäuerung sorgt. Dies geschieht durch *Phosphor-* und *Salzsäure*, nicht aber durch Trinkenlassen alkalischer Wässer. Man verschreibt das obengenannte Rp. Nr. 118 oder verordnet zusätzlich von *Acid. hydrochlor. dilut.* 3mal täglich 20 Tropfen oder man gibt

119. Acid. phosphor.   5,0
Sir. Rubi Id.   20,0
Aqu. ad 150,0
D. S. Dreistündlich 1 Eßlöffel

oder

120. Ammon. chlorat.   6,0
Sir. simpl.   30,0
Aqu. ad 150,0
D. S. Dreistündlich 1 Eßlöffel.

Angenehmer zu nehmen ist das *Gelamon*, von dem jede Tablette 0,4 *Ammon. chlorat.* enthält. Pro Tag gibt man 10 bis 20 Dragees in 3 Einzeldosen.

Die weiteren Hexamethylentetramin-Präparate säuern den Harn bereits durch die beigegebenen Zusatzmittel an, jedoch ist auch hier auf eine weitere Säuerung durch ansäuernde Speisen zu achten. Man gibt hierzu Fleisch, Fisch, Schwarzbrot, Reis und verbietet den Genuß von Milch, Eiern, Obst, Weißbrot, Hülsenfrüchten. Erdige — calciumcarbonathaltige — Mineralwässer können in kleinen Mengen gegeben werden, nicht dagegen alkalische Wässer (BOSHAMER). Viele Urologen lehnen die Gabe von Hexamethylentetramin gänzlich ab. Nach ALKEN ist bei der üblichen Dosierung von 3- bis 5mal täglich 0,5 g die desinfizierende Wirkung gleich Null. Tagesdosen von 3 bis 4 g Hexamethylentetramin dagegen reizen so stark, daß es zu Blasentenesmen und zur Hämaturie kommt.

Bei gleichzeitig saurer Diät sind die gut verträglichen Mandelsäurepräparate mit Recht beliebt. Man gibt von *Mandelat* oder *Mancitrop* 3- bis 6- bis 9mal täglich 1 Teelöffel voll.

Auch mit weiteren Mitteln kann bei der unspezifischen Cystitis behandelt werden. Hierzu eignen sich einmal die Akridinfarbstoffe. Von $1^0/_{00}$igem *Rivanol* verordnet man intravenös täglich 20 bis 50 ccm, von 2%igem *Trypaflavin* 5 bis 20 ccm. Auch die Azofarbstoffe kommen in Betracht. *Neotropin* oder *Pyridium* werden mit 1 bis 2 Tabletten zu 0,1 g täglich peroral verabfolgt. *Neosalvarsan* — nach BOSHAMER mit 0,15 bis 0,3 alle 2 Tage, insgesamt 6 Injektionen — oder *Spirocid* — 4 Tage lang je 2mal 1 Tablette zu 0,25 g mit Wiederholung nach 4tägiger Pause — sind bei Kokkeninfekten manchmal nützlich.

Besonders im Winter und in Zeiten, in denen sich Grippe- und Anginaepidemien häufig einstellen, sind Cystitiden an der Tagesordnung, die mit heftigstem Harndrang, Schmerzen, blutiger Verfärbung des Urins, besonders in den letzten Tropfen, einhergehen. Sie sprechen auf Urotropinmedikation mit noch heftigeren Schmerzen und Vermehrung des Harndranges an. Hier ist das Urotropin durchaus nicht angezeigt, vielmehr bildet die Alkalitherapie eine ausgezeichnete, auch die Schmerzen lindernde Methode. Der saure Harn ist es, den wir hier alkalisch umstimmen wollen, am besten durch folgendes Rezept:

> **121.** Natr. bicarbon.
> Magnes. ust.
> Natr. citric. . . . . aa 15,0
> D. S. 3mal täglich einen gestrichenen
> Kaffeelöffel voll

oder durch Darreichung von 4mal täglich 1 Messerspitze *Natr. bicarbon.* allein. Saure Diät ist zu vermeiden, vielmehr eine aus Milch, Mehlspeisen, Obst, Gemüse und Kompotten bestehende alkalische Diät zu verordnen. Hier sind auch die genannten alkalischen Mineralwässer von ausgezeichneter Wirkung. Recht beliebt ist eine „Schaukeldiät" gewesen, bei der im Wechsel von 3 bis 4 Tagen säuernde und alkalisierende Speisen und Flüssigkeiten mit den dazu passenden Medikamenten gegeben wurden. Die meisten heutigen Urologen legen dieser Schaukelkost nicht mehr die Bedeutung bei, die sie früher besaß.

Bei leichteren Erkrankungen genügt das oben beschriebene Vorgehen, bei schwereren Infekten wird man vorteilhafter die genannten Sulfonamide verordnen. Vom *Dosulfin* gibt man am 1. Tage morgens 2, mittags und abends je 1 Tablette zu 0,75 g oder 3mal 10 ccm des 10%igen Sirup. Am 2. und 3. Tage genügt meist 3mal 1 Tablette, am 4. Tage 2mal 1 Tablette. Das ebenfalls preiswerte *Euvernil* wird etwas höher dosiert. Als Initialdosis werden 4 Tabletten zu 0,5 g, dann 4stündlich 2 oder 6stündlich 3 Tabletten bis zu 6 g pro Tag gegeben. *Pluriseptal, Andal, Gantrisin* u. ä. sollen ebenfalls zu 4 bis 6 g pro Tag genommen werden. Nur bei schwereren Infekten wird eine Erhöhung der Dosis notwendig werden. Eine intravenöse *Sulfonamid*gabe ist bei Cystitiden und Urethritiden meist nicht erforderlich. *Antibiotica* sind je nach dem Erregertyp und auf Grund der Resistenzbestimmung zu wählen, die Dosierung entspricht den S. 145ff. gegebenen Richtlinien. Speziell für die Infektionen der Harnwege hat sich das *Furadantin* eingeführt. Es ist

gegen fast alle hier üblichen Keime wirksam. Als Dosis sind 400 mg =
= 4 Tabletten über den Tag verteilt nach dem Essen zu geben. In der
Regel ist der Harn nach einer 5- bis 7tägigen Behandlung steril geworden.
Das keineswegs indifferente Mittel sollte aber höchstens für 14 Tage
genommen werden, auch sollte man während der Behandlung das Blutbild laufend kontrollieren, um der Gefahr einer äußerst gefährlichen
Hämoglobinämie rechtzeitig durch sofortiges Absetzen des Medikamentes
begegnen zu können. Bei einer lokalen *Furadantin*-Applikation bestehen
diese Gefahren nicht.

Häufig genügen die genannten Behandlungsmethoden sowohl zur
schnellen Abheilung wie auch zur Beseitigung der lästigen und oftmals
quälenden Schmerzen und Krämpfe. Außer der genannten Wärmeapplikation wird man aber in vielen Fällen auch gern medikamentös
die Schmerzen zu beeinflussen versuchen. Hierzu eignet sich am besten
die *Belladonna*. Man verordnet:

<pre>
122. Extract. Belladonn.   0,1
     Natr. salicyl.   5,0
     Sir. simpl.   10,0
     Aqu. dest. ad 100,0
   M. D. S. 3mal täglich 1 Eßlöffel
                (STRASSMANN)
</pre>

oder

<pre>
123. Extract. Belladonn.   0,02
     But. Cac. ad   2,0
     M. f. supp. an D. tal. dos. Nr. X
   S. 2—3 Zäpfchen
</pre>

oder Rp. Nr. 87 (S. 183). Oft genügen auch die *Antineuralgica*; aus
der Fülle der Präparate wurde auf S. 184 eine Anzahl genannt. Reichen
diese Mittel zur Schmerzbekämpfung nicht aus, so sind auch die im
folgenden bei der Steinkolik angegebenen Medikamente nützlich;
selbst *Morphin* wird man nicht immer entbehren können. Wenn man
es ausnahmsweise einmal brauchen sollte, würde eine Zusammensetzung
von

<pre>
124. Morph. muriat.   0,1
     Aqu. Laurocerasi 10,0
   D. S. 4mal täglich 15 Tropfen
</pre>

genügen. Auch das bei den entzündlichen Genitalerkrankungen angegebene *Antipyrinklysma* erweist sich bei der Cystitisbehandlung in
folgender Verordnung sehr wirksam (BLUM nach DUCHASTELET):

<pre>
125. Antipyrin.   2,0
     Tinct. Opii gtts. XV
     Aq. fervid. ad 100,0
   D. S. Klysma.
</pre>

Blutungen bei einer hämorrhagischen Cystitis sind meist nicht so
bedrohlich, daß sie zu besonderen Maßnahmen zwingen. Die mit Sulfonamiden schnell erreichbare Abheilung des Infektes läßt auch die Blutungs-
neigung zum Stillstand kommen. Sollte doch einmal die Blutung besonders stark sein, so sind alle die früher empfohlenen Kalkgaben und

Hämostyptica wenig nutzbringend. Das einfachste und beste Mittel ist die Blutkonserve. Mit der Blutinfusion wird nicht nur der Blutverlust ersetzt, sondern gleichzeitig der sicherste Blutstillungseffekt erzielt.

Bei der chronischen Urethritis wurde bereits die Notwendigkeit einer urethroskopischen und cystoskopischen Untersuchung betont. Zur Behandlung empfiehlt ZINSER lokale Instillationen in die Harnröhre mit *Argentumsalbe* (*Arg. nitr.* 1,0 bis 5,0, *Lanolin* 9,0, *Ol. oliv.* 10,0), wozu sich am besten die TOMASOLIsche Spritze oder die BRAUNsche Uterusspritze eignet. *Argentumlösungen* (1 : 1000) oder 5- bis 10%ige *Targesinlösungen* werden am besten mit der FRITSCHSCHEN Spritze mit konischem Ansatz eingebracht. Bei sehr hartnäckigen Fällen hilft die Dilatation der Harnröhre. Gut bewährt haben sich in letzter Zeit für diese Fälle die *Furadantin-Urethral-Styli*, die auch die gleichzeitig bestehende Cystitis colli gut beeinflussen. Die früher gebrauchte, äußerst schmerzhafte Argentum-Ätzung nach KNORR sollte nicht mehr vorgenommen werden. Abszedierungen der SKENEschen Drüsen werden mit dem Thermokauter gestichelt.

Machen die einfachen, auf die genannte Behandlung leicht ansprechenden Blasenkatarrhe eine Cystoskopie unnötig, so darf sie bei länger andauernden Entzündungen, vor allem bei subakuten und chronischen Cystitiden nicht unterlassen werden. Fremdkörper müssen natürlich entfernt werden; das überläßt man aber besser dem Urologen, der nicht nur das dazu passende Instrumentarium, sondern auch die nötige Erfahrung für diese Eingriffe besitzt und außerdem Komplikationen durch Blasenwandschädigungen leichter begegnen kann. Während bei der akuten Entzündung jede lokale Behandlung unnötig, schmerzhaft und unzweckmäßig ist, tritt bei chronischen Reizzuständen die lokale Behandlung in den Vordergrund. Sind Bakterien noch nachweisbar, so kann eine lokale *Sulfonamid-* oder *Antibiotica*behandlung angezeigt sein. Auf eine ausreichende Konzentration der Lösungen ist zu achten (s. S. 179). *Sulfonamid*lösungen werden meist als 10- bis 25%ige Lösung verwendet. In manchen Fällen chronischer Cystitiden hilft *Neosalvarsan*, in Dosen zu 0,15 g i. v. jeden 2. Tag gegeben, überraschend schnell. Die lokale Behandlung mit Antibioticis und Sulfonamiden muß durch perorale bzw. parenterale Gaben ergänzt werden und längere Zeit in Anwendung kommen. Es kommt weniger darauf an, daß der Harn bakterienfrei wird, als daß die tieferen Gewebeabschnitte zur Ausheilung kommen. Um hier sicherzugehen, empfiehlt sich eine bakterielle Kontrolluntersuchung einige Wochen nach Abschluß der Behandlung.

Die Lokalbehandlung mit Spülungen und Instillationen hat auf das durch die Entzündung ungünstig beeinflußte Fassungsvermögen der Blase Rücksicht zu nehmen; man muß Spülungen mit zu großen Flüssigkeitsmengen unter allen Umständen vermeiden. Reinigen der Blase mit nicht ätzenden und das Gewebe nicht schädigenden Flüssigkeiten als Vorakt zur Verwendung desinfizierender Mittel ist zweckmäßig. Vorteilhaft bedient man sich dazu der Spülung mit 30° warmer *physiologischer Kochsalzlösung* oder sterilem Wasser in der Menge von etwa

50 ccm. Jetzt erst, nachdem man den infizierten Harn mit seinem Detritus fortgespült hat, bis die Flüssigkeit einigermaßen klar abfließt, wirkt die Behandlung mit *salpetersaurem Silber* besonders günstig. Wir beginnen mit Lösungen von 1 : 4000 zu spülen und steigern auf 1⁰/₀₀ige Lösung. Auch *Argolaval, Targesin* 2- bis 5%ig, die *Pregelsche Jodlösung*, ferner *Trypaflavin* und *Rivanol* (1 : 1000) sind brauchbar. Auf dem Wiener Boden hat sich besonders nach der Blasenspülung die Einbringung von 5 bis 10 ccm *Agoleum*, einer kolloidalen Silberlösung nach PLESCHNER, eingebürgert. Instillationen mit 2%igem *Argentum nitric.* oder 5%igem *Targesin* können 2mal wöchentlich gemacht werden. Zweckmäßigerweise wird in unmittelbarem Anschluß an eine Argentumspülung mit *physiologischer Kochsalzlösung* nachgespült. Die NaCl-Lösung bildet mit dem Argentum nitr. Silberchlorid und beseitigt auf diese einfache Weise sämtliche Reste der sonst weiter ätzend wirkenden Nitrate.

Ein Durchbruch entzündlicher Adnextumoren in die Blase, der durch plötzliche Eiterentleerung gekennzeichnet ist und nur mit dem Cystoskop sicher erkannt werden kann, erfordert natürlich eine entsprechende Therapie der Adnexentzündung (s. S. 182).

Bei der „nervösen Reizblase" sind alle die bisher genannten Mittel naturgemäß nutzlos; denn es handelt sich bei diesen chronischen „Reizzuständen" ja nicht um einen Infekt, sondern um eine Übererregbarkeit des Detrusor, des Harnblasenwandmuskels. Zu seiner Dämpfung bewährt sich *Banthin* (NESBIT, LAPIDES). Reine Ganglienblocker, wie *Etamon, Pendiomid, Buscopan, Penthonium* u. a., sind nicht so günstig (SCHMIEDT). Die mit *MTB 51* recht erfolgreiche Behandlung erfordert nach SCHMIEDT eine sehr individualisierende Dosierung. Im Mittel reicht pro Tag 4mal 1 Tablette zu 50 mg peroral. In einigen Fällen muß man bis auf die doppelte Menge steigern. Die volle Wirkung tritt nach 3tägiger Behandlung ein. Diese muß aber längere Zeit durchgeführt werden, da nach dem Absetzen die Wirkung auch nach 3 Tagen wieder nachläßt. Bei der Dauerbehandlung mit *MTB 51* sind gelegentlich Akkommodationsstörungen und Trockenheit im Munde zu beobachten. Gegen eine Obstipation sind Laxantien erforderlich. Hypertone Krampfzustände bei Infekten — z. B. Tuberkulose — lassen sich ebenfalls durch dieses Medikament gut beeinflussen. Auch *Priscophen* ist in Vorschlag gebracht worden, das neben dem gefäßerweiternden Priscol ein Antispasmodicum und Phenyläthylbarbitursäure enthält. Es wird 3mal 1 Dragée *Priscophen* täglich für 8 bis 10 Tage gegeben. Bei der klimakterischen Reizblase sind kleinste Follikelhormondosen, z. B. *Perlatan-Calcium*, 3mal 2 Tabletten, oder die Kombinationspräparate mit Androgenen, z. B. 4 bis 6 Tabletten *Primodian*, recht gut wirksam.

Sehr hartnäckige Cystitiden können sich als Bestrahlungsfolgen unangenehm bemerkbar machen. Die auf den Carcinomherd dosierte moderne Strahlenbehandlung, insbesondere auch die nach r dosierte Radiumbestrahlung, macht derartige Strahlenschädigungen der Harnblase zu Seltenheiten. Immerhin kann es je nach der Ausbreitung des Carcinoms nicht zu umgehen sein, einen Teil der Blasenwand relativ hoch zu belasten. Die Toleranzgrenze für die Harnblase liegt bei etwa 5000 bis 7000 r, wenn man eine protrahierte Bestrahlung zugrunde legt. Die Unterscheidung in Früh- und Spätreaktionen ist oft nicht leicht. Bedeutsam sind vor allem die Spätreaktionen, da sie manchmal erst mehrere Jahre nach der Bestrahlung auftreten und dann nicht mehr an einen Zusammenhang mit der Bestrahlung gedacht wird. Eine Cystoskopie wird zuerst einmal ein Rezidiv ausschließen müssen. Die Abgrenzung kann manchmal recht schwer sein und auch aus der histologischen Untersuchung einer Probeexzision nicht eindeutig klar werden. Die mit einem wallartigen Rand umgebenen Strahlenulcera brauchen Wochen und Monate zur Abheilung. Oft sind es weniger Blasentenesmen und allgemeinere cystitische Beschwerden, die die Patientin zum Arzt führen, sondern Blutungen mäßigen Grades; auch massive Blutungen kommen vor. Fälle mit ausgesprochener Schrumpfblase wurden beobachtet, bei denen die Blasenkapazität auf 30 bis 50 ccm eingeschränkt war. Die Behandlung dauert mehrere Wochen bis Monate, oft ist ein Klinikaufenthalt unbedingt erforderlich. Um keinerlei weitere Reizungen zu setzen, wird man vorsichtig mit *Öl* oder *Lebertran* die Blase füllen, nachdem sie mit *physiologischer Kochsalzlösung* von dem trüben Harn und den reichlichen Fibrinbelägen gesäubert ist. Sehr gut bewährt sich *Dr. Steiners Wundöl* oder *Desitin.* Für Instillationen sind besondere Desitin-Instillationen handelsfertig zu beziehen. Sie enthalten Ol. Jecor. Asell. (70%), Adeps lanae, Pantocain (0,1%). Die Instillation wird für 1 bis 2 Stunden belassen und jeden 2. bis 3. Tag wiederholt. Die Abheilung der Ulcerationen wird erheblich beschleunigt, wenn die Fibrin- und Kalkbeläge mit einer stumpfen Curette vorsichtig endovesical entfernt werden. Erst jetzt kann die Instillation mit den genannten Mitteln (s. auch Rp. 94, S. 267) voll wirksam werden. Bei hochgradigen ulcerösen Cystitiden kommt man mit der Instillationsbehandlung allein nicht aus. Hier ist eine absolute Ruhigstellung der Blase anzuraten, was durch eine temporäre Nierenfistel geschieht. Bedenkt man, in welch hohem Grade diese Patientinnen durch das zu kleine Fassungsvermögen der Blase von nur 50 ccm und weniger, durch die Tenesmen, durch ein hiermit oftmals verknüpftes Harnträufeln dauernd gequält und belästigt werden, so ist diese Ableitung der Harnsekretion viel weniger störend, zumal sie zeitlich begrenzt ist, und unter der Ruhigstellung die Blase vollkommen ausheilen kann (SCHMIEDT). Narbige Schrumpfblasen sind natürlich nicht mehr auf diese Weise zu beeinflussen. Hier kämen die weiter unten bei den Blasentumoren genannten Maßnahmen in Frage. Die manchmal beträchtlichen Blasenblutungen sind mit *Bluttransfusionen* zu bekämpfen. Hämostyptica sind, auch lokal gegeben, ziemlich nutzlos, da sie durch den Harn wieder fortgespült werden. Zu warnen ist vor Instillationen mit *Adrenalinlösungen.* Selbst bei starker Verdünnung — 1 Tropfen der Lösung 1 : 1000 auf 20 ccm Wasser — sind unangenehme Adrenalinwirkungen beobachtet worden, auch Todesfälle durch akuten Herzstillstand sind bekannt. Der Elektrokoagulation der blutenden Stellen (KRAATZ) sollte man sich, wenn über-

haupt, nur mit größter Vorsicht, niemals im Ulcusgebiet bedienen, damit
sekundäre Perforationen der Blasenwand vermieden werden. Auch nach
Abheilung der Strahlenulcera pflegt eine Anfälligkeit der Blase für viele
Jahre zurückzubleiben. Solche Patientinnen müssen in der kälteren
Jahreszeit nicht nur die Blasengegend, sondern auch die Füße warmhalten,
um neue Reizungen zu vermeiden.

Ein Wort sei noch zu der so bedeutsamen postoperativen und
postpartalen Cystitis gesagt. In der Behandlung besteht gegenüber
den Cystitiden anderer Genese kein Unterschied, wichtiger sind hier die
Maßnahmen zur Prophylaxe, damit es gar nicht erst zu einer solchen
Cystitis kommt. Bei den gynäkologischen Operationen, vor allem bei
der Radikaloperation, wird die Nerven- und Gefäßversorgung der Blase
empfindlich gestört. Durch die Geburt, insbesondere durch schwerere
vaginale geburtshilfliche Operationen, wird der Blasenboden und die
Urethra oftmals erheblich malträtiert. Seitdem in steigendem Maße
schwierige vaginale Entbindungsmethoden durch die Schnittentbindung
ersetzt wurden, sind die schweren postpartalen Blasenschädigungen zur
Seltenheit geworden. Bei radikalen gynäkologischen Operationen wird
sich eine Schädigung der Nerven- und Gefäßversorgung der Blase
nicht vermeiden lassen; immerhin sollte man wenigstens bei anderen
gynäkologischen Eingriffen an die Schonung der Blasenversorgung denken
und sich um sie, soweit es irgend geht, bemühen (ZINSER). Es sind aber
nicht allein mechanisch-anatomische Schädigungen, welche die Blase
postoperativ und postpartal ungünstig beeinflussen können, sondern
auch funktionelle Störungen, die sich in einer Entleerungsschwierigkeit
nach der Operation oder der Geburt äußern. Dabei sieht man immer
wieder, daß nicht allein die Miktion als solche, vor allem bei im Bett
liegenden Patientinnen, erschwert ist, sondern auch die Entleerung der
Blase, selbst wenn sie ermöglicht wird, unvollständig ist und ein Restharn in der Blase zurückbleibt. Nach Operationen hat sich als einfachste
und nach vielfältigen Erfahrungen auch beste und sicherste Methode
der Dauerkatheter bewährt. Er wird heute von den meisten Operateuren
nach Plastiken und Uterusexstirpation automatisch angewendet. Mit
dem Dauerkatheter sind für die ersten postoperativen Tage alle Schwierigkeiten der Entleerung der Blase beseitigt. Zahlreiche Modelle sind im
Handel, so daß die Auswahl der für den Einzelfall passenden Form
leicht ist. Ohne auf speziellere Einzelheiten der Dauerkatheter eingehen
zu wollen — jeder Operateur hat ohnehin „seinen" Katheter —, sei
als vielgebrauchtes Modell der selbsthaltende Gummikatheter nach
v. MIKULICZ-RADECKI genannt. Eine kleine Gummiplatte, die schwer
verschieblich auf einem einfachen Nelaton-Katheter sitzt, wird durch
die kleinen Labien festgehalten und hält damit den Katheter, dessen
Endlänge zur Blase variiert werden kann. Zweimal täglich wird der
Katheter mit *3%igem Borwasser* durchgespült, wobei anfangs nur 50 ccm,
dann langsam steigend bis zu 200 ccm Lösung genommen werden. Der
Katheter bleibt meist 6 bis 7 Tage liegen, wird dann für weitere 2 Tage
erst stundenweise, dann bis zu 3 Stunden abgeklemmt und am 8. bis

9. Tage entfernt. Bei Verstopfung des Katheters ist der Wechsel einfach, sehr im Gegensatz zum PEZZER- oder Pferdefußkatheter. Leider ist dieser MIKULICZ-Katheter für das Frühaufstehen nicht so geeignet, da er zwar im Liegen durch die kleinen Labien gehalten wird, dieser Halt aber beim Aufstehen nicht ausreicht. Bei diesen Patientinnen ist der Ballonkatheter nach FOLEY besser, dessen mit 5 oder 10 ccm Wasser füllbare Gummiblase den Katheter in der Blase fixiert, ohne dabei auf den Blasenboden zu sehr zu drücken. Bei kleinen gynäkologischen Eingriffen ebenso wie im Wochenbett braucht man den Dauerkatheter nicht. Hier wird es aber auch darauf ankommen, die Entleerung der Blase zu fördern, da vor allem im Wochenbett, zumindest in den Anfangstagen, die Entleerung erschwert sein kann. Im Liegen ist die Miktion vielen nur mit größter Mühe möglich. Es genügt dann oft schon, die Patientin einfach im Bett aufsitzen zu lassen, was ganz unbedenklich ist, zumal das Frühaufstehenlassen immer mehr Anhänger findet (s. hierzu aber auch S. 294). Gibt man außerdem ein heißes Handbad, berieselt man die Vulva mit warmer steriler Lösung (z. B. Kochsalz) und erzeugt durch Aufdrehen des Wasserhahnes einen, dadurch erwiesenermaßen auslösbaren, reflektorischen Harndrang, so gelingt es bei gutem Zureden oft, die spontane Harnentleerung zu erreichen. Hilft dies aber nicht, so sollte man noch nicht sofort zum Katheter greifen, der vor allem im Wochenbett bei der Besudelung mit hochinfektiösen Lochien, ein besonders sorgfältiges steriles Arbeiten erforderlich macht. Meist genügen zur Förderung der Harnentleerung medikamentöse Gaben. Nicht so sicher ist der Erfolg mit 40%igem *Urotropin*, das, gleichzeitig bakterizid wirkend, zu 5 ccm i. v. einen Harndrang auslöst; auch *Hypophysingaben* und Sympathikolytica, wie *Ergotamin*, besser *Dihydroergotamin*, zeigen nur wechselnde Erfolge. Am meisten gebräuchlich und zum Ziele führend ist unter den Parasympathikometicis *Prostigmin* oder *Doryl* (Carbaminoylcholin), von dem 1- bis 2mal 1 ccm i. m. gegeben wird. Recht gute Erfolge sieht man durch *Strychningaben*, die zu einer Tonussteigerung führen. Man beginnt mit 0,5 ccm *Invocan forte* (0,005 g Strychnin und 0,05 g Strychninoxyd als Laktate in wäßriger Lösung), steigert bei guter Verträglichkeit auf 2mal 0,5 bis 1,0 ccm i. m. Auch *Causat* wird bei postoperativen Blasenstörungen empfohlen; es enthält in 5 ccm 0,046 Procain, 0,004 Acid. phenylaethylbarbituric., 0,00015 Atropin sulfuric. und 0,0005 Acid. nicotinic. und wird intravenös langsam (1 ccm pro Minute) zu 2 bis 5 ccm gegeben. Manchmal sieht man nach Strychningaben unangenehme Tenesmen, die Patientin ist bemüht, Harn zu lassen, kann es jedoch nicht. Dieses Verhalten spricht dafür, in der Entleerungsstörung weniger eine Blasenatonie als vielmehr eine Hypertonie zu vermuten, die nicht nur auf den Detrusor beschränkt ist, sondern insbesondere durch Strychningaben auf den Sphinkter der Blase übergreift. Tonussteigerungen des Detrusor sind für eine ganze Anzahl von Blasenstörungen verantwortlich zu machen. Sie wurden bereits bei der nervösen Reizblase erwähnt, wo sie zum Bilde der „Asphinxie" (SCHULTHEIS) führen. Sie finden sich auch gerade nach gynäkologischen

Radikaloperationen (OEHLERT). In solchen Fällen ist eine Behandlung mit Ganglienblocken (z. B. *MTB 51*, s. S. 382) oft günstig. Diese verschiedenen Störungsmöglichkeiten erklären jedenfalls die wiederholt zu machende Erfahrung, daß in dem einen Falle das eine Medikament ausgezeichnet wirkt, im anderen völlig versagt und gerade das gegensätzliche Medikament Erfolg hat. Bemüht man sich darum, das für den individuellen Fall geeignete Präparat auszusuchen, läßt sich der Katheterismus ersparen oder zumindest auf wenige Male einschränken. Die genannten Pharmaca sind auch zur Nachbehandlung nach dem postoperativen Dauerkatheter zur Erleichterung der spontanen Harnentleerung günstig. Hierbei ist es besonders wichtig, nach der spontanen Harnentleerung zu katheterisieren, um einen nicht entleerbaren Restharn zu beseitigen. Zusätzlich zu einer medikamentösen Beeinflussung hat sich auch bei Miktionsstörungen die *Faradisierung* des Blasensphinkters bewährt.

Pyelitis

Die Behandlung der Pyelitis ist gleichfalls für den praktischen Arzt, dem sie meist in Form der Schwangerschaftspyelitis unterkommt, von großer Wichtigkeit. Alles kommt darauf an, daß sie rechtzeitig erkannt wird, und an sie denken, heißt sie auch schon erkennen. Zwar können bei der meist rechtsseitig sitzenden Pyelitis differentialdiagnostische Schwierigkeiten durch die Appendicitis, Erkrankungen der Gallenblase und Gallenwege und auch durch eine basale Pneumonie entstehen. Doch lehrt die Erfahrung, daß die Fälle dann mit einem Schlage geklärt werden können, wenn bei Beachtung der plötzlich aus vollkommenem Wohlbefinden auftretenden Symptome, nämlich Schmerzen in der Lende und entlang dem Harnleiter, Fieber, Schüttelfröste und allenfalls Harndrang, die Untersuchung des Katheterharns, auf die es ankommt, nicht vergessen wird. Der alkalische, oft schon faulig riechende, infolge der massenhaften Leukocyten trübe Harn bestimmt die Diagnose der meist durch Colibakterien hervorgerufenen Infektion geradezu eindeutig. Ein negativer Sedimentbefund schließt jedoch eine Pyelitis nicht aus, da der Abfluß aus dem erkrankten Nierenbecken durch eine entzündliche Schwellung der Ureterschleimhaut oder durch Abknickung gehemmt sein kann. Das Fieber und die Schmerzen, besonders der Klopfschmerz über der erkrankten Seite, nicht zuletzt die Cystoskopie und der Ureterenkatheterismus weisen auf die richtige Diagnose. Bei Schwangeren, die wegen der Motilitätsminderung von Darm und Ureter für eine Pyelitis geradezu prädestiniert sind, kann ohne ausreichenden Sedimentbefund und ohne urologische Untersuchung die Diagnose schwer sein. Man hüte sich vor der Verwechslung mit Schmerzäußerungen bei der Wehentätigkeit. Einmal ist die Fehl- oder Frühgeburt als Folge einer fieberhaften Erkrankung nicht selten, zum anderen können nach unten ziehende heftige Schmerzen allein durch Wehen verursacht sein und eine Pyelitis lediglich vortäuschen. Solche Verwechslungen mit überraschender Geburt der Frucht haben schon gerichtliche Nachspiele gehabt, da der Tod der

Frucht auf eine mangelnde Sorgfaltspflicht des Arztes zurückgeführt wurde. Eine genaue Differentialdiagnose ist aus einem weiteren Grunde notwendig. Nicht selten bieten Schwangerschaftshepatosen mit hepatorenalem Syndrom das klinische Bild der Pyelitis (HELLER). Der Ikterus kommt erst einige Tage später zur Ausbildung. Im Sediment findet sich eine Zylindrurie, die bereits auf die bestehende Nierenschädigung hinweist und nicht zum Bilde der Nierenbeckenentzündung gehört. Da bei Leber- und Nierenparenchymschäden eine Sulfonamidtherapie kontraindiziert ist, muß auf solche an sich zwar selteneren Krankheitsbilder geachtet werden.

Die Behandlung der Pyelitis macht drei Maßnahmen erforderlich: Bettruhe, Darmentleerung, Chemotherapie. Bei strengster Bettruhe wird die erkrankte Seite am besten durch dauerndes Liegen auf der gesunden Seite entlastet, warme Lendenwickel wirken schmerzstillend. Im Gegensatz zu dieser allgemein verbreiteten Praxis, die Patientin auf die gesunde Seite zu lagern, rät ZINSER bei der Pyelitis e graviditate zur Lagerung auf die erkrankte Seite. Nach seiner Ansicht wird bei dieser Lagerung der harte kindliche Kopf das untere Ureterende im Bereiche der letzten SCHWALBEschen Spindel freigeben, während der Kopf bei Lagerung auf die gesunde Seite gegen das untere Ureterende drücken würde; die Kompression durch den weichen Corpusteil sei weniger zu fürchten. Der Darm muß, schon mit Rücksicht auf die lymphogene Überwanderung der Bakterien vom Colon ascendens her auf das rechte Nierenbecken, gründlich entleert werden. Hierzu empfehlen sich Einläufe, besonders hohe Einläufe (STOECKEL) und Abführmittel, wie *Rheum, Cascara sagrada, vegetabilische Abführpastillen* oder noch besser *Verbindungen vegetabilischer und mineralischer Purgantien*, wie

> **126.** Rad. Rhei pulv.......... 10,0
> Tartar. depur............ 20,0
> M. f. pulv.
> D. S. Abends 1 Kaffeelöffel in Oblaten

oder Rp. 110, S. 342. Die Einläufe werden am besten jeden 2. Tag wiederholt.

Zur medikamentösen Behandlung genügen in den allermeisten Fällen die Sulfonamide. Nur bei längerer Krankheitsdauer, bei der mit Sicherheit auch das Bestehen einer Pyelonephritis anzunehmen ist, sind Antibiotica besser geeignet — vor allem das *Furadantin* (s. aber S. 380) —, da sie die Niere selbst nicht belasten. Die für eine Behandlung der Harnwege geeigneten Sulfonamidpräparate wurden bereits genannt. Sulfathiazole, für sich allein gegeben auch Sulfadiazine und Sulfamerazine, sind wegen ihres hohen Acetylisierungsgrades im Blut, wegen der starken Blutacidosis und der geringen Harnfähigkeit nicht zu empfehlen (Präparate s. S. 153). Bei Anwendung solcher Stoffe, vor allem in höheren Dosen, kommt es leicht zur Kristallurie und zu Durchblutungsstörungen der Niere, die bis zur Anurie führen können (BOSHAMER). In der Dosierung der Sulfonamide ist im Laufe der Jahre ein Wandel eingetreten. Der früher durchgeführte Sulfonamidstoß — 1. Tag 12 g, 2. und 3. Tag je 8 g, 4. bis 6. Tag je 6 g — hat sich nicht bewährt, da diese hohen Dosen für die geringgradig immer miterkrankte Niere zu viel sind. Man gibt daher heute nur 4 g täglich, führt bei strengster Bettruhe jedoch unabhängig von der Entfieberung diese Behandlung 14 Tage lang weiter. Man erreicht so nicht nur einen recht schnellen Rückgang der klinischen Erscheinungen, sondern auch eine Ausheilung der Infektion in den tieferen Gewebeschichten und vermindert damit die Gefahr der chronischen Pyelonephritis. Auch gelingt es bei diesem Vorgehen leichter, eine Bakterienfreiheit im Harn zu erreichen und damit die Rezidivgefahr zu verringern. Sollte bei einer solchen Behandlung eine Bakteriurie weiterbestehen, so muß unbedingt zumindest jetzt, falls es nicht schon eher geschehen ist, eine bakteriologische Identifizierung der Keime und eine Resistenzbestimmung vorgenommen werden, um mit dem getesteten Präparat weiter behandeln zu können. Dem Bakteriologen muß genau die Art und Dauer der Chemotherapie mitgeteilt werden, da er sonst bei der Kultur- und der Resistenzbestimmung kein eindeutiges Ergebnis gewinnen kann. Voraussetzung für jegliche Chemotherapie ist ein genügender Abfluß aus dem erkrankten Nierenbecken, der durchaus nicht ohne weiteres anzunehmen ist. Nicht immer besteht ein völliges Abflußhindernis, auf das schon eingangs hingewiesen wurde; manchmal ist der Abfluß nur erschwert und somit vermindert. In solchen Fällen kommen die Medikamente nicht zur vollen Wirkung, da auch die Harnsekretion auf der erkrankten Seite erheblich eingeschränkt ist — jedes Ausscheidungspyelogramm weist diese Sekretionsminderung deutlich nach. Hier hilft nur die Uretersondierung mit Spülung des Nierenbeckens und besonders der Dauerkatheterismus (STOECKEL) für 12 bis 24 Stunden. Die üblichen Ureterenkatheter verstopfen leicht. Besser ist hierfür ein Kunststoffkatheter aus Polyäthylen (Rüschelitkatheter) geeignet, der sich nicht inkrustiert. Um diese etwas härteren Katheter weicher zu machen, legt man sie vor dem Einlegen in heißes Wasser. Für die Spülungen nimmt man entweder *Sulfonamidlösungen*, doch sind auch andere Spülflüssigkeiten brauchbar (z. B. *0,5%iges Argent. nitric.*, *0,1%iges Trypaflavin*, *0,5%iges Protargol*, *0,5%iges Perhydrol*, *Hydrarg. oxycyanat. 1 : 4000*, auch *Bor*- oder *Rivanollösung* nach ZINSER). Die Spülflüssigkeit wird langsam durch den Ureterkatheter in das Nierenbecken eingebracht und fließt neben dem Katheter ab. Am sichersten beobachtet man im Cystoskop den Effekt der Spülung und kann dann leicht erkennen, ob noch eitriger Harn oder schon klare Spülflüssigkeit in die Blase kommt.

Die ganze Behandlung wird erheblich unterstützt, wenn zusätzlich reichlich Flüssigkeitsmengen getrunken werden. Hierzu eignen sich einmal die schon genannten Teesorten, dann alkalische Wässer. Eine Alkalisierung des Harns ist für die Löslichkeit der neueren Sulfonamidpräparate nicht unbedingt erforderlich, jedoch immer besser als ein saueres Milieu. Man unterstützt die Alkalisierung durch entsprechende Diät — viel Obst, Gemüse, süße Mehlspeisen — und 4mal täglich eine Messerspitze von *Natrium bicarb.* oder das Rp. 121, S. 379.

Mit der geschilderten Chemotherapie, eventuell unter Zuhilfenahme der Nierenbeckenspülung und des Dauerkatheters — Maßnahmen, die selbstverständlich den Klinikaufenthalt, zumindest aber die fachärztliche Behandlung erforderlich machen —, gelingt die Heilung in einem so hohen Prozentsatz, daß die Notwendigkeit zu einer Schwangerschaftsunterbrechung heute zu den größten Ausnahmen gehört. Eine Infektion des Nierenbeckens kann im Wochenbett entweder zum Rezidiv der vor der Geburt nicht ausreichend behandelten Pyelitis führen, auch kann die Erkrankung erst nach der Geburt manifest werden. Die Behandlungsmethode ist die gleiche, nur sind natürlich die Heilungsaussichten weit besser, wenn die Schwangerschaft als indirekt auslösendes Moment in Fortfall gekommen ist.

Bei der Pyelitis e graviditate kommt es meist zu einer geringfügigen Reizung der Blase infolge der absteigenden Infektion. Die Cystitis pflegt unter der Pyelitisbehandlung mit abzuheilen. Anders ist es bei den postoperativen Pyelitiden, die ihre Entstehung einer aufsteigenden Infektion durch eine Rückstauung des infizierten Blasenrestharnes verdanken. Die Behandlung dieser Cystopyelitiden unterscheidet sich zwar nicht von dem geschilderten Vorgehen, doch muß der Beseitigung des Restharns besondere Beachtung geschenkt werden, sonst kommt es immer wieder zu Reinfektionen des Nierenbeckens und auch häufiger als sonst zu einem Infekt des Nierenparenchyms, zur Pyelonephritis. Die große Bedeutung solcher postoperativen Komplikationen geht daraus hervor, daß im älteren Schrifttum die Häufigkeit der postoperativen Pyelitis und Pyelonephritis bei Carcinomoperationen mit 10% angegeben wird. Unter den primären Todesursachen standen die infektiösen urologischen Komplikationen nach der Peritonitis und der Kreislaufschwäche an dritter Stelle. Wenn sich auch diese Folgen heute durch die Möglichkeiten der Chemotherapie erheblich mindern lassen, so bleibt doch immer die Mahnung berechtigt, mit dem geschilderten Vorgehen zur Verhütung der postoperativen Cystitis auch diese weiteren Folgen prophylaktisch auszuschalten. Nicht mit Unrecht zitiert ZINSER den Satz von STOECKEL: „Die Sorge um die Niere der Radikaloperierten soll deshalb eine ebenso große Sorge sein wie die Sorge um das Rezidiv." Solche Infekte können auch durch postoperative Harnleiterstenosen bedingt sein. Nach Bestrahlung, vor allem nach intensiver Bestrahlung eines Carcinomrezidivs, kann es ebenfalls durch ausgedehnte Verschwielung des parametranen Bindegewebes zur Einschnürung des Ureters kommen. Der Entschluß zu operativen Maßnahmen darf nicht zu lange hinausgezögert werden, um die Funktionstüchtigkeit der Niere zu erhalten und eine Ureterreimplantation in die Blase noch durchführen zu können, ehe das gestaute Nierenbecken infiziert ist.

Tuberkulose der Harnorgane

Die Tuberkulose der Harnorgane ist bekanntlich niemals eine primäre Tuberkulose und entsteht bei der Frau infolge der anatomischen Trennung zwischen Harn- und Geschlechtsorganen auch niemals durch Übergreifen

einer Peritoneal- oder Genitaltuberkulose auf den Harntraktus, sondern
auf hämatogenem Wege von einem (oft unbekannten) Primärherd. Von
der Niere, die bei der Frau häufiger als beim Manne befallen wird, breitet
sich die Infektion absteigend nach der Blase aus. Die möglichst frühzeitige Erkennung, um die sich alles dreht, ist durchaus nicht so schwer.
So manchen Fall kann der Hausarzt retten, wenn er bei Frauen mit
und ohne tuberkulösen Habitus mit vagen Harnbeschwerden, wie fort-
während leichten Tenesmen und häufigen Blasenkatarrhen, die nie
recht heilen wollen, auf eine genaue urologische Untersuchung dringt
(STOECKEL). Ist schon die sauere Reaktion eines eitrigen und trotzdem
sterilen, erythrocytenhaltigen Urins höchst verdächtig, so wird der
Verdacht durch den positiven Ausfall der Bakterienkultur und des
Tierversuches am Meerschweinchen sowie durch die Untersuchungsmethoden der Urologie zur Gewißheit. Vor allem die Bakterienkultur
ist ein so einfaches und sicheres, dabei billiges Verfahren zur Erkennung
einer Nierentuberkulose, daß es viel häufiger Anwendung finden sollte.
Wenn man sich zur Regel macht, bei jedem nicht restlos geklärten Fall,
insbesondere bei cystitischen Beschwerden, die nicht in wenigen Tagen
unter der genannten Behandlung schwinden, den Harn steril zu entnehmen
und zur Bakterienkultur einzusenden, wird man so leicht keine Tuberkulose übersehen. Frühere tuberkulöse Erkrankungen sind anamnestisch
natürlich von großer Bedeutung, aber keineswegs immer vorhanden oder
anzugeben. Nach GLOOR dauert es 5 bis 8 Jahre, ehe nach einer hämatogenen Streuung die Nierentuberkulose klinisch in Erscheinung tritt,
seltener finden sich bei stürmischem Verlauf Anzeichen bereits nach
1 bis 2 Jahren. Extrapulmonale Tuberkulosen sind zu 15% mit einer
Nierentuberkulose verknüpft; bei der Genitaltuberkulose wurde auf
diese Zusammenhänge bereits hingewiesen (s. S. 217). Bis zu 40%
dieser Fälle hatten nur einen positiven Bakterienbefund im Harn ohne
sonstige Anzeichen der Nierentuberkulose, vor allem ohne die geringsten
röntgenologisch nachweisbaren Veränderungen.

Die Therapie ist äußerst schwierig und langwierig. Die Tuberkulostatica (s. S. 218) haben die Heilungsaussichten tuberkulöser Erkrankungen der Niere und der ableitenden Harnwege zwar erheblich verbessert,
doch erfordert ihre Verwendung nicht nur eine sachkundige Hand, sondern
auch eine zusätzliche Heilstättenbehandlung, wie es für die Genitaltuberkulose bereits gesagt wurde. Die Verwendung der Tuberkulostatica
ist weitgehend von der Funktionstüchtigkeit der Niere abhängig. Bei
schweren Funktionsausfällen können *Streptomycin* und *Dihydrostreptomycin* lebensrettend wirken, während andere Tuberkulostatica kontraindiziert sind.

Während der frühere Behandlungsplan auf ein möglichst baldiges
operatives Eingreifen ausgerichtet war, ist man heute immer mehr zur
konservativen Therapie übergegangen. Bei einseitig manifesten Prozessen
wird man eine konservative Behandlung mit *Tuberkulostaticis* für etwa
12 Monate betreiben. Bei ulcerös-kavernösen Prozessen wird ebenso
wie bei parenchymatösen Erkrankungen möglichst lange konservativ

behandelt. Oftmals stoßen sich die infizierten Gewebeteile ab (partielle Autonephrektomie), die Kavernen reinigen sich, so daß konservierende Operationen unter Erhaltung eines funktionstüchtigen gesunden Nierengewebes möglich sind. Doppelseitige Prozesse sind erfreulicherweise seltener, zu 80% besteht Einseitigkeit; im weiteren Verlauf kommt es aber bei 40% zum Befall auch der anderen Seite. Damit wird die Bedeutung der Früherkennung besonders offenkundig. Sind bereits beide Nieren befallen, so wird man längere Zeit tuberkulostatisch behandeln und eine Operation nur dann ausführen, wenn eine Seite völlig funktionslos — z. B. durch die gefürchtete Harnleiterstenose — geworden ist oder nicht zur Ausheilung gebracht werden kann. In allen Fällen ist eine weitere vierteljährliche genaue Kontrolle für die Dauer von 5 Jahren nötig, ehe man von einer Heilung sprechen darf.

Tuberkulöse Erkrankungen der ableitenden Harnwege, insbesondere der Harnblase, sind fast immer sekundär durch die Nierentuberkulose bedingt, nur ausnahmsweise gibt es auch einmal eine primäre tuberkulöse Cystitis. Bekannt sind die heftigen Schmerzen bei dieser Form der Cystitis, die vor allem durch das eingeschränkte Fassungsvermögen der Blase verursacht sind. Die tuberkulöse Entzündung der Harnblase pflegt meist abzuheilen, wenn der dauernde Reinfekt durch die Niere ausgeschaltet ist. Instillationen von *Tuberkulostaticis* in die Blase begünstigen die Abheilung und beseitigen auch häufig die hierbei sehr erheblichen Schmerzen. Sonst ist gegen die Schmerzen mit den auf S. 380 angegebenen Mitteln vorzugehen, auch *MTB 51* hat sich bewährt. *Ölinstillationen* werden zusätzlich gern gegeben und wirken erleichternd. Man verwendet entweder *Jodoform* 5,0 auf 100,0 *Ol. Sesami* oder *Jodoform* 3,0, *Guajacol* 5,0 auf 100,0 *Ol. olivar.*, bzw. *Anästhesin.* und *Novojodin* aa 1,0 auf *Ol. Amygdal.* steril 50,0; auch die genannten *Desitin-Instillationen* (s. S. 383) sind recht brauchbar. Die Tuberkulostatica fördern leider auch die Narbenschrumpfung, so daß sie von manchen bei schon vorhandener Schrumpfblase nicht mehr angewendet werden, um die Schrumpfung nicht noch zu begünstigen. Auf der anderen Seite kommt aber alles auf die Ausheilung des tuberkulösen Prozesses an. Man nimmt daher besser eine vermehrte Narbenschrumpfung in Kauf, um sicherer die Tuberkulose auszuheilen. Bleibt eine hochgradige Schrumpfblase zurück, so läßt sich aus einer Ileumschlinge nach den Methoden von CIBERT oder SCHEELE eine neue Blase bilden.

Incontinentia urinae

Von den mannigfaltigen Ursachen, die zur Unfähigkeit führen können, den Harn zu halten, sei hier nur auf diejenigen eingegangen, welche dem praktischen Arzt tagtäglich unterkommen. Es soll hier nicht von Mißbildungen und Verletzungen der ableitenden Harnwege (Blasen- und Ureterfisteln) die Rede sein, wie sie sich nach geburtshilflichen Traumen und noch häufiger nach gynäkologischen Operationen leider gelegentlich einstellen. Sie beschäftigen den praktischen Arzt nur insoweit, als er sie der Operation zuweist, die naturgemäß das einzige Heilverfahren darstellt, wenn die Selbstheilung ausbleibt. Weit wichtiger sind für ihn jene Fälle unwillkürlichen Harnabganges, die im Anschluß an Geburten auftreten oder die ein typisches Begleitsymptom des Descensus bilden. Ein „unwillkürlicher" Harnabgang nach langdauernder Kälteeinwirkung auf die Beine und den Unterleib oder durch eine „Cystitis" beruht nicht auf einer Insuffizienz des Schließmuskels, sondern ist, wie schon S. 375 ausgeführt, durch eine „imperative" Miktion bei der Reizblase vorgetäuscht.

Nach Geburten sind infolge Schädigung des Schließmuskels und seiner Befestigung am Diaphragma urogenitale und durch Senkung der bindegewebigen Unterlage Inkontinenzerscheinungen gar nicht so selten. Sie kommen in leichteren Graden nach spontaner, häufiger nach operativer Geburtsbeendigung vor. Die Wöchnerin ist begreiflicherweise über das Nässen, das sich beim Niesen und Husten, kurz bei Anstrengungen der Bauchpresse, bemerkbar macht, beunruhigt. Oft gleichen sich diese Beschwerden in den ersten 8 Tagen nach der Geburt wieder aus. Bleiben sie länger bestehen, so kann man im späteren Wochenbett Sitzbäder mit *Eichenrinde*, auch Vaginalspülungen mit *Tannin, Alaun* oder mit *Alkoholzusatz* oder nach der STOECKELschen Vorschrift mit

127. Acid. salicyl. 20,0
Spir. vin. dilut. 200,0
D. S. Davon 2 Eßlöffel auf 1 Liter
Wasser

geben. Vaginalspülungen sind heute mit Recht nicht mehr sehr beliebt, die Sitzbäder dürften nur einen geringen Einfluß auf die Sphinktertätigkeit haben; aber z. B. bei Dammnähten sind sie zur Nachbehandlung recht günstig. Medikamentös ist zur Behebung der Inkontinenz ein Versuch mit *Strychningaben* gerade für diese Post-partum-Fälle zu empfehlen. Man gibt entweder Injektionen mit *Invocan forte* zu 0,5 bis 1,0 ccm und wiederholt die Dosen 2- bis 3mal in Abständen von einigen Tagen, oder es werden *Movellan-Tabletten* (à 0,0075 g N-Oxy-Strychninhydrochlorid), 1 bis 2 Stück pro Tag, verschrieben. Die Tonisierung des Sphinkter — auch durch *Faradisierung* — läßt meist nach wenigen Tagen die Inkontinenzerscheinungen schwinden. Operative Eingriffe sind frühestens $^{1}/_{2}$ Jahr nach der Geburt zu diskutieren. Eine genaue urologische und gynäkologische Untersuchung wird Anhaltspunkte für das zweckmäßigste Vorgehen gewinnen lassen.

Als häufigste Ursache der Inkontinenz findet sich ein Descensus der vorderen Vaginalwand. Durch Verziehung und Überdehnung vor allem des Lissosphinkters ist die Schlußfähigkeit des Blasenschließmuskels gestört. Häufig kommen die Frauen mit einer Senkung weniger wegen des Senkungsgefühls zum Arzt, sondern gerade wegen der äußerst lästigen Inkontinenzerscheinungen. Die einzig empfehlenswerte Methode zur Behebung dieses Leidens ist hier die operative Beseitigung des Descensus, da hiermit nicht nur die Inkontinenz als ein Teilsymptom, sondern zugleich die Senkung als solche mit allen ihren geschilderten Folgen behoben wird. Unter den vielfältigen Operationsmethoden steht die „direkte Muskelplastik" nach STOECKEL an erster Stelle. Sie genügt in 86% der Fälle (nach KRAATZ), um die Beschwerden zu beseitigen. Zur Wiederherstellung des defekten Beckenbodens wird an die direkte Muskelplastik eine hintere Kolporrhaphie angeschlossen. Bei großen Cystocelen bewährt sich die Interpositio uteri vesico-vaginalis nach WERTHEIM am besten; viele verankern den Uterus in seinem Interpositionsbett mit den Interpositionsnähten nach G. A. WAGNER, um ein Interpositionsrezidiv zu verhüten. Der Uterus stützt als Pelotte in idealer Weise den Blasenboden und verhindert hiermit auch eine Restharnbildung. Ein solcher Restharn ist bei Cystocelen fast immer vorhanden, da der gesenkte Blasenabschnitt unterhalb der Harnröhrenöffnung liegt. Auf dem Boden solcher Restharnbildung kommt es über kurz oder lang zur Infektion, zur Cystitis oder gar zur Cystopyelitis. Auch Blasensteine (Phosphatsteine) können sich auf diese Weise bilden. Genügt die einfache und leicht durchführbare „direkte Muskelplastik" bzw. die Interposition nicht, so kommen weitere Operationsmethoden in Frage, deren Prinzip in einer Hebung des Blasenhalses besteht. Hierzu wird entweder ein Muskel (Pyramidalisplastik nach GOEBELL-STOECKEL), ein Fascienstreifen (KRAATZ) oder ein dünnes Perlonband (ANSELMINO) u. ä. verwendet. Vor jeder operativen Korrektur muß natürlich durch eine genaue gynäkologische Untersuchung geprüft werden, ob tatsächlich ein echter Descensus vorhanden ist. Eine geringe Vorwölbung des Harnröhrenwulstes beim Pressen ist für eine Frau, die geboren hat, geradezu physiologisch. Zentral nervöse Störungen des Blasenschließmuskels sind gleichfalls auszuschließen. Hinweisend auf derartige Störungen ist der unwillkürliche Harnabgang des Nachts, die Enuresis nocturna. Auch muß sichergestellt sein, daß der unwillkürliche Harnabgang tatsächlich aus der Urethra erfolgt. Harnfisteln führen naturgemäß zu gleichen Erscheinungen, sie können haardünn und somit sehr schwer erkennbar sein. Im Klimakterium findet sich häufig eine Verstärkung der Inkontinenzerscheinungen, die nicht so sehr durch die zunehmende Senkung im Laufe der Jahre, als vielmehr durch eine hormonale Insuffizienz bedingt ist. Mit dem sinkenden Follikelhormonspiegel nimmt auch der Tonus der Sphinktermuskulatur ab. Kleine *Follikelhormongaben* — täglich 0,02 bis 0,04 mg *Aethinyloestradiol* — oder *Androgengaben* — 2mal 25 mg *Testosteronester* pro Woche — wirken tonussteigernd und mindern damit die Inkontinenz. Besteht jedoch gleichzeitig ein ausgeprägter Descensus so darf man sich von dieser Hormontherapie nicht allzu viel versprechen.

Recht umstritten ist die *Dondren*behandlung. Dieses bereits beim Descensus und Prolaps erwähnte Medikament führt zu einer Narbenbildung im Bindegewebe und kann daher in geringem Ausmaß die postoperative Narbenbildung ersetzen. Nach dem Vorschlag von GLÖCKNER geht man folgendermaßen vor: Zuerst wird nach gründlicher Scheidendesinfektion die Harnröhre „sondiert", indem ein mitteldicker Gummi- oder Glaskatheter bis zum Sphinkter vesicae eingeführt wird. Zur Kontrolle kann man die Blase vorher auffüllen, schiebt erst den Katheter ein, bis Flüssigkeit aus ihm eintritt, und zieht ihn dann langsam zurück, bis erstmalig kein Wasser heraustropft. An dieser Stelle läßt man ihn halten, tastet die Katheterspitze von der vorderen Scheidenwand aus und sticht rechts und links neben der Harnröhre ziemlich weit vorn ein. Nun führt man die Kanüle parallel zur Harnröhre im perivaginalen Gewebe bis zur Katheterspitze und legt dort ein Depot von 0,5 bis 1 ccm *Dondren* halbkreisförmig verteilt in etwa 4 mm Abstand von der Katheterspitze um die dorsale Harnröhrenwand herum. Danach wird die Blase entleert und die Patientin 30 Minuten beobachtet. Bei 1 bis 2 Kontrolluntersuchungen in der Woche sieht man den Höhepunkt der Reaktion nach 4 bis 10 Tagen. Meist haben die Frauen keinerlei Beschwerden, sonst gibt man *Analgetica* oder *Spasmolytica* in Suppositorien. Als Bindegewebsreaktion entsteht eine derbe Narbenplatte, die nach 10 Tagen schrumpft und somit dem Sphinkter eine Stütze ist. Man muß sehr sorgfältig nur in das Bindegewebe injizieren, kommt man in die Blasenwand, so gibt es recht unangenehme Tenesmen und lokale Entzündungen der Blasenschleimhaut. Beschränkt man diese Dondrenbehandlung auf jene heute äußerst seltenen Fälle einer allgemeinen Inoperabilität, so kann man diese Frauen wenigstens in geringem Grade von dem lästigen unwillkürlichen Harnabgang befreien. Es wäre aber nicht vertretbar, diese Behandlungsmethode nur darum anzuwenden, weil keine Möglichkeit besteht, die allein zuverlässige operative Behandlung selbst durchzuführen.

Die früher geübte Einlage von Pessaren, die mit exzentrischem Ring die Harnröhre an die Symphyse drücken sollten, ist gänzlich verlassen. Der Pessartherapie haften einmal als unangenehmste Folgeerscheinung die bereits geschilderten Reizungen der Vaginalwand an, vor allem aber ist sie völlig unzulänglich. Bei dem fast immer vorhandenen insuffizienten Beckenboden findet ein Ring keinen genügenden Halt, um wirksam werden zu können.

Große Schwierigkeiten kann die Behandlung der Enuresis machen, die tagsüber meist nur als Pollakisurie in Erscheinung tritt, während der unwillkürliche Harnabgang nachts erfolgt. Die Enuresis verliert sich bei psychisch normalen Kindern meist mit dem Eintritt in die Pubertät. Eine bleibende Enuresis ist als Zeichen einer erhöhten Erregbarkeit des vegetativen Nervensystems zu deuten und vielfach bei neuropathischer Veranlagung, Intelligenzdefekten und Epilepsie zu finden. Derartige Störungen sind jedoch auch im Erwachsenenalter als Enuresis acquisita beobachtet worden; sie können möglicherweise auf psychischen Traumen, aber auch einfach auf Entzündungen, einer Vulvitis, auch Darmwürmern beruhen. Medikamentös empfiehlt BOSHAMER *Noxenur, Rhoival* oder *Enuroplant* oder

128. Extract. Belladonnae .. 0,1—0,2
(je nach Alter)
Calc. chlorat. crystall.... 50,0
Gummi arab............ 5,0
Aqua dest. ad.......... 100,0
M. D. S. Mittags und abends je $^1/_2$ Teelöffel vor dem Essen.

Nach SCHMIEDT ist auch hier ein Behandlungsversuch mit *MTB 51*
empfehlenswert. Zusätzlich ist eine reizlose, nicht blähende Kost anzuraten, Flüssigkeitszufuhr in den Abendstunden ist zu verbieten. Vor
dem Schlafengehen muß die Blase entleert werden, das Bettende ist
höherzustellen. Am Tage kann durch willkürliche Unterbrechung der
Miktion der Sphinkter geübt werden. Bei einer Spina bifida occulta
kann manchmal eine Sacralinjektion von 10 bis 20 ccm einer *2%igen
Kochsalzlösung* schlagartig Änderung bringen. Ätzungen und Bougie-
rungen der Harnröhre sind gänzlich zu verwerfen. Bei Kindern kommt
es maßgeblich darauf an, das Selbstvertrauen zu stärken und den
Körperzustand zu heben, nicht aber durch brutale Maßnahmen diese
ohnehin psychisch Labilen zusätzlich seelisch zu schädigen.

Steinbildungen in den Harnwegen

Die Aufgaben des praktischen Arztes erstrecken sich bei Stein-
bildungen einmal auf die Behandlung der Steinkolik, zum anderen auf
die Nachbehandlung nach dem Steinabgang bzw. der operativen Stein-
entfernung. Als primäre Steine werden die gelben bis braunroten Uratsteine, die kleinen dunklen bis schwarzbraunen Oxalatsteine, die
selteneren, wachsartigen weißen Cystinsteine und die sehr seltenen,
durch ihre lamelläre Schichtung charakterisierten Xanthinsteine
bezeichnet. Auf ihre Entstehung durch Ausscheidung krankhafter
mukoider Kolloide, ererbter Krankheitsbereitschaft, nervale Ursachen usw.
kann hier nicht weiter eingegangen werden. Jede Harnstauung, jede
Entzündung erhöht die Neigung zur Steinbildung. Unter sekundären
Steinen versteht man die grauweißen und bröckligen Phosphatsteine
und die diesen ähnlichen Calciumcarbonatsteine. Sie entstehen
hauptsächlich als Folge von Harnwegsentzündungen und können sich
auch als Phosphatschale um bereits vorhandene aseptische Steine herum-
legen. Ebenso werden Fremdkörper in der Blase leicht inkrustiert, sie
sind dann mit einer rauhen, grau-weißlichen Phosphat- oder Carbonat-
schicht überzogen. Phosphatsteine können sich in der Blase, vor allem
bei Cystocelen mit reichlichem Restharn bilden, während alle anderen
Steine aus den oberen Harnwegen stammen. Abgehende Steine sollte
man genau untersuchen bzw. dem Urologen zeigen, da sich die weitere
Behandlung nach der Steinart richtet. Xanthin- und Uratsteine geben
im Röntgenbild nur einen schwachen, Carbonatsteine den kräftigsten
Schatten. Nach der ULTZMANNschen Tafel können die Steine folgendermaßen unterschieden werden: Oxalat-, Phosphat- und Carbonatsteine
sind nicht brennbar. Uratsteine verbrennen ohne Farbe und Geruch,
inkrustierte Eiweißkörper mit gelber Flamme und dem Geruch nach
Haaren, Cystinsteine haben eine schwachblaue Flamme und Aasgeruch.
Carbonate brausen in Salzsäure auf, Phosphate dagegen, auch im geglühten Zustande, nicht, Oxalate brausen nur im geglühten Zustande
in Salzsäure auf.

Die charakteristischen Koliken sind oftmals das erste Anzeichen
eines Steines. Dumpfe Schmerzen in der Nierengegend deuten auf ruhende

Steine oder eine Hydronephrose hin. Bei plötzlichen kolikartigen Schmerzen, die bis in die Urethra ausstrahlen, zu schweren Tenesmen und zur Hämaturie führen, wird zuerst einmal der akute Schmerz zu bekämpfen sein. Bei leichteren Beschwerden genügen meist Suppositorien; von den vielen Fabrikpräparaten verordnet man *Eupaco, Spasmo-Cibalgin, Ircodenyl, Avacan* oder eines der vielen anderen; auch das alte Rezept

> **129.** Extract. Opii............. 0,05
> Extract. Belladonn....... 0,02
> But. Cac. ad 2,0
> M. f. suppos. an.
> D. tal. supp. dos. Nr. X
> S. Bis 2stündlich 1 Zäpfchen

mag als spezielle Verschreibung für manche Fälle genügen. Sind die Schmerzen stärker, wird man eines der vielen Spasmolytica und Analgetica injizieren und etwa im Gemisch *Eukodal* (0,02) und *Eupaverin* (0,03) intravenös oder *Dilaudid, Dolantin, Causat* u. a. geben. Als souveränes Schmerzlinderungsmittel hat sich das *Novalgin* erwiesen. Es werden 5 ccm sehr langsam intravenös verabfolgt. Bei sehr schweren Schmerzattacken kombiniert man die Novalgingabe mit einem Spasmolyticum; man gibt z. B. *Novalgin* zusammen mit 1 ccm *Buscopan forte* (0,02 Hyoscin-N-butylbromid). Als neues Kombinationspräparat ist das *Baralgin* im Handel, das Novalgin zusammen mit einem Sympathikolyticum und einem weiteren Piperidinderivat mit papaverinähnlicher Wirkung enthält. Diese verschiedenen Medikamente haben sich zur Kupierung schwerster Koliken ausgezeichnet bewährt, während das früher so beliebte *Morphin* keineswegs die gleiche Erfolgssicherheit aufweist. Dieses „Versagen" der Morphinwirkung wird den Geburtshelfer nicht verwundern, da ihm Morphin als gutes Wehenmittel, also als tonussteigerndes Medikament, geläufig ist. Ähnlich wie der Uterusmuskel je nach seiner vegetativen Ausgangslage durch Morphin im Tonus gesteigert oder „ruhiggestellt" werden kann, reagiert auch die glatte Uretermuskulatur. Morphin kann daher nur durch seinen zentralanalgetischen Effekt einmal Kolikschmerzen lindern, wird aber oft genug nicht die Schmerzen beseitigen können. Es sind daher die genannten anderen Präparate nicht als Morphin-„Ersatz", sondern als weit bessere Medikamente zu empfehlen.

Ist die Kolik zum ersten Male aufgetreten, so sollte unbedingt nach der Kupierung des Anfalles eine genaue urologische Untersuchung durchgeführt werden. Auch wenn ein Stein unter der Kolik abgegangen sein sollte, können weitere Steine vorhanden sein, die, im Ureter liegend, jederzeit zu einer erneuten Kolik führen können, zum anderen auch eine Abflußbehinderung darstellen und damit die Niere selbst in Mitleidenschaft ziehen. Das Krankheitsbild ist so typisch, daß es kaum einmal verkannt wird. Zur Unterscheidung gegenüber anderen Erkrankungen ist differentialdiagnostisch nach BOSHAMER neben der Anamnese und dem plötzlichen Schmerzanfall das Erbrechen charakteristisch, das immer vor dem Anfall, niemals im Intervall auftritt. Auch der verstärkte Harndrang und eine Druckempfindlichkeit der Nierengegend bilden wichtige Hinweise. Typisch ist eine manchmal schon makroskopisch erkennbare Hämaturie. Das Auftreten von Erythrocyten im Harn nach körperlicher Belastung (Radfahren, Springen u. ä.) spricht für ruhende Steine.

Um den Abgang von Steinen zu unterstützen, haben sich mehrere Maßnahmen bewährt. Zunächst wäre das Darmbad zu erwähnen (Enterocleaner nach BROSCH), ein Zusatz von *2 g Tinct. Belladonnae* zur Spülflüssigkeit ist ganz vorteilhaft. Bei kleinen Steinchen hat ORTNER gute Erfolge mit einer *Glyzerinkur* erzielt. Er verordnete

130. Glycerin. depurat.
Succ. Citr. .... aa 30,0
D. S. 4 Eßlöffel täglich

oder er läßt zu 1 Liter *Zitronenlimonade* (1 bis 2 Zitronen) statt des Zuckers 30 g *Glyzerin* zusetzen und diese Limonade binnen 24 Stunden trinken. Eine Gabe von *Hypophysin* sollte dagegen besser unterbleiben. Diese Behandlungsform wird zwar von manchen bei „primärer Wehenschwäche" des Ureters heute noch empfohlen, es kommt aber allzu leicht durch die Hypophysingabe zu einer Verkrampfung des Ureters, der dann den Stein festhält. Weit besser ist es, nur *Spasmolytica* anzuwenden, die bei Krampfbereitschaft (Typ I nach BOSHAMER) ohnehin angezeigt sind. Man gibt *Eupaco* und ähnliche bereits genannte Medikamente. Sehr günstig wirkt sich im Status colicus eine hohe peridurale Anästhesie aus. Gibt man dabei mehrere Liter Flüssigkeit zu trinken — man kann der Flüssigkeit 30 bis 40 g *Glycerin* pro Liter zusetzen —, so wirkt die vermehrte Harnflut als vis a tergo genügend kräftig, um den Stein tiefer zu treiben. So sehr sich diese Maßnahmen bewährt haben und auch in das konservative Behandlungsschema des Urologen hineingehören, so darf man solche exspektativ konservative Therapie nur dann treiben, wenn man auf Grund einer urologischen Untersuchung über den Befund orientiert ist. Ein Behandlungsversuch ins Blinde hinein, auf den bloßen Verdacht eines vermutlich im Ureter liegenden Steines hin dessen Abgang erreichen zu wollen, ist gefährlich. Nur die urologische Spezialuntersuchung wird entscheiden können, ob solche konservativen Behandlungsversuche noch angezeigt sind oder ob operative Maßnahmen notwendig werden. Es kann hier nicht im einzelnen erörtert werden, welche der verschiedenen operativen Methoden am zweckmäßigsten sind. Nur auf zwei Dinge muß besonders eingegangen werden, bei denen alle konservativen Behandlungsmethoden sofort abgebrochen werden müssen und die Patientin ohne Verzug einer Spezialklinik zu überweisen ist. Dies ist einmal das Auftreten von Fieber, das immer als Zeichen einer hinzutretenden Infektion aufzufassen ist. Nun verträgt die Niere eine Abflußbehinderung erstaunlich lange. Selbst wenn es zu einer Hydronephrose kommen sollte, kann sich die Niere nach Beseitigung der Abflußbehinderung wieder ganz erholen. Nichts ist aber für das Nierenparenchym gefährlicher als eine hinzukommende Infektion. In kürzester Zeit greift der Infekt aus dem gestauten Harn auf das Nierenparenchym über und die Niere wird irreparabel geschädigt. Es wäre also völlig verfehlt, in derartigen Fällen nur chemotherapeutisch gegen die Infektion anzugehen; ausschlaggebend bleibt allein die unverzügliche Beseitigung der Harnstauung. Außer der Temperatursteigerung ist die Harnsperre eine Indikation zur sofortigen Klinikeinweisung. Ein völliger Ureterverschluß findet sich gewöhnlich nur auf der einen Seite. Eine vollständige Anurie kommt bei der Nephrolithiasis eigentlich nur vor, wenn beide Seiten erkrankt sind. Der Begriff der „reflektorischen" Anurie sollte möglichst nicht mehr gebraucht werden, seitdem man erkannt hat, daß es sich hierbei um eine akute Nephrose handelt.

Diesem Krankheitsbild der Anurie und Oligurie begegnet der Gynäkologe weit häufiger bei der Eklampsie, dem Seifenabort und im postoperativen Schock bzw. nach schweren, zum Schock führenden Blutungen und nach Transfusionszwischenfällen. Ursache für die Zerstörung des Tubulusepithels, für die akute Nephrose, ist die Hypoxämie infolge der mangelnden Nierendurchblutung. Man wird daher zuerst versuchen, die Nierendurchblutung zu bessern und gibt *Eupaverin* (0,15 i. v.), noch besser *Causat* in hohen Dosen (80 bis 100 ccm) im Dauertropf mit Blut, Plasma oder Kochsalz, dagegen keine lange im Gefäßsystem verbleibenden Blutflüssigkeits-Ersatzmittel, durchwärmt die Niere durch die Kurzwellendurchflutung, macht eine Periduralanästhesie oder injiziert 100 ccm einer $^1/_4\%igen$ *Novocainlösung* in das Nierenlager (WISCHNEWSKI). Auch die Dekapsulation der Niere wird wieder mehr angewendet, da sie mechanisch eine bessere Durchblutung der Niere ermöglicht, die in ihrer unnachgiebigen Kapsel durch das Ödem gestaut ist. Nach BOSHAMER sind bei der Hämolyse (Transfusionsschaden, Crush-Niere) Gaben einer *5%igen Natriumbicarbonatlösung* vorteilhaft, um das Myoglobin in Lösung zu halten. Solche Gaben sind weiterhin nützlich, um die Acidose zu bekämpfen. Auch wird es notwendig sein, mit einer ausreichenden Ernährung — per os oder parenteral — eine zusätzliche Hungeracidose zu vermeiden. Alle Flüssigkeitsgaben sind qualitativ so zu bemessen, daß eine Störung des Elektrolytgleichgewichts vermieden wird. Diese Verschiebungen im Elektrolytgleichgewicht sind nach den heutigen Anschauungen weit bedeutungsvoller als die Retention von Harnstoff, Harnsäure usw. und machen eine laufende Kontrolle des Kalium- und Natriumspiegels, der Alkalireserve u. a. notwendig. Durch „Transmineralisation" der Zellen tritt das intrazelluläre Kalium aus, die dadurch bedingte Erhöhung des Kaliumspiegels in der anurischen Phase bringt die Gefahr einer tödlichen Herzmuskelschädigung. Eine Kohlenhydratzufuhr vermag die negative Stickstoffbilanz zu reduzieren und senkt damit gleichzeitig die bedrohliche Hyperkaliämie. Auch wird man quantitativ die Niere weitgehend zu entlasten trachten; es darf aber keinesfalls zu einem Flüssigkeitsverlust kommen. Eine Flüssigkeitszufuhr von 500 ccm kann ausreichend sein, doch ist auf den Flüssigkeitsverlust durch Transpiration, Erbrechen, Diarrhoen zu achten. Am besten richtet man sich in der Bemessung der Flüssigkeitszufuhr nach dem Gewicht der Patientin, das ständig nach ZINSER zu kontrollieren ist. Sehr zweckmäßig ist hierzu eine Bettwaage, mit der man die Patientin ohne Belästigung wiegen kann.

Gelingt es mit den bisher genannten Maßnahmen nicht, die Harnsekretion wieder in Gang zu bringen, so können „extrarenale Entschlackungsmethoden" (SARRE) lebensrettend wirken. Eine künstliche Niere ist als besondere Apparatur nur selten vorhanden. Am relativ einfachsten läßt sich die Austauschtransfusion ausführen, falls sich — meist aus der Verwandtschaft der Patientin — ein gesunder, gruppengleicher Spender zur Verfügung stellt. Für diesen besteht keine Gefahr einer Gesundheitsschädigung. Es werden 4 bis 5 bis 8 Liter Blut ausgetauscht. Diese Austauschtransfusion kann mit dem gleichen Spender in Abständen von 3 bis 4 Tagen wiederholt werden. Bei der peritonealen Dialyse wird durch einen zu- und einen abführenden Katheter, der links und rechts in das Abdomen eingeführt ist, eine Spülflüssigkeit 8 bis 10 Stunden lang — pro Stunde 2 bis 3 Liter — durchgeleitet. Die Spülflüssigkeit enthält: $NaCl$ 6,10, KCl 0,35, $CaCl_2$ 0,23, $MgCl$ 0,05, NaH_2PO_4 0,07, $NaHCO_3$ 2,20, Glucose 20,0, Heparin 0,01, Penicillin 100 000 I. E. ad 1000,0 Aqua dest. Statt der peritonealen Dialyse bevorzugen manche die intestinale Dialyse mittels einer MILLER-ABBOTT-Sonde. Die Sonde muß bis zum Jejunum durchgeführt werden — 150 bis 200 cm von der Zahnreihe aus — und wird mit 20 Litern Spülflüssigkeit durchgespült. Die Spülflüssigkeit (HICKS) besteht aus: $NaCl$ 6,0, KCl 0,4, $CaCl_2$ 0,3, $MgSO_4$ 1,0, $NaHCO_3$ 2,0, Glucose 2,0 ad 1000,0 Aqua dest. Während der Nacht wird die Sonde in das Duodenum zurückgezogen und durch diese eine Nährlösung (nach BULL: 400 g Glucose, 100 g Olivenöl, 75 g Gummi arabicum ad 1000,0 Aqua font.) als Dauertropf gegeben. Kommt nach einigen Tagen die Harnsekretion wieder in Gang — nach SARRE kann nach 8 bis 10 bis 12 Tagen andauernder Anurie die Nierenfunktion wieder einsetzen —, so ist die Therapie noch keineswegs abgeschlossen. Die nun folgende polyurische Phase ist als Zeichen der hochgradigen Schädigung des tubulären Apparates (lower nephron) zu werten und bedarf einer weiteren sorgfältigen Behandlung. Jetzt ist es notwendig, durch eine reichliche Zufuhr von Salzgemischen (z. B. KCl 0,3, $NaCl$ 9,0, H_2O 1000,0) den Wasserverlust und den Verlust an Kalium und Natrium — das „salt losing syndrom" — auszugleichen. Ehe eine ausreichende Funktionstüchtigkeit durch Neubildung des tubulären Apparates erreicht ist, dauert es nach FRIEDBERG etwa 2 Monate. Restschäden sind bei Clearance-Kontrollen noch 4 bis 6 Monate lang nachweisbar.

Um zu den Steinleiden zurückzukommen, seien noch einige Bemerkungen zur Nachbehandlung nach dem Abgang bzw. nach der Entfernung von Steinen gemacht. Alimentäre Faktoren spielen für die Steinbildung — die man heute auf Stoffwechselstörungen und überwiegend auf „nervale" Ursachen zurückführt — zwar nur eine untergeordnete Rolle, doch sind die seit alters her beliebten Diätformen auch heute noch in Gebrauch. In jedem Falle ist zur Nachbehandlung und auch bei ruhenden Steinen eine reichliche Flüssigkeitszufuhr vorteilhaft, „im dünnen Harn bilden sich keine Steine" (PAETZEL). Die tägliche Trinkmenge soll etwa 2 Liter betragen. Alkohol ist möglichst zu vermeiden oder nur stark verdünnt zu genießen. Zur kräftigen Ausschwemmung aller steinaufbauenden Salze empfiehlt BOSHAMER eine 10 Tage dauernde Kur mit destilliertem Wasser, von dem morgens nüchtern 300 ccm mit 1 bis 2 Eßlöffeln *Dextropur* getrunken werden. Diese einfache und nützliche Kur hat aber nur dann einen Sinn, wenn tatsächlich destilliertes Wasser, kein abgekochtes Wasser genommen wird. In der kälteren Jahreszeit fördert eine lokale Wärmeapplikation — Wolltuch oder Katzenfell über der Nierengegend — die Nierendurchblutung und schützt vor Abkühlung. Zur Diätetik gilt allgemein einmal eine Einschränkung auf das notwendige Maß unter Vermeidung von übermäßigem Genuß von Speisen, um die Niere nicht zu sehr zu belasten. Im übrigen richtet sich die Behandlung nach der Steinart. Bei Oxalat- und Uratsteinen, die sich nur im sauren Harn bilden können, müssen Nahrung und Getränke alkalisierend wirken, zumindest eine ausgesprochene Säuerung vermeiden. Bei Phosphatsteinen dagegen, die eine alkalische Harnreaktion voraussetzen und meist als Entzündungsfolge entstehen, sind säuernde Kost und harnsäuernde Getränke vorzuziehen. Nach LJUNGGREN und HAMMARSTEN ist bei Oxalatsteinen eine adäquate Zufuhr von Calcium, Magnesium und Phosphor in leicht resorbierbarer Form zusammen mit ausreichender Vitaminzufuhr notwendig, oxalsäurehaltige Nahrungsmittel sind natürlich zu meiden. Im Diätplan steht die Milch — möglichst 1 Liter **pro** Tag — an erster Stelle. Statt Margarine soll Butter gegessen werden, Brot aus Vollkornmehl. Alle Gemüse, mit den noch zu nennenden Ausnahmen, sind roh oder mit dem Kochwasser zusammen zu nehmen, um das leicht lösliche Magnesium nicht zu verlieren, von Obst am besten nur Apfelsinen und Zitronen, Äpfel nur in kleinen Mengen und nur geschält. Verboten sind Rhabarber, Spargel, Tomaten u. ä., auch Kakao und Schokolade sowie echter Tee. Von Spinat u. ä. sind nur kleinere Mengen gestattet. Günstig sind auch Magnesium-Kalk-Präparate zur Bindung der Oxalsäure im Darm. Man verschreibt

131. Dicalcii phosph. 85,0
Magnes. oxyd. lev........ 20,0
M. D. S. 3mal täglich 1 Teelöffel zum
Essen.

Zur schwachen Alkalisierung können alkalische Wässer und erdige Quellen in größerem Quantum getrunken werden. Bei Uratsteinen beherrschen Milch und Milchprodukte ebenfalls den Kostzettel. Auch Sago, Nudeln, Mehlspeisen, Gemüse und Obst sind erlaubt, gekochtes Fleisch, Fisch, Krebse und Eier nur in kleinen Mengen; dagegen sind Leber, Niere, Hirn, also Innereien, auch Schwarzbrot, Reis und Haferflocken verboten. Bohnenkaffee, Kakao, Alkohol sind gleichfalls zu meiden. Alkalische Wässer sind reichlich zu nehmen. Medikamentös unterstützen *Uricedin* (2- bis 3mal täglich 1 Teelöffel) oder *Piperazin* (1 bis 2 g in Mineralwasser gelöst) die diätetischen Bemühungen; auch ist *Magnes. borocitricum*, *Natr. citric.* und *Natr. bicarbonic.* aa davon 2 Teelöffel voll in Wasser zwischen den Mahlzeiten, zu empfehlen; eventuell 3mal täglich 1 Tablette *Pacyl* (BOSHAMER).

Umgekehrt ist bei der Phosphaturie zu verfahren. Hier sind gerade die säuernden Speisen, Fleisch, Fisch, Schwarzbrot, Reis zu bevorzugen, dagegen Milch, Weißbrot und Eier zu vermeiden. Erdige Quellen (siehe S. 377) sind nur in kleinen Mengen erlaubt; zu reichlich genossen, fördern sie die Phosphatablagerung. Medikamentös sind *Extin* (3mal 1 bis 2 Tabletten, $^1/_2$ Stunde vor dem Essen) oder *Gelamon* (10 bis 20 Dragées in 2 bis 3 Einzeldosen pro Tag) zu geben. Alle Entzündungsquellen müssen natürlich ausgeschaltet werden, z. B. eine Cystocele; denn die Phosphatsteine treffen wir häufiger in der Blase als in der Niere an. Entzündliche Erkrankungen der Harnblase bei bakterieller Zersetzung eines Restharns gehen der Steinbildung fast immer voraus. Darum finden sich diese Steine nicht ganz selten in großen Cystocelen bei alten Frauen mit reichlichem Restharn, gelegentlich auch in Divertikeln der Blase. Eine weitere Ursache für Blasensteine ist der Ligaturstein, der sich um eine eingewanderte Ligatur als Kern in der Blase bildet. Durch die fast ausschließliche Verwendung von Catgut kommen solche Fälle nur noch sehr selten vor. Ferner sind es die schon erwähnten Fremdkörper in der Blase, die sich bei masturbatorischen Manipulationen in die Blase verlieren und dort inkrustiert werden. Die Entfernung solcher Gebilde kann sehr schwierig sein und besondere operative Maßnahmen erfordern. Die genannten diätetischen Maßnahmen sind für längere Dauer nur bei der primären Phosphaturie notwendig. Derartige Phosphaturien haben manchmal in Adenomen der Nebenschilddrüsen ihre Ursache (MEUSER und KREITNER, SOMMER, UHLIEŘ). Für die Carbonatsteine gilt im wesentlichen dasselbe, was für die Phosphatsteine gesagt wurde.

Geschwülste der Harnwege

Von den Geschwülsten der Niere sind die hypernephroiden Tumoren (früher auch Hypernephrome, GRAWITZ-Tumoren genannt) die häufigsten. Wie jede bösartige Geschwulst verlangen sie eine möglichst frühzeitige operative Behandlung. Jede Hämaturie, die nicht eindeutig geklärt ist, macht ohne Verzug eine urologische Spezialuntersuchung notwendig, da solche oft nur geringfügigen Blutungen meist das erste und einzige Anzeichen für einen Nierentumor sind.

In der Blase finden sich am häufigsten die Papillome, von denen rund die Hälfte ein infiltrierendes Wachstum als Zeichen der malignen Entartung aufweisen. Auch primäre Carcinome kommen vor und haben durchaus nicht immer nur ein langsames Wachstum. Nur für besonders günstig gelagerte Fälle wird die Elektroresektion und -koagulation ausreichend sein. Neben der nicht sehr erfolgversprechenden Bestrahlung kommt die Totalexstirpation der Blase in Betracht, die gute Heilungsaussichten bietet, da Metastasen erst sehr spät aufzutreten pflegen. Die Schwierigkeit bei diesem Vorgehen liegt in der Entscheidung, wohin die Ureteren implantiert werden sollen. Die Implantation in den Darm, nach COFFEY-MAYO in der Modifikation nach BOEMINGHAUS oder nach anderen Methoden, hat zwar ihr primäres Risiko weitgehend verloren —

die antibiotische Schutztherapie hat viel zur Vermeidung einer postoperativen Peritonitis beigetragen —, aber leider hilft auch dieser primäre Erfolg nicht viel. Da der Druck im Darm immer höher ist als im Ureter, läßt sich die aufsteigende Infektion nicht verhüten und die unausbleibliche Folge ist dann der Tod durch die Pyelonephritis. Die Patientinnen überleben die Ureterimplantation in den Darm kaum länger als ein Jahr. Wesentlich besser ist es für die hier zu behandelnden Fälle, die Ureteren nur dann in den Enddarm einzupflanzen, wenn dieses Endstück durch einen Anus praeter oder durch andere Methoden stillgelegt ist und nur noch als Ersatzblase dient. Zweckmäßig ist auch die Implantation der Ureteren in die Haut mittels einer peniformen Ureterfistel. Das mit Haut umkleidete Ureterende läßt sich relativ leicht trocken und sauber halten.

Auf die Behandlung von Blasenblutungen mit Bluttransfusionen wurde bereits eingegangen (s. S. 381). Solche Blutungen kommen natürlich auch bei Blasentumoren vor. Es sei hier nur noch einmal vor einer endovesikalen *Adrenalingabe* gewarnt, die schon tödliche Zwischenfälle verursacht hat. Lokal wirkende *Hämostyptica* sind wiederholt angewendet worden, meist aber ohne Wirkung, da sie von dem Harn schnell fortgespült und verdünnt werden.

Von den Geschwülsten der Harnröhre sei vor allem die so häufig, namentlich bei alten Frauen anzutreffende Harnröhrenkarunkel genannt, die durch Blutungen(s. auch S. 85), Harndrang und Ausfluß lästig werden und die Entfernung verlangen kann. Am einfachsten ist ihre Abtragung durch Elektrokaustik oder mit Messer und Schere und Versorgung des blutenden Schnittrandes durch Anheftung an die Harnröhrenmündung mit feinsten Catgutnähten. Gelegentlich genügt zur Blutstillung auch das Einführen eines Dauerkatheters. Ätzungen mit *Trichloressigsäure, Salpetersäure* usw. sind langwierig und schmerzhaft. Bluten Karunkel nicht, so brauchen sie nicht entfernt zu werden. Wichtig ist, daß die histologische Untersuchung papilläre, teils angiomatöse Geschwülste, teils Granulome ergibt, die dem Unerfahrenen leicht als Carcinome imponieren können (FRANKL).

Die Carcinome selbst sind entweder in der Urethra gelegen oder sie sind im Bereiche der Vulva entstanden und beziehen die Harnröhre mit ein. Eine zielgerechte Therapie muß die Urethra opfern. Auch bei der Radiumspickung wird in den meisten Fällen der normale Abflußweg aus der Blase ausgeschaltet werden. Die Erfolgsaussichten sind nicht so schlecht. Kommt das Carcinom durch Bestrahlung zur Abheilung oder läßt es sich noch exstirpieren, so können plastische Operationen zur Bildung einer neuen Urethra möglich sein.

Sachverzeichnis

Medikamentenverzeichnis

Verzeichnis der Rezepturen

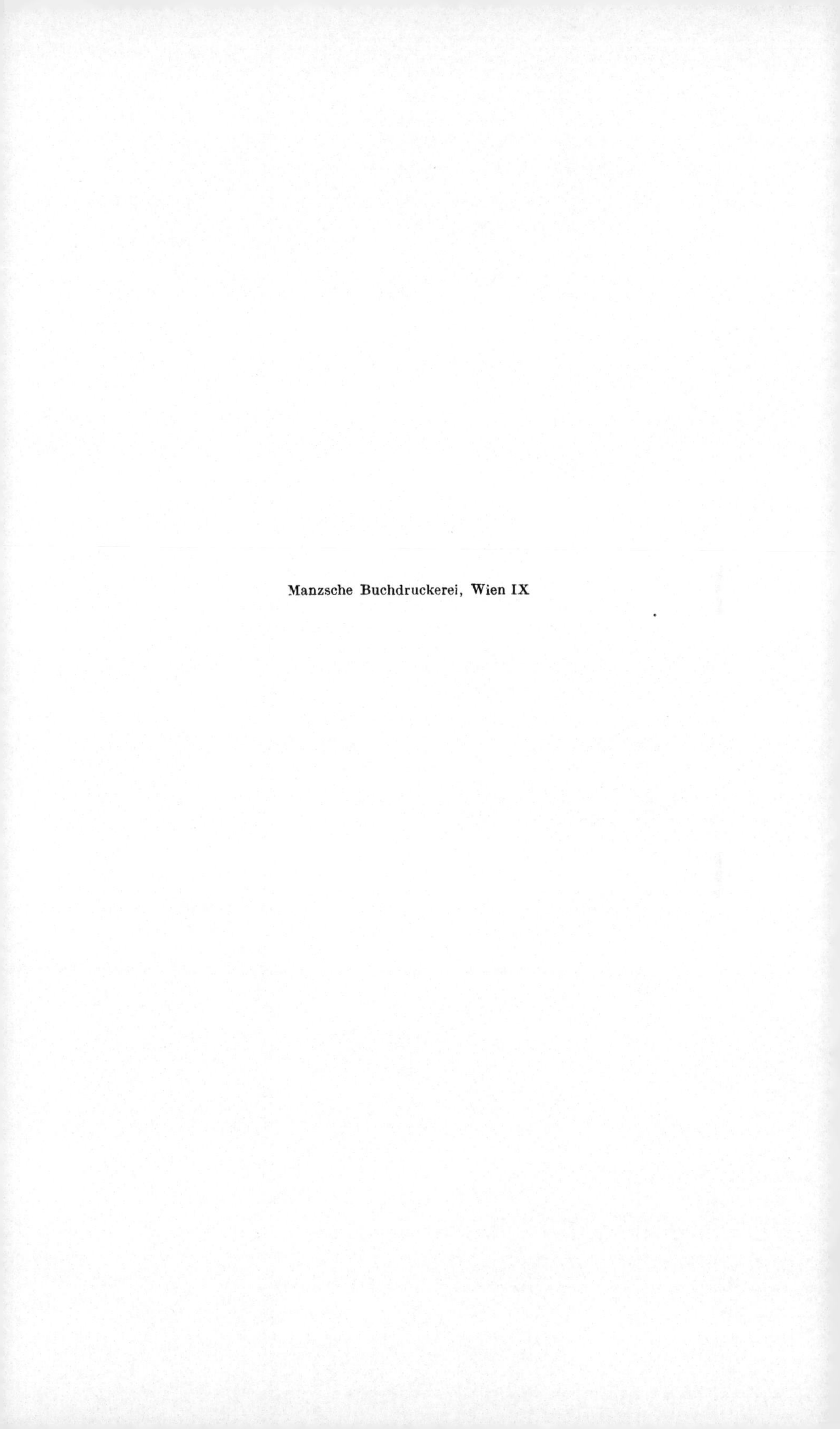

Manzsche Buchdruckerei, Wien IX